トランスレーショナルリサーチ

遺伝子医学 MOOK(ムック)・7号

最新創薬学2007
薬物動態学特性の解析は創薬のキーワード

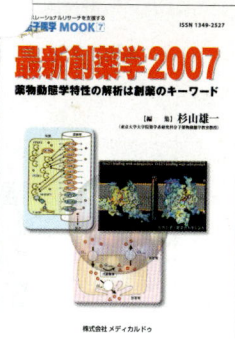

好評発売中

編集：杉山雄一（東京大学大学院薬学系研究科教授）
定価：5,250円（本体5,000円＋税）送料別、B5判、320頁

- ●序文：今、新しい創薬パラダイムの中心である薬物動態特性の至適化に注目！

- ●総論：前臨床における薬物動態研究の役割

- ●第1章　薬物吸収の予測
  概論：消化管吸収の予測
  1. 消化管吸収における薬物トランスポーターと代謝酵素
  2. 消化管吸収に影響する機能性製剤添加物
  3. 人工膜を用いた受動拡散消化管膜透過性の評価

- ●第2章　薬物クリアランス（代謝、取り込み、排泄）および組織移行特性の予測
  概論：in vitro から in vivo への予測および探索研究における重要性
  1. 代謝特性、クリアランス、相互作用の予測
     1) ヒト肝細胞を用いた予測とデータのばらつきについて
     2) 代謝的安定性、初回通過代謝の予測
     3) 腸肝循環の考え方と重要性
     4) 薬物代謝酵素代謝モデル
     5) 代謝における相互作用の予測
     6) コンピュータを用いた薬物間相互作用の定量的予測
     7) 代謝誘導の評価
     8) 代謝酵素およびトランスポーターの誘導機構と予測（転写因子による制御）
  2. 肝臓、腎臓での取り込み、排泄クリアランス、相互作用の予測
     1) 肝取り込み、排泄の予測
     2) 肝における輸送体のソーティング調節
     3) 薬物輸送を制御するアダプタータンパク質
     4) 腎臓における薬物輸送の機能評価
     5) 輸送における薬物間相互作用

  6) 薬物トランスポーター情報統合データベース TP-search

  3. 薬効組織（脳、腫瘍）への輸送特性の評価
     1) 血液脳関門の透過性の評価
     2) 腫瘍細胞における薬物輸送

- ●第3章　薬物動態研究と毒性の評価、予測
  概論：ヒト毒性予測に向けての新規方法論
  1. トキシコパノミクスと毒性評価・予測（トキシコゲノミクス、トキシコプロテオミクス、トキシコメタボロミクス）
  2. 薬剤によるQT間隔延長および不整脈発現の予測
  3. 薬剤誘導性の副作用・毒性発現におけるトランスポーターの関与

- ●第4章　薬物動態・製剤研究者と、医薬品化学研究者のフィードバック
  概論：ADMET in silico 予測に基づく創薬
  1. リード最適化と動態・物性
  2. ADMET in silico 予測におけるインフォマティクスの役割
  3. 動態特性の予測
  4. トランスポーターの3D-QSAR解析 Ligand-Based Drug Design手法からのアプローチ
  5. QIDSMの考え方、提唱

- ●第5章　前臨床から臨床へのトランスレーション
  概論：非臨床データから臨床データへのブリッジング
  1. 体内動態個人差のメカニズム-代謝酵素（遺伝子多型、多型以外のメカニズム）
  2. 体内動態個人差のメカニズム：トランスポーター
  3. ゲノム情報を基盤としたタクロリムス体内動態解析と個別化免疫抑制療法への応用
  4. 臨床薬物動態の実践、トランスレーショナルPK/PD研究：ワルファリン

お求めは医学書販売店、大学生協もしくは弊社購読係まで

発行／直接のご注文は

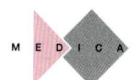 株式会社 メディカル ドゥ

〒550-0004
大阪市西区靱本町1-6-6　大阪華東ビル5F
TEL.06-6441-2231　FAX.06-6441-3227
E-mail　home@medicaldo.co.jp
URL　http://www.medicaldo.co.jp

遺伝子医学 MOOK 12
創薬研究者必見!
最新トランスポーター研究2009

● ABCタンパク質の主な発現組織と生理的役割　　　　　　　　（本文45頁参照）

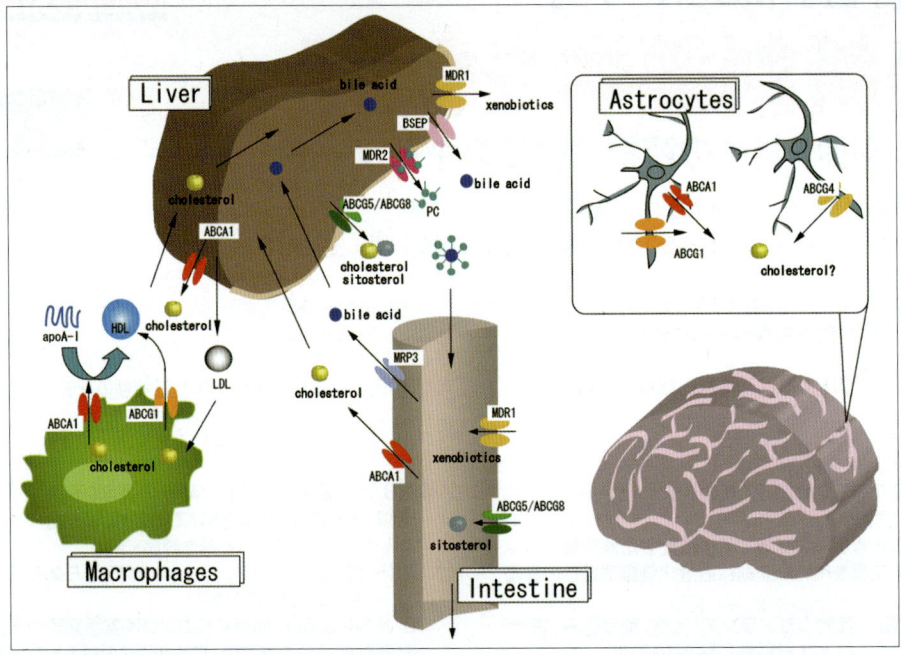

● Mhp1の立体構造　　　　　　　　　　　　　　　　　　　（本文56頁参照）

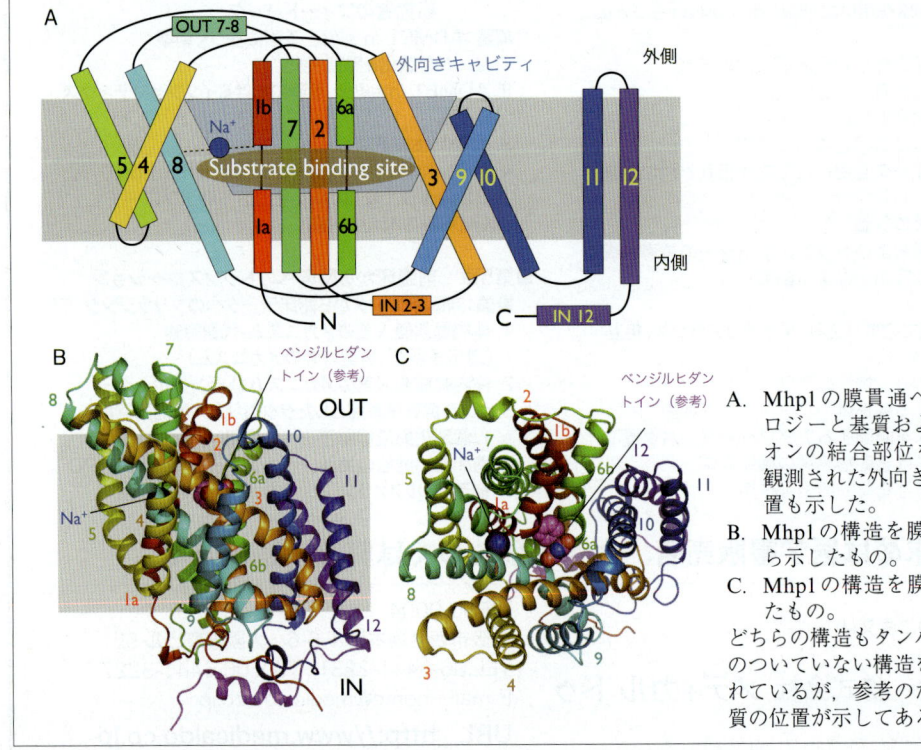

A. Mhp1の膜貫通ヘリックスのトポロジーと基質およびナトリウムイオンの結合部位を示した模式図。観測された外向きキャビティの位置も示した。
B. Mhp1の構造を膜に平行な方向から示したもの。
C. Mhp1の構造を膜の外側から示したもの。
どちらの構造もタンパク質部分は基質のついていない構造をもとにして描かれているが、参考のために結合した基質の位置が示してある。

巻頭 Color Gravure

● 基質および陽イオン結合部位　　　　　　　　（本文 57 頁参照）

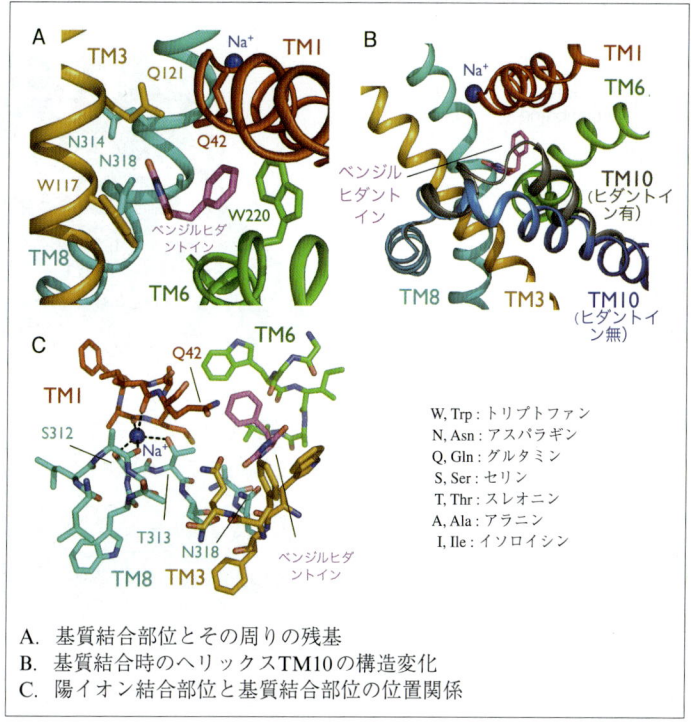

W, Trp：トリプトファン
N, Asn：アスパラギン
Q, Gln：グルタミン
S, Ser：セリン
T, Thr：スレオニン
A, Ala：アラニン
I, Ile：イソロイシン

A．基質結合部位とその周りの残基
B．基質結合時のヘリックスTM10の構造変化
C．陽イオン結合部位と基質結合部位の位置関係

● 外向きと内向きのキャビティ　　　　　　　　（本文 58 頁参照）

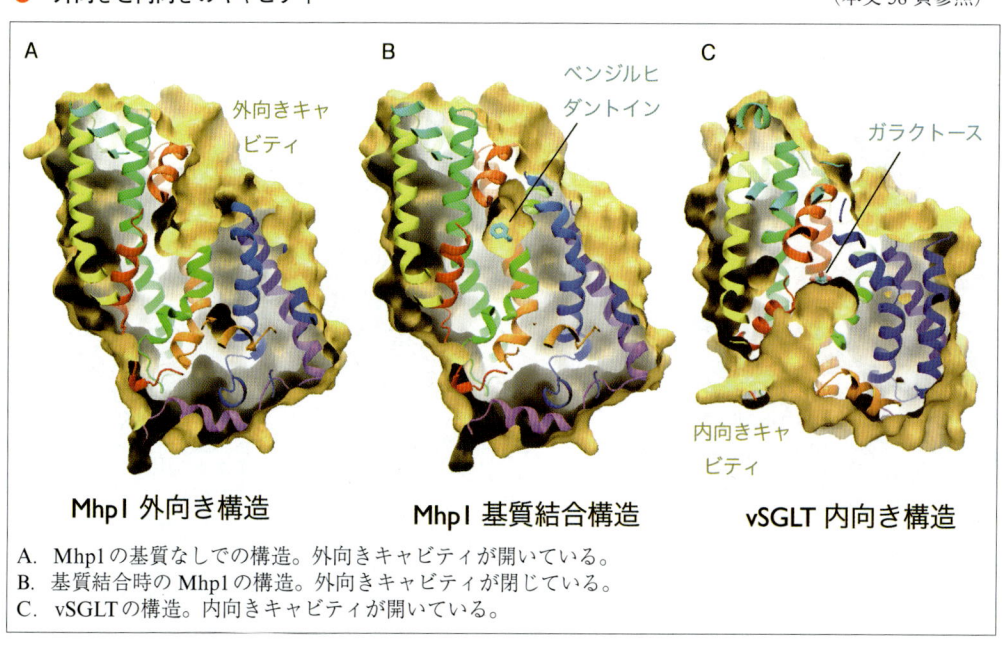

A．Mhp1の基質なしでの構造。外向きキャビティが開いている。
B．基質結合時のMhp1の構造。外向きキャビティが閉じている。
C．vSGLTの構造。内向きキャビティが開いている。

巻頭 Color Gravure

● AcrB-TolC 複合体立体構造　（本文 62 頁参照）

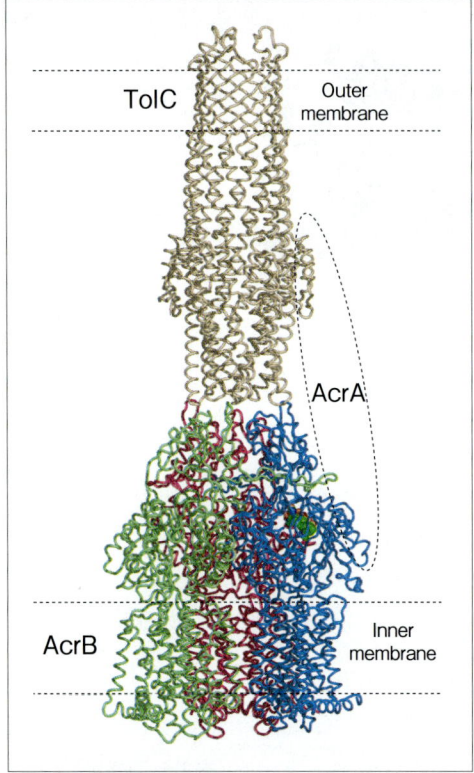

● 三量体へのミノサイクリン結合　（本文 63 頁参照）

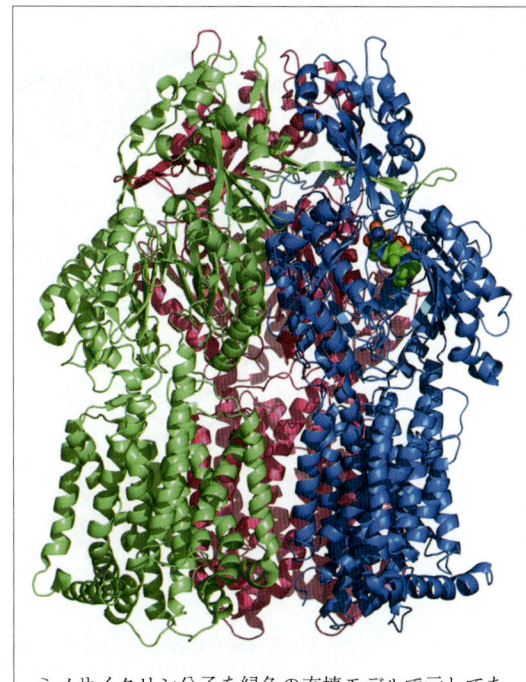

ミノサイクリン分子を緑色の充填モデルで示してある。赤緑青はそれぞれ「排出モノマー」「待機モノマー」「結合モノマー」を示している。

● ミノサイクリン結合上面からの図（本文 63 頁参照）

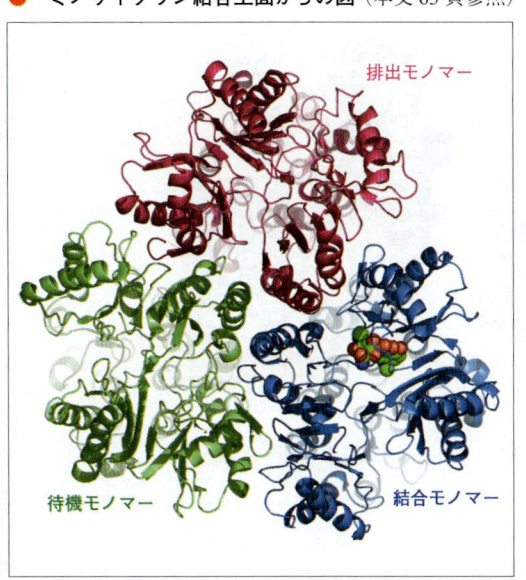

● 分子内チャネル　（本文 64 頁参照）

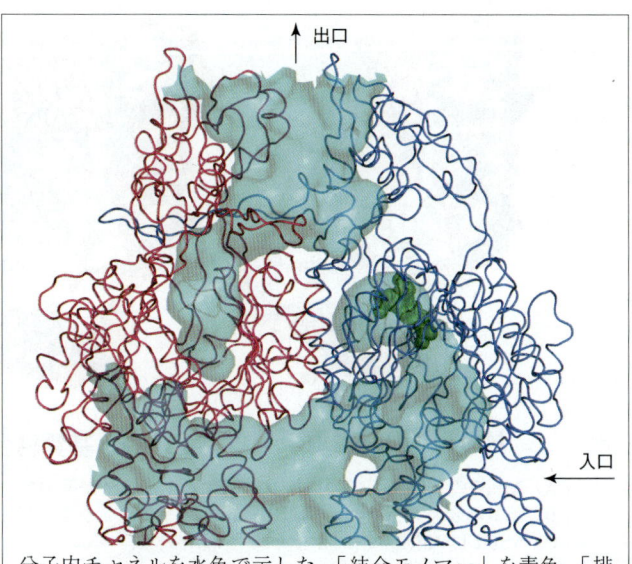

分子内チャネルを水色で示した。「結合モノマー」を青色,「排出モノマー」を赤色のワイヤーで示した。「待機モノマー」は除いてある。緑は結合したミノサイクリン分子。

巻頭 Color Gravure

● 疎水性ポケット（フェニルクラスター） （本文65頁参照）

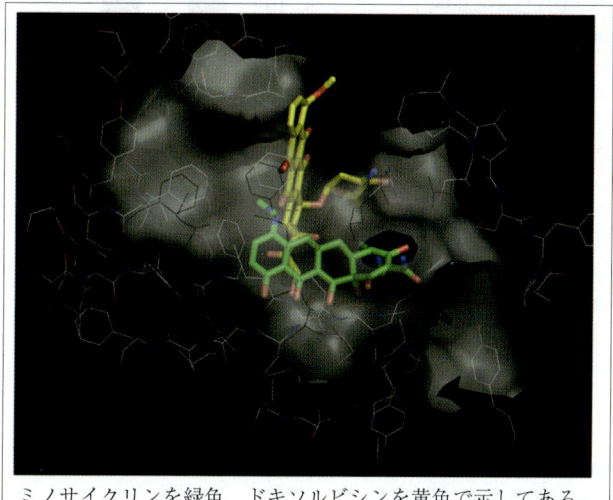

ミノサイクリンを緑色，ドキソルビシンを黄色で示してある。

● PBCステージⅢ患者の肝切片における MRP2とradixinの共染色図（文献12より）

（本文86頁参照）

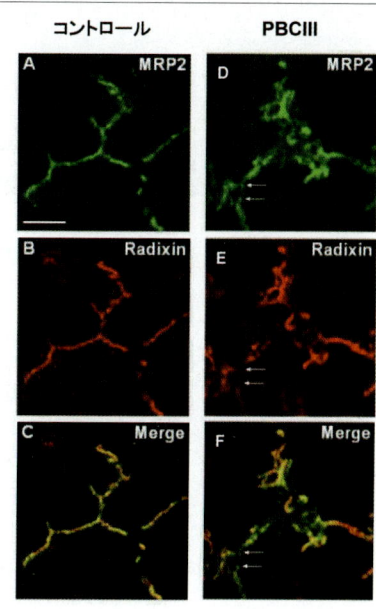

ヒト肝臓切片において，MRP2，radixinの共染色を行うと，正常肝（コントロール：A～C）においてMRP2とradixinは共局在し，かつ胆管側壁に沿って連続的な染色パターンを示す。一方，PBCステージⅢ（D～F）の患者の肝臓切片においては，MRP2とradixinは共局在は見られるものの，染色はところどころで不連続であり，MRP2の染色が途絶えている領域（矢印）においてはradixinの染色もほとんどみられない。Bar＝10 μm

● CFTRとezrinの相互作用模式図（文献18より）

（本文87頁参照）

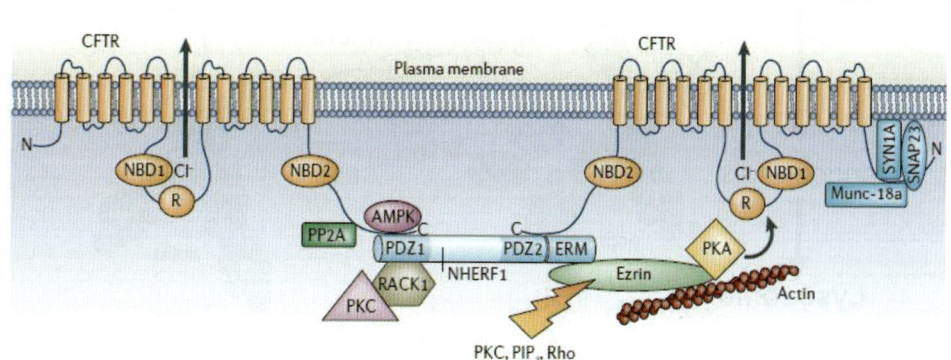

CFTRはC末端を介してNHERF1のPDZドメインと結合する。NHERF1はC末端のERM相互作用ドメインを介してezrinのN-ERMADと結合する。ezrinはC末端のC-ERMADを介してアクチン線維と結合するほか，PKAのレセプター（AKAP）としての役割も有し，またPKAはCFTRのリンカー領域（Rドメイン）をリン酸化することでCFTRのチャネル活性を正に制御する（RドメインのPKAによるリン酸化はCFTRのチャネル開口に働く）と考えられる。図中の他の会合因子に関してはオリジナル論文を参照。

巻頭 Color Gravure

● GLAST欠損マウスにおけるヒト正常眼圧緑内障と同様の異常 （本文214頁参照）

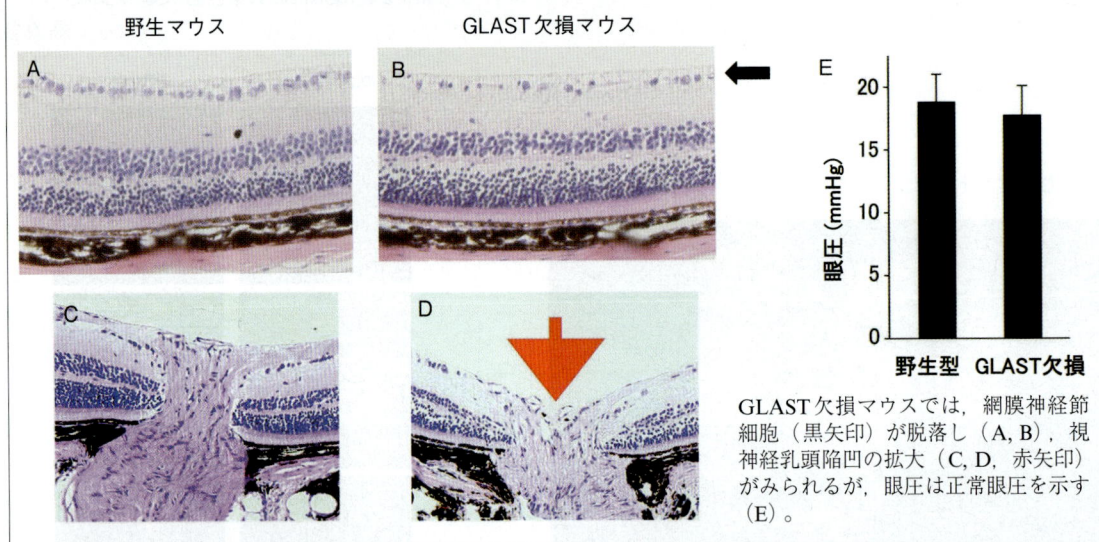

GLAST欠損マウスでは，網膜神経節細胞（黒矢印）が脱落し（A, B），視神経乳頭陥凹の拡大（C, D，赤矢印）がみられるが，眼圧は正常眼圧を示す（E）。

● PTHによるNaPi-IIaのエンドサイトーシス機構 （本文245頁参照）

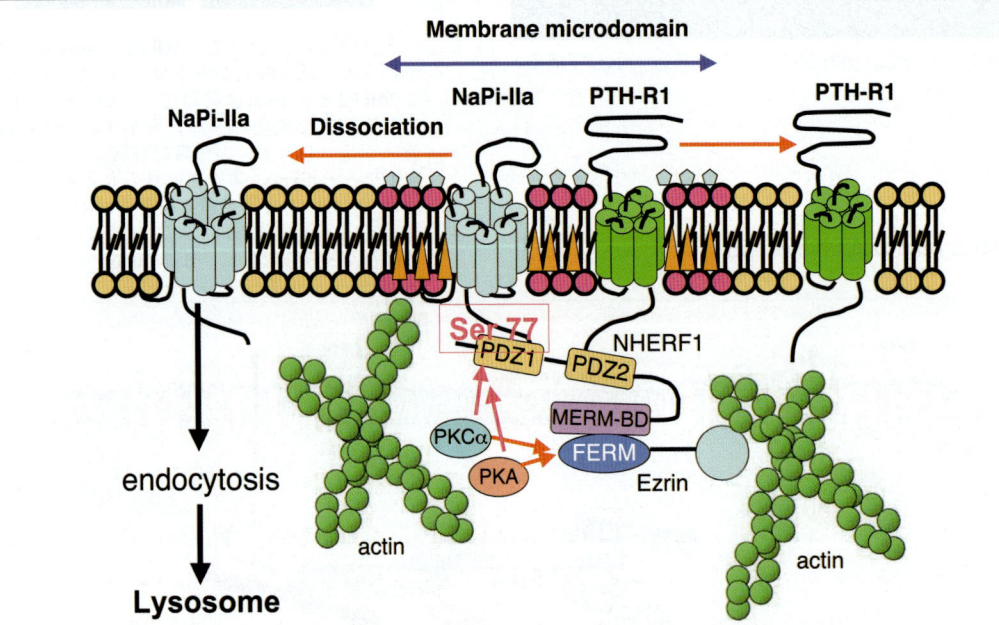

PTHはPTH受容体（1型）と腎近位尿細管細胞刷子縁膜において結合し，PKC（PKA）を介してNaPi-IIaの内在化を促進する。NaPi-IIaに結合するタンパク質には，C末端にNHERF1，NHERF2，PDZK1およびPDZK2がある。
PTH-R：PTH receptor, PDZ：PDZ domains, MERM：merlin-ezrin-radixin-moesin family, MERM-BD：MERM-binding domain, PKA：protein kinase A, PKC：protein kinase C, FERM：a 4.1, ezrin, radixin, moesin, NHERF1/2：regulatory factor of the Na/H-exchanger1/2

巻頭 Color Gravure

● 高カルシウム尿症を伴う低リン血症性くる病（HHRH）患者に認められる Napi-Ⅱc/SLC34a3 遺伝子変異（本文 246 頁参照）

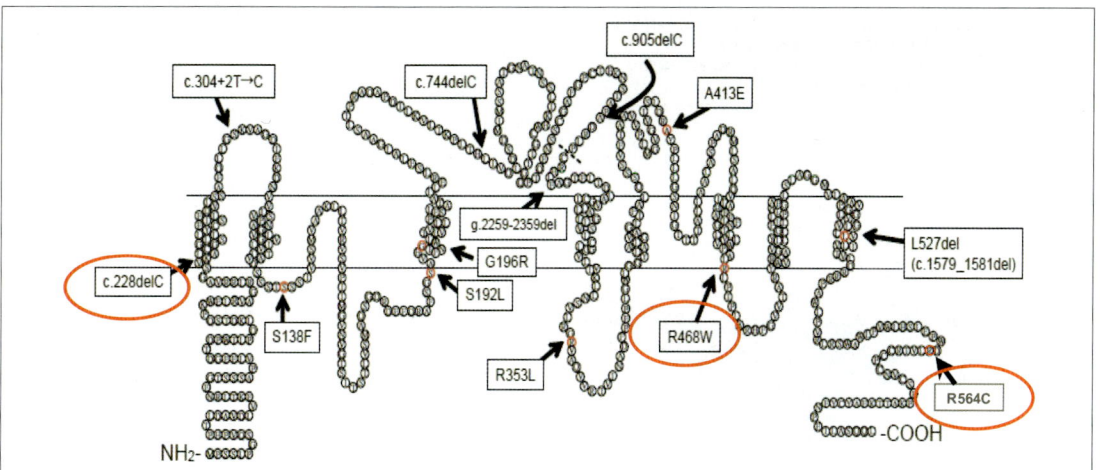

変異は広範囲に認められる。c278delC は 1 塩基の欠損を示す。L527 del は 1579-1581 における 3 塩基（ctc）の欠損により 1 アミノ酸（Leu）の欠損を示す。HHRH は常染色体遺伝性，腎リン再吸収低下，低リン血症，くる病を呈する。

● NME1 分子および相互作用するタンパク質　　　　　　　　　　　　　　　　　　　　　（本文 256 頁参照）

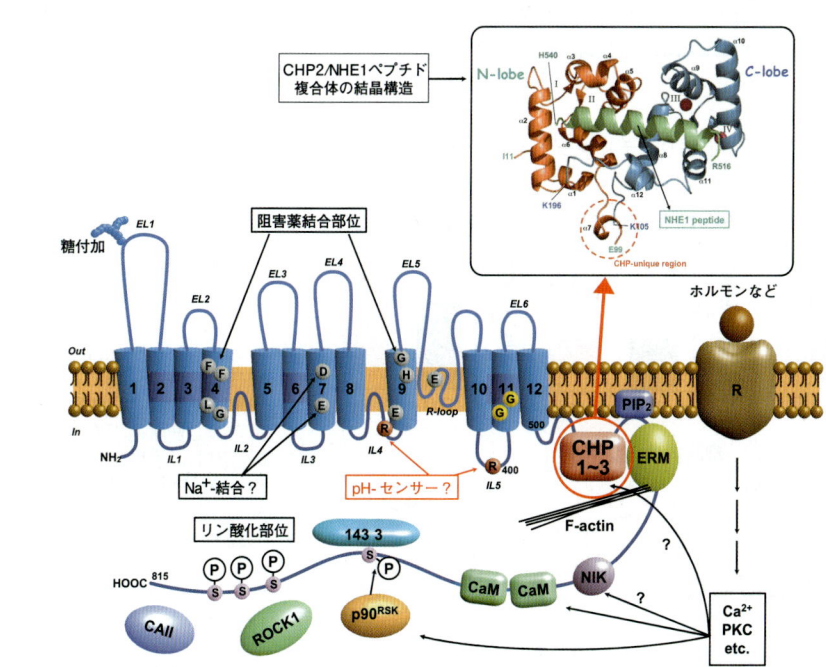

挿入図は，NHE の必須制御因子である CHP2 と NHE1 の細胞質領域との複合体の原子構造モデルである。NIK：Nck 結合キナーゼ，ROCK1：Rho キナーゼ1，PIP_2：ホスファチジルイノシトール二リン酸，CAⅡ：カーボニックアンヒドラーゼⅡ，PKC：プロテインキナーゼC，CaM：カルモデュリン，R：受容体，R-loop：再陥入ループ，EL：細胞外ループ，IL：細胞内ループ

巻頭 Color Gravure

● NHE1の活性化に伴うイオン変化と生理機能　　　　　　　　　　　　　　　　　　　　　　　（本文257頁参照）

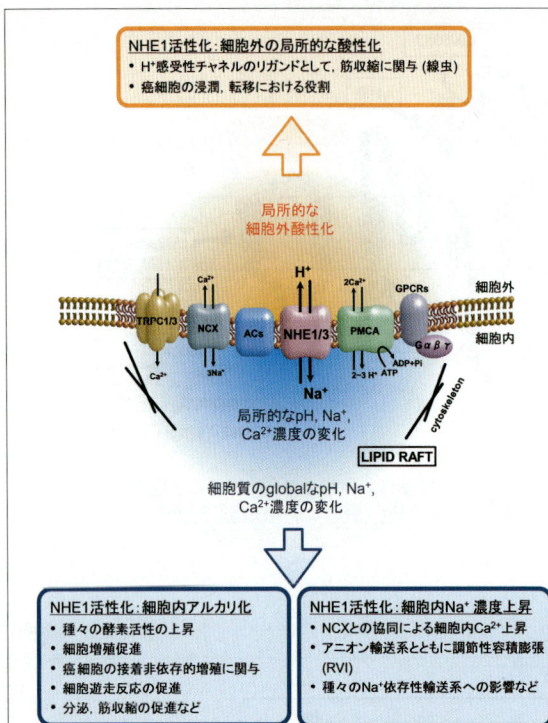

NHE1が活性化されると，①細胞内アルカリ化，②細胞内Na^+濃度上昇，および③細胞外の局所的な酸性化という3つのイオン変化が起こる．NHE1は脂質ラフトと呼ばれる限定された微小領域に局在し，局所的なイオン濃度変化に寄与する可能性があり，これらのイオン変化は種々の生理機能や疾病に関与する．これまで数多くの膜タンパク質がこのような微小領域に存在することが示唆されており，NHE1との機能連関の可能性がある（図は文献9から改変，ただし図にある膜タンパク質が同じラフトに近接して存在する強い証拠があるわけではないことに注意）．TRPC：transient receptor potential channel canonical type，NCX：Na^+/Ca^{2+}交換輸送体，AC：cAMP合成酵素，PMCA：plasma membrane Ca^{2+}-ATPase，GPCRs：Gタンパク質結合受容体

● 活性化型NHE1高発現による心筋リモデリングとそのメカニズム　　　　　　　　　　　　　　（本文258頁参照）

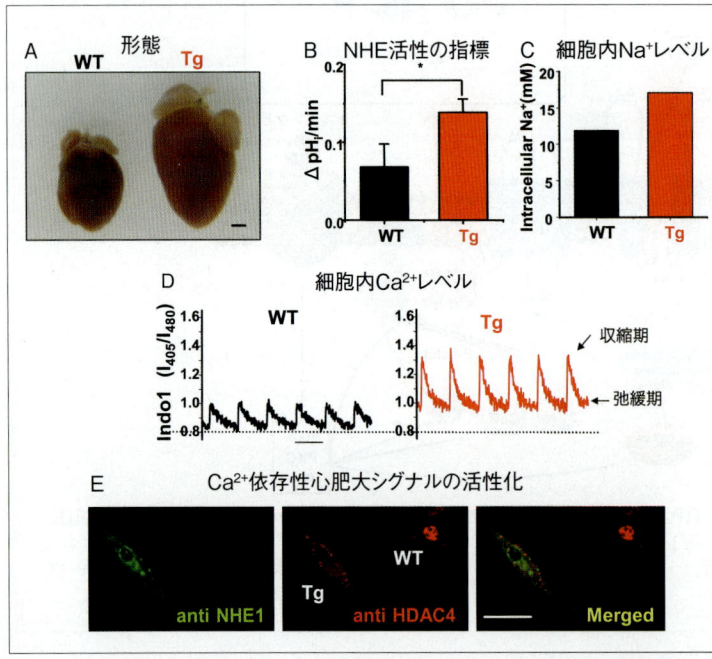

A. 自己阻害ドメインを欠損した活性化型NHE1（Δ637-656）を心筋特異的に高発現するTgマウスは心肥大および拡張型心筋症の様相を呈する（いずれも生後100日齢）．スケールバー：1 mm．
B. NHE1活性の1つの指標である細胞内酸性化の後のpH回復の速度はTg由来の心筋細胞で有意に上昇．
C. 細胞内Na^+濃度は11.9 mM（WT）から17.1 mM（Tg）と1.5倍に上昇（Null point法により測定）．
D. 収縮期，弛緩期の細胞内Ca^{2+}濃度およびCa^{2+}トランジェントの振幅は，いずれもTg由来の心筋細胞で増加．
E. Tg心筋におけるCa^{2+}依存性心肥大シグナルCaMKⅡ/HDAC経路の活性化．WTおよびTg由来の新生児培養マウス心筋細胞の混合培養系において，NHE1高発現細胞（Tg）ではHDACは核外に，WTでは核内に局在していた．スケールバー：20 μm．

トランスレーショナルリサーチを支援する

遺伝子医学 MOOK 12
Gene & Medicine

創薬研究者必見!
最新トランスポーター研究
2009

【編集】杉山雄一（東京大学大学院薬学系研究科教授）

金井好克（大阪大学大学院医学系研究科教授）

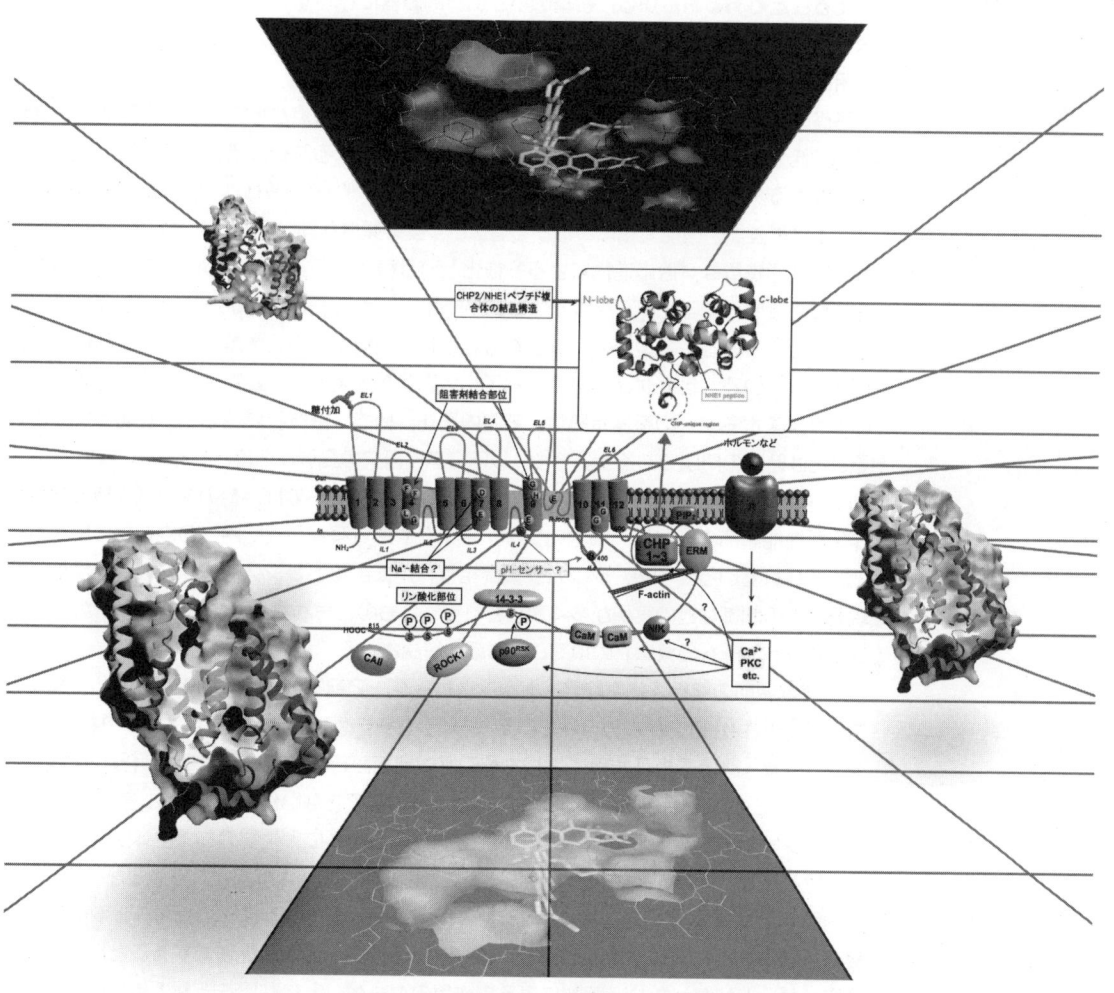

序文

　トランスポーター研究は，分子生物学・遺伝子工学の利用により，近年，急激な進歩を遂げている。薬物トランスポーターは，肝，腎，小腸，脳，胎盤，腫瘍など種々の組織に発現し，薬物動態に重要な役割を果たすことが明らかになりつつある。医薬品開発の面においても，トランスポーターの輸送メカニズムを制御することにより，薬効発現部位・副作用発現部位への薬物デリバリーをそれぞれ増大・軽減することが可能になり，理想的な動態特性をもつ薬の開発につながるものと期待されている。また最近の研究により，薬物間相互作用，遺伝子多型に基づく薬物動態特性の個人間変動に薬物代謝酵素のみならず薬物トランスポーターの関わる例が増えつつあり，医薬品探索・開発の従事者から注目されている。しかしながら，吸収特性，肝臓・腎臓・脳への移行特性のスクリーニング方法はいまだ十分に確立していない。ヒト組織・細胞および各種トランスポーターの発現系を用いた評価法を確立させていくためには，それがヒト in vivo の特性値と近いことを実証することが必要になる。肝，腎，小腸におけるトランスポーター能力の評価のためには，臨床に適用可能な probe drug を見つけることが必要となる。probe drug が備えているべき性質としては，あるトランスポーターにより特異的に輸送され，それが血中動態に影響を与えることである。しかし，容積の小さい標的臓器に存在する脳でのトランスポーターのように血中動態への影響が小さいものの場合には，PET 解析などの分子イメージング手法を用いるなど更なる工夫が必要となる。

　基礎的研究としても，トランスポーターは生体防御の観点から興味深い。医薬品を含む広範な低分子性異物に対して生体が，免疫機構とは異なる防御機構として獲得した排除機構に関わるタンパク質（酵素，トランスポーター）には，①分子多様性，②広範な基質認識性，③大きな種差，④機能変化につながる遺伝子多型の頻度が高いという共通特徴がみられる。これら共通特徴は，適応進化による多様化という観点から説明できる。すなわち，細胞の生死に直接関与するタンパク質ではないがゆえに，遺伝子変異の penetrance が高く，種差の大きさ，遺伝子多型が多くみられる。これが薬物動態の個体差に反映し，副作用の原因となっている。ヒトゲノム解読が終了した現状を考えると，薬物動態に関与するすべてのトランスポーターの臓器特異性，細胞内局在，機能（基質特異性など）が明らかにされることは時間の問題であろう。今後，以下の基礎研究の発展が期待される。

(1) タンパク質間相互作用：いくつかのトランスポーターでは，他のタンパク質との相互作用が機能調節のほかに，細胞内ソーティングや形質膜から細胞内への内在化に関わることが知られている。今後，タンパク質間相互作用によるトランスポーターの機能調節，発現局在化の制御などの実例が多く蓄積されてくるものと思われる。本書においては，「トランスポートソームの概念」の項でこの詳細が解説される。

(2) 発現調節の解析：代謝酵素，トランスポーターの転写因子，核内受容体として種々のものが見出され，研究が進められている。これらの多くは，タンパク質-タンパク質相互作用，タンパク質-遺伝子相互作用により，その機能調節が行われていることが明らかになりつつあるが，これまで明らかになったものだけでは説明できない例も多くあり，今後，エピジェネティク解析も含めて，更なる発展が期待されるとともに，生物のもつ生体防御機構の意義づけとして，合目的な説明ができるまでに構造-機構相関が解明される必要がある。

　内因性の基質（グルコース，アミノ酸，尿酸，胆汁酸，コレステロール，ビタミン，神経伝達物質など）を輸送するトランスポーターの機能，発現量を増減することにより，薬理ターゲットになったり，薬物による副作用のターゲットになることも近年の研究により明らかにされつつある。薬理ターゲットとなるものについて言えば，例えば，神経伝達物

質のトランスポーターは神経精神病治療薬のターゲットとなる。セロトニントランスポーターは抗うつ薬であるセロトニン選択的再取り込み阻害薬（SSRIs）のターゲットであり，他の神経伝達物質の再取り込みに働くトランスポーターには，三環系抗うつ薬，アンフェタミン，および抗けいれん薬のターゲットとなるものもある。神経性以外のトランスポーターも薬物ターゲットとなりうる。例えば，心血管疾患におけるコレステロールトランスポーター，肝臓疾患における胆汁酸トランスポーター，癌におけるヌクレオシドトランスポーター，グルコーストランスポーター，メタボリック症候群におけるグルコーストランスポーター，高血圧におけるNa^+-H^+交換輸送系などである。その他の例についても，本書に例が挙げられているので参照して欲しい。最近では，本書に述べるように，トランスポートソームの破綻による疾患も見つかっており，トランスポートソームを薬理ターゲットにして医薬品開発がされる日も近いであろう。一方で，胆汁酸トランスポーター，尿酸トランスポーター，その他のトラスポーターを薬物が阻害することによる副作用の誘起についても明らかにされてきている。これらのトランスポーターは内因性の基質を輸送するがゆえに他の種々の調節機構と巧みな連鎖をしながら生体内で働いている。したがって，これらを薬効の分子標的とするときには，種々のフィードバック機構が働くことを念頭に入れておく必要があり，将来はその詳細なメカニズムの解明にはシステムズバイオロジー的なアプローチが必要となるであろう。

　本書では，薬物動態とトランスポーターの関連については主に杉山が担当し，薬効標的のトランスポーターについては主に金井が担当して編集をした。執筆者はすべて，それぞれの領域の最先端で活躍中のアカデミア研究者，基礎・臨床研究に関わる医学研究者，企業研究者にお願いした。貴重な時間を割いて快く引き受けて下さった諸氏に心よりお礼を申し上げたい。本書は，大学においてトランスポーター研究・創薬動態研究に関わる基礎・実用研究を志している研究者，トランスレーショナルリサーチに従事する医学・薬学・工学の研究者，製薬企業における研究者（薬物動態，製剤，DDS，医薬化学，薬理，毒性，臨床開発），ベッドサイドでの薬物治療に携わる病院薬剤師の皆さんに読んでいただきたいと考えている。また，教科書としてのみならず，座右において研究・業務の際の手引書となれば幸いである。

　最後に，企画から出版に至るまでご尽力をいただいた株式会社メディカルドゥの大上均社長，小早川久美さんに心より感謝したい。

東京大学大学院薬学系研究科教授　**杉山雄一**
大阪大学大学院医学系研究科教授　**金井好克**

トランスレーショナルリサーチを支援する
遺伝子医学 MOOK 12

創薬研究者必見！
最新トランスポーター研究 2009

目　次

編　集：杉山雄一（東京大学大学院薬学系研究科分子薬物動態学教室　教授）
　　　　金井好克（大阪大学大学院医学系研究科生体システム薬理学　教授）

　　巻頭 Color Gravure ………………………………………………………… 4
● 序文 ………………………………………………………………………… 12
　　　　　　　　　　　　　　　　　　　　　　　　　　　杉山雄一
● 総論：薬物動態とトランスポーター …………………………………… 19
　　　　　　　　　　　　　　　　　　　　　　　　　　　杉山雄一
● 総論：薬効標的のトランスポーター …………………………………… 29
　　　　　　　　　　　　　　　　　　　　　　　　　　　金井好克

第1章　トランスポーター研究の基礎

1. トランスポーターの種類
　　1) SLC の構造と機能 ……………………………………………………… 36
　　　　　　　　　　　　　　　　　　　　　　　　　本橋秀之・乾　賢一
　　2) ABC タンパク質の機能と輸送メカニズム ………………………… 42
　　　　　　　　　　　　　　　　　　　　　　　　　　　植田和光
　　3) Targeted Absolute Proteomics を用いた
　　　　トランスポーターの新しい研究展開 …………………………… 48
　　　　　　　　　　　　　　　　　　　　大槻純男・上家潤一・寺崎哲也

2. 構造と機能
　　1) 核酸塩基-陽イオン共輸送体の構造と機能 ………………………… 55
　　　　　　　　　　　　　　　　　　　　　　　　　　　岩田　想
　　2) トランスポーターによる多剤認識の構造的基礎 ………………… 61
　　　　　　　　　　　　　　　　　　　　　　　　　山口明人・中島良介

第2章　トランスポートソームの概念

1. トランスポートソーム：その概念と生体膜輸送における重要性 ……… 68
   金井好克
2. 薬物動態関連トランスポーターと相互作用するタンパク質 ………… 76
   杉浦智子・加藤将夫
3. 薬物動態関連トランスポーターと ERM タンパク質 ……………… 83
   伊藤晃成・鈴木洋史
4. トランスポートソームの破綻による疾患
   1）偽性低アルドステロン症 II 型と WNK キナーゼ ……………… 89
   内藤省太郎・内田信一
   2）物質輸送システムの支持機構としてのセプチン系とその破綻 …… 95
   木下　専

第3章　トランスポーターの発現制御

1. 薬物トランスポーター遺伝子の転写調節 ………………………… 104
   小林カオル・降幡知巳・千葉　寛
2. エピジェネティック調節 …………………………………………… 110
   菊地良太・楠原洋之・杉山雄一

第4章　動態における薬物トランスポーターの役割

1. 消化管と肝臓 ………………………………………………………… 120
   玉井郁巳
2. 血液脳関門・腎尿細管分泌における薬物トランスポーターの役割 … 128
   楠原洋之
3. トランスポーターと癌 ……………………………………………… 140
   鈴木健弘・海野倫明・阿部高明
4. トランスポーターと薬物間相互作用 ……………………………… 144
   設楽悦久・堀江利治
5. トランスポーターの遺伝子多型が臨床薬物動態・薬効に与える影響 … 150
   前田和哉・杉山雄一

CONTENTS

 6. トランスポーターと薬物毒性 ………………………………… 163
                     前田和哉

 7. 製薬企業における研究
  1）医薬品開発過程におけるトランスポーター研究 ……………… 175
                  水野尚美・丹羽卓朗
  2）第一三共におけるトランスポーター評価 …………………… 183
                     杉山大介

第5章　薬効標的としてのトランスポーター

 1. 利尿薬の標的としての腎尿細管のナトリウムトランスポーター …… 190
                     松原光伸
 2. 尿酸トランスポーターと血清尿酸値異常 ……………………… 199
                     安西尚彦
 3. セロトニントランスポーターと精神神経疾患 ………………… 206
                     酒井規雄
 4. グルタミン酸トランスポーターと精神神経疾患 ……………… 212
                  相田知海・田中光一
 5. アミノ酸トランスポーター：悪性腫瘍の診断と治療の
   分子標的としての可能性 ………………………………………… 218
                     金井好克
 6. 糖 ………………………………………………………………… 225
                     浅野知一郎
 7. NPC1L1・ABCG5/ABCG8によるコレステロール輸送と創薬 …… 231
                   高田龍平・鈴木洋史
 8. 胆汁酸トランスポーターの異常による肝内胆汁うっ滞 ……… 237
                   林　久允・杉山雄一
 9. リントランスポーターと疾患 …………………………………… 243
       宮本賢一・瀬川博子・伊藤美紀子・辰巳佐和子・竹谷　豊
 10. Na^+/Ca^{2+}交換体を分子標的とした新規Ca^{2+}調節薬の開発 ……… 248
               岩本隆宏・喜多紗斗美・伊豫田拓也
 11. Na^+/H^+交換輸送体：機能調節と薬物標的としての意義 ……… 255
      中村（西谷）友重・古林創史・久光　隆・岩田裕子・若林繁夫

 索引 ……………………………………………………………… 263

執筆者一覧 (五十音順)

相田 知海
東京医科歯科大学大学院疾患生命科学研究部分子神経科学分野 特任助教

浅野 知一郎
広島大学大学院医歯薬学総合研究科探索医科学講座医化学教室 教授

阿部 高明
東北大学病院腎高血圧内分泌科/東北大学大学院医工学研究科分子病態医工学 教授/東北大学大学院医学系研究科病態液性制御学 教授

安西 尚彦
杏林大学医学部薬理学教室 准教授

伊藤 晃成
東京大学医学部附属病院薬剤部 准教授

伊藤 美紀子
徳島大学大学院ヘルスバイオサイエンス研究部分子栄養学分野 助教

乾 賢一
京都大学医学部附属病院薬剤部 教授

伊豫田 拓也
福岡大学医学部薬理学教室 助教

岩田 想
京都大学大学院医学研究科分子細胞情報学 教授

岩田 裕子
国立循環器病センター研究所循環分子生理部 室長

岩本 隆宏
福岡大学医学部薬理学教室 教授

植田 和光
京都大学大学院農学研究科応用生命科学専攻細胞生化学分野 教授/京都大学物質-細胞統合システム拠点 教授

内田 信一
東京医科歯科大学大学院医歯学総合研究科腎臓内科学 准教授

海野 倫明
東北大学病院肝胆膵外科 教授

大槻 純男
東北大学大学院薬学研究科薬物送達学分野 准教授/SORST、科学技術振興機構

加藤 将夫
金沢大学医薬保健研究域 (薬学系) 分子薬物治療学研究室 教授

金井 好克
大阪大学大学院医学系研究科生体システム薬理学 教授

上家 潤一
麻布大学獣医学部病理学研究室 講師

菊地 良太
東京大学大学院薬学系研究科分子薬物動態学教室/Roche Palo Alto　Postdoctoral Fellow

喜多 紗斗美
福岡大学医学部薬理学教室 講師

木下 専
京都大学大学院医学研究科キャリアパス形成ユニット 生化学・細胞生物学グループ 講師

楠原 洋之
東京大学大学院薬学系研究科分子薬物動態学教室 准教授

小林 カオル
千葉大学大学院薬学研究院薬物学研究室 准教授

古林 創史
国立循環器病センター研究所循環分子生理部 ポスドク

酒井 規雄
広島大学大学院医歯薬学総合研究科神経・精神薬理学教室 教授

設楽 悦久
千葉大学大学院薬学研究院生物薬剤学研究室 准教授

杉浦 智子
金沢大学医薬保健研究域 (薬学系) 分子薬物治療学研究室

杉山 大介
第一三共株式会社薬物動態研究所

杉山 雄一
東京大学大学院薬学系研究科分子薬物動態学教室 教授

鈴木 健弘
東北大学病院腎高血圧内分泌科 助教

鈴木 洋史
東京大学医学部附属病院薬剤部 教授

瀬川 博子
徳島大学大学院ヘルスバイオサイエンス研究部分子栄養学分野 助教

高田 龍平
東京大学医学部附属病院薬剤部 助教

竹谷 豊
徳島大学大学院ヘルスバイオサイエンス研究部臨床栄養学分野 准教授

辰巳 佐和子
徳島大学大学院ヘルスバイオサイエンス研究部分子栄養学分野 助教

田中 光一
東京医科歯科大学大学院疾患生命科学研究部分子神経科学分野 教授

玉井　郁巳
金沢大学医薬保健研究域・薬学系薬物動態学研究室　教授

千葉　寛
千葉大学大学院薬学研究院薬物学研究室　教授

寺崎　哲也
東北大学大学院薬学研究科薬物送達学分野　教授/SORST、科学技術振興機構

内藤　省太郎
東京医科歯科大学大学院医歯学総合研究科腎臓内科学

中島　良介
大阪大学産業科学研究所生体情報制御学研究分野　助教

中村（西谷）　友重
国立循環器病センター研究所循環分子生理部　室長

丹羽　卓朗
田辺三菱製薬株式会社薬物動態研究所

林　久允
東京大学大学院薬学系研究科分子薬物動態学教室　助教

久光　隆
国立循環器病センター研究所循環分子生理部　室員

降幡　知巳
千葉大学大学院薬学研究院薬物学研究室　助教

堀江　利治
千葉大学大学院薬学研究院生物薬剤学研究室　教授

前田　和哉
東京大学大学院薬学系研究科分子薬物動態学教室　助教

松原　光伸
東北大学大学院医学系研究科遺伝子医療開発分野　准教授

水野　尚美
田辺三菱製薬株式会社薬物動態研究所

宮本　賢一
徳島大学大学院ヘルスバイオサイエンス研究部分子栄養学分野　教授

本橋　秀之
京都大学医学部附属病院薬剤部　助教

山口　明人
大阪大学産業科学研究所生体情報制御学研究分野　教授

若林　繁夫
国立循環器病センター研究所循環分子生理部　部長

編集顧問・編集委員一覧 (五十音順)

編集顧問

河合　忠　　国際臨床病理センター所長
笹月　健彦　国立国際医療センター名誉総長
高久　史麿　自治医科大学学長
本庶　佑　　京都大学大学院医学研究科免疫ゲノム医学講座客員教授
村松　正實　埼玉医科大学ゲノム医学研究センター所長
森　徹　　　東山武田病院総長
矢崎　義雄　独立行政法人国立病院機構理事長

編集委員

浅野　茂隆　早稲田大学理工学部生命理工専攻教授
　　　　　　東京大学名誉教授
上田　國寛　学校法人玉田学園神戸常盤短期大学学長
　　　　　　京都大学名誉教授
　　　　　　スタンフォード日本センターリサーチフェロー
垣塚　彰　　京都大学大学院生命科学研究科高次生体統御学分野教授
金田　安史　大阪大学大学院医学系研究科遺伝子治療学教授
北　徹　　　神戸市立医療センター中央市民病院院長
小杉　眞司　京都大学大学院医学研究科医療倫理学教授
清水　章　　京都大学医学部附属病院探索医療センター教授
清水　信義　慶應義塾大学先導研究センターGSPセンター
　　　　　　慶応義塾大学名誉教授
武田　俊一　京都大学大学院医学研究科放射線遺伝学教室教授
田畑　泰彦　京都大学再生医科学研究所生体材料学分野教授
中尾　一和　京都大学大学院医学研究科内科学講座内分泌代謝内科学教授
中村　義一　東京大学医科学研究所基礎医科学部門遺伝子動態分野教授
成澤　邦明　東北文化学園大学医療福祉学部教授
名和田　新　九州大学大学院医学研究院特任教授/九州大学名誉教授
　　　　　　福岡県立大学理事長・学長
福嶋　義光　信州大学医学部社会予防医学講座遺伝医学分野教授
淀井　淳司　京都大学ウイルス研究所生体応答学研究部門教授

総論

薬物動態とトランスポーター

杉山　雄一

I. 医薬品開発における薬物動態特性を把握することの重要性

　分子細胞生物学，オミクス，インフォマティクスなどの新しい生命科学学問分野の発達により，疾病を引き起こす様々な因子・要因が次々と解明され，その成果は新しい医薬品の創製にフィードバックされてきた。一方，医薬品開発に関わる様々な技術もめざましい進歩を遂げた。合成面ではコンビナトリアルケミストリー技術，候補化合物の選択においては high-throughput screening（HTS）システムが導入された。これら技術は，情報収集・情報処理技術（IT）の進歩と相まって，医薬品開発の高速化・効率化を実現するものと期待されてきた。また，ゲノム創薬というキャッチフレーズのもと，新しい創薬ターゲットの発掘を目的としてヒトゲノム解析やそれに続くポストゲノム研究に多くの資金が投入されてきた。しかしながら，2000年以降，薬事規制当局に承認申請された新しい医薬品の数は日米欧ともに年々減少する傾向にある。その最大の原因として臨床試験での成功確率の低さが挙げられる[1)2)]。in vitro で強い活性を示し，前臨床での動物試験において薬効・毒性に関する十分な検討を経て選択された化合物であるにもかかわらず，ヒトにおいてはその有効性・安全性を担保することができず開発が中止されたというケースが多く報告されている[3)]。現在，臨床試験を開始した新規医薬品候補のうち，最終的に医薬品として承認される確率はわずかに8％程度であることが報告されている[4)]。このような臨床試験での成功確率の低さは，疾病に悩む患者に対して不利益をもたらすのみでなく，医薬品開発コストの急騰と開発時間の長期化により，製薬産業の衰退を招くことになる。

　医薬品が薬効を発揮する過程は，薬が投与されてから，体内での吸収・分布・代謝・排泄の各過程によって血中濃度や薬効標的部位での濃度が決定される薬物動態学的（pharmacokinetics：PK）な要因により規定される部分と，薬物が薬効標的分子に結合し，その下流のシグナル伝達・転写因子が機能する薬理学的（pharmacodynamics：PD）な要因により規定される部分に大別され，両方の過程が最適化されることで初めて理想的な医薬品となる[5)]。候補化合物が臨床試験においてドロップアウトする原因として，

①ヒトにおいて吸収が不十分，あるいは血中からの消失が極めて速いなどの好ましくない動態特性を示す

②治療に有効な濃度の薬剤が標的部位に到達しないため，有効性が担保できない

③標的部位以外の正常組織に過剰に移行し，有害な反応（毒性）を引き起こす

などの理由が考えられる[3)]。実際，前臨床・臨床試験において開発化合物が開発中止となった原因について調査した結果，1991年度では全体の約40％が体内動態（吸収・血中濃度推移）の問題に起因していた。これは2000年には全体の10％程度まで低下したものの，薬効，毒性，安全性による問題はそれぞれ30％，20％，10％と高い割合であったことが報告されている（図❶）[3)]。このデー

タは組織移行性も含めた体内動態の改善により，開発中止となった多くの化合物を救える可能性を示している．一方，近年の研究により，標的組織・細胞への取り込み・排出には多くの場合においてトランスポーターの関わっていることが明らかにされてきており，トランスポーターと化合物の相互作用をうまく制御することにより医薬品開発の成功確率を上げることが期待される[2)6)]．

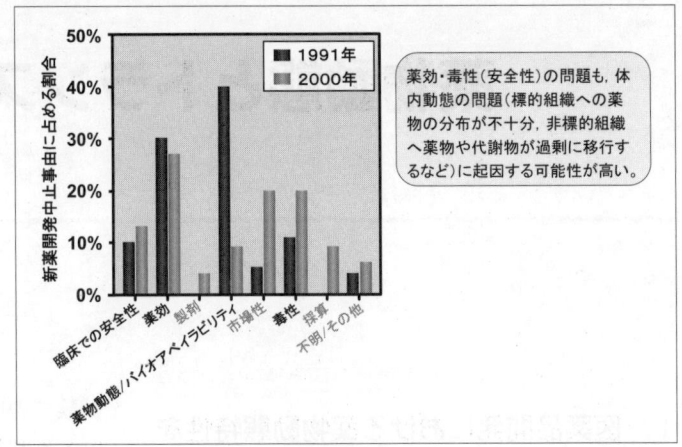

図❶ 新薬の臨床開発中の開発中止理由（文献3より）

薬効・毒性（安全性）の問題も，体内動態の問題（標的組織への薬物の分布が不十分，非標的組織へ薬物や代謝物が過剰に移行するなど）に起因する可能性が高い．

　また，臨床現場においても，一般に薬効・副作用には個人差が大きく，ある割合のヒトで効果が明確にみられないことや，副作用が生じることが知られている．個人差の要因となりうるタンパク質（代謝酵素，トランスポーター，受容体などの薬効・副作用の標的分子）の遺伝子多型による薬物動態・薬効・副作用の変化が報告されつつあるが，それぞれの相対的な重要性についてはいまだ明らかではない．したがって，創薬や薬物の適正使用の観点から，薬効・副作用の定量的な予測法の開発が急務である．同様のことが薬物間相互作用についても当てはまる．市場に出たあとで，薬物間相互作用による副作用の誘発により市場から撤退した多くの薬がある．一方，近年，薬物動態を決定する多様な代謝酵素・トランスポーターの分子実態が明らかとなり，種々の in vitro 実験系を用いて分子の機能を定量的に求めることが可能となっている．したがって，これら in vitro 実験から得られた素過程の情報を元に，全身での薬物動態・薬効・副作用を予測できるような数理モデルを構築することができれば，個々のパラメータの意味づけが明確となり，各パラメータの変動が最終的な薬効・副作用にどのような影響を与えるかについて科学的な意味づけをもたせることができる[7)8)]．

　薬物の副作用回避のストラテジーの1つとして，肝腎振り分けの制御が挙げられる．肝腎に発現するトランスポーターによる薬物の肝臓・腎臓への移行性および肝臓の酵素による代謝は，薬物の全身血中からの消失経路を規定する主要因となる．

したがって，ある薬剤が投与される患者群に腎疾患患者の多いことが明らかな場合，腎消失型の薬物を設計することは患者の病態の程度による体内動態の個人差を生む結果となり，副作用発現の面から使いにくい医薬品となる．トランスポーターをうまく利用することにより，肝臓による代謝・排泄と腎排泄とをほぼ同等に受ける薬剤を開発することができれば，そのような個体差による変動は比較的小さなものになる．肝臓や腎臓には，多様なトランスポーターが血管側，管腔側の双方の細胞膜に局在し，薬剤の排泄に働いている．このうち肝臓，腎臓どちらかに選択的に高く発現しているトランスポーターをターゲットとすれば，肝腎振り分けの制御が可能と考えられる．例えば，血管側に面した（basolateral側の）有機アニオンを運ぶOATファミリーのうちOAT1, OAT3は腎臓に高い発現が認められる．また，OATPファミリーは主に肝臓に発現している（ヒトでは，OATP1B1/OATP1B3）．一方，有機カチオンを運ぶOCTファミリーでは，OCT1は肝臓に，OCT2は腎臓に高い発現が認められる（図❷）[6)8)9)]．

　このようにヒトでの各トランスポーターの個々の臓器における発現レベル，基質認識性が明らかになれば，個々のトランスポーターに特異的に認識される分子をデザインすることにより肝腎の選択性を制御することが可能になるであろう．肝腎選択的な排泄は血管側膜を介した取り込みのみ

でなく，管腔側膜を介した排泄トランスポーターによっても支配される。この典型的な例が，アンジオテンシン変換酵素（ACE）阻害薬テモカプリルである。多くのACE阻害薬は主に尿中へ排泄されるが，テモカプリルは他のACE阻害薬と異なり，その活性体であるテモカプリラートが胆汁排泄を介して糞中にも尿中と同程度に排泄される。このため腎障害患者に投与したときの体内動態の変動が他剤と比較して少なく，臨床において使いやすい薬となっている（図❸）[10]。胆汁排泄が良好に起こる原因として，multidrug resistance associated protein（MRP）2の関与が明らかになっている。MRP2は胆管側膜において種々有機アニオンを肝臓中から胆汁中へ排泄する。他のACE阻害薬はMRP2の基質にならないのに対し，テモカプリルの活性代謝物テモカプリラートはMRP2の基質になるため，排泄経路が異なると考えられる[9]。今後，トランスポーターが動態を支配する薬物の実例が増えるにつれて，このような消失経路のバランス

図❷ ヒト肝臓・腎臓に発現する主な薬物トランスポーター群

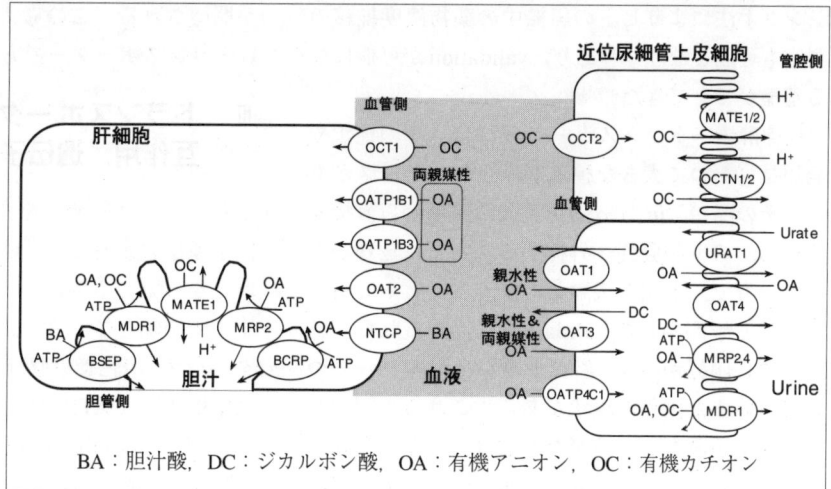

BA：胆汁酸，DC：ジカルボン酸，OA：有機アニオン，OC：有機カチオン

に着目する必要性が生じる例も増えてくるものと思われる。

Ⅱ．in vitro実験からヒトin vivo薬物動態の予測とその妥当性評

薬物代謝領域においては，代謝安定性の試験法，相互作用の試験法ともにほぼ確立してきたといえる。一方で，近年，トランスポーター研究の急速な進展に伴い，薬効・副作用を規定する要因としてのトランスポーターの重要性が認識されており，薬理学の教科書『Goodman & Gilman's The Pharmacological Basis of Therapeutics』の第11版から，トランスポーターに関する独立した1章が新たに設けられた[6]。しかしながら，吸収特性，肝臓・腎臓・脳への移行特性のスクリーニングについてはいまだ十分ではない。凍結ヒト肝細胞，ヒト腎スライス，また各種トランスポーターの発現系を用いたヒトにおける薬物動態の予測法を確立させていくためには，in vitro実験から得られた予測値がヒトin vivoの特性値と近いことをvalidateすることが必要になるが，このvalidationが最も困難である。しかし，最近では，positron

図❸ 2種のACE阻害薬の血中濃度推移の違い-腎機能の低下に伴う血中濃度の変化-

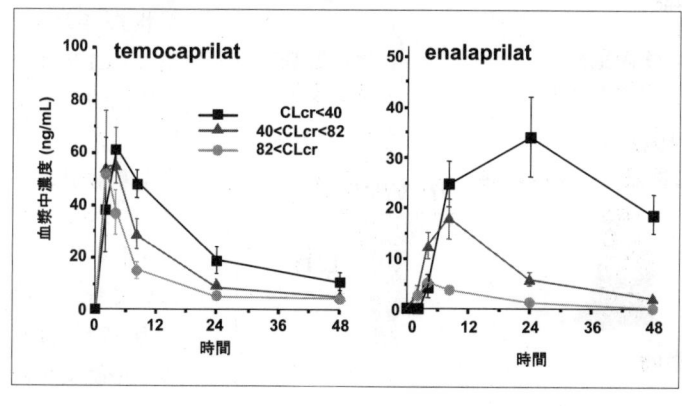

emission tomography（PET）用解1などの分子イメージング手法によりヒトの組織中の薬物濃度推移の測定も可能となりつつあり，validationが可能になる基盤ができてきた1)9)11)12)。

　代謝酵素・トランスポーターには，その種類や発現量において大きな種差がみられるケースがある。その際に，in vivo動物実験の結果から直接ヒトin vivoの薬物動態へ外挿することには無理がある。一方で，上記で議論したように，ヒトin vivoにおける予測結果のvalidationは，得られるパラメータに限界があり，特にトランスポーターについてはいまだ困難な現状がある。これらの問題を克服する手段として最適な方法は，単なる動物からヒトへの外挿，in vitroからin vivoへの外挿ではなく，その両者を組み合わせることにより，ヒトin vivoへの外挿効率を上昇させることである。すなわち，複数の実験動物（例えば，ラットとサル）を用い，in vitro，in vivoの動態試験を行い，両者を適切な数学モデルで連結する。このことで，それぞれの動物種におけるモデルの妥当性を検証したあとに，同一（同系列）の化合物を用いて，ヒト組織，発現系などを用いたin vitro試験を行い，同様の数学モデルによりヒトin vivoでの薬物動態を予測するというアプローチである（図4）7)-9)。この場合，すでに同系列のもので，ヒトでのin vivoデータのあるものをコントロール化合物として入れておけば，予測精度がさらに上昇することが期待される。この考え方は対象が代謝酵素であれトランスポーターであれ，同一である7)-9)。

III. トランスポーターの関わる薬物間相互作用，遺伝子多型

　トランスポーターを介した薬物間相互作用，遺伝子多型の影響は，代謝酵素の場合ほど臨床上問題となっている例は今のところ少ないが，今後ますます増加してくる可能性がある。例えば，P-糖タンパク〔消化管吸収（排出），中枢移行，胆汁・尿中排泄〕，OATP1B1（肝取り込み），MRP2（胆汁排泄），OAT1・OAT3（腎取り込み），OCT1（肝取り込み），OCT2（腎取り込み），PEPT1（消化管吸収），BCRP〔消化管吸収（排出），胆汁排泄，中枢移行〕，MATE1,2（尿排泄，胆汁排泄）などが挙げられる。トランスポーターを介した相互作用は，しばしば血管側膜と管腔側膜の両膜透過過程に関わる2種の異なったトランスポーター上（例えばOATP1B1/MRP2）で同時に生じることがあり，解析を複雑にしている。しかし筆者らは，このような複雑な場合についても，in vitro試験の阻害の程度から，in vivoでの薬物動態変動を定量的に予測することが可能であることをすでに実験動物を用いて示している13)14)。

　セリバスタチン（CER）とゲムフィブロジルおよびシクロスポリンAとの相互作用により米国で10名以上の死亡者が出たことが報告された。現に，CERはこの致死的な相互作用のため，市場より撤退を余儀なくされた。いずれの場合においても，併用投与時にCERの血中濃度が大

図4　薬物のヒト体内動態を予測するための方法論

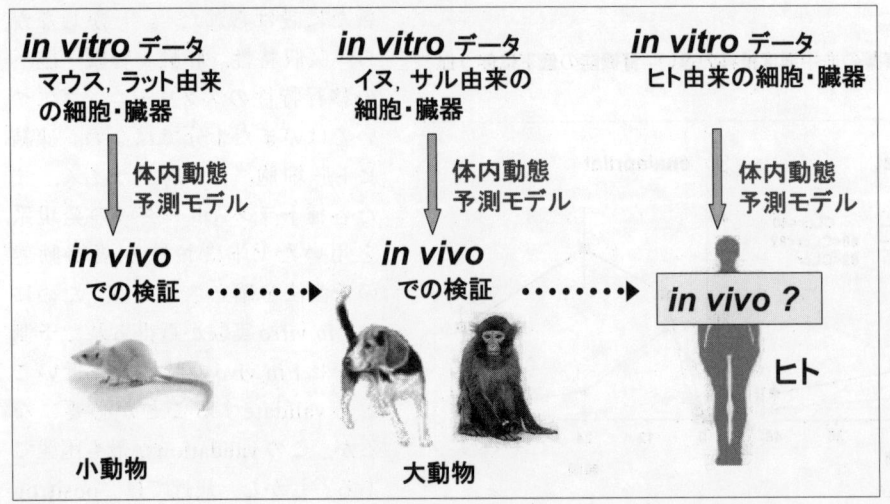

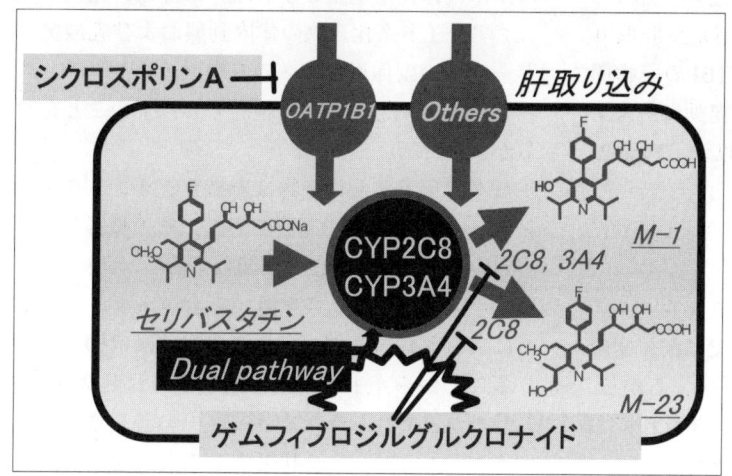

図❺ 肝臓におけるセリバスタチンの解毒メカニズムと相互作用薬の主な作用点の解明（文献 15, 16 より改変）

きく上昇することが示されている．この機構について，in vitro 発現系を中心にした解析より以下の結果を得ている．すなわち，CER とシクロスポリン A との相互作用は OATP1B1 を介した CER の肝取り込み過程の阻害であること，またゲムフィブロジルとの相互作用はそのグルクロン酸抱合体が肝内で濃縮的に蓄積し，それが CYP2C8 による CER の代謝を阻害することが主要機構であり，肝取り込み過程の阻害も一部関与することを明らかにした（図❺）[8) 15) -20)]．この in vitro 発現系を用いて得られた結果は，種々の臨床データを支持するものである．

トランスポーターの遺伝子多型解析も非常に急ピッチで進められている．筆者の研究室では，ヒト臨床試験において，プラバスタチンの血中濃度が OATP1B1 の遺伝子多型により影響を受けることを実証した．現在では，他の薬剤についても OATP1B1 の多型により影響を受けることが報告されている[8) 9) 20) -22)]．最終的には，酵素やトランスポーター発現系を用いる in vitro 試験（薬物間相互作用の解析，遺伝子多型に基づく機能変化の解析）の結果を基に，数学モデルを用いて，細胞レベル・器官レベル・個体レベルへ段階を追って，定量的に予測を進めるための解析手法の確立が必要となる．これらについても，図❻に示すような生理学的モデルを用いた解析でヒトでのプラバスタチンの動態を予測することに成功しており[23)]，今後ヒトで多くの薬物の組織中濃度を PET を用いて測定する結果と対照させることにより，本モデルの有効性が確立していくことが望まれる[1)]．

現在，多数の製薬企業の協力を得て，薬物間相互作用の予測を定量的に行うことのできるシミュレーター機能をもった薬物間相互作用データベースを開発中である．この相互作用は，代謝酵素レベルのもの（競合，非競合，mechanism-based 阻害を含む）のみならず，薬物トランスポーターレベルで生じるものも含む[8) 17)]．また，代謝酵素，トランスポーターの両方が薬物動態に関わるより複雑なケースにおいても，血中濃度，標的臓器，副作用関連臓器における薬物濃度の時間推移の予測，さらには薬物間相互作用，遺伝子多型による薬物動態の個人差の予測を可能にする生理学的薬物速度論モデル（PBPK model）の開発にも着手している[9) 23)]．

IV．臓器への薬物分布と副作用

近年，薬物の誘起する種々の副作用にもトランスポーターが直接的・間接的に関与する実例が多く見出されてきている．これらの機構は図❼に示されるように大きく 3 つに分類される[6) 8) 9)]．すなわち，

① Type 1：肝，腎などのトランスポーターに影響を与えることで，薬物の血中濃度が変化し，その結果，副作用発現部位における薬物曝露が変化する場合

② Type 2：副作用の標的臓器におけるトランスポーターに影響を与え，標的臓器における薬物曝露が変化する場合

③ Type 3：胆汁酸などの内因性物質のトランスポーターに薬物が影響を与えることで，臓器毒性

の生じる場合である。Type 1 の例としては，前述のように，CER による横紋筋融解という副作用が，肝取り込みトランスポーターである OATP1B1 の薬物間相互作用，遺伝子多型による個人間変動に由来するという例を挙げることができる。以下，Type 2, Type 3 の実例を示す。

1. Type-2 の副作用の例

(1) 肝

ビグアナイド系化合物であるメトフォルミンの再評価は急速に進められ，特に欧米では糖尿病経口治療薬の第一選択薬となる勢いである。しかし，乳酸アシドーシスが副作用として報告されており，そのため一度市場に出たフェンフォルミンは 1970 年代に使用中止となった。筆者の研究室ではビグアナイド系化合物の体内動態および乳酸アシドーシスの副作用発現への有機カチオントランスポーターの関与について検討し，以下のことを明らかにした。

① ビグアナイド系化合物は有機カチオントランスポータ（OCT）の基質であり，その臓器分布において肝臓では OCT1 が関与する。

② OCT1 の KO マウスを用いるとメトフォルミンによる乳酸アシドーシスの発症がほぼ抑えられることから，主に本副作用が肝臓に起因する。したがって，トランスポーターの基質選択性を利用することによって，副作用の少ないビグアナイド系化合物の開発が期待される[6)8)9)]。

(2) 脳

血液脳関門はこれまで血管内皮細胞間の密着結合などに由来するものと解釈されてきたが，最近の速度論的・分子生物学的研究により，「いったん脳内皮細胞に取り込まれた異物が，P-糖タンパク，Bcrp などのトランスポーターの働きにより能動的に血液中に汲み出されているために正味の脳移行が制限されている」ことが明らかにされ，トランスポーターや代謝酵素など異物解毒機構により構成されるよりダイナミックな障壁であることが認識されはじめている。中枢から血液中への汲み出し過程は，脳実質内から内皮細胞への取り込みと細胞内から血液中への汲み出しの2つの過程から成り立っている[6)8)9)17)18)21)]。最近

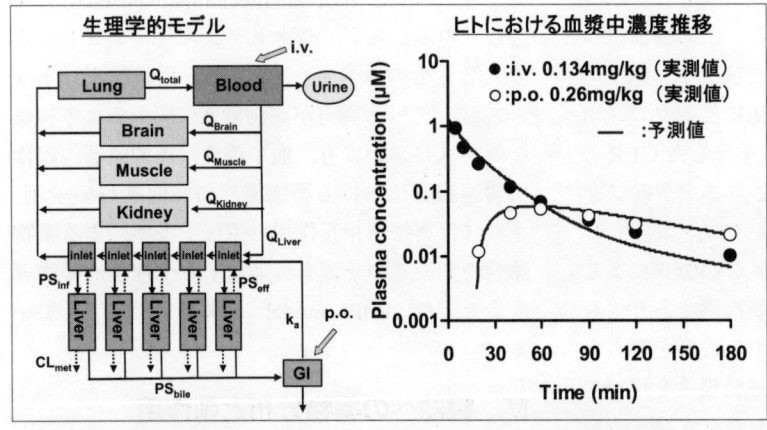

図❻ プラバスタチンの動態予測に用いた生理学的モデルと血漿中濃度推移の予測
（文献 23 より）

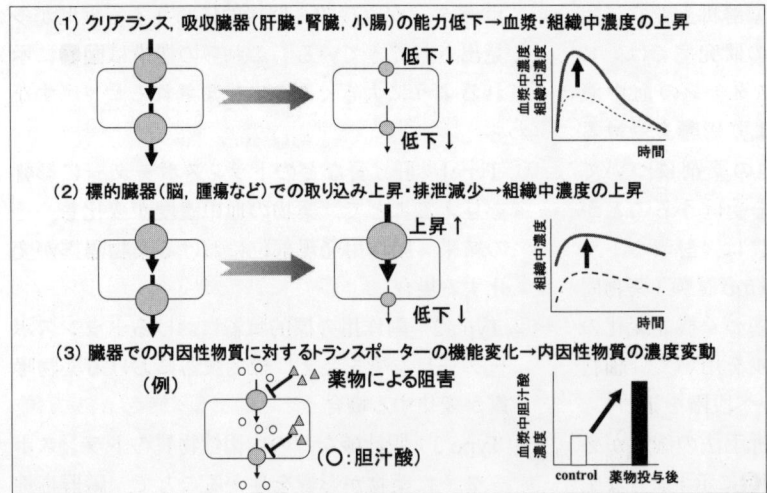

図❼ 薬剤誘導性の毒性へのトランスポーターの関わり（文献 6 より）

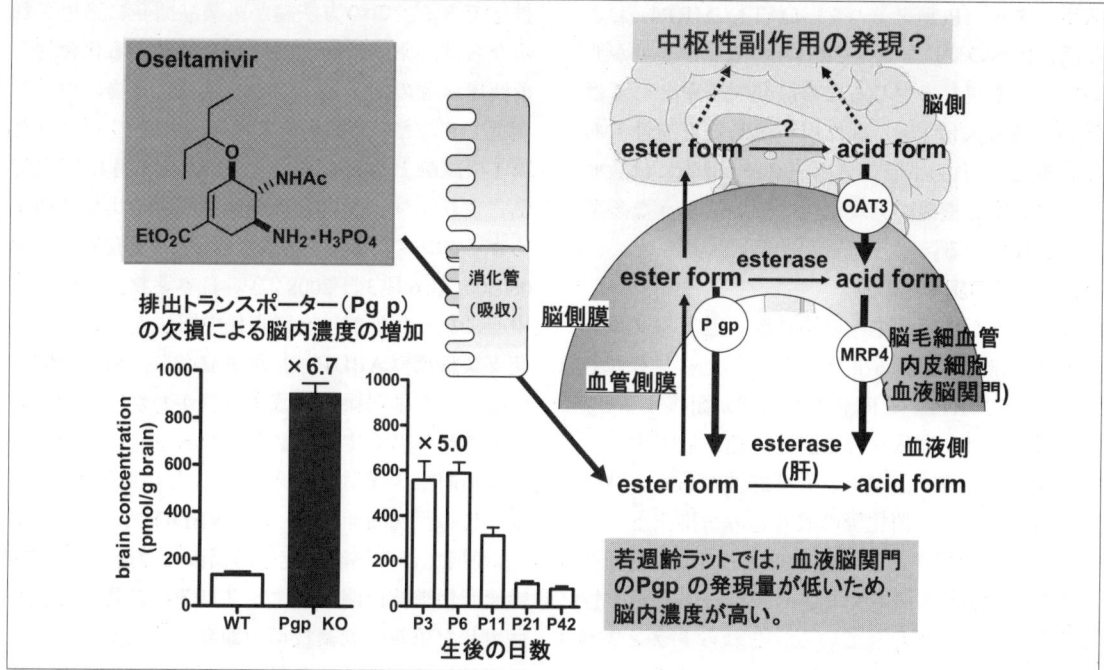

図❽ 抗インフルエンザ薬タミフルの脳移行機構および年齢による変化

の in vitro, in vivo での解析結果から，細胞内から血液中への汲み出しだけではなく，脳側から細胞内への取り込み過程にもトランスポーターが働いていることが示されている。最近，多くのトランスポーター遺伝子が単離されており，そのいくつかは関門での発現が報告されている。トランスポーターに対する阻害薬を用いた解析により，肝臓型の有機アニオントランスポーターである organic anion transporting polypeptide（Oatp/OATP）ファミリーが脂溶性の高い有機アニオンの排出に，腎臓型の有機アニオントランスポーターである organic anion transporter（Oat/OAT）ファミリーが比較的に水溶性有機アニオンの排出にそれぞれ関与していることを見出している。関門におけるこれら取り込みおよび排出トランスポーターの個人差は，脳内濃度の個人差，ひいては薬効・副作用の個人差の一因となりえることから，その遺伝子多型，薬物間相互作用に関する今後の研究が発展することが必要である[6)8)9)18)]。

抗インフルエンザ薬タミフルの服用により，特に若年層のインフルエンザ患者の異常行動が社会問題になっている。タミフルと異常行動に関係があるかどうかについては，科学的な結論は出ていないが，厚生労働省は若年層へのタミフル投薬について警告を出した。筆者らは，タミフルの脳移行性の機構解析，さらにはその移行性に年齢の影響があるかどうかについて，マウス，ラットを用いた解析を行った[24)]。プロドラッグ体であるタミフルは，脳から P-糖タンパクにより血中に汲み出されることを，KOマウスを用いた解析により明らかにした。さらに，ラットを用いて脳への移行性を生後日数とともに調べたところ，生後6日のラットは，成熟ラットに比べて脳移行性が5倍大きいこと，それは若年ラットにおいて脳でのP-糖タンパクの発現が低いためであることを明らかにした。さらに最近では，タミフルの活性体であるアシド体（カルボン酸）の脳からの排出においても，脳側膜ではOAT3が，血液側膜においてはMRP4の関与していることをそれぞれのKOマウスを用いた解析を基に見出した（図❽）。タミフル投与と中枢副作用との因果関係については，詳細な疫学的解析による結論を待つしかないが，も

しも因果関係があるとするならば，これらトランスポーター（P-糖タンパク，OAT3，MRP4）および活性体への変換酵素（CES1）の遺伝子多型が悪い方向に重複して生じるために発現確率としては低い（数万人に1人）副作用が生じる可能性もある．事実，これらトランスポーター，酵素には数%以下の確率で機能，発現変化に関わるような多型が知られている．

2. Type-3の副作用の例

肝細胞内から胆汁中への胆汁酸，還元型グルタチオンの輸送に関わるトランスポーター（それぞれBSEP，MRP2）を開発中の薬剤が阻害すると，胆汁酸依存性・非依存性の胆汁流速が低下することにより胆汁うっ滞が生じる可能性がある．特に胆汁酸は，肝臓や消化管の取り込み・排出トランスポーターの働きにより非常に効率のよい腸肝循環を受け，脂質の吸収やコレステロールの恒常性に重要な役割を果たしている．これらトランスポーターが薬物により阻害されると，胆汁うっ滞が生じて毒性につながる可能性があり，製薬企業が医薬品の探索を行ううえで必ず調べる項目の1つになっている[6)20)21]．重篤な肝障害を起こすことで市場から撤退したトログリタゾンの硫酸抱合体，免疫抑制剤のシクロスポリンAなどが高い親和性でBSEPによる胆汁酸の排泄を阻害することにより胆汁うっ滞を引き起こすことが知られている．筆者らが新たに構築した胆汁酸の肝取り込み，胆汁排泄にそれぞれに関わるNTCP，BSEPを同時に極性細胞に発現させたダブルトランスフェクタントにより，薬剤誘起性の胆汁うっ滞の予測が可能になった．

V．マイクロドーズ早期臨床試験

マイクロドーズ（MD）早期臨床試験とは，薬効の生じえる投与量の1/100以下の投与量を健常ボランティアに投与し，薬物動態特性を調べる方法論である．PET試験と組み合わせることにより組織分布を調べることができるという長所も有する[1]．極めて低い投与量ゆえに実験動物を用いた毒性試験も最小にしてヒトに投与できるという長所を有する[1]．MD臨床試験[用解2]を実施できれば，動物との種差を心配することなく，ヒトでの薬物動態を推定できる．この方法論が医薬品開発に適用されるならば，薬効に優れ副作用を軽減する化合物を前臨床試験の結果残ってきた候補化合物の中から選択できるという長所を有する（スクリーニング第1相試験とも呼ばれる）．2008年6月に厚生労働省より「マイクロドーズ臨床試験の実施に関するガイダンス」として公示された（薬食審査発第0603001号6月3日2008年）．日本薬物動態学会が中心になり数年前に有限責任中間法人「医薬品開発支援機構（APDD）」が設立され，MD試験を中心にした早期探索的臨床試験がわが国において実施されるべく体制が整いつつあり[25]，2008年がMD早期臨床試験元年となることが期待される．さらには，2008年10月よりNEDOプロジェクト「基礎研究から臨床研究への橋渡し促進技術開発/橋渡し促進技術開発：マイクロドーズ臨床試験を活用した革新的創薬技術の開発：薬物動態・薬効の定量的予測技術を基盤として」が開始され，革新的な創薬・医薬品開発の方法論の基盤づくりが始まった．

一方で，MD早期臨床試験がすべての医薬品開発プロジェクトにおいて必要とは限らず，本臨床試験の実施の必要性があるかどうかの判断基準の確立，実施上の戦略を支援するためには，市場に出ている既存薬を用いて，種々の実験的手法（例えば，PETなどのバイオイメージング手法など）および，モデリング＆シミュレーションの方法論の両方を用いてアプローチすることが必要になる．MD臨床試験では薬効の発現しない極微量の投与量を用いるため，基本的には臨床用量での有効性や安全性を推定することはできない．しかし，MD試験の結果から被験化合物の臨床用量における有効性や安全性を推定する技術が開発されれば，医薬品開発における臨床試験の成功確率の向上に大きく貢献するものと期待される．そのための方法論として，図❾に示すようなアプローチが考えられる．

①薬物の体内動態に関する速度論的な解析技術（PK解析）を駆使することによって，MD臨床試験での結果から臨床投与量での被験化合物の

吸収や血中からの消失などの体内動態を精度よく予測する手法を構築する。

② MD 臨床試験では，PET などの分子イメージング技術の利用により被験化合物のトランスポーターを介した組織移行を測定することが可能である。しかし，そこで得られる情報はあくまでも MD レベルでの組織分布であるため，その結果から有効性や安全性を

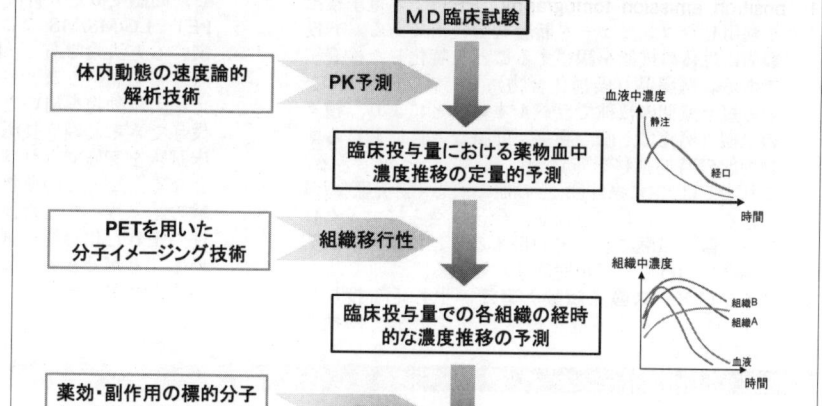

図❾　MD 臨床試験から有効性・安全性を評価するためのストラテジー

直接検証することはできない。そこで，①で構築した体内動態の定量的予測法を用いて，MD での PET 試験の結果から，臨床投与量での各組織への移行量・移行速度を定量的に予測する。

③ ②で予測した臨床用量での標的組織への移行量と，各化合物のもつ薬効ポテンシャル（標的組織内濃度と薬効の関係）に関する情報を統合的に解析し（PD 解析），被験化合物の臨床投与量での薬効発現レベルおよびその時間推移を予測することによって，臨床用量での有効性を推定する。安全性に関しても，標的組織以外への分布に関する情報から，同様な方法論を用いて副作用発現の可能性を予測する。

上記のアプローチによる予測法の妥当性を実証するために，本 NEDO プロジェクトが進行している。

VI. まとめおよび今後の展開

トランスポーターを介した薬物動態に対する薬物間相互作用，遺伝子多型による変動，さらには他の要因（食事，性差，人種差など）による変動は，代謝酵素の場合ほど臨床上問題となっている例が今のところ少ないが，今後ますます増加してくる可能性がある。すでに筆者らは，*in vitro* 試験の阻害の程度から，*in vivo* での薬物動態変動を定量的に予測することが可能であることを示している。しかし，容積の小さい標的臓器に存在する脳でのトランスポーターのように血中動態への影響が小さいものの場合には，その薬効を測定するか，あるいは PET などの手法を用いて脳移行を評価するなど更なる工夫が必要となる。国外ではすでに PET を用いた創薬がスタートしており，今後，国内においても医薬品開発の過程に PET などのイメージング手法をより多く取り入れるべきである。上記の NEDO プロジェクトによりその基盤が作られることが期待される。

用語解説

1. **positron emission tomography（PET）**：陽電子検出を利用したコンピュータ断層撮影技術である。非侵襲的に生体の機能を観察することに特化した検査法である。医薬品（候補化合物）を ^{11}C, ^{18}F, ^{13}N などの短半減期の核種でラベルすることにより、種々の組織（例えば、脳、腫瘍、肝臓など）における薬物動態の時間推移を定量的に調べることができる。これまでは、主に癌診断、その他の疾患（脳疾患など）の診断に用いられてきたが、今後はさらにマイクロドーズ臨床試験において利用することにより、新薬の開発における利用が期待されている。

2. **マイクロドーズ臨床試験**：薬効の生じえる投与量の1/100以下の投与量を健常ボランティアに投与し、高感度微量分析法〔加速器質量分析法（AMS）、PET, LC/MS/MSなど〕を用いて、薬物動態特性を調べる方法論である。PET試験と組み合わせると組織分布を調べることができる。極めて低い投与量ゆえに実験動物を用いた毒性試験も最小にしてヒトに投与できるという長所を有する。マイクロドーズ臨床試験を実施できれば、動物との種差を心配することなく、ヒトでの薬物動態を推定できる。前臨床試験の結果残ってきた候補化合物の中から薬物動態特性の優れた化合物を選択して、臨床第1相試験に進めることができる結果、医薬品開発の成功確率を高めることができる。

参考文献

1) 杉山雄一, 栗原千絵子 編著：マイクロドーズ臨床試験：理論と実践, じほう, 2007.
2) Sugiyama Y：Drug Discov Today 10, 1577-1579, 2005.
3) Frank R, Hargreaves R：Nat Rev Drug Discov 2, 566-580, 2003.
4) Kola I, Landis J：Nat Rev Drug Discov 3, 711-715, 2005.
5) 杉山雄一, 前田和哉：臨床薬理に基づく医薬品開発戦略, 15-36, 廣川書店, 2006.
6) Giacomini KM, Sugiyama Y：Goodman & Gilman's The Pharmacological Basis of Therapeutics（Brunton LL, Lazo JS, et al eds）, 41-70, McGraw-Hill, 2005.
7) 杉山雄一, 設楽悦久, 他：次世代ゲノム創薬, 173-205, 中山書店, 2003.
8) 杉山雄一 編著：遺伝子医学MOOK 7 最新創薬学 2007 -薬物動態学特性の解析は創薬のキーワード, メディカルドゥ, 2007.
9) 杉山雄一, 楠原洋之編著：分子薬物動態学, 南山堂, 2008.
10) Oguchi H, Miyasaka M, et al：Clin Pharmacokinet 24, 421-427, 1993.
11) Takano A, Kusuhara H, et al：J Nucl Med 47, 1427-1433, 2006.
12) Lee YJ, Maeda J, et al：J Pharmacol Exp Ther 316, 647-653, 2006.
13) Sasaki M, Suzuki H, et al：J Biol Chem 277, 6497-6503, 2002.
14) Matsushima S, Maeda K, et al：J Pharmacol Exp Ther 314, 1059-1067, 2005.
15) Shitara Y, Itoh T, et al：J Pharmacol Exp Ther 304, 610-616, 2003.
16) Shitara Y, Hirano M, et al：J Pharmacol Exp Ther 311, 228-236, 2004.
17) Shitara Y, Horie T, et al：Eur J Pharm Sci 27, 425-446, 2006.
18) Kusuhara H, Sugiyama Y：Pharmacokinetic Profiling in Drug Research（Test B, Kramer S, et al eds）, 105-117, Wiley-Vch, 2006.
19) Shitara Y, Sato H, et al：Annu Rev Pharmacol Toxicol 45, 689-723, 2005.
20) Kitamura S, Maeda K, et al：Naunyn Schmiedebergs Arch Pharmacol 377, 617-628, 2008.
21) Maeda K, Sugiyama Y：Drug Transporters（You G, Morris ME eds）, 557-588, John Wiley & Sons, 2007.
22) Maeda K, Ieiri I, et al：Clin Pharmacol Ther 79, 427-439, 2006.
23) Watanabe T, Kusuhara H, et al：J Pharmacol Exp Ther, 2008, in press.
24) Ose A, Kusuhara H, et al：Drug Metab Dispos 36, 427-434, 2008.
25) http://www.apdd-jp.org/

参考図書

* 遺伝子医学MOOK 7, 最新創薬学 2007 －薬物動態学特性の解析は創薬のキーワード－, 杉山雄一 編著, メディカルドゥ, 2007.
* 分子薬物動態学, 杉山雄一, 楠原洋之 編著, 南山堂, 2008.
* マイクロドーズ臨床試験：理論と実践, 杉山雄一, 栗原千絵子 編著, じほう, 2007.
* Goodman & Gilman's The Pharmacological Basis of Therapeutics, Brunton LL, Lazo JS, et al eds, McGraw-Hill Companies, 2005.

参考ホームページ

・杉山研究室
　http://www.f.u-tokyo.ac.jp/~sugiyama/

杉山雄一
1973年　東京大学大学院薬学系研究科修士課程修了
1989年　同薬学部製剤学助教授
1991年　同教授
1998年　同大学院薬学系研究科製剤設計学教授（改組）
2003年　同分子薬物動態学教授（教室名改名）
2005年　同医薬品評価科学講座教授（兼任）
2008年　同研究科長・学部長

研究テーマ：薬物トランスポーター, 薬物動態学, 試験管（in vitro）から個体（in vitro）への予測

総論

薬効標的のトランスポーター

金井　好克

　トランスポーターを標的とした薬物は，臨床で長い間用いられてきた薬物の中にも見出され，薬効標的として意義はすでに確立されている。トランスポーターは，生体内では，個々の細胞の生存に必須の分子であるとともに，組織の特異機能の一端を担う。トランスポーターを薬効の標的とする創薬では，この2つの役割を考慮する必要がある。既存のトランスポーター作用薬は，ほとんどが後者を薬効の標的としているが，前者を標的とした新しい観点からの創薬も試みられている。今後，生体内でのトランスポーターの機能を捉える新たな考え方や技術の導入により，薬効標的としてのトランスポーターの可能性がますます広がっていくものと期待される。

　生体内には膜構造が基本となって形成される様々な物質拡散のバリアがあり，生体は物質の体内分布の観点から多くのコンパートメントから成り立っていると言える。各コンパートメントを仕切る拡散バリアには，同時に生体に必須な栄養素や排泄する必要のある代謝産物を透過させる合目的な選択的物質透過機構が備わっている。その役割を担うのが，膜タンパク質であるトランスポーターである[1]。

　今，コンパートメントAとコンパートメントBが単一の膜構造で仕切られていて，そこに物質Xを選択的に透過するトランスポーターが存在すると，2コンパートメント間の平衡状態における物質分布は以下のように決定される[2]（図❶）。

$$[X]_B/[X]_A = \exp(-\delta VF/RT)$$

　ここで，$[X]_A$，$[X]_B$は平衡状態における物質XのコンパートメントAとコンパートメントBにおける濃度，δは物質Xの電荷，Vは電位差（コンパートメントBのコンパートメントAに対する電位），Fはファラデー定数，Rはガス定数，Tは絶対温度とする。

　このように，トランスポーターは，それが輸送する物質に関して，2つのコンパートメント間の平衡状態における濃度比[用解1]を決定する。

　実際は，栄養素をはじめとして常時体外から物質が流入し，代謝酵素により代謝変換され，代謝産物が体外に排泄されていく解放系の中に生体は位置しており，その中で「動的平衡」が成立するが，その際には，上記の平衡状態における考察では考慮されなかったコンパートメント間のインターフェイスにおける物質透過速度（トランスポーターの存在量や個々のトランスポーター分子の輸送活性により決まる）もコンパートメント間の見かけ上の濃度比の決定の重要な因子となってくる。

　以上のように，トランスポーターは生体内の物質分布の決定に大きな寄与をもつものであり，その変動は各コンパートメントの物質組成の定量的・定性的変化を引き起こす。したがって，薬物によってトランスポーターの機能を制御することにより，体内の物質分布を変更することが可能である。病態時にはトランスポーターの機能を薬物により制御することが病態改善のために有効な場合があり，また特定の病態ではトランスポーターの機能変動が病態形成に積極的に寄与している場合もある。このような場合は，トランスポーターを標的とした薬物治療が可能であって，実際に種々の異

図❶ コンパートメント間の基質の濃度比の決定

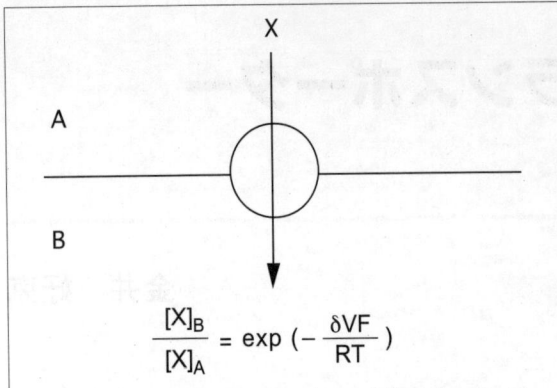

$$\frac{[X]_B}{[X]_A} = \exp\left(-\frac{\delta VF}{RT}\right)$$

トランスポーターは，コンパートメント間のインターフェイスに存在し，両コンパートメントの物質濃度比を決定する。コンパートメントAとコンパートメントBのインターフェイスに物質Xを輸送するトランスポーター（図中の円で示した）が存在すると，平衡状態における両コンパートメントの基質濃度比は，上の式のようになる。

なった観点からの創薬が試みられている。

I. トランスポーターを標的とした薬物

　トランスポーターを標的とした薬物は，臨床で長い間用いられている薬物の中にすでに散見される。例えば，強心薬ジギタリスはNa^+ポンプ（Na^+/K^+-ATPase）の阻害薬であり，心不全の治療に有効な薬物である。同様にイオンポンプの阻害薬として強力な胃酸分泌抑制薬オメプラゾールがあるが，これは胃酸分泌に関わる胃プロトンポンプの阻害薬である。利尿薬のうち，サイアザイド系利尿薬とループ利尿薬は，腎尿細管のイオントランスポーターの阻害薬であり，それぞれNa^+/Cl^-トランスポーター，$Na^+/K^+/2Cl^-$トランスポーターを抑制する[2]。さらに，尿酸排泄薬であるプロベネシド，ベンズブロマロン，ロサルタンなどは，腎尿細管の尿酸再吸収を担う尿酸トランスポーターの阻害薬である[3]。また，三環系抗うつ薬をはじめとする各種抗うつ薬はモノアミントランスポーターを標的としている。

　比較的新しいものとして，抗高脂血症薬エゼチミブは小腸からのコレステロールの吸収を阻害することにより血中コレステロールを低下させるが，その標的分子の探索が行われ，小腸上皮のコレステロールトランスポーター NPC1L1（Niemann-Pick C1-like 1）が同定された[4]。

　以上は薬効が先行した例であるが，これとは異なるアプローチとして，分子クローニングにより同定されたトランスポーターを積極的に分子標的としようとする創薬についても多くの試みがなされている。現在のところ，糖尿病の治療薬として，Na^+/グルコーストランスポーター阻害薬が臨床実用の途上にある。腎尿細管のグルコース再吸収を担うNa^+/グルコーストランスポーターを選択的に阻害し，グルコースの再吸収を抑制し，血糖値を下げ，高血糖による障害を改善しようというものである[5]。このようなトランスポーターを標的とした，いわゆるゲノム創薬による新しい発想からの創薬デザインが水面下で多く試みられている。

II. トランスポーターの生体内での役割

　トランスポーターを標的とした薬効を理解するには，トランスポーターの生体内での役割を把握しておく必要がある。トランスポーターはすでに議論したように，生体の物質フラックスに寄与する多くの因子の影響の下で，代謝酵素と協調してコンパートメント間の基質濃度比を決め，生体内の物質分布の決定に与る。この機能のもとで，細胞膜上に存在するトランスポーターには，生体の動的平衡すなわち生体恒常性の維持に寄与するため以下の2つの役割が想定される。

　第一は，個々の細胞の生存を維持する役割であり，細胞への栄養の供給と，異物の排除あるいは代謝物の排出の目的で，個々の細胞の細胞膜には種々のトランスポーターが存在している（図❷）。グルコース，アミノ酸，脂肪酸，モノカルボン酸，ジカルボン酸，ビタミンなどの栄養供給系のトランスポーター，また有機アニオン，有機カチオンなどの個々の細胞の排出系のトランスポーターがこれに当たる。

　第二の役割は，組織の特異機能への寄与であり，組織の特異機能の一端を担い，正常な組織の機能を実現させている（図❸）。トランスポーターは，

図❷ 細胞膜上のトランスポーター

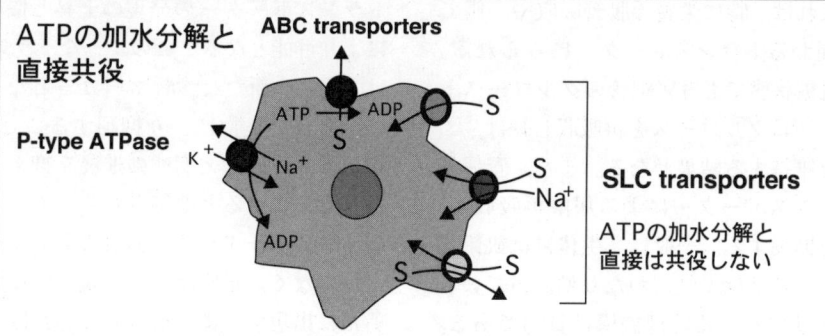

一般の細胞においては，トランスポーターは細胞内への栄養素の取り込みあるいは不要代謝産物の排除のために機能している．細胞膜上のトランスポーターは，ATP加水分解と直接共役するもの（ATPase活性をもつもの）と，ATP加水分解とは直接は共役しないもの（ATPase活性をもたないもの）に分類される．ATP加水分解と直接共役するものには，Na^+/K^+-ATPaseに代表されるイオンポンプ（P-type ATPase）と基質の細胞外への能動輸送を行うABC（ATP binding cassette）トランスポーターがある．ATP加水分解とは直接は共役しないものは，総括してSLC（solute carrier）トランスポーターと呼ばれる．SLCトランスポーターには，基質の単独輸送を行う促進拡散（促通拡散）型トランスポーター，Na^+（あるいはH^+）との共輸送を行う共輸送型トランスポーター，基質同士の交換輸送を行う交換輸送型トランスポーターがある．Na^+共役トランスポーターが基質の上り坂輸送（電気化学ポテンシャルの勾配に逆らった輸送）のために利用する細胞膜を介するNa^+の勾配は，Na^+/K^+-ATPaseによって形成される．

もともとは個々の細胞の生存のために成立し進化してきたものと考えられるが，多細胞生物が成立して組織が形成されると，トランスポーターにおいてもその組織の役割に適合する新たな分子種が進化の過程で生み出され，組織の特異機能を担いうる，より洗練されたシステムが出来上がってきたと考えられる．

例えば，小腸上皮や腎尿細管上皮においては，管腔側膜と側底膜に異なった性質をもつトランスポーターが配置され，方向性をもった輸送が可能となり，上皮細胞層を介した糖やアミノ酸などの栄養素の吸収や外来性異物や代謝物の排泄が行われている（上皮輸送）（図❸A）．神経組織では，Na^+共役型の濃縮性の高い神経伝達物質トランスポーターが，シナプス間隙に放出された神経伝達物質を再取り込みし，シナプス伝達の終結や神経伝達物質の過剰作用から神経細胞を保護する役割を果たしている（図❸B）．

Ⅲ．トランスポーターと病態

前項でトランスポーターの生体内における2つの役割について述べたが，それぞれに対応して病態との関わりが賦与される．

まずは第二の役割「組織の特異機能への寄与」との関連では，トランスポーターの遺伝子変異あるいは何らかの原因によるトランスポーターの機能変動により生じる組織機能障害がこれに当たる．例えば，グルコースやアミノ酸の上皮輸送に関わるトランスポーターの遺伝子異常では，小腸からの吸収障害や腎尿細管での再吸収障害（腎性糖尿やアミノ酸尿症）が生じる[6][7]．また，腎尿細管で再吸収される尿酸のトランスポーターの異常では，再吸収障害による低尿酸血症が惹起される[3]．神経伝達物質トランスポーターに関しては，特にモノアミン系のトランスポーターについて，遺伝的多型と精神疾患関連表現型との相関性が確立されつつある[8]．グルタミン酸トランスポーターについても，遺伝子ノックアウトマウスの研究から種々の疾患との関わりが想定されている[9]．

また，組織の特異機能に寄与するトランスポーターは，それ自体は正常に機能していても，生体システムが変動するとトランスポーターが（正常

に）機能し続けること自体が病態を増悪させることがある。これは，特に栄養の腸管吸収や小腸での再吸収に関わるトランスポーターにみられる。例えば，高血糖状態でも腎尿細管のグルコーストランスポーターはグルコースを再吸収し続け，これが高血糖を維持する結果となる。また，腎尿細管の尿酸トランスポーターによる尿酸再吸収が，高尿酸血症を助長する。一般に，生体には飢餓状態に対する適応機構は多岐にわたり備わっているが，過栄養状態に対する防御機構は貧弱である。トランスポーターにおいてもこれが当てはまるようで，栄養吸収系のトランスポーターは，栄養過剰時に機能が抑制され過剰吸収が抑えられるような負のフィードバック制御が一般に希薄なようである。このような場合は薬物などにより積極的に抑える治療が必要となる。

次に第一の役割である「個々の細胞の生存維持」との関連では，トランスポーターが病態形成の促進因子となる場合がある。病態形成を担う腫瘍細胞や炎症細胞は代謝活性の高まった細胞であり，細胞内代謝が亢進しているが，それに見合った栄養素の取り込みは，栄養素を細胞に供給するトランスポーターの発現の上昇と機能活性の上昇により可能となる。このようなトランスポーターは，疾患の新たな診断マーカーとなりうるとともに，それを薬物により抑制することができれば，細胞の活性を抑え病態の進展を抑える分子標的治療が可能になると期待される。もし，そのようなトランスポーターが，病態において発現亢進するだけでなく，正常時には発現せずに病態時にのみ新たに出現するようなものであれば，診断マーカー，治療標的として意義はさらに高まることは言うまでもない。

Ⅳ. トランスポーターを分子標的とした創薬

前項で述べたように，トランスポーターを標的とした創薬を考える際には，トランスポーターの生体内における2つの役割，すなわち「組織の特異機能への寄与」と「個々の細胞の生存維持」を考慮し，もしそのトランスポーターの抑制薬が存在したら，どのような病態に対して，どのような効果をもたらしうるかについて，まずは思いを巡らす必要がある。

「組織の特異機能への寄与」に関連する病態として，トランスポーターの機能が欠損する遺伝病に関しては，分子シャペロンなどによる機能回復をめざす創薬[10]も将来可能になるかもしれないが，今のところは現実的な治療の対象としては一般には難しい。現在，一般に実現可能なのは，前項でも述べたように，薬物によりトランスポーターの生理機能を制御することにより，病態下でアンバランスとなった生体内物質分布を改善しようとすることである。前述の腎尿細管のイオントランスポーターを抑制する利尿薬，腎尿細管の尿酸トランスポーターを抑制する尿酸排泄薬，小腸コレステロールト

図❸ トランスポーターの組織での機能

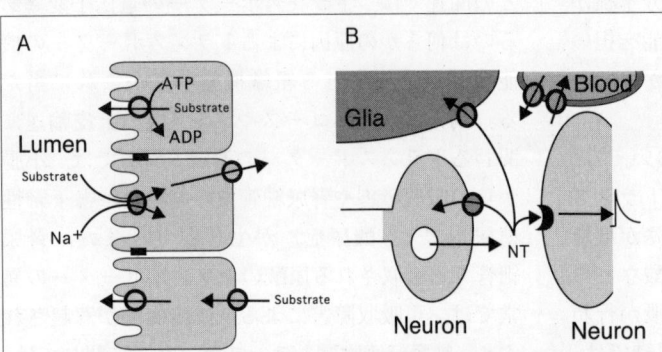

A. 上皮組織においては，管腔側膜と側底膜（血管側）に異なった特性をもつトランスポーターが存在し，溶質の上皮細胞層を経由した輸送（上皮輸送：管腔内液から細胞外液へ，あるいは細胞外液から管腔内液への輸送）を可能にしている。一般に管腔側膜には，Na^+共役トランスポーターが存在し，側底膜には促進拡散型トランスポーターが存在する。

B. 神経組織においては，神経終末およびグリア細胞膜に神経伝達物質トランスポーターが存在し，神経終末から放出された神経伝達物質（NT）をシナプス間隙あるいは細胞外液から取り除く役割を果たしている。血液脳関門にも，選択的関門通過を可能とするトランスポーターが存在する。

ランスポーターを抑制する抗高脂血症薬，モノアミントランスポーターを抑制する抗うつ薬などがこれに含まれる。

さらに，すでに述べたように，腎尿細管のNa$^+$/グルコーストランスポーターSGLT2の抑制薬は，グルコースの再吸収を抑えて血糖値を下げ，糖尿病の病態を改善する新たな作用機序の抗糖尿病薬として期待が寄せられている[5]。腎尿細管のグルコース再吸収能には大きな予備能があり，正常時で機能しているのはその数割である。高血糖状態では，尿細管に高濃度のグルコースが流入するため，予備能も含めたすべてが機能し，それでも再吸収容量を越えた部分が尿糖として現れる。したがって，適当量の抑制薬を用いると，高血糖患者（トランスポーターが飽和した状態）では血糖降下作用を発揮するが（抑制薬の結合したトランスポーターの数に比例した効果が得られる），正常者（トランスポーターが多くの予備能力を残した状態）には作用のない（抑制薬が結合していない残りのトランスポーターで，尿糖を出さない程度の十分なグルコース再吸収機能を達成できる）用量を設定することが可能である[11]。生体内・組織内でのトランスポーターの特性をうまく利用した薬物である。

現在臨床で用いられているトランスポーターを標的とした薬物のほとんどは，「トランスポーターの生理機能を抑制」する薬物であるが，トランスポーターの「個々の細胞の生存を維持」する役割を標的とした創薬研究も徐々に展開されつつある。例えば，悪性腫瘍にアミノ酸を供給するために発現の亢進するアミノ酸トランスポーターの分子同定とそれを標的とした抗腫瘍治療の開発がそれに当たる。また，アミノ酸トランスポーターは，それ以外の多くの病態で発現が亢進すると考えられている。例えば，酸化脂質による血管内皮刺激はサイトカイン生成を誘発し，これが動脈硬化に導く一過程となると考えられているが，この過程でアミノ酸トランスポーターの発現が誘導される[12]。アミノ酸トランスポーター抑制薬により，血管内皮細胞の酸化脂質刺激によるサイトカイン生成が抑制されることが示されており，ここでも病態形成にアミノ酸トランスポーターが絡んでいる[12]。これも新たな創薬標的となる可能性がある。まだ十分な解析はなされていないが，炎症においてもアミノ酸やグルコースのトランスポーターが病態形成に寄与している可能性が想定され，今後の検討が待たれる。

おわりに

本稿では，トランスポーターがどのような観点から創薬標的となりうるかについて，トランスポーターの生体内での役割に基づき考察した。本稿で述べたように，トランスポーターを標的とする薬物は，すでに臨床で長年にわたり用いられている有用な薬物の中にも見出され，薬物標的としてのトランスポーターの意義はすでに確立されている。トランスポーターを標的とする創薬を考える際には，トランスポーターの生体内における2つの役割，すなわち「組織の特異機能への寄与」と「個々の細胞の生存の維持」を考慮する必要がある。既存のトランスポーターを標的とする薬物は，ほとんどが前者を薬効の標的としているが，後者を標的とした新しい観点からの創薬も試みられている。また，本書でも取り上げるように，トランスポーターは，単一の分子として機能しているのではなく，他の多くの分子群と相互作用し合い，協調し合って機能していることが明らかになってきた。これは，創薬標的としてのトランスポーターの機能は，試験管内で計測した単一の分子の機能のみでは不十分であり，トランスポーターを中心として形成される分子集積体（トランスポートソーム）の全体としての機能の把握が今後必要となることを意味する。さらに，研究者のバイアスの入りやすい従来のトランスポーター機能解析法の欠点を補い，加えて生体内でのトランスポーター機能を捉えることを可能とする，メタボロミクスによる網羅的代謝解析技術が，今後創薬のための重要な基盤情報を提供すると思われる。このような新しい概念，新しい技術の適用により，トランスポーターの生体内での機能がさらに明確になり，多くの新たなアイデアのもとに分子標的創薬の試みがなされていくものと期待される。

用語解説

1. **平衡状態における濃度比**：n分子の物質Xとm分子の物質Yがトランスポーターによって共輸送される場合，平衡状態における基質X，Yの膜の片側（A側：図❶参照）の濃度を[ ]$_A$，膜の反対側（B側：図❶参照）の濃度を[ ]$_B$，それぞれの電荷をδ_1，δ_2，共役する分子数をそれぞれn，m，電位差（B側のA側に対する電位）をVとすると，平衡状態においては，$\{[X]_A/[X]_B \cdot \exp(-\delta_1 VF/RT)\}^n \cdot \{[Y]_A/[Y]_B \cdot \exp(-\delta_2 VF/RT)\}^m = 1$になる．本文中に示したのは，トランスポーターが単一の物質のみを輸送する場合であり，上式で，n=1，m=0の場合である．

参考文献

1) Hediger MA, Romero MF, et al : Pflugers Arch 447, 465-468, 2004.
2) 金井好克：成人病と生活習慣病 37, 883-888, 2007.
3) 金井好克：日本臨床 66, 659-666, 2008.
4) Altmann SW, Davis HR Jr, et al : Science 303, 1201-1204, 2004.
5) Jabbour SA, Goldstein BJ : Int J Clin Pract 62, 1279-1284, 2008.
6) Wright EM, Hirayama BA, et al : J Intern Med 261, 32-43, 2007.
7) Bröer S : Physiol Rev 88, 249-286, 2008.
8) Serretti A, Calati R, et al : Curr Drug Targets 7, 1659-1669, 2006.
9) Harada T, Harada C, et al : J Clin Invest 117, 1763-1770, 2007.
10) Loo TW, Bartlett MC, et al : J Bioenerg Biomembr 37, 501-507, 2005.
11) Oku A, Ueta K, et al : Diabetes 48, 1794-1800, 1999.
12) Takabe W, Kanai Y, et al : Arterioscler Thromb Vasc Biol 24, 1640-1645, 2004.

参考図書

* Pflugers Arch 447 (5), The ABCs of solute carriers: physiological, pathological and therapeutic implications of human membrane transport proteins, Hediger MA, Springer, 2004.

参考ホームページ

・The SLC tables
　http://www.bioparadigms.org/slc/intro.htm

金井好克

1984年	群馬大学医学部卒業
1988年	東京大学大学院医学系研究科修了（生理学）医学博士 東京大学医学部医学科衛生学助手
1991年	米国ハーバード大学博士研究員
1993年	杏林大学医学部薬理学講師
1996年	同助教授
2001年	同研究教授
2004年	同教授
2007年	大阪大学大学院医学系研究科生体システム薬理学教授

第1章

トランスポーター研究の基礎

第1章 トランスポーター研究の基礎

1．トランスポーターの種類
1）SLCの構造と機能

本橋秀之・乾　賢一

　Human Genome Organisation（HUGO）によって，二次性能動輸送や促進拡散型のトランスポーターがsolute carrier（SLC）ファミリーとして分類・命名された．SLCに分類されるトランスポーターは様々な生理機能に関与するが，特に薬物動態に重要な役割を果たすのはペプチドトランスポーター（SLC15），有機アニオントランスポーター（SLCO，SLC21），有機イオントランスポーター（SLC22），プロトン/有機カチオンアンチポーター（SLC47）などである．これらトランスポーター共通の特徴は広範な基質認識能を有することであり，薬物やその代謝物を輸送することから，薬物の吸収・分布・排泄や薬物相互作用などに深く関与する．

はじめに

　膜輸送体（トランスポーター）は細胞や細胞小器官などの膜上に発現し，生体にとって必須の物質交換を担う膜タンパク質である．これらトランスポーターは脂質二重膜を透過できない無機イオンや糖，アミノ酸など様々な物質を輸送しており，生命の維持に重要な役割を果たしている．トランスポーター遺伝子は多種多様に存在し，ヒト全遺伝子中で5％以上の割合を占めると推定されている．膜輸送機構はATP加水分解エネルギーを駆動力とする一次性能動輸送[用解1]，一次性能動輸送によって形成されたイオン勾配などを駆動力とする二次性能動輸送[用解2]，濃度勾配や電位差などに従って基質が移動する促進拡散[用解3]に分類される．これらの機能的に多様なトランスポーター遺伝子について，二次性能動輸送や促進拡散によって機能するトランスポーターは，solute carrier（SLC）としてHuman Genome Organisation（HUGO）によって分類・命名が行われた[1]．2008年5月現在，47の遺伝子ファミリー（SLC1～47），360以上の遺伝子が登録されている（表❶）．なおABCトランスポーターやイオンチャネル，アクアポリンはSLCには含まれていない．

　SLCファミリーには促進拡散型のトランスポーターやイオン共役型トランスポーター，交換輸送体などが含まれる．すべて膜タンパク質であるためαヘリックス構造の膜貫通部位を有することが共通の特徴であるが，膜貫通回数はトランスポーターごとに異なる．名称は一部の例外を除き，SLC後に遺伝子ファミリーを表す数字（1～47），続いてアルファベットA，最後にサブファミリー中での通し番号となる．SLCに分類されるトランスポーターは多様な生体機能に関与しているが，これらのトランスポーターの中で特に薬物動態に重要な役割を果たすのは以下の4つである．

---

key words

薬物トランスポーター，solute carrier（SLC），ペプチドトランスポーター，有機アニオントランスポーター，有機カチオントランスポーター，プロトン/有機カチオンアンチポーター

表❶ SLC 遺伝子ファミリー

Number of SLC	Transporter familiy
SLC1	The high-affinity glutamate and neutral amino acid transporter family
SLC2	The facilitative GLUT transporter family
SLC3	The heavy subunits of the heteromeric amino acid transporters
SLC4	The bicarbonate transporter family
SLC5	The sodium glucose cotransporter family
SLC6	The sodium- and chloride-dependent neurotransmitter transporter family
SLC7	The cationic amino acid transporter/glycoprotein-associated amino-acid transporter family
SLC8	The Na^+/Ca^{2+} exchanger family
SLC9	The Na^+/H^+ exchanger family
SLC10	The sodium bile salt cotransport family
SLC11	The proton coupled metal ion transporter family
SLC12	The electroneutral cation-Cl cotransporter family
SLC13	The human Na^+-sulfate/carboxylate cotransporter family
SLC14	The urea transporter family
SLC15	**The proton oligopeptide cotransporter family**
SLC16	The monocarboxylate transporter family
SLC17	The vesicular glutamate transporter family
SLC18	The vesicular amine transporter family
SLC19	The folate/thiamine transporter family
SLC20	The type-III Na^+-phosphate cotransporter family
SLC21	**The organic anion transporting family**
SLC22	**The organic cation/anion/zwitterion transporter family**
SLC23	The Na^+-dependent ascorbic acid transporter family
SLC24	The $Na^+/(Ca^{2+}-K^+)$ exchanger family
SLC25	The mitochondrial carrier family
SLC26	The multifunctional anion exchanger family
SLC27	The fatty acid transport protein family
SLC28	The Na^+-coupled nucleoside transport family
SLC29	The facilitative nucleoside transporter family
SLC30	The zinc efflux family
SLC31	The copper transporter family
SLC32	The vesicular inhibitory amino acid transporter family
SLC33	The acetyl-CoA transporter family
SLC34	The type-II Na^+-phosphate cotransporter family
SLC35	The nucleoside-sugar transporter family
SLC36	The proton-coupled amino acid transporter family
SLC37	The sugar-phosphate/phosphate exchanger family
SLC38	The System A and N, sodium-coupled neutral amino acid transporter family
SLC39	The metal ion transporter family
SLC40	The basolateral iron transporter family
SLC41	The MgtE-like magnesium transporter family
SLC42	The Rh ammonium transporter family
SLC43	The Na^+-independent, system-L-like amino acid transporter family
SLC44	Choline-like transporter family
SLC45	Putative sugar transporter family
SLC46	Heme transporter family
SLC47	**Proton organic cation antiporter**

① SLC15 The proton oligopeptide cotransporter family [2]

② SLCO（SLC21）The organic anion transporting family [3]

③ SLC22 The organic cation/anion/zwitterion transporter family [4]

④ SLC47 Proton organic cation antiporter [5]

これらの4つのトランスポーターファミリーの特徴は，広範な基質認識特性を示すことである。これらトランスポーターの生理的役割は，栄養物

質の吸収や生体内異物の排泄であると考えられるが，同時に薬物やその代謝物を認識して輸送する。特に薬物動態に深く関わる前述の4つの遺伝子ファミリーについて構造および機能を概説する。

I．プロトンペプチド共輸送体（SLC15）[6]

小腸や腎臓の上皮細胞刷子縁膜には内向きのプロトン勾配を駆動力として，小分子ペプチドやペプチド類似薬物を細胞内へ輸送するトランスポーターの存在が知られていた。このトランスポーターは，タンパク分解産物である小分子ペプチドの吸収において重要な役割を果たすことから，小腸における栄養吸収を担う必須の輸送系であると考えられてきた。これら輸送体の分子実体として，1994年，ウサギ小腸cDNAライブラリーからペプチドトランスポーター（Pept）1が単離された。その後，ラットやヒトにおいてもPEPT1が同定され，主に小腸上皮細胞の刷子縁膜に発現し，一部，腎臓や肝臓にも発現が認められることが明らかにされた。その後，PEPT1と相同的配列を有するPEPT2が腎臓から単離され，腎臓，肺，脳などに発現することが明らかとなった。PEPT1およびPEPT2はともに12回膜貫通型構造を有しており，アミノ酸配列で50％の相同性を示す。PEPT1およびPEPT2は2〜3アミノ酸から構成される小分子ペプチドを基質とし，アミノ酸や4残基以上のペプチドは輸送しない。また，構造がペプチドと類似するベスタチンやACE阻害薬，β-ラクタム系抗生物質などを輸送し，さらにペプチド結合を有しないδ-アミノレブリン酸やバラシクロビルなどもPEPTの基質となることが明らかにされている。これらの特徴からPEPT1は，小腸上皮細胞の刷子縁膜において薬物の消化管吸収に，また腎臓ではPEPT1とPEPT2が尿細管上皮細胞において管腔から細胞への薬物の再吸収に関わると考えられている。PEPT1とPEPT2の基質親和性を比較すると，一部の基質を除いてPEPT1に比べてPEPT2が高親和性である。

PEPT1およびPEPT2のキメラ体や変異体，遺伝子多型の検討から，輸送活性に重要なアミノ酸残基が同定されつつある。Doringら[7]は，N末端の59アミノ酸残基が基質認識特性に重要であると報告している。また，His57とHis121，Tyr56，Tyr64，Tyr167がプロトンや基質認識にとって重要であることも明らかにされている。また遺伝子多型について，Zhangら[8]はPro586Leu変異体のタンパク発現量が減少することを，Anderleら[9]はPhe28Tyr変異がPEPT1の輸送活性のpH依存性を変化させることからPhe28がH^+勾配によって駆動される輸送に重要なアミノ酸であることなどを報告している。

II．有機アニオントランスポーターファミリー（SLCO，SLC21）

有機アニオントランスポーターファミリー（OATP）はNa非依存的に両親媒性の有機アニオン輸送を媒介するトランスポーターとして，1994年，OATP1a1がラット肝臓より単離された。その後，1995年にヒトOATPとしてはじめてOATP1A2が同定された。OATP遺伝子群は肝臓，血液脳関門，脈絡叢，肺，心臓，小腸，腎臓，胎盤，精巣など多様な組織に分布し，血液と組織との物質交換に関与すると考えられている。SLC21ファミリーは，他のSLCファミリーと比較して大きな種差が存在することが特徴である。例えば，SLC21a1やSLC21a4，SLC21a5がラットやマウスに存在するもののヒトには存在せず，一方，SLC21A3やSLC21A6がラットには存在せずヒトのみの遺伝子である。そこで現在，SLC21遺伝子ファミリーはOATPとの整合性をとってSLCOとして分類・命名されている。例えば，SLC21A2はOATP2A1をコードする遺伝子であったが，SLCO2A1となる。SLCOでの命名はSLCO1からSLCO6までのサブファミリーに分類される。OATPファミリーは643-722アミノ酸から構成され，12回膜貫通構造ならびに第9と第10膜貫通領域の間の大きな細胞外領域（第5細胞外領域）が共通の特徴である（図❶）。OATPファミリーは多様な基質認識特性を示し，胆汁酸やグルタチオン，グルタチオン抱合体を基質とする。さらに，ジゴキシン，ACE阻害薬であるエナラプリルやテモカプリル，HMG-CoA還元酵素阻害薬であるプラバスタチンなど

1) SLCの構造と機能

図❶　トランスポーターの二次構造

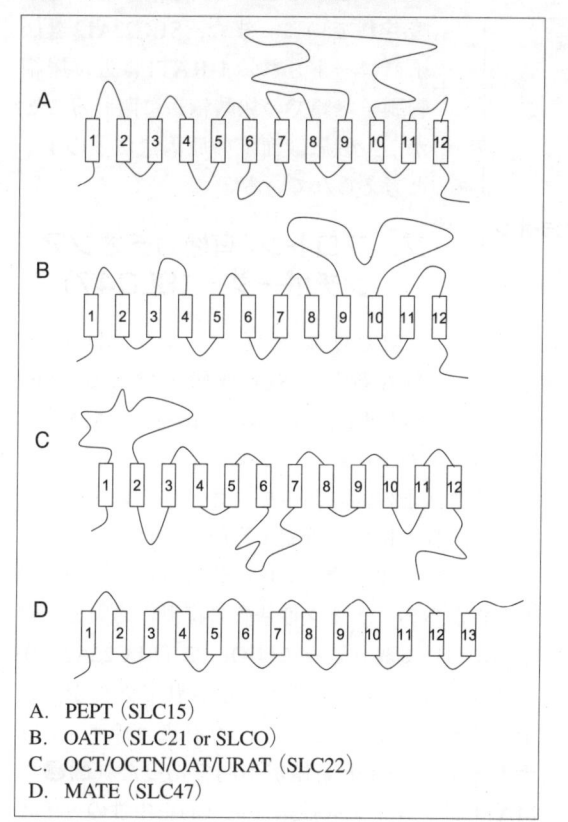

A.　PEPT（SLC15）
B.　OATP（SLC21 or SLCO）
C.　OCT/OCTN/OAT/URAT（SLC22）
D.　MATE（SLC47）

の薬物がOATPによって輸送される。OATP1B1およびOATP1B3は肝臓の類洞側膜に発現しており，OATP1B1とOATP1B3とは90％の相同性を有している。これらのトランスポーターは，肝臓の類洞側膜における薬物輸送において主要な役割を果たすと考えられている。また，OATP2B1は脳のライブラリーから単離されたが，肝臓に高発現することが明らかとされ，肝臓の類洞側膜においてOATP1B1やOATP1B3とともに血液と肝細胞との基質の交換に関与している。しかし，OATP2B1は他のOATPファミリーと比較して，基質認識特性は狭く，BSPやDHEASなどを輸送する。

Ⅲ. 有機イオントランスポーターファミリー（SLC22）[10)-12)]

有機イオントランスポーター（SLC22）遺伝子群には，有機カチオントランスポーター（OCT/OCTN）および有機アニオントランスポーター（OAT）が含まれる。SLC22はすべて12回膜貫通型の構造を有しており，第1細胞外領域に長いループが存在する。これらトランスポーターは腎臓や肝臓をはじめ脳，小腸，胎盤などに分布している。1994年，SLC22ファミリーで初めて有機カチオントランスポーター（OCT1，SLC22A1）がクローニングされ，その後1997年に有機アニオントランスポーター（OAT1，SLC22A6）が同定された。

ヒトにおいてOCT1は肝臓に強い発現が認められ，さらに類洞側膜に発現が認められることから，肝組織中へのカチオンの取り込みに関与していると考えられている。一方，ラットの腎臓ではOCT1およびOCT2が発現しているが，ヒト腎ではOCT1の発現はほとんど認められず，主にOCT2が腎近位尿細管側底膜に発現している。したがって，ヒト腎臓へのカチオン性薬物の取り込みにはOCT2が主要な役割を果たしていると考えられる（図❷）。OCTは内因性の基質としてコリンやドーパミンなどを，またメトホルミンやシメチジンなどの薬物を膜電位依存性の促進拡散によって輸送する。近年，部位特異的な変異の導入実験によってrOCT1とカチオン性基質との結合部位が明らかにされつつある。Koepsellら[10)]のグループは，第4膜貫通領域のTrp218，Tyr222，Thr226，第10膜貫通領域のAla776，Leu447，Gln448，第11膜貫通領域のAsp475の7つのアミノ酸がrOCT1と基質との結合に重要であると報告している。さらにlactose permease Lac Yおよびglycerol-3-phosphate transporter GlpTとrOCT1との相同性から，rOCT1の膜貫通領域の三次元構造解析が行われた。その結果，8個のαヘリックスにより間隙が形成されていると報告されている。また興味深いことに，変異の導入実験において重要であることが示された7つのアミノ酸は，この三次元モデルの間隙中で近傍に位置していることが明らかとなった。OCTN1およびOCTN2は有機カチオンに加えカルニチンを輸送するトランスポーターである。OCTN1は腎臓，骨格筋，骨髄をはじめ様々な臓器に広範に分布している。一方，OCTN2は腎臓や肝臓などに発現しており，腎臓では近位尿細管刷子縁膜に発現している。また，OCTN2の

図❷ ヒト近位尿細管上皮における有機カチオン輸送

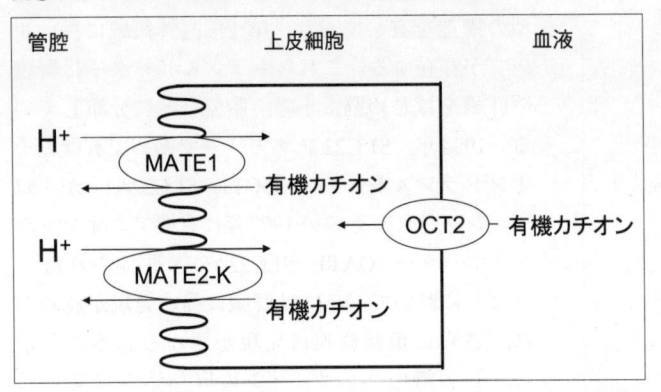

遺伝子欠損によってカルニチン欠乏症が引き起こされることが明らかになっている。これら遺伝子変異についての解析から，第4膜貫通領域および第11膜貫通領域がhOCTN2輸送活性に重要であると推察されている。

有機アニオントランスポーター（OAT1）は1997年に腎近位尿細管側底膜に発現し腎機能検査薬PAHを輸送するトランスポーターとしてクローニングされた。その後，OAT1と相同性を有するOAT2〜10がクローニングされた。これらトランスポーターのうちOAT1およびOAT3について最も解析が進んでいる。OAT1およびOAT3は腎近位尿細管側底膜に局在しており，血管から腎上皮細胞へのアニオン性基質の輸送に重要な役割を果たしている。これらトランスポーターは広範な基質認識能を有し，パラアミノ馬尿酸（PAH）やメトトレキサート，セフェム系抗生物質，アシクロビルやアデホビル，シドホビルなどの抗ウイルス薬，さらにはシメチジンやファモチジンなどのカチオン性薬物も輸送する。OAT1およびOAT3は交換輸送体として働くことから，生理的条件下においては細胞内ジカルボン酸（α-ケトグルタル酸など）の外向き濃度勾配を駆動力として，細胞外から細胞内への有機アニオンの取り込みに機能していると考えられている。近年，OAT1およびOAT3はクロライドイオンによる活性調節を受けること，この活性調節にはArg466が重要であることが報告されている。OATは内因性の基質として尿毒症物質も輸送することから，腎機能低下時

の尿毒症の発症にも関与することが示唆されている。また，SLC22A12遺伝子にコードされるURAT1は近位尿細管刷子縁膜での尿酸輸送に関わることから，低尿酸血症の原因遺伝子の1つと考えられている。

Ⅳ．プロトン/有機カチオンアンチポーター（SLC47）[5]

SLC47遺伝子ファミリーは現在最も新しいSLC遺伝子である。The multidrug and toxin extrusion（MATE）1は2005年Otsukaら[13]によってバクテリアの多剤耐性遺伝子の哺乳類ホモログとしてクローニングされ，腎近位尿細管刷子縁膜のプロトン有機カチオン逆輸送体の分子実体と報告された。哺乳類の腎臓からのカチオン性基質の排泄において，側底膜における取り込みにはOCT2（SLC22A2）が主要な役割を果たすことが示されてきたが，刷子縁膜側で機能するプロトン/有機カチオンアンチポーターの分子実体が不明であった（図❷）。MATEはプロトン共役型で電気的に中性のカチオン輸送体である。MATE1は570アミノ酸から構成され，推定13回膜貫通領域を有している。一方，MATE1のホモログとしてMATE2も同時に報告された。しかし，その後Masuda[14]らはhMATE2 cDNAの塩基配列を基にMATE2遺伝子の単離を試みたが，hMATE2 cDNAは得られず，代わりに腎特異的なMATE2-K（566アミノ酸）をクローニングした。hMATE2-KはhMATE2遺伝子の第7エクソンが108塩基短く，hMATE1と52％の相同性を示し，腎近位尿細管刷子縁膜での発現が確認された。その後，Zhangら[15]も，ウサギ腎よりrbMATE2ではなく，rbMATE2-Kを同定した。hMATE1は主に腎臓と副腎に，hMATE2-Kは腎臓に特異的に発現する。MATE1およびMATE2-Kはともにメトホルミンやプロカインアミド，シメチジンなどのカチオン性薬物の輸送を媒介する。またHis-385やCys-62，Cys-126は輸送活性に重要なアミノ酸残基であること[16]，Glu273，Glu278，Glu300，Glu389などのグルタミン酸残基が，基質

との親和性や輸送活性に重要であることが報告されている[17]。

おわりに

これまでに，多くのSLC遺伝子ファミリーが薬物トランスポーターの分子実体として明らかにされてきた。さらに解析技術の発展とともに，各トランスポーターの多様な構造・機能特性が解明された。しかし，各トランスポーターのヒトin vivo薬物動態における寄与の割合，トランスポーターの活性調節および発現変動のメカニズム，病態生理との関連や遺伝子多型の重要性などについてはいまだ十分に解明されておらず，今後の課題と考える。これらの課題が解明されることによって，生体内での薬物の挙動を詳細に把握することが可能となり，新薬の体内動態や副作用・相互作用の予測につながると考えられる。また薬物トランスポーター研究の成果は，個々の患者の病態や遺伝子に応じた，より効率的で安全な薬物療法にも応用が期待される。

用語解説

1. **一次性能動輸送**：生体膜を介して行われる物質輸送の中で，ATP加水分解エネルギーを駆動力とする輸送形式。
2. **二次性能動輸送**：一次性能動輸送によって形成された電気化学的ポテンシャルの勾配（イオンの濃度勾配）などを駆動力とする輸送形式。担体を介して，基質と駆動力が同方向に移動する共輸送と反対方向に移動する逆輸送がある。
3. **促進拡散**：膜内外の濃度勾配（電気化学的ポテンシャルの差）によって輸送される輸送形式。膜上に発現する担体によって媒介される点が単純拡散とは異なる。

参考文献

1) Hediger MA, Romero MF, et al : Pflugers Arch 447, 465-468, 2004.
2) Daniel H, Kottra G : Pflugers Arch 447, 610-618, 2004.
3) Hagenbuch B, Meier PJ : Pflugers Arch 447, 653-665, 2004.
4) Koepsell H, Endou H : Pflügers Arch 447, 666-676, 2004.
5) Terada T, Inui K : Biochem Pharmacol 75, 1689-1696, 2008.
6) Terada T, Inui K : Curr Drug Metab 5, 85-94, 2004.
7) Doring F, Martini C, et al : J Membr Biol 186, 55-62, 2002.
8) Zhang EY, Fu DJ, et al : J Pharmacol Exp Ther 310, 437-445, 2004.
9) Anderle P, Nielsen CU, et al : J Pharmacol Exp Ther 316, 636-646, 2006.
10) Koepsell H, Lips K, et al : Pharm Res 24, 1227-1251, 2007.
11) Nigam SK, Bush KT, et al : Nat Clin Pract Nephrol 3, 443-448, 2007.
12) Rizwan AN, Burckhardt G : Pharm Res 24, 450-470, 2007.
13) Otsuka M, Matsumoto T, et al : Proc Natl Acad Sci USA 102, 17923-17928, 2005.
14) Masuda S, Terada T, et al : J Am Soc Nephrol 17, 2127-2135, 2006.
15) Zhang X, Cherrington NJ, et al : Am J Physiol Renal Physiol 293, F360-370, 2007.
16) Asaka J, Terada T, et ai : Mol Pharmacol 71, 1487-1493, 2007.
17) Matsumoto T, Kanamoto T, et al : Am J Physiol Cell Physiol 294, C1074-1078, 2008.

参考図書

* 創薬動態 医薬品創薬のための考え方と最新事情，玉井郁巳，日本薬物動態学会，2006.
* Annual Review 腎臓，御手洗哲也，東原英二 他，中外医学社，2008.

参考ホームページ

・HUGO Gene Nomenclature Committee
  http://www.genenames.org/genefamily.html

本橋秀之
1998年　京都大学大学院薬学研究科修士課程修了
2001年　同博士後期課程修了
　　　　（財）ヒューマンサイエンス振興財団リサーチレジデント
2002年　京都大学医学部附属病院薬剤部助手

第1章　トランスポーター研究の基礎

1．トランスポーターの種類
2）ABCタンパク質の機能と輸送メカニズム

植田　和光

　ABC（ATP-binding cassette）タンパク質ファミリーは類似の二次構造とATP結合ドメインをもちながら，メンバーの中には輸送体として機能するものだけでなく，チャネルとして機能するものや受容体のように機能するものが存在する。ヒト染色体には48あるいは49のABCタンパク質遺伝子が存在し，それぞれのABCタンパク質の異常は高脂血症，動脈硬化，糖尿病，老人性の失明，新生児呼吸不全，皮膚疾患など多くの疾病と結びついている。

I．ABCタンパク質とは

　代表的なABCタンパク質遺伝子である*MDR1*は，癌細胞の抗癌剤耐性のメカニズムの研究の過程で，真核生物最初のABCタンパク質として発見された。1985年に複数の抗癌剤に同時に耐性を示す多剤耐性ヒト癌細胞が樹立され[1]，それらの細胞において抗癌剤耐性度が増すにつれて染色体の一部が増幅していることが明らかになった[2]。筆者らは，増幅染色体領域の配列を手がかりに多剤耐性癌細胞で過剰発現している遺伝子の単離に成功した[3]。その遺伝子は，多剤耐性（multidrug resistance）にちなんで*MDR1*と名づけられた。MDR1のアミノ酸配列がバクテリアがアミノ酸や糖などの栄養物を取り込むためにもっているATP依存トランスポーターと似ていることが判明し，ATP加水分解に依存して低分子化合物を輸送する新しいタイプのトランスポーターファミリーが生物界に存在することが明らかになった。

　ゲノムプロジェクトの結果，ヒトの染色体上に48あるいは49のABCタンパク質遺伝子が存在することが明らかになっている（図❶）。それらのABCタンパク質はATP結合領域のアミノ酸配列の相同性から，AからGまでの7つのサブグループに分けられている。地球上のほとんどすべての生物は50種類前後のABCタンパク質遺伝子を染色体上にもっており，生物界全体の遺伝子ファミリーとしては最も大きなものの1つである。バクテリアにおいては，ATP結合領域と膜貫通サブユニットが別の遺伝子にコードされ，それらが分子集合して機能することが多い。それに対して，真核生物では多くの場合，膜貫通領域とATP結合領域はひと続きのペプチド鎖となっており，ちょうどATP結合領域がカセットのように膜結合領域に挿入されていることから，ATP結合カセット（ATP-binding cassette）を略してABCタンパク質，あるいはABCトランスポーターファミリーと命名された[4]。遺伝子名を統一するため，*MDR1*は現在では*ABCB1*と呼ぶことが提唱されている。しかし本稿では，MDR1の遺伝子名は今までどおり*MDR1*と書くことにする。

---

key words

ABCタンパク質，*MDR1*，多剤耐性，P糖タンパク質，低密度リポタンパク質（LDL），高密度リポタンパク質（HDL），ABCA1，ABCA7，ABCG1

図❶ ヒトABCタンパク質のサブファミリーと代表的なABCタンパク質の予想二次構造

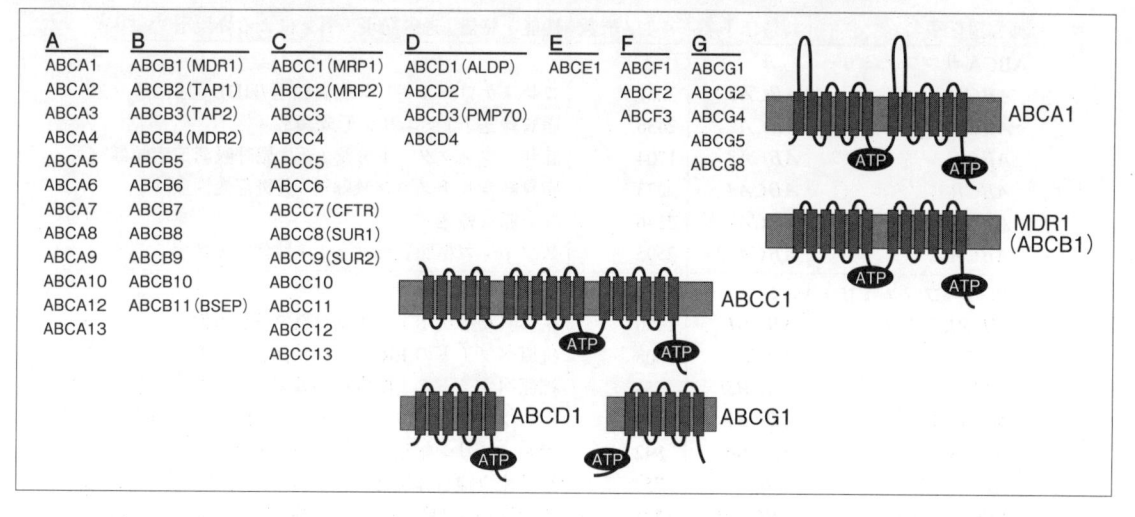

A	B	C	D	E	F	G
ABCA1	ABCB1 (MDR1)	ABCC1 (MRP1)	ABCD1 (ALDP)	ABCE1	ABCF1	ABCG1
ABCA2	ABCB2 (TAP1)	ABCC2 (MRP2)	ABCD2		ABCF2	ABCG2
ABCA3	ABCB3 (TAP2)	ABCC3	ABCD3 (PMP70)		ABCF3	ABCG4
ABCA4	ABCB4 (MDR2)	ABCC4	ABCD4			ABCG5
ABCA5	ABCB5	ABCC5				ABCG8
ABCA6	ABCB6	ABCC6				
ABCA7	ABCB7	ABCC7 (CFTR)				
ABCA8	ABCB8	ABCC8 (SUR1)				
ABCA9	ABCB9	ABCC9 (SUR2)				
ABCA10	ABCB10	ABCC10				
ABCA12	ABCB11 (BSEP)	ABCC11				
ABCA13		ABCC12				
		ABCC13				

1. MDR1の機能・生理的役割

MDR1遺伝子がコードするタンパク質はP糖タンパク質とも呼ばれ[5]，ヒトの正常組織で発現しているだけでなく，癌細胞で高発現している[6]。MDR1を培養細胞で発現させると，MDR1は様々な構造の抗癌剤をATP加水分解に依存して細胞外へ排出し，細胞内濃度を減少させる。そして，その結果，細胞は抗癌剤に対して多剤耐性となる[7]。また，MDCKやLLC-PK1などの極性をもった細胞に発現させると，MDR1は頂端側膜に発現し，薬剤を基底膜側から頂端側へと経細胞輸送する[8]-[11]。

体内において，MDR1は消化管上皮細胞の管腔側（頂端側）膜に発現しており，食物中に含まれる低分子脂溶性化合物が小腸上皮細胞を透過して体内に入ろうとするとき，膜中でそれらを結合しATP加水分解に依存して管腔中へと排出する。それによって食物中の様々な構造の有害な脂溶性化合物が体内に吸収されるのを防いでいる。肝臓および腎臓では脂溶性有害物を胆汁中・尿中へと排泄している。また，脳の毛細血管で発現しており，脳内に異物が浸入しないように血液脳関門として機能している。MDR1は分子量約300から2000程度までの様々な構造の脂溶性化合物を結合し排出することが可能であり，多くの薬剤の小腸からの吸収や体内動態を決定する第一の因子である。

Ⅱ．ABCタンパク質の生理的役割

ABCタンパク質の異常は様々な疾病を引き起こす（表❶）。すなわち，ABCタンパク質はわれわれの健康のために重要な役割を果たしている。特に最近，多くのABCタンパク質が脂質恒常性維持に重要な役割を果たしていることが明らかになってきた（図❷）。本稿では，誌面の関係でABCA1とABCG1について紹介する。

1. 脂質恒常性維持に関与するABCA1

コレステロールは，膜の構成成分として，そしてホルモンや胆汁酸の前駆体として，動物にとって必須の化合物である。動物は，コレステロールを肝臓で合成するだけでなく，食物として摂取し利用している。食物中のコレステロールは50％以上という高い効率で小腸から吸収される。吸収されたコレステロールは，小腸からカイロミクロンとして肝臓へ送られ，肝臓から低密度リポタンパク質（LDL）として末梢細胞へと送られる。また，末梢細胞からは血中高密度リポタンパク質（HDL）として肝臓へと戻される。HDL形成は末梢細胞の余剰のコレステロールを肝臓へ戻す唯一の経路であり，血清HDL量の低下が動脈硬化の第一のリスク因子であることが疫学調査からわかっている。

HDL形成にはABCA1が必要であり，ABCA1

表❶ ABCタンパク質の異常によって引き起こされる主な疾病

通称遺伝子名	新遺伝子名	アミノ酸数	機能・特徴／過剰発現・異常による表現型
ABCAサブファミリー			
ABC1	ABCA1	2261	コレステロール・リン脂質輸送／HDL欠損症
ABC2	ABCA2	2436	脂質輸送？／ミエリン形成異常
ABC3	ABCA3	1704	肺サーファクタント分泌／新生児呼吸窮迫症候群
ABCR	ABCA4	2273	脂質結合レチノイン酸輸送／黄斑部変性症
ABCA7	ABCA7	2146	リン脂質輸送
ABCA12	ABCA12	2595	スフィンゴ糖脂質輸送？／II型葉状魚鱗癬
ABCBサブファミリー			
MDR1, PGY1	ABCB1	1280	生体異物排出ポンプ／癌細胞の多剤耐性
TAP1	ABCB2	808	抗原ペプチドのER内への輸送／ベーチェット病
TAP2	ABCB3	653	抗原ペプチドのER内への輸送／ベーチェット病
MDR2/3	ABCB4	1279	ホスファチジルコリン輸送／肝内胆汁うっ滞症
ABCB6	ABCB6	842	ポルフィリン輸送（ミトコンドリア）
ABC7	ABCB7	752	鉄イオウ複合体輸送（ミトコンドリア）
SPGP, BSEP	ABCB11	1321	胆汁酸輸送／肝内胆汁うっ滞症
ABCCサブファミリー			
MRP1	ABCC1	1531	グルタチオン抱合体排出／癌細胞の多剤耐性
MRP2/cMOAT	ABCC2	1545	ビリルビン輸送／体質性黄疸
MRP3	ABCC3	1527	硫酸抱合体排出
MRP4	ABCC4	1325	抗ウイルス核酸誘導体・プロスタグランジン輸送
MRP5	ABCC5	1437	核酸類縁体輸送
MRP6	ABCC6	1503	？／弾性線維性仮性黄色腫
CFTR	ABCC7	1480	クロライドチャネル／嚢胞性線維症
SUR1	ABCC8	1581	ATP感受性Kチャネルサブユニット／低血糖症
SUR2	ABCC9	1549	ATP感受性Kチャネルサブユニット
ABCDサブファミリー			
ALDP	ABCD1	745	極長鎖脂肪酸輸送／副腎白質ジストロフィー
ALDR	ABCD2	740	極長鎖脂肪酸輸送／副腎白質ジストロフィー
PMP70	ABCD3	659	極長鎖脂肪酸輸送
ABCGサブファミリー			
ABCG1	ABCG1	678	コレステロール・リン脂質輸送／脂質異常症
ABCP, BCRP	ABCG2	655	抗癌剤耐性，幹細胞に発現
ABCG4	ABCG4	627	コレステロール輸送（脳特異的発現）
ABCG5	ABCG5	651	植物ステロール排出／シトステロール血症
ABCG8	ABCG8	673	植物ステロール排出／シトステロール血症

の異常は血中HDLが極端に少ないタンジール病[用語解1]を引き起こす．実際に，ヒトABCA1を安定発現させた培養細胞の培養液にapoA-Iを加えると，apoA-Iにリン脂質とコレステロールが結合したHDL様粒子が培地中に出現する[12) 13)]．しかし，そのメカニズムに関しては不明な点が多く残されている．われわれは精製したヒトABCA1を人工リポソームに再構成し，作用メカニズムを解析している．精製ABCA1のATPase活性を測定したところ，ABCA1はホスファチジルコリンあるいはスフィンゴミエリンによって構成されたリポソーム中で高いATPase活性を示すのに対して，ホスファチジルセリンやホスファチジルエタノールアミンを含むリポソーム中では活性が低いことが明らかになった[14)]．ABCA1はコリンをヘッドグループとしてもつ膜脂質を特異的に認識していると考えられる．しかし，予想に反してコレステロールは精製ABCA1のATPase活性を抑制した．興

図❷ ABCタンパク質の主な発現組織と生理的役割

（グラビア頁参照）

味深いことに，シトステロールとコレステロールを基質として輸送していると予想されているABCG5/ABCG8のATPase活性もステロールの添加によって抑制されると報告されている[15]。

一方，ABCタンパク質の中でABCA1と最も相同性が高いABCA7を培養細胞に安定発現させると，ABCA1の場合と同様にapoA-Iに依存してリン脂質とコレステロールを細胞外へ排出する。しかし，ABCA7によって形成されるHDL中のコレステロールの含量はABCA1によって形成されるHDLと比べて明らかに低い[16]。また，マウスABCA7にはコレステロールをapoA-Iに受け渡す活性はないと報告されている[17]。それゆえ，コレステロールをapoA-Iに効率よく載せるのはABCA1に特異的な活性であると思われる。また，スフィンゴミエリン合成に欠損があるCHO細胞の変異株を用いてスフィンゴミエリンの量を変化させ，HDL形成への影響を調べたところ[18]，ABCA1を介したコレステロールの排出量と細胞膜中のスフィンゴミエリン量は反比例することがわかった。ABCA1はホスファチジルコリンを最

も好む基質として輸送し，それと同時にコレステロールを排出すると考えられる。

2. HDL形成に関与するABCG1

上記のように，ABCA1はapoA-I依存的にHDLを形成するが，形成されるのはコレステロール含量の少ない未成熟なHDLである。ABCG1は，マクロファージにおいてコレステロール蓄積時にABCA1と同時に誘導発現されることから，コレステロール恒常性維持への関与が示唆されてきた。しかし，ABCG1 KOマウスは，肺胞マクロファージの泡沫化を引き起こすにもかかわらず血中の脂質含量には大きな影響を与えないことから[19]，HDL形成における役割に関しては疑問が残されていた。しかし最近，ABCA1とABCG1の両方の遺伝子をノックアウトすると，マクロファージからのHDL形成が激減し，その結果，泡沫化が起こると同時に，炎症性細胞浸潤，アポトーシスが進行することが報告された[20]。つまり，動脈硬化巣の形成においてマクロファージが呈する諸症状はすべてABCA1とABCG1を介したコレステロール排出が正常に起こらないことに起因するこ

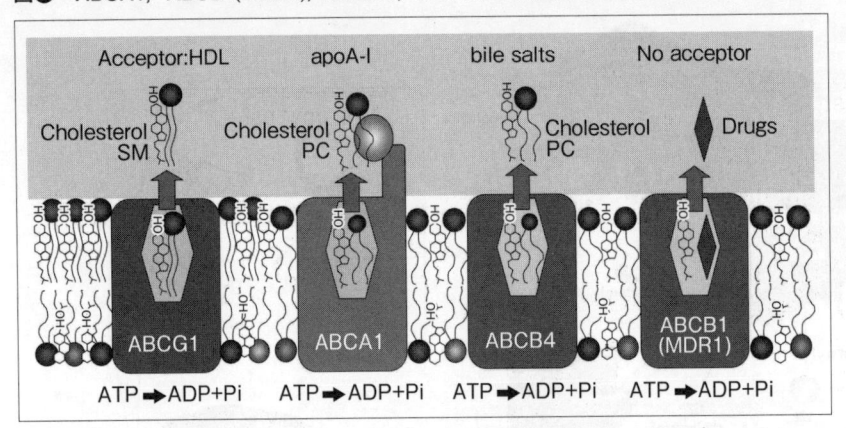

図❸ ABCA1，ABCB1(MDR1)，ABCB4，ABCG1の輸送基質とアクセプター

とが示唆された。

ABCG1を培養細胞に安定発現させると，ABCG1はホスファチジルコリンよりスフィンゴミエリンを優先的に輸送する。また，apoA-Iに対してではなくHDLを受容体としてスフィンゴミエリンとコレステロールを輸送する[21)22)]。ABCG1はABCA1とは異なり，ラフト様ドメインで機能していると考えられる。

ABCA1，ABCG1以外にも，MDR1/ABCB1とアミノ酸配列が80%近く相同であるABCB4（MDR2またはMDR3とも呼ばれる）は，肝細胞の毛細胆管膜に特異的に発現しており，ホスファチジルコリンを排出する[23)]。ABCB4によるホスファチジルコリンの排出は胆汁酸に依存しており，それと同時にコレステロール排出が起こる[24)]。また，ABCG5/ABCG8のヘテロ二量体は，胆汁酸に依存してコレステロールや植物ステロールを輸送する[25)]。

Ⅲ．ABCタンパク質の基質認識機構 -コレステロール- Fill-in モデル

上記のように，ABCA1，ABCG1，ABCB4など様々なABCタンパク質がリン脂質とともにコレステロールを輸送している（図❸）。筆者らはヒトMDR1を精製し，新規に開発したATP加水分解活性測定法[26)]を用いて，MDR1のATP加水分解活性を詳細に検討した。その結果，コレステロールによってMDR1のATP加水分解活性が促進されること，様々な化合物によるATP加水分解促進がコレステロールによって影響を受けることが明らかになった[27)]。その効果は基質となる化合物の分子量によって大きく異なっており，コレステロールは分子量が500以下の比較的小さな輸送基質のMDR1に対する親和性を向上させた。一方，分子量が800～900程度の化合物に対してはコレステロールによる親和性の変化は観察されなかった。さらに，コレステロールがMDR1に直接結合することも明らかになった。

以上の結果から，基質結合部位にコレステロールを結合するのはABCタンパク質に共通した性質であると考えられ，特にMDR1の基質認識に関して次のようなモデルが考えられる。
① 基質ポケットはいくつかのポケットから構成されているのではなく，柔軟性に富む1つの大きなポケットからできている。
② そのポケットは分子量800～900程度の化合物を認識するのに最適な大きさをしている。
③ 化合物の分子量が小さい場合には，基質結合部位のすきまの空間にコレステロールが入ることによって基質の親和性を上昇させる。

つまり，MDR1の基質認識はこれまでの酵素・基質相互作用の基本である基質特異的なone-to-one対応の認識機構ではなく，非常に柔軟なone-to-many対応をしており，そのようなMDR1の柔軟な基質認識機構に細胞膜中のコレステロールが重要な役割を果たしていると思われる。筆者らは，このメカニズムを「コレステロール-Fill-inモデル」と呼びたいと考えている[28)]。

用語解説

1. **タンジール病**：家族性 HDL 欠損症とも呼ばれる。米国チェサピーク湾に浮かぶタンジール島で最初の患者が発見された。ABCA1 の異常で引き起こされる。血中の高密度リポタンパク質がほとんどなく、肝細胞やマクロファージなどにコレステロールが蓄積する。若年で動脈硬化を発症する。

参考文献

1) Akiyama S, Fojo A, et al : Somat Cell Mol Genet 11, 117-126, 1985.
2) Roninson IB, Chin JE, et al : Proc Natl Acad Sci USA 83, 4538-4542, 1986.
3) Chen C, Chin JE, et al : Cell 47, 381-389, 1986.
4) Hyde SC, Emsley P, et al : Nature 346, 362-365, 1990.
5) Leier I, Jedlitschky G, et al : J Biol Chem 269, 27807-27810, 1994.
6) Fojo AT, Ueda K, et al : Proc Natl Acad Sci USA 84, 265-269, 1987.
7) Ueda K, Cardarelli C, et al : Proc Natl Acad Sci USA 84, 3004-3008, 1987.
8) Ueda K, Okamura N, et al : J Biol Chem 267, 24248-24252, 1992.
9) Tanigawara Y, Okamura N, et al : J Pharmacol Exp Ther 263, 840-845, 1992.
10) Saeki T, Ueda K, et al : FEBS Lett 324, 99-102, 1993.
11) Saeki T, Ueda K, et al : J Biol Chem 268, 6077-6080, 1993.
12) Tanaka AR, Ikeda Y, et al : Biochem Biophys Res Commun 283, 1019-1025, 2001.
13) Wang N, Silver D, et al : J Biol Chem 275, 33053-33058, 2000.
14) Takahashi K, Kimura Y, et al : J Biol Chem 281, 10760-10768, 2006.
15) Wang J, Sun F, et al : J Biol Chem 281, 27894-27904, 2006.
16) Hayashi M, Abe-Dohmae S, et al : J Lipid Res 46, 1703-1711, 2005.
17) Wang N, Lan D, et al : J Biol Chem 278, 42906-42912, 2003.
18) Nagao K, Takahashi K, et al : J Biol Chem 282, 14868-14874, 2007.
19) Kennedy MA, Barrera GC, et al : Cell Metab 1, 121-131, 2005.
20) Yvan-Charvet L, Ranalletta M, et al : J Clin Invest 117, 3900-3908, 2007.
21) Kobayashi A, Takanezawa Y, et al : J Lipid Res 47, 1791-1802, 2006.
22) Sano O, Kobayashi A, et al : J Lipid Res 48, 2377-2384, 2007.
23) Smit JJ, Schinkel AH, et al : Cell 75, 451-462, 1993.
24) Morita SY, Kobayashi A, et al : Hepatology 46, 188-199, 2007.
25) Tachibana S, Hirano M, et al : Biosci Biotechnol Biochem 71, 1886-1895, 2007.
26) Kimura Y, Shibasaki S, et al : Anal Biochem 326, 262-266, 2004.
27) Kimura Y, Kioka N, et al : Biochem J 401, 597-605, 2007.
28) Kimura Y, Morita SY, et al : Cancer Sci 98, 1303-1310, 2007.

参考図書

* ABC 蛋白質，植田和光 編，学会出版センター，2005.
* 蛋白質核酸酵素 51，脂質を動かす ABC 蛋白質，植田和光，高橋 圭 他，共立出版，2006.
* 最新医学 62(11)，脂質恒常性に関与する ABC タンパク質の基質認識機構，木村泰久，松尾道憲 他，最新医学社，2007.
* 未来材料 10，ABC 蛋白質の構造解析が拓く未来，小段篤史，木村泰久 他，エヌ・ティー・エス，2006.
* 実験医学 24，膜脂質 2 重層を横切るフリップ・フロップ脂質輸送，植田和光，稲留弘乃 他，羊土社，2006.
* 実験医学 24，ABC タンパク質の輸送体および受容体としての生理的重要性，植田和光，吾妻佑哉 他，羊土社，2006.
* 実験医学 23，脂質輸送と ABC タンパク質，植田和光，高橋 圭 他，羊土社，2005.

参考ホームページ

・京都大学大学院農学研究科細胞生化学研究室
 http://www.biochemistry.kais.kyoto-u.ac.jp
・京都大学物質・細胞統合システム拠点
 http://www.icems.kyoto-u.ac.jp/

植田和光

1978 年 京都大学農学部農芸化学科卒業
1982 年 同農学部農芸化学科助手
1984 年 同農学博士
1985 年 米国国立癌研究所留学（〜1987 年）
1997 年 京都大学大学院農学研究科助教授
1999 年 同助教授
2003 年 同教授
2007 年 京都大学物質・細胞統合システム拠点教授（両任）

ヒトの ABC タンパク質のそれぞれの生理的役割を解明するとともに，三次元構造に基づいて基質認識機構，ATP 加水分解と輸送の共役機構を解明したい．脂質恒常性に関与する ABC タンパク質の活性調節によって健康を維持する方法を見出したい．

第1章　トランスポーター研究の基礎

1．トランスポーターの種類
3）Targeted Absolute Proteomics を用いたトランスポーターの新しい研究展開

大槻純男・上家潤一・寺崎哲也

　トランスポーター研究において，組織や細胞におけるトランスポーターの絶対発現量を網羅的に得ることは，各トランスポーターの生体における役割の解明や輸送システムの種差，個人差，年齢差，病態変化などを理解するために必須である。また，トランスポーターの絶対発現量のプロファイルは，今後，トランスポーター研究における多くの困難な課題を解決し，新たな研究領域を開拓すると考えられる。本稿では，近年われわれが開発した「トランスポーターを含む機能性タンパク質の絶対発現量測定法」の技術原理を中心に，最近のわれわれの研究成果や応用について概説する。

I．トランスポーター研究の限界と新展開への突破口

　トランスポーター研究における難しい課題の1つは基質探索である。高感度定量法が必要であるために基質候補物質は放射標識化合物に限定されていたが，近年，質量分析装置の性能が向上し，H^3標識体と同程度かそれ以上の定量感度が得られるようになり，基質探索は大きな発展が期待される[1]。しかし，基質が明らかになっても，トランスポーターの遺伝子ノックアウトマウスを作製し wild type と比較しないかぎり，in vivo におけるトランスポーターの役割の大きさを定量的に評価することは困難である。近年，特異的プローブを用いたトランスポーターの機能を含めた画像診断法の開発研究が盛んである。しかし，ヒトの臓器レベルでトランスポーターの働きがまだほとんど明らかになっていない現状で，数種類の既知トランスポーターを対象とした輸送機能の解析結果を基にどこまで「プローブの特異性」の信頼性が保証されるか疑問である。

　世界中の製薬企業や大学の研究者が大腸癌細胞である Caco-2 細胞を用いて輸送研究を行っているが，Caco-2 細胞が定量的にどれだけヒトの小腸に近いか誰も正確に答えることができない。一方，トランスポーターの遺伝子導入細胞は数多く作られているが，ほとんどの場合，トランスポーターのタンパク質レベルの発現量は不明である。そのような発現系を用いて化合物の輸送速度を測定しても，ヒトに投与後の臓器レベルの輸送速度の外挿に用いることができない。相対評価が限界であり，さらに困ったことに，同じ遺伝子導入細胞でも継代数や培養条件などによって，どこまでトランスポーターの発現量や輸送活性が同一であるか

---

key words

プロテオミクス，質量分析装置，MRMモード，三連四重極，絶対発現量，ペプチド，安定同位体標識，脳毛細血管，肝臓，腎臓，プロファイル

表❶ 質量分析装置の原理と特性比較

特性	Ion trap	Q-ToF	ToF-ToF	Triple quadrupole	FT-ICR
質量精度	×	○	○	△	◎
感度	○	○	○	◎	△
線形性	×	△	△	◎	△
イオン源	ESI	ESI, MALDI	MALDI	ESI	ESI
タンパク質定量における特性					
同定の確度	△	○	○	△	◎
定量性能	×	◎	○	◎	△

を厳密にチェックする方法はない。遺伝子導入に用いた宿主細胞がもともと保持しているトランスポーターが，遺伝子導入した細胞と定量的にどこまで一致しているか，厳密な意味でチェックすることはできない。

新薬開発におけるヒト臨床試験の成功確率は低いことが報告されており，その主な原因は治験薬の強い毒性や低い薬理効果による[2]。体内動態や薬効毒性を決定するトランスポーターや酵素，受容体，チャネルなどの機能性タンパク質の働きが実験動物とヒトの間で定量的に明らかにされないかぎり，この成功確率を高めることは困難であると考えられる。特に年齢や病態による機能性タンパク質の変動を定量的に評価することは，さらにこの成功確率を高めることに役立つと考えられる。

今日，トランスポーター研究は大きな転換期を迎えている。本総説では，前述の多くの困難な課題を根本的に解決する突破口になると考えられる「トランスポーターを含む機能性タンパク質の絶対発現量測定法の開発[3]」を中心に，最近の私達の研究成果を概説する。

Ⅱ. 膜タンパク質同定における質量分析の限界と解決法の原理

表❶は質量分析装置の原理とその特性を比較したものである。いずれも長所と短所を備えており，すべてにおいて優れた特性を備えた装置はな

い[4]。これらの中で三連四重極（triple quadrupole）タイプは，高い検出感度と幅広い定量の線形領域を有しているため，低分子量化合物の定量において大きな実績がある。一方で，プロテオミクスではタンパク質の同定を目的とするために高い質量精度を求められており，その結果，主にToFタイプ，最近はFT-ICRタイプの質量分析装置が用いられ，質量精度の劣る三連四重極タイプは用いられてこなかった。しかし，これらの質量分析装置は定量の線形領域が狭いだけではなく，原理的に膨大な種類のタンパク質の中から微量に発現する特定のタンパク質を同定することは困難である。この困難な課題を克服するためには，通常プロテオミクスでは用いられない三連四重極タイプのmultiple reaction monitoring（MRM）モードが有効である。

図❶AにMRMモードの原理を示した。Q1は特定の質量をもつ親イオンのみを通過させるフィルターの働きを，Q2では親イオンを限定的に破壊させて娘イオンを作る働きを，Q3は特定の質量をもつ娘イオンを通過させる働きをもつ。親イオンと娘イオンがともに質量フィルターを通過したイオンを最終的に検出器で計測し，定量を行う。親イオンと娘イオンの2回の質量フィルターによって大幅なノイズピークの低下を実現し，非常にS/N比が高い測定が可能である。このMRMモードをペプチド測定に応用することによって，膨大な種類のタンパク質に由来する膨大なペプチド試料の中から標的タンパク質由来の特定のペプチドを検出し，さらに定量を実現することができる。

このMRMモードによる解析は難溶性の高分子膜タンパク質であるトランスポーターの解析に非常に適している。なぜなら，ペプチドを検出・定量対象とすることで，タンパク質としては難溶性であってもタンパク質中の一部の可溶性ペプチド断片を検出し定量することで，標的の難溶性の高分子膜タンパク質を同定・定量することが可能であるからである。

図❶ MRM モードの原理と Multiplexed-MRM 法の特徴

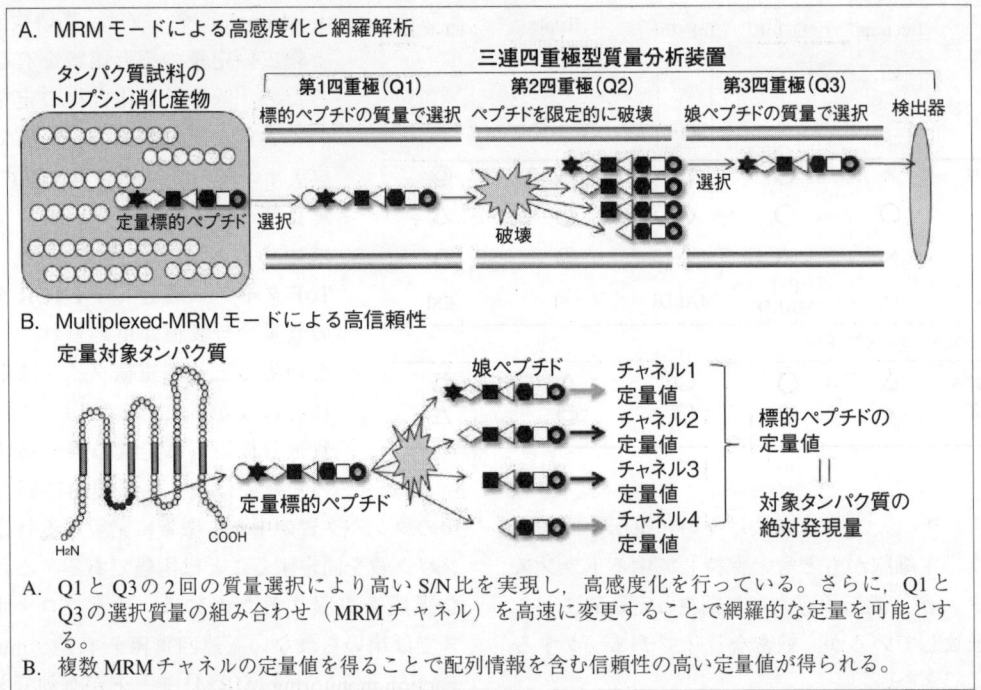

A. MRM モードによる高感度化と網羅解析

三連四重極型質量分析装置
第1四重極（Q1） 標的ペプチドの質量で選択
第2四重極（Q2） ペプチドを限定的に破壊
第3四重極（Q3） 娘ペプチドの質量で選択
検出器

タンパク質試料のトリプシン消化産物
定量標的ペプチド
選択
破壊
選択

B. Multiplexed-MRM モードによる高信頼性

定量対象タンパク質
定量標的ペプチド
娘ペプチド
チャネル1 定量値
チャネル2 定量値
チャネル3 定量値
チャネル4 定量値
標的ペプチドの定量値 ＝ 対象タンパク質の絶対発現量

A. Q1 と Q3 の 2 回の質量選択により高い S/N 比を実現し，高感度化を行っている．さらに，Q1 と Q3 の選択質量の組み合わせ（MRM チャネル）を高速に変更することで網羅的な定量を可能とする．
B. 複数 MRM チャネルの定量値を得ることで配列情報を含む信頼性の高い定量値が得られる．

Ⅲ．トランスポータータンパク質の絶対定量法の課題と概要

複数のトランスポーターの輸送における役割を議論するには，それぞれのトランスポーターの絶対発現量情報が必須である．絶対量を定量するためには内部標準が必要であるが，定量標的のペプチドと同じアミノ酸配列をもつ安定同位体によって標識したペプチドを合成し，内部標準として用いた．安定同位体標識ペプチドを内部標準として用いることによって，サンプル間で異なるペプチドの回収率やイオン化効率などを補正することが可能である．加えて，安定同位体標識ペプチドとの溶出位置の一致から定量標的ペプチドのシグナルを容易に同定することが可能となる．本定量法の概要を図❷に示した[3]．定量対象タンパク質をトリプシンなどによって特定アミノ酸部位で消化し，そのペプチド断片の中から標的トランスポーターに特異的配列をもつペプチドを選択し，さらにその中から特にイオン化効率の高く強いシグナルを与えるペプチドを定量標的ペプチドとする．

生体試料から調製したタンパク質試料を 7M グアニジン塩酸によって可溶化の後，還元，アルキル化を行い，トリプシンによって完全に消化を行い，ペプチド試料を調製する．ペプチド試料に既知量の安定同位体標識ペプチドを添加し，MRM モードで解析を行い，安定同位体標識ペプチドとのピークエリア比と検量線からペプチド試料中の定量標的ペプチドの絶対量を測定する．

タンパク質科学における定量の重要な課題の1つが，安定した試料前処理法の確立である．質量分析法を用いたトランスポータータンパク質の定量法開発における課題は，①水に難溶性の膜タンパク質であるトランスポータータンパク質を十分に可溶化する，②トランスポータータンパク質のトリプシン分解を十分に遂行させる，③サンプル前処理過程における吸着などに起因するロスを補正することである．われわれは後述の測定ペプチド *in silico* 設計を用いて，可溶化およびトリプシン分解効率の優れた配列を選択することで効率のよい前処理を行っている[3]．前処理におけるロスの補正は，トリプシン切断部位を含むリファレンス

図❷ 質量分析法を用いた生体試料中のトランスポータータンパク質の絶対定量の概要

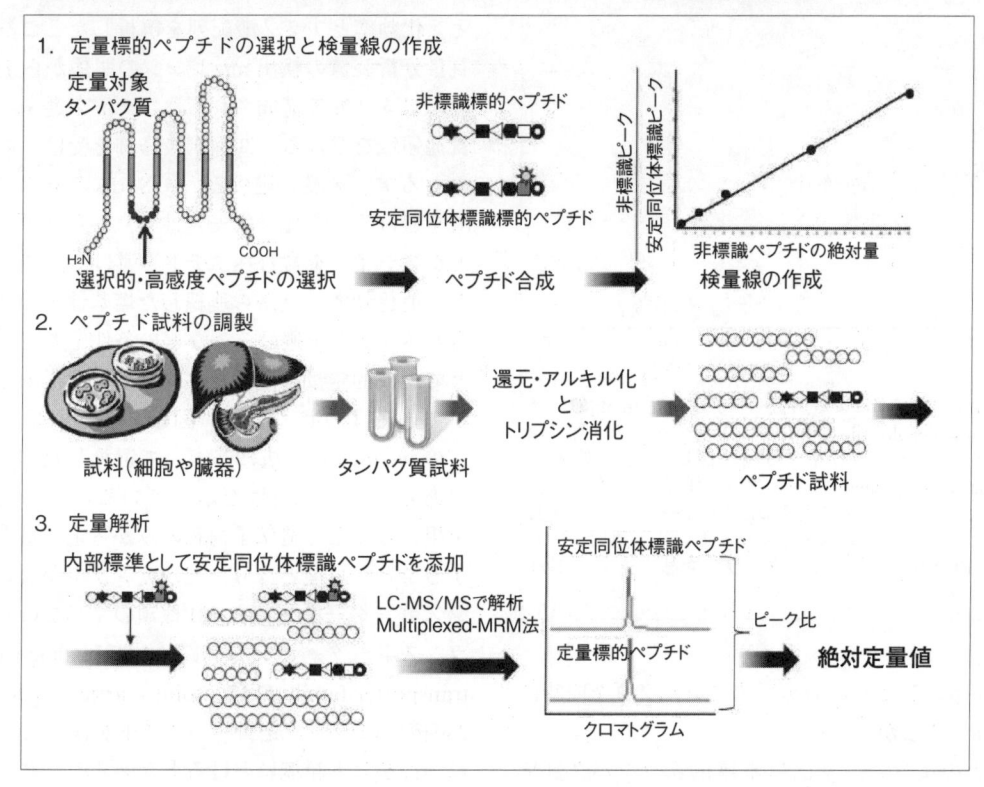

1. 定量標的ペプチドの選択と検量線の作成
 定量対象タンパク質 → 選択的・高感度ペプチドの選択 → ペプチド合成（非標識標的ペプチド／安定同位体標識標的ペプチド）→ 検量線の作成

2. ペプチド試料の調製
 試料（細胞や臓器）→ タンパク質試料 → 還元・アルキル化とトリプシン消化 → ペプチド試料

3. 定量解析
 内部標準として安定同位体標識ペプチドを添加 → LC-MS/MSで解析 Multiplexed-MRM法 → ピーク比（安定同位体標識ペプチド／定量標的ペプチド）→ 絶対定量値

ペプチドを試料に添加して測定することで可能である[5]。

Ⅳ. Multiplexed-MRM法を用いた複数種類のトランスポータータンパク質の同定と同時定量

抗体を用いたタンパク質の検出や定量は質量分析法よりも高感度であるが，1サンプルについて同時に複数種類のタンパク質の定量はできない。一方，三連四重極タイプの質量分析装置の最大の特徴は，MRMモードの親イオンと娘イオンの質量フィルターの組み合わせ（MRMチャネル）を300種類設定でき，複数同時定量が可能である。

MRMモードは，MRMチャネルを10 msecで変えることができる（applied biosystems社製API5000, 4000QTRAPなど）。この機能を利用することによって複数のトランスポータータンパク質の絶対発現量を同時定量できるだけではなく，図❶Bに示すように標的にペプチドのアミノ酸配列に基づく定量性の信頼性を高めている。生体試料は複雑な混合物であり，MRMモードを用いた測定においてもしばしばノイズピークが解析の障害となる。ペプチドの親イオンは限定的破壊によってアミノ酸配列に応じた複数の娘イオンを生成する。親イオンが同一であれば，理論的に，異なる娘イオンから得られるシグナルのカラム溶出時間および定量値は一致する。そこで，同一親イオンに由来する4つの娘イオンを検出する4つのMRMチャネルを設定し，カラム溶出時間が全チャネルのクロマトグラムにおいて共通するピークを測定対象シグナルとして認識して，それぞれから得られる定量値から標的ペプチドの定量値を算出する。3つ以上のMRMチャネルから定量値が得られた場合は，平均値を標的ペプチドの定量値とし，2つ以下の場合は定量限界以下とすることで，定量値の信頼性を高めている。1つの標的ペプチドあたりに8チャネル（試料と内部標準それぞれ4チャネル）を用いるため，300種類のMRMチャ

図❸ In silico 選択基準による選択ペプチドの感度

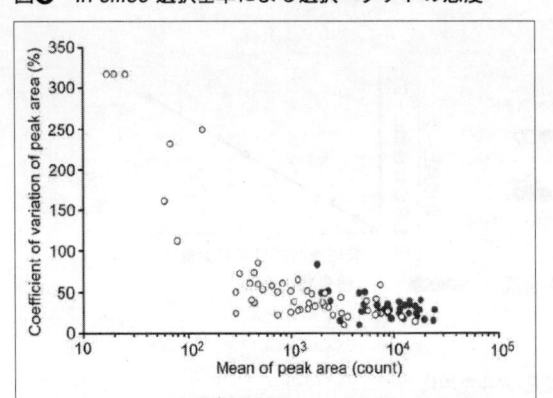

In silico 選択基準による選択ペプチド（10 fmol；●）と human serum albumin のトリプシン消化ペプチド群（10 fmol；○）のピーク面積（横軸）およびぶれ（縦軸）。human serum albumin のトリプシン消化ペプチドは感度を示すピーク面積に大きな広がりがあり，ピーク面積が小さいほどぶれは大きくなっている。選択ペプチドは 10^3 count 以上のピークエリア面積であり，ぶれも小さい[3]。

ネルを用いることで37分子のタンパク質を同時に定量することができる。

以上のように，本法は網羅的にタンパク質を同定する従来のプロテオミクスとは根本原理が異なり，標的とするタンパク質を限定し，その標的タンパク質群を高感度で絶対発現量を測定する標的絶対プロテオミクス（Targeted Absolute Proteomics）である。

V. ヒトトランスポータータンパク質の絶対定量のための定量ペプチド *in silico* 選択法

図❸はヒトアルブミンのトリプシン分解物を質量分析装置で検出したものである[3]。ペプチド間のイオン化効率の違いによって数千倍も検出強度が異なり，高い強度を示すペプチドは定量精度も高い。定量対象のトランスポーターを発現する細胞がある場合，細胞を用いて質量分析装置で複数の候補ペプチドのイオン化効率のよい定量に適したペプチドを選択することができる。しかし，定量対象のトランスポーターを発現するサンプルがない場合，定量用ペプチドを選択できない。この課題を解決するために，種々のトランスポータータンパク質のトリプシン分解ペプチドについてイオン化効率とアミノ酸配列を解析したところ，①質量分析装置の検出 m/z レンジの関係から 7～15 個のアミノ酸で構成されるペプチドを選ぶ，②膜貫通領域を避ける，③翻訳後修飾を受ける可能性のあるアミノ酸を避ける，④ SNPs のあるアミノ酸を避ける，⑤化学的安定性の点からメチオニンとシステインを含むペプチドを避ける，⑥トリプシン消化効率の点から連続した塩基性アミノ酸を含むペプチドを避ける，などの条件を考慮することで比較的定量に適したペプチドを選択することができるようになった。図❸の「●」は，これらの *in silico* 設計法に基づいて選択したペプチドであり，その有用性を示している。この設計法を用いることで遺伝子情報のみから定量系を構築することが可能となり，発現サンプルがないトランスポーターを含めた331種類のすべてのヒトトランスポータータンパク質（ATP binding cassette transporter family 51種，solute carrier superfamily 280種）について定量用ペプチドを決定し，すでに一部をヒト組織におけるトランスポータータンパク質の定量解析に用いている。

Ⅵ. マウス肝臓，腎臓，脳毛細血管におけるトランスポータータンパク質の絶対発現量解析への応用

表❷には，Multiplexed-MRM法を用いてマウストランスポーター37分子を脳毛細血管画分の全細胞ライゼート，および肝臓，腎臓皮質，腎臓髄質の細胞膜画分でいっせい測定した結果の各マウス組織におけるトランスポータータンパク質の絶対発現量プロファイルを示している[3]。測定値の単位は fmol/μg protein であり，絶対量を示している。すなわち本プロファイルでは同一分子の発現を異なる臓器間で相対的に比較できるだけでなく，異なる分子の発現を絶対発現量で比較することが可能となった。血液脳関門を構成する脳毛細血管ではABCトランスポーターである Mdr1a，Mrp4，Bcrp が発現し機能していることが報告されている[6)-8)]。本プロファイルによって Mdr1a のタンパク質の発現量は Mrp4 の8.9倍，Bcrp の3.2倍と最

表❷ マウス臓器におけるトランスポータータンパク質の絶対発現量プロファイル

分子	絶対発現量 （fmol/μg protein）			
	脳毛細血管 （細胞ライゼート）	肝臓 （細胞膜画分）	腎臓皮質 （細胞膜画分）	腎臓髄質 （細胞膜画分）
Mdr1a（peptide1）	15.5 ± 0.84	N.D.	N.D.	N.D.
Mdr1a（peptide2）	12.7 ± 0.53	N.D.	N.D.	N.D.
Mdr1b	N.D.	N.D.	N.D.	N.D.
Mdr2	N.D.	N.D.	N.D.	N.D.
Bsep	N.D.	6.65 ± 0.19	N.D.	N.D.
Mrp1	N.D.	N.D.	N.D.	N.D.
Mrp2	N.D.	7.05 ± 0.62	4.94 ± 0.48	N.D.
Mrp3	N.D.	3.64 ± 0.54	N.D.	N.D.
Mrp4	1.59 ± 0.07	N.D.	0.22 ± 0.04	0.72 ± 0.05
Mrp5	N.D.	N.D.	N.D.	N.D.
Mrp6	N.D.	5.11 ± 0.18	N.D.	N.D.
Mrp7	N.D.	N.D.	N.D.	N.D.
Mrp9	N.D.	N.D.	N.D.	N.D.
Bcrp（peptide1）	4.02 ± 0.29	8.18 ± 0.40	56.4 ± 1.82	25.9 ± 1.35
Bcrp（peptide2）	4.80 ± 0.15	8.84 ± 0.22	53.4 ± 1.62	23.8 ± 0.95
Abcg5	N.D.	2.82 ± 0.19	N.D.	N.D.
Abcg8	N.D.	3.54 ± 0.12	N.D.	N.D.
Oct3	N.D.	N.D.	N.D.	N.D.
4F2hc	16.4 ± 0.34	2.06 ± 0.08	20.9 ± 0.70	9.61 ± 0.31
Asct2	1.58 ± 0.13	N.D.	2.21 ± 0.10	3.09 ± 0.12
Ata2	N.D.	N.D.	N.D.	N.D.
Nat	N.D.	10.3 ± 0.23	N.D.	N.D.
Gat2	N.D.	2.79 ± 0.14	N.D.	N.D.
Glut1	90.0 ± 2.87	1.87 ± 0.17	N.D.	40.4 ± 1.83
Mct1	23.7 ± 0.87	18.8 ± 0.66	9.51 ± 0.38	4.37 ± 0.18
Lat1	2.19 ± 0.09	N.D.	N.D.	N.D.
Net	N.D.	N.D.	N.D.	N.D.
Ntcp	N.D.	17.1 ± 1.15	N.D.	N.D.
Oat1	N.D.	N.D.	12.7 ± 0.60	3.00 ± 0.16
Oat3	1.97 ± 0.07	N.D.	4.66 ± 0.14	0.94 ± 0.07
Oatp1	N.D.	42.9 ± 2.57	12.1 ± 0.79	2.86 ± 0.17
Oatp2	2.11 ± 0.12	1.65 ± 0.14	N.D.	N.D.
Oatpf	2.41 ± 0.16	N.D.	N.D.	N.D.
Taut	3.81 ± 0.60	N.D.	3.20 ± 0.27	4.95 ± 0.25
Mate1	N.D.	N.D.	6.35 ± 0.34	1.37 ± 0.20
Mate2 homolog	N.D.	N.D.	N.D.	N.D.
Na$^+$/K$^+$ ATPase	39.4 ± 1.01	33.5 ± 1.06	254 ± 7.55	559 ± 26.1
γ-GTP	4.37 ± 0.25	N.D.	180 ± 8.16	81.1 ± 5.25

マウス脳毛細血管細胞ライゼート（22μg），肝臓細胞膜画分（23μg），腎臓皮質細胞膜画分（25μg）および腎臓髄質細胞膜画分（40μg）をMultiplexed MRM法によって解析した．各定量値は6試料の3MRMチャネル（計18測定点）から得られるmean ± SEMで表している．3MRMチャネル中1つ以上のMRMチャネルでシグナルが検出できない場合は検出限界以下（N.D.）として表している[3]．

も多く発現していることを初めて示した．この各臓器における絶対発現量プロファイルに，トランスポーター高発現培養細胞の化合物の輸送活性とトランスポーター絶対発現量から計算できるトランスポーター分子あたりの輸送活性を統合することによって，定量的に輸送系における各トランスポーターの寄与率を求めることが可能である．

また，すでに機能レベルや免疫染色によって発現が報告されているトランスポーターが本法によって各臓器で検出されている．すなわち，本法は各臓器で機能しているトランスポーターを検出する十分な感度を有している．これだけ多くのトランスポーターを検出できるプロテオミクス技術は本法のみである．さらに脳毛細血管画分の測定で

示すように，本法では，抗体では区別することが困難なMdr1aとMdr1bを区別して検出し，さらに定量することが可能である．したがって，本法は定量系を迅速に確立するだけではなく，抗体では区別することが困難なトランスポーターを区別して定量することが可能であることを示しており，定量の特異性と信頼性の両面で抗体を用いた手法より優れていることを示している．

VII. 細胞膜タンパク質の多検体同時高感度絶対定量法を用いた今後の研究展開

Targeted Absolute proteomics 研究の限界は定量対象タンパク質を限定する必要がある点である．最近，ソフトの改良によりMRMチャネル数が1000に増加され，理論的には125種類のタンパク質の同時定量が可能になった．これが実現すると3回の質量分析ですべてのABCトランスポーターとSLCトランスポーターの定量が完了する．一方，ヒトゲノムの解読によって機能が推定されていない遺伝子が半数近くあり，トランスポータータンパク質も含まれる可能性がある[9]．生体におけるこれらのタンパク質の機能を明らかにするうえで，タンパク質レベルの絶対発現量情報は極めて重要である．これまでのトランスポーター研究は，①ユニークな特性の化合物を用いたexpression cloning，②臓器レベルのmRNA発現とその遺伝子発現細胞を用いた基質探索，などによって突破口が作られてきた．われわれの開発した定量ペプチドの in silico 設計法を用いることで，細胞膜におけるあらゆる候補タンパク質の絶対発現量の測定が可能になった．したがって，③臓器レベルのトランスポータータンパク質の発現量の大きさを指標として研究の優先順位をつけるという新しい研究展開が生まれることになる．

本総説で紹介した手法を用いることで，ヒトの各臓器におけるトランスポータータンパク質の定量的データベースの構築が初めて可能となった．われわれは，これを Human Transporter Protein Atlas と呼んでおり，正常だけでなく病態や加齢による発現量変動情報も含んだAtlasは創薬研究を支援する重要な役割を担うものと考える．

参考文献

1) Uchida Y, Kamiie J, et al : Pharm Res 24, 2281-2296, 2007.
2) Kola I, Landis J : Nat Rev Drug Discov 3, 711-715, 2004.
3) Kamiie J, Ohtsuki S, et al : Pharm Res 25, 1469-1483, 2008.
4) Aebersold R, Mann M : Nature 422, 198-207, 2003.
5) Kito K, Ota K, et al : J Proteome Res 6, 792-800, 2007.
6) Tachikawa M, Watanabe M, et al : J Neurochem 95, 294-304, 2005.
7) Leggas M, Adachi M, et al : Mol Cell Biol 24, 7612-7621, 2004.
8) Hosoya K, Ohtsuki S, et al : Int J Pharm 248, 15-29, 2002.
9) Venter J C, et al : Science 291, 1304-1351, 2001.

大槻純男

1991年	東京大学薬学部薬学科卒業		同未来科学技術共同研究センター助手（兼務）
1993年	同薬学部薬学系研究科修士課程修了		同大学院薬学研究科講師
1996年	同大学院薬学系研究科博士課程修了（薬学博士）		同未来科学技術共同研究センター講師（兼務）
	カリフォルニア大学（Michael Levine教授）博士研究員	2003年	同大学院薬学研究科助教授
1999年	科学技術振興事業団研究員（東北大学大学院薬学研究科）		同未来科学技術共同研究センター助教授（兼務）
		2005年	フランス・アルトワ大学客員教授
2000年	東北大学大学院薬学研究科助手	2007年	東北大学大学院薬学研究科准教授

第1章 トランスポーター研究の基礎

2．構造と機能
1）核酸塩基 - 陽イオン共輸送体の構造と機能

岩田　想

　核酸塩基 - 陽イオン共輸送体は核酸塩基およびその関連化合物のサルベージ経路に必須な膜タンパク質である。われわれは最近，その一種であるヒダントイン輸送体 Mhp1 の構造を，基質結合部位が外向きに開いている状態，および基質を結合して閉じている状態で解析することに成功した。さらに，これらの Mhp1 の構造を膜の内向きに開いた構造をとっている関連輸送体 vSGLT の構造と比較することにより，輸送体一般に対して適応できる「アルタネイティングアクセス」と呼ばれる輸送機構の分子メカニズムの一端を明らかにすることができた。

はじめに

　膜を隔てた各種物質の輸送には多くの輸送体分子が関与している。輸送体は大別して能動輸送を行うもの（一次性および二次性能動輸送体）と受動輸送を行うもの（促進拡散輸送体）に分けられる。これら各種輸送体に共通の輸送機構として「アルタネイティングアクセス」モデルというものが提唱されている[1,2]。このモデルにおいては，輸送体分子が膜の中央付近に基質の結合部位を有していると考え，その基質の結合部位が膜の両側に対して交互に開閉することにより輸送を行うとされている。この輸送機構は多くの生化学実験の結果から支持されているとともに，一次性能動輸送体に関してはその構造的な研究も進んできている[3,4]。しかしながら，膜を隔てたイオンの濃度勾配に共役させて他の分子の取り込みを行う二次性能動輸送体に関しては，ラクトース輸送体などにおいて生化学的・構造生物学的研究がかなり詳細に行われているにもかかわらず[5-7]，「アルタネイティングアクセス」モデルの分子機構については理解が進んでいなかった。

　われわれは最近，ミクロバクテリウム（*Microbacterium liquefaciens*）由来のヒダントイン（アミノ酸の誘導体）輸送体 Mhp1 の構造を 2.85Å分解能で X 線結晶構造解析することに成功した[8]。Mhp1 は核酸塩基 - 陽イオン共輸送体（NCS1 ファミリー輸送体）といわれる輸送体の一種で，アミノ酸合成の前駆体であるベンジルまたはインドリルヒダントインを取り込むトランスポーターとしてミクロバクテリウムから分離された[9]。構造を解いた結果，Mhp1 は neurotransmitter-sodium-symporter family（NSS ファミリー）に属するロイシン輸送体 LeuT$_{Aa}$[10] および solute-sodium-symporter family（SSS ファミリー）に属するガラクトース輸送体 vSGLT[11] と類似の構造をとっていることがわかった。われわれは Mhp1 の構造を，その基質結合部位が膜の外側に向いて開いている状態，お

---

key words

輸送体，アルタネイティングアクセスモデル，二次性能動輸送体，
X 線結晶構造解析，膜貫通ヘリックス，ヒダントイン輸送体，ロイシン輸送体，
ガラクトース輸送体，イオン濃度勾配，構造変化

図❶ Mhp1の立体構造

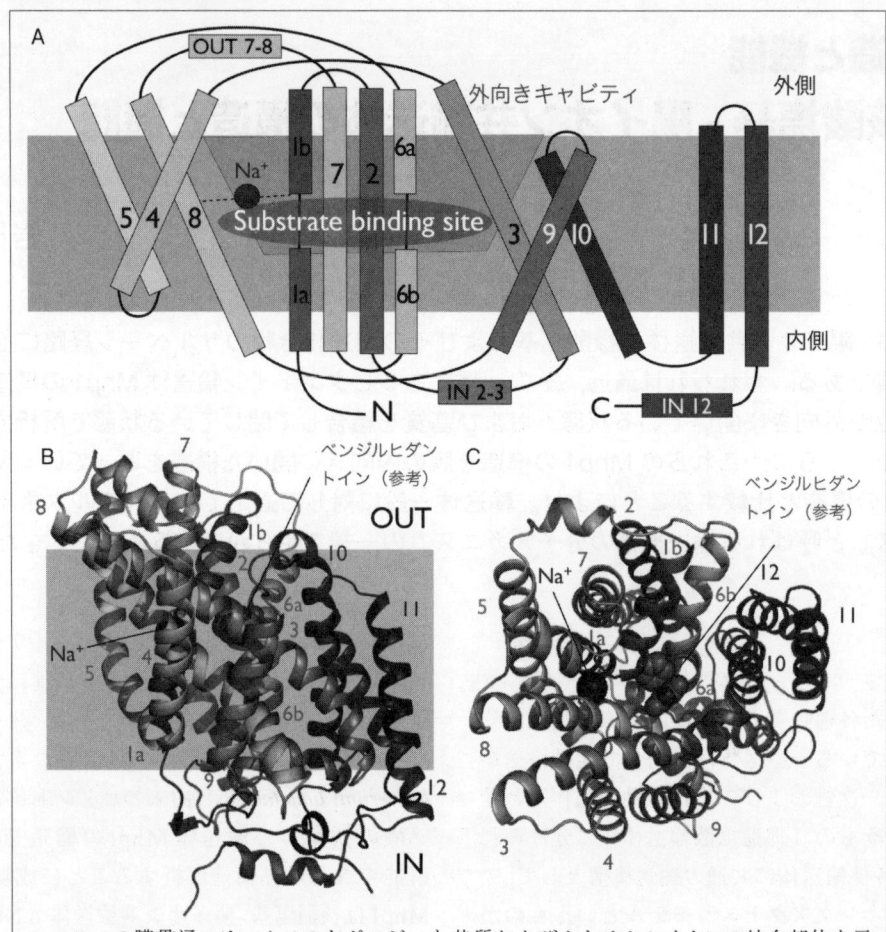

A. Mhp1の膜貫通ヘリックスのトポロジーと基質およびナトリウムイオンの結合部位を示した模式図。観測された外向きキャビティの位置も示した。
B. Mhp1の構造を膜に平行な方向から示したもの。
C. Mhp1の構造を膜の外側から示したもの。
どちらの構造もタンパク質部分は基質のついていない構造をもとにして描かれているが，参考のために結合した基質の位置が示してある。

（グラビア頁参照）

よびヒダントインが結合して閉じている状態で解析することに成功し，膜の外側からの基質結合時における輸送体の構造変化について明らかにすることができた。さらに，この構造を基質結合部位が内側に向いている状態であるvSGLTの構造と比較することにより，これらの輸送体においては，基質の結合部位と膜の内側および外側につなぐ2つのキャビティが膜の逆側に対照的に配置しており，それをつなぐ2本のヘリックスがそれらのキャビティの開閉を同期して行うことにより膜輸送が行われることがわかった。この結果から「アルタ

ネイティングアクセス」モデルの分子メカニズムの一端が明らかとなった。

I. Mhp1の全体構造

われわれは，まず基質の結合していない状態のMhp1の構造を解析した。Mhp1は12本の膜貫通ヘリックスを有している（図❶A）。このうちN末端の5本（TM1-5）と次の5本（TM6-10）が同様な構造を維持しながら膜の反対側を向いて配置されている。このような構造は「inverted repeat」と呼ばれ，これまでに数種の輸送体およびチャネル

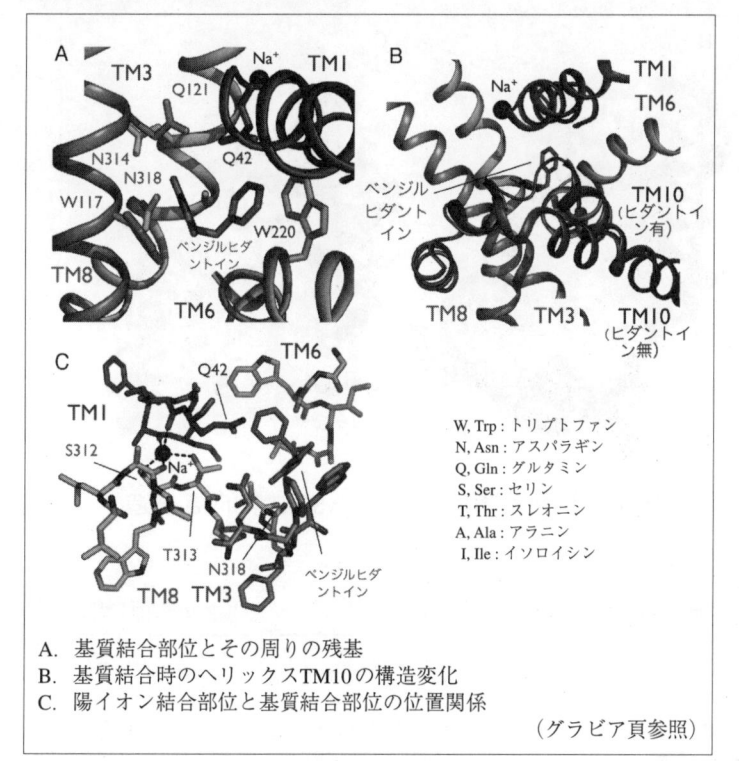

1) 核酸塩基-陽イオン共輸送体の構造と機能

図❷ 基質および陽イオン結合部位

A. 基質結合部位とその周りの残基
B. 基質結合時のヘリックスTM10の構造変化
C. 陽イオン結合部位と基質結合部位の位置関係

（グラビア頁参照）

II. 基質および陽イオン結合部位の構造

次にわれわれはヒダントインの結合した状態のMhp1の構造解析を行った。ヒダントインはTM1とTM6が折れ曲がっている部分（図❶）とTM3およびTM8に挟まれた部分に結合していた（図❷A）。ヒダントインの結合していないMhp1の構造ではTM1, TM3, TM6, TM8とTM10が外向きキャビティを形成し，この底に存在する基質結合部位は膜の外側の空間に向いて開かれている（図❶, ❸A）。ヒダントインの結合した構造においては，この外向きキャビティはTM10が途中から折れ曲がることにより塞がれていた（図❷B, ❸B）。これは，この後のステップで基質が膜の外側に戻ったり，他の物質がキャビティを通して膜の内側に入るのを防ぐのに必要なステップであると考えられる。

基質のベンジルヒダントインは2つの環状構造を有する化合物であるが，そのそれぞれが2つのトリプトファン残基（Trp117およびTrp220）に挟まれる形で結合していた（図❷A）。これらの残基はNCS1ファミリーのトランスポーターでよく保存されており，核酸塩基などの環状構造をもった基質認識の分子機構の基礎になっていると考えられる。これ以外にも，Asn314, Asn318, Gln121およびGln42などが基質に水素結合できる位置に存在しており，NCS1ファミリーの中でも基質の種類によって残基のタイプが異なっている。これらの残基はNCS1ファミリーのトランスポーターの基質特異性を決めるのに重要な働きをしていると考えられる。

また基質の結合部位の近傍に，ナトリウムの結合している陽イオン結合部位が見つかった。この結合部位はヘリックスTM1が折れ曲がった部分に

で報告されている[10)-16)]。これらの2つの繰り返しユニットはお互いに入り組んだ形で存在しており，4本のヘリックス（TM1, TM2, TM6およびTM7）が束になって中心となる核を形成している（図❶B, C）。この核になるヘリックスの周りを6本のヘリックスが取り囲んでいる。このうちヘリックスのTM9とTM10が膜の外向きに，TM4とTM5が膜の内向きにV型をした構造を作っており，長いヘリックスのTM3およびTM8の2本が束になって，その2つのV字型構造を貫く形で存在している。後述の基質結合部位および陽イオン結合部位は4本の核を形成するヘリックスとTM3およびTM8から形成されるヘリックスの束の間に存在する。12本のヘリックスのうちC末端の2本（TM11およびTM12）のヘリックスは以下に述べる輸送機構に関与しておらず，その役割はわかっていない。

図❸ 外向きと内向きのキャビティ

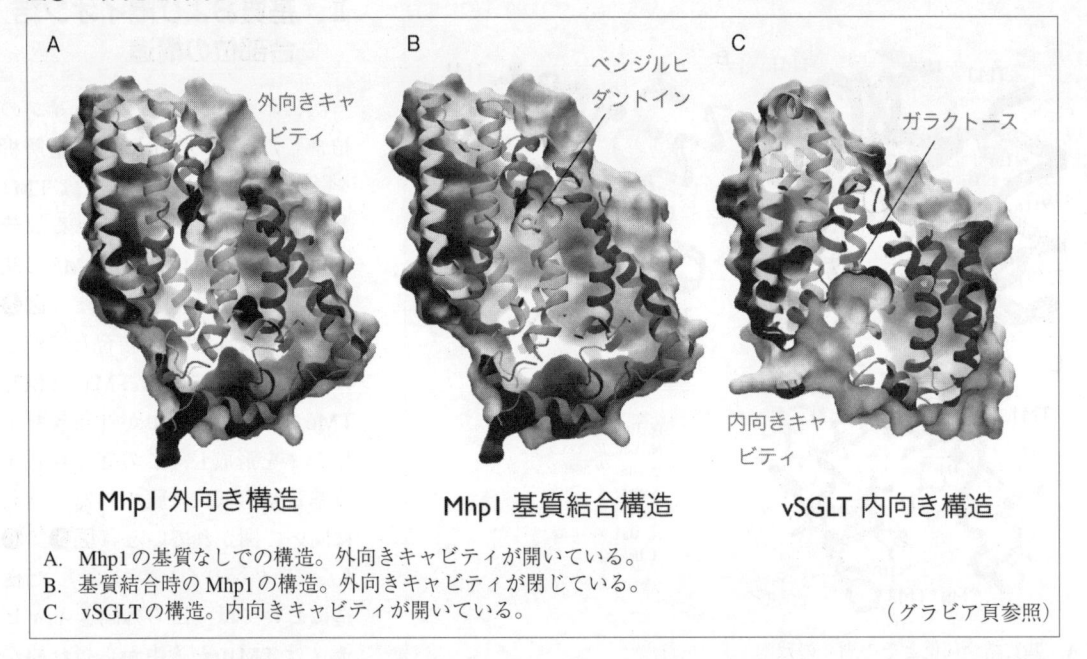

A　Mhp1 外向き構造
B　Mhp1 基質結合構造（ベンジルヒダントイン）
C　vSGLT 内向き構造（ガラクトース／内向きキャビティ）

A. Mhp1の基質なしでの構造。外向きキャビティが開いている。
B. 基質結合時のMhp1の構造。外向きキャビティが閉じている。
C. vSGLTの構造。内向きキャビティが開いている。

（グラビア頁参照）

存在しており，TM1の前半部分TM1aのC末端側とTM8により形成されている（図❶A）。結合部位はTM1のAla38およびIle41の主鎖のカルボニル酸素およびTM8のAla309のカルボニル酸素とSer312とThr313の側鎖より形成されている（図❷C）。この部分にはLeuT$_{Aa}$[10]およびvSGLT[11]においても同様にナトリウムの結合部位が報告されている。興味深いのは，陽イオンの結合部位であるにもかかわらず酸性残基が存在していない点である。これはα-ヘリックスが強い二極性を示し，そのC末端側が強い負電荷を有しているためだと考えられる。実際にLeuT$_{Aa}$とMhp1はこの領域に関して全く保存された残基を有しておらず，膜タンパク質の構造においては，その主鎖の原子が側鎖の原子同様に分子の結合に重要な役割を果たしていることが示された。これは旧来のアミノ酸配列解析のみからの基質結合部位などの推定には限界があることを示している。実際にトリプトファン蛍光の消光を用いて基質の結合定数を調べてみると，ナトリウムの非存在下では0.88mMであるベンジルヒダントインの解離定数がナトリウム存在下では0.054mMと十倍以上親和性が上昇すること

がわかった。これはナトリウムが結合することにより，その近傍にあるヒダントインの結合部位を形成する残基（Asn318やGln42など）がその結合に適した構造へと変化することによると考えられる。

Ⅲ．Mhp1の基質輸送機構

このように，2つのMhp1の構造から，基質を膜の外側から取り込む分子機構が明らかとなった。Mhp1と相同タンパク質であるvSGLTの構造は基質の結合部位が膜の内側を向いて開いている構造をしており，Mhp1の構造と比較することにより，これらの輸送体における基質の膜の外側から内側への輸送の分子機構が明らかとなった。図❸Cに示すようにvSGLTにおいては，基質の結合部位から膜の内側に向けて内向きキャビティが開かれている。内向きキャビティはヘリックスTM1, TM3, TM5, TM6およびTM8から形成されている。図❸Aと図❸Cを比べてわかるように，Mhp1の外向きキャビティとvSGLTの内向きキャビティはinverted repeatの対応するヘリックスからできており，膜の反対側にちょうど対称的な

図❹ 推定されるMhp1の基質輸送メカニズム

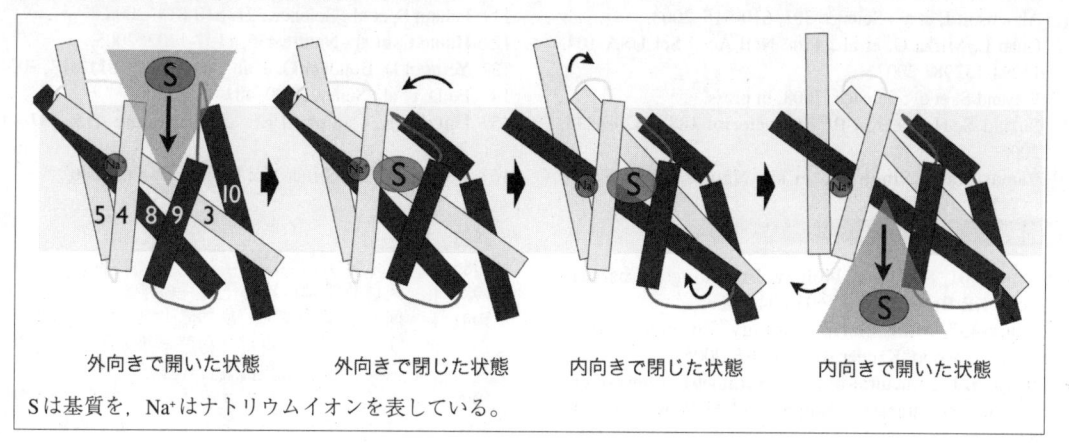

外向きで開いた状態　外向きで閉じた状態　内向きで閉じた状態　内向きで開いた状態

Sは基質を，Na^+はナトリウムイオンを表している。

形で存在している。これらのキャビティは以下のようなメカニズムで同期して開閉していると考えられ，それによってこれらのトランスポーターの基質輸送機構をうまく説明することができる（図❹）。

① 外向きでキャビティの開いた状態から外向きでキャビティの閉じた状態への変化。これはすでに上記で説明したとおりであり，基質の膜の外からの結合に応じてヘリックスTM10が外向きキャビティを閉じる構造変化を起こす。

② 外向きでキャビティの閉じた状態から内向きでキャビティの閉じた状態への変化。外向きのMhp1の構造では内向きキャビティはヘリックスTM8で完全に塞がれており，存在していない。逆に内向きのvSGLTでは外向きのキャビティはTM3で完全に塞がれている。この2つのキャビティに起こる変化は，TM3とTM8の束が図❹に示したような回転をすることにより同期して起こると考えられる。この動きにより基質は膜の内側に面することになるが，キャビティが完全に開いていないのでまだ放出されていない。

③ 内向きでキャビティの閉じた状態から内向きでキャビティの開いた状態への変化。これは外向きの構造との対称性から推定される構造変化である。内向きキャビティが完全に開くことにより基質が膜の内側に放出される。

興味深いことは，陽イオン結合部位の向きもヘリックスTM3とTM8の動きにより制御されていることである。陽イオン結合部位は上記のようにTM1とTM8の間にあり，ヘリックスTM3とTM8が構造変化をすることにより，外向きキャビティに面している位置から内向きキャビティに面している位置へと変化する。このことで，上記で示した陽イオンと基質の結合のカップリングにより，輸送体分子がどのようにしてイオンの濃度勾配を基質の能動輸送に利用しているのかについて速度論的に明確に説明できる。

おわりに

近年の膜輸送体の構造解析の成果は，輸送体の分子機構の理解に画期的な進歩をもたらした。われわれは現在，Mhp1の内向き構造の解析などを通じてより詳細な輸送体の分子機構の解明をめざすとともに，より多くの異なった輸送体（特に哺乳類由来のもの）の構造を解析することにより，その薬学や医学への応用をめざしている。

参考文献

1) Jardetzky O : Nature 211, 969-971, 1966.
2) Tanford C : Proc Natl Acad Sci USA 80, 3701-3705, 1983.
3) Toyoshima C : Arch Biochem Biophys 476, 3-11, 2008.
4) Hollenstein K, Dawson RJ, et al : Curr Opin Struct Biol 17, 412-418, 2007.

5) Mirza O, Guan L, et al : EMBO J 25, 1177-1183, 2006.
6) Abramson J, et al : Science 301, 610-615, 2003.
7) Guan L, Mirza O, et al : Proc Natl Acad Sci USA 104, 15294-15298, 2007.
8) Weyand S, et al : Science, 2008, in press.
9) Suzuki S, Henderson PJ : J Bacteriol 188, 3329-3336, 2006.
10) Yamashita A, Singh SK, et al : Nature 437, 215-223, 2005.
11) Faham S, et al : Science 321, 810-814, 2008.
12) Hunte C, et al : Nature 435, 1197-1202, 2005.
13) Yernool D, Boudker O, et al : Nature 431, 811-818, 2004.
14) Fu D, et al : Science 290, 481-486, 2000.
15) Dutzler R, Campbell EB, et al : Nature 415, 287-294, 2002.
16) Bowie JU : Nat Struct Mol Biol 13, 94-96, 2006.

参考図書

* Science 301, Structural biology. Breaching the barrier, Locher KP, Bass RB, et al, 603-604, 2003.
* Nature 437, Molecular physiology: intimate contact enables transport, Kanner BI, 203-205, 2005.
* Science 321, Structural biology. Symmetric transporters for asymmetric transport, Karpowich NK, Wang DN, 781-782, 2008.

参考ホームページ

・京都大学大学院医学研究科分子細胞情報学
http://med.kyoto-u.ac.jp/J/grad_school/introduction/1502/
・ERATO ヒト膜受容体構造プロジェクト
http://cell.mfour.med.kyoto-u.ac.jp/

岩田　想

1986 年	東京大学大学院農学系研究科入学
1988 年	同農芸化学専攻修士課程修了
1991 年	同博士課程修了，農学博士（東京大学）文部省高エネルギー物理学研究所日本学術振興会特別研究員 -PD
1992 年	ドイツ，マックスプランク生物物理学研究所 ヒューマン・フロンティア・サイエンス・プログラム博士研究員
1996 年	スウェーデン，ウプサラ大学生化学科講師
1999 年	同教授
2000 年	インペリアルカレッジロンドン生命科学科教授（現在）
2004 年	ダイアモンド放射光実験施設ダイアモンドフェロー（兼任）
2005 年	インペリアルカレッジロンドン構造生物学センターディレクター（兼任） 科学技術振興機構 ERATO 岩田ヒト膜受容体構造プロジェクト研究統括（兼任） 独立行政法人理化学研究所ゲノム科学総合研究センター客員主管研究員
2007 年	京都大学大学院医学研究科分子細胞情報学教授

2．構造と機能
2）トランスポーターによる多剤認識の構造的基礎

山口明人・中島良介

　多剤排出トランスポーターは，化学構造上ほとんど関連性のない幅広い薬物・毒物を排出するという点で，一般のトランスポーターとは大きく異なっている．筆者らは，2002年に初めて細菌の多剤排出トランスポーターのX線結晶構造解析に成功し，多剤認識の構造的基礎を明らかにした．多剤排出トランスポーターは，脂質二重層に溶け込んだ基質を，分子側面から取り込んで排出することがわかった．薬物・毒物は一般に両親媒性であり，脂質二重層を通って細胞内に侵入するので，このような機構により効率的に侵入を食い止めることができる．また，多剤の認識は，複数の基質結合ポケットの組み合わせによるマルチサイト結合に基づいていることがわかった．

はじめに

　多剤排出トランスポーター[用解1]（multidrug exporter）と呼ばれる一群のトランスポーターがある．これは，機能による名称であり，膜タンパク質としてはRND[用解2]，MFS，SMR，ABCと呼ばれる4つのファミリーに分かれる．ABC型だけがATPの加水分解と共役して薬剤を排出するが，他はいずれもプロトンまたはNa$^+$イオンと共役して薬剤を排出する．Na$^+$と共役するものをMFSの中から独立させてMATE型と呼ぶこともある．RND型は，細胞質膜の排出トランスポーターが単独で機能するのではなく，外膜チャネルおよびペリプラズムの膜融合タンパクと3者複合体を作って機能する．これら4つのファミリーは，多剤を排出する（排出する基質に共通性がある）という機能的特徴は類似しているが，アミノ酸配列には互いに全く関連性がない．

　多剤排出トランスポーターは高等生物から細菌に至るまで生物界に広く分布しており，細胞レベルの生体防御装置として働いている．ところが，病原細菌や癌細胞においてこれらが何らかの原因で高発現すると，多剤耐性[用解3]という化学療法上たいへんやっかいな問題を引き起こす．これを克服するのに十分に有効な薬剤はいまだ得られていないのが現状である．

　多剤排出トランスポーターは，化学構造上全く異なる数多くの薬物・毒物を排出するという点で極めて特異なトランスポーターである．それでいて，糖やアミノ酸などの栄養物質や代謝中間体など有用な物質は排出しない．どうやって，細胞に有害な物質を見分けているのかが解明すべき最も興味深い課題であった．近年，多剤排出タンパクの構造決定がなされるようになってきたので，本稿では現在までの知見に基づいて，多剤認識の構造的基礎について解説する．

key words

多剤排出トランスポーター，X線結晶構造，RND，AcrB，MFS，SMR，ABC，TolC，多剤耐性，マルチサイト結合

I. 今までに構造決定された多剤排出タンパク

これまでに構造決定された多剤排出タンパクは，RND型のAcrB[1]用解4，MFS型のEmrD[2]，SMR型のEmrE[3]，ABC型のSav1866[4]の4つである。このうち最も早く決定されたのは筆者らによるAcrBの構造であり（2002年），これはイオン共役型トランスポーターの中でも最初の構造決定であった。さらに，2006年には同一グループの手により基質結合型構造も決定され，薬剤排出の機構が最も詳細に解明されている[5]。EmrEの構造は最初2004年にChangらのグループにより報告されたが[6]，その後いったん撤回され，2007年に新しい構造が同じグループの手で提出された。この構造は基質であるTPPを結合しているが，二量体によるアンチパラレル構造をとっていることなど，依然として，可溶化，結晶格子への組み込みによる人為的産物ではないかという疑いが残る。EmrDは2006年にやはりChangらのグループにより構造決定された。分子内部に疎水性ポケットをもつなどAcrBと共通した特徴を有するが，まだ基質の結合部位は特定されていない。Sav1866は，ABCトランスポーターの黄色ブドウ球菌におけるホモログとして構造決定されたもので，多剤排出トランスポーターであるかどうかは確かめられていない。Sav1866はホモ二量体で，EmrEとは異なりモノマーはパラレルに配置していて，C末端側にヌクレオチド結合ドメイン（NBD）をもち，膜貫通部の両モノマーの界面中央に基質結合部位と推定される空洞をもつが，基質の結合はいまだ確認されていない。

以上の状況から，現時点で多剤認識の構造的基礎を詳細に論じることができるのはAcrBのみと考えられる。そこで，次項ではAcrBによる多剤認識機構に焦点を絞って解説する。

II. AcrBによる多剤認識機構

AcrBは外膜チャネルタンパクTolC[用解5]，膜融合タンパクAcrAと3者複合体を作って機能する典型的なRND型多剤排出タンパクである（図❶）。AcrBはグラム陰性細菌に広く分布し，構成的に発現してそれぞれの菌の薬剤自然抵抗性の主因となっている。緑膿菌ではMexBがそのホモログである。TolCの構造は2000年に英国のKoronakisらによって解かれた[7]。ホモ三量体で長い筒状構造をしている。そのうち先端1/3程度が外膜を貫通しており，その部分はβ-バレル構造をとっている。残り2/3はペリプラズムに100Åも突き出していて，α-ヘリックスを束ねた筒である。AcrAの構造は2006年にGhoshらのグループから報告されたが[8]，そのホモログである緑膿菌のMexAの構造は2004年にKoronakisらのグループ[9]，および中江らのグループ[10]によってそれぞれ独立に解かれていた。なお，TolCはAcrABと共役するだけでなく，大腸菌のAcrAB以外の4つのRNDファミリートランスポーター，およびABC型のMacAB，MFS型のEmrAB，EmrKYとも共役することが明らかにされており，さらにはタイプI型

図❶ AcrB-TolC複合体立体構造

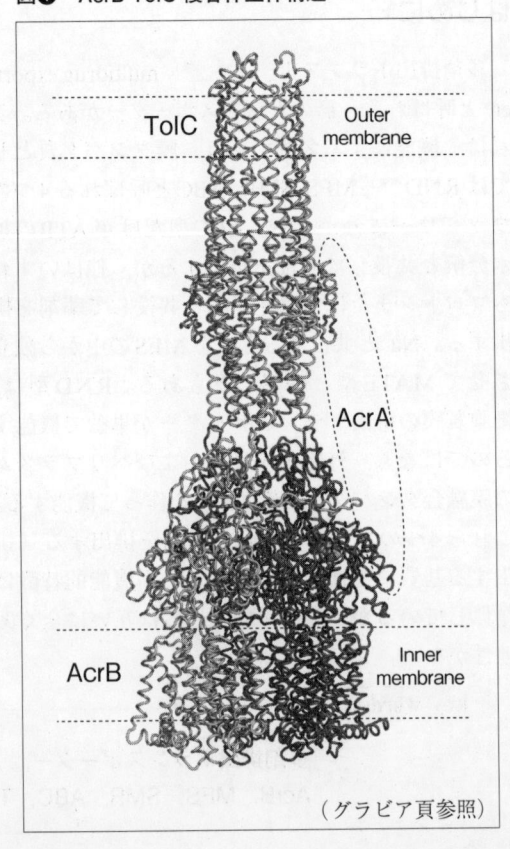

（グラビア頁参照）

2) トランスポーターによる多剤認識の構造的基礎

図❷ 三量体へのミノサイクリン結合

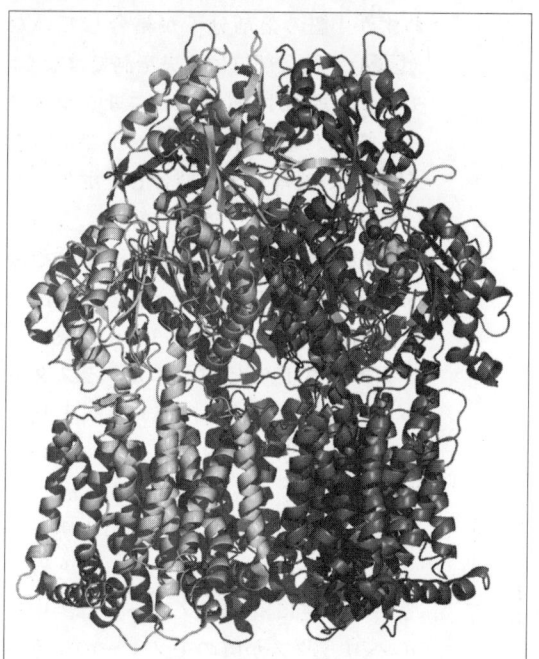

ミノサイクリン分子を緑色の充填モデルで示してある。赤緑青はそれぞれ「排出モノマー」「待機モノマー」「結合モノマー」を示している。
（グラビア頁参照）

図❸ ミノサイクリン結合上面からの図

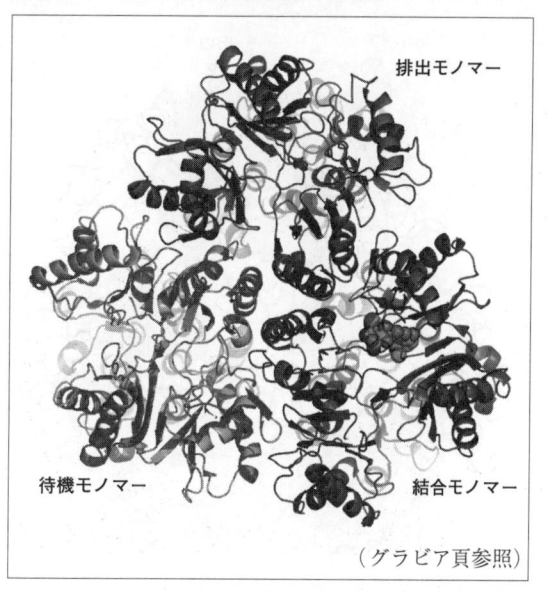

排出モノマー
待機モノマー　　　結合モノマー
（グラビア頁参照）

の毒素排出系の一部としても機能する多機能外膜チャネルである。

1. AcrBの構造と基質認識機構

2002年に最初に構造決定されたAcrBは結晶学的3回対称軸と分子内3回対称軸が一致した空間群 $R32$ の結晶により構造解析されたホモ三量体であった。膜貫通部はモノマーあたり12本の膜貫通ヘリックスが束ねられており，3つのモノマーの中央にある直径35Åに及ぶチャネルはタンパク工学的解析により脂質二重層で充填されていることがわかった。ペリプラズムには頭部が約70Å突き出しており，全体としてクラゲ様の構造をしていた。頭頂部はロート状に大きく開口していて，TolC下端とぴったり結合する構造であった。TolCとAcrBのペリプラズム部の合計長は170Åとなり，ペリプラズムを貫通するのに十分な長さであったことから，TolCとAcrBは，それまで予想されていたように，AcrAを間に挟んでサンドイッチ状に集合しているのではなく，直接結合してい

ると考えられた。その後，決定されたAcrAの構造は，このAcrB-TolC複合体の側面に張りついて両者の結合を補強する役割をしているというモデルに合致するものであった。

構造決定により明らかになった，AcrBの最も著しい特徴は，膜貫通部とペリプラズム頭部の境界の分子側面に基質取り入れ口と考えられる開口部をもつことであった。このことにより，基質が脂質二重層から取り込まれるという membrane vacuum cleaner 機構が裏づけられた。この機構は，両親媒性という以外には何の共通点もない薬剤を他の物質から区別して排出することが可能な機構として，最初にMDR1において唱えられ，その後，乳酸菌のLmrP（MFS型），LmrA（ABC型）において生化学的に証明されたものであるが，AcrBにより初めて構造的裏づけを得た。薬物・毒物などの異物は一般に，特異的トランスポーターにより細胞に取り込まれるのではなく，脂質二重層を通って細胞内に侵入するため，脂質二重層から基質を取り込んで排出するトランスポーターは効率よく薬物・毒物を認識できると考えられる。

AcrB三量体中央の頭部下端には，膜貫通部を充填する脂質二重層との間に空洞がある。当初はこの空洞が基質結合部と考えられた。その上部

63

第1章 トランスポーター研究の基礎 2. 構造と機能

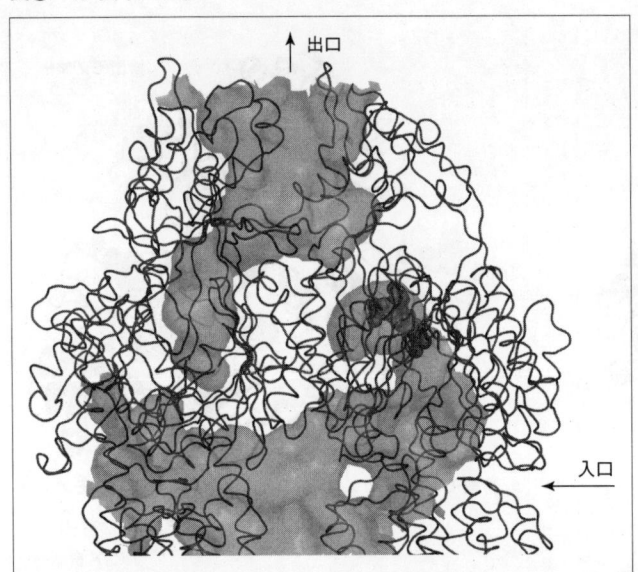

図❹ 分子内チャネル

分子内チャネルを水色で示した。「結合モノマー」を青色，「排出モノマー」を赤色のワイヤーで示した。「待機モノマー」は除いてある。緑は結合したミノサイクリン分子。
（グラビア頁参照）

に3本の α-ヘリックスからなるポア様構造があって，結晶構造中では閉じているが，基質を輸送する時は開口すると予想された。さらに，その上はロート状に大きく開口しているので，側面入り口→中央空洞→中央ポア→ロート状開口部というAcrB分子内経路をたどって薬物はTolCに受け渡されるものと推定された。実際，ほぼ予想の場所に基質が結合しているという報告がYuらのグループ[11]によって2003年になされた。ところが，その後，私達のグループやスイスのPossらのグループ[12]の手により，基質結合位置同定の試みが精力的になされたが，中央空洞には結合基質を発見することができなかった。

2. 薬剤結合型AcrB構造と排出機構

私達は，結晶学的3回対称をもたない空間群 $C2$ のAcrB結晶の作製にも成功した。この結晶は，$R32$ 結晶よりも高分解能での構造解析が可能であった。多数の薬物・毒物との共結晶化を試み，ようやくミノサイクリンとドキソルビシン2種類の薬剤について結合部位の同定に成功して，2006年Nature誌に報告することができた[5]。

驚くべきことに，ホモ三量体あたり，わずか1個の薬剤分子が結合していた（図❷）。結合部位は中央空洞ではなく，モノマー頭部にあるフェニルクラスターと呼ばれる疎水性ポケットであった（図❸）。薬剤分子を結合したポケットは膨らみ，基質の結合に好適になっているのに対し，隣のモノマーではその部分が収縮して，結合分子を絞り出した後のような形だった。3本の中央ヘリックスはちょうどフェニルクラスターから頭頂ロート状開口部の底へと出る出口にあるが，基質結合モノマーの出口には，隣のモノマーから中央 α-ヘリックスが傾いてきて，自らの中央ヘリックスとともに出口をしっかりと塞いでいる。逆に隣のモノマーでは，中央 α-ヘリックスが隣のモノマーのほうへと傾いて出口から避けた形になり，開口している。つまり，中味を充填して栓をしっかり閉めたモノマーと，栓を開けて中味を絞り出したモノマーが並んでいることを示していた。そこでこれらを，結合モノマー，排出モノマーと呼ぶことにした。第三のモノマーは，出口は塞がれているが，中味は充填されていない状態だったので，待機モノマーと名づけた。すなわち，たった1つの結晶構造の中に排出過程の3つの中間体がすべて含まれていたことになる。実際の排出は，この三段階が交互に順序よく繰り返されて生じる。その変化は独立に起こるのではなく，結合型モノマーの出口を塞いでいるのは排出型モノマーの中央ヘリックスであり，そのことが排出型モノマーの出口開口の原因にもなっているということにみられるように，互いの構造変化は密接に連関しており，常にある特定の構造をとるモノマーは1つだけである。全体としてみると，構造変化が機能的に回転して基質を輸送することがわかった。

分子内の溶媒がアクセスできるチャネルを見ると，より一層そのことがはっきりする（図❹）。結合型モノマーでは入り口からの分子内チャネル

図❺　疎水性ポケット（フェニルクラスター）

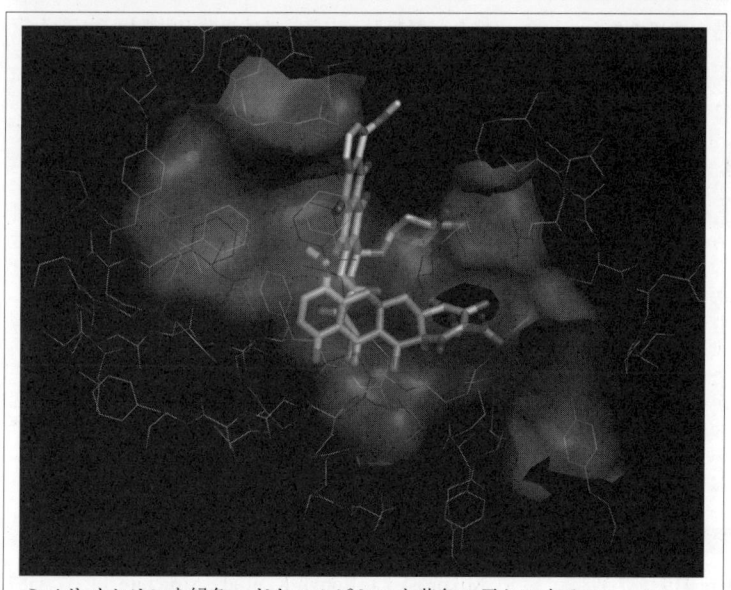

ミノサイクリンを緑色，ドキソルビシンを黄色で示してある。
（グラビア頁参照）

が途中から上方に伸び，フェニルクラスターで終わっている。そのチャネルの先端に基質が結合している。頭頂開口部へはチャネルがつながっていない。他方，排出型モノマーでは，入り口からフェニルクラスターまでのチャネルが消失し，逆に頭頂開口部とフェニルクラスターがつながっている。

入り口からのチャネルの開閉は，膜貫通ヘリックス8（TM8）の上端部の構造変化によることがわかった。排出型モノマーでは，TM8上端部が入り口からのチャネルの中央に張り出して塞いでいるのに対し，結合型モノマーと待機モノマーでは，TM8上端の2巻分くらいがほどけてランダムコイル状になり，開口する。

さて，肝心の基質結合部を見てみよう。図❺は，ミノサイクリンとドキソルビシンの両分子の結合をオーバーラップさせて表示したものである。両分子を同時に結合させたのではないが，タンパク部分の構造変化は無視できるほどに小さい。このことは，多剤の認識がinduced-fit機構で生じているのではないことを示している。結合部位の構造が，基質の結合によって大きく変化するという排出過程を考えるとちょっと驚くべき結論である。興味深いのは，両分子の結合位置がかなり大きく食い違っていることである。部分的にはオーバーラップしているが，結合の方向自体異なっている。結合部位には複数のポケットがあり，基質はそのうちいくつかを組み合わせて結合していることがわかる。このような結合をマルチサイト結合[用解6]といい，多剤結合型転写調節因子QacAにおいて発見されたものである。転写調節因子とトランスポーターでは，タンパク質としての性質は全く違うが，多剤認識の分子機構には共通性があるというのはたいへん面白い。

もっとも，現時点で結合が結晶構造上で同定されている基質はミノサイクリンとドキソルビシンの2つだけである。AcrBはこれらよりはるかに大きいリファンピシンのような薬物も排出するが，こういった薬物もinduced-fitなしに同じ結合ポケットの中に収納されているのかどうかはまだわからない。

おわりに

いずれにせよ，両親媒性を大きな特徴とする薬物・毒物の排出は，脂質二重層からの排出という選別と，マルチサイト結合という多剤認識の仕組みによって行われているというストーリーが明らかになったことは，多剤排出トランスポーター研究の歴史の中で画期的な前進であると言える。これが，RND型だけの特徴なのか，他の多剤排出トランスポーターにも適用できる基本的な原理なのかは，なお今後の研究に待たねばならない。

用語解説

1. **多剤排出トランスポーター**：化学構造上関連性のない幅広い薬物・毒物を排出する膜輸送体（トランスポーター）。高等生物ではATP加水分解をエネルギー源とするABC型のMDR1，MRP1，2など，細菌ではプロトン駆動力をエネルギー源とするMFS型のBmr，NorA，QacA，RND型のAcrB，MexBなどが代表的なものである。これらが過剰産生すると，癌細胞や病原細菌の多剤耐性を引き起こす。
2. **RND**：グラム陰性細菌の多剤排出トランスポーターの代表的ファミリー。外膜チャネル，膜融合タンパクと3者複合体を作り，薬剤を外膜の外側に直接排出する。もともとは，resistance（耐性），nodulation（根粒形成），division（細胞分裂）に共通のタンパクがみられることからこの名称がついたが，根粒形成や細胞分裂での役割はいまだよくわかっていない。
3. **多剤耐性**：化学構造の大きく異なる複数の薬剤に耐性を示すもので，再発した癌細胞にみられる抗癌剤多剤耐性，院内感染菌に多い抗菌剤に対する多剤耐性などがある。古典的には複数の耐性因子が積み重なって多剤耐性が生じるが，今日では多剤排出トランスポーターのみでも多剤耐性の要因となることが知られている。
4. **AcrB**：大腸菌をはじめとするグラム陰性細菌に広く分布するRND型主要多剤排出タンパク。構成的に発現し，薬剤自然抵抗性の主因である。過剰発現すると多剤耐性の主因となる。緑膿菌ではMexBが最も近いホモログである。もともとは，acriflavin耐性因子として発見されたためこの名がある。
5. **TolC**：AcrBと共役する大腸菌の外膜チャネル。AcrB以外にも4種のRND型，2種のMFS型，1種のABC型と共役し，タイプI型毒素分泌系とも共役する多機能型である。
6. **マルチサイト結合**：余裕のある比較的大きな結合部位の中に，化学構造の異なる複数の薬剤に対する結合ポケットが用意されており，その組み合わせによって多数の化合物を結合できることを指す。

参考文献

1) Murakami S, Nakashima R, et al : Nature 419, 587-593, 2002.
2) Yin Y, He X, et al : Science 312, 741-744, 2006.
3) Chen Y, Pornillos O, et al : Proc Natl Acad Sci USA 104, 18999-19004, 2007.
4) Dawson RJP, Locher KP : Nature 443, 180-185, 2006.
5) Murakami S, Nakashima R, et al : Nature 443, 173-179, 2006.
6) Ma C, Chang G : Proc Natl Acad Sci USA 101, 2852-2857, 2004.
7) Koronakis V, Sharf A, et al : Nature 405, 914-919, 2000.
8) Mikorosko J, Bobyk K, et al : Structure 14, 577-587, 2006.
9) Higgins MK, Bokma E, et al : Proc Natl Acad Sci USA 101, 9994-9999, 2004.
10) Akama H, Matsuura T, et al : J Biol Chem 279, 25939-25942, 2004.
11) Yu EW, McDermott G, et al : Science 300, 976-980, 2003.
12) Pos KM, Schiefner A, et al : FEBS Lett 564, 333-339, 2004.

参考図書

＊トランスポーター科学最前線，辻 彰 編，廣川書店，2008.

参考ホームページ

・大阪大学産業科学研究所生体情報制御学研究分野（山口研）
http://www.sanken.osaka-u.ac.jp/labs/cmb/

山口明人

1972年	東京大学理学部生物化学科卒業
1977年	同大学院薬学研究科修了
	理化学研究所流動研究員
1978年	千葉大学生物活性研究所助手
1980年	米国イェール大学化学部博士研究員
1981年	千葉大学薬学部助手
1983年	同講師
1985年	同助教授
1996年	大阪大学産業科学研究所教授

第 2 章

トランスポートソームの概念

第2章　トランスポートソームの概念

1．トランスポートソーム：その概念と生体膜輸送における重要性

金井　好克

　生体膜物質輸送の機能単位は，個々の単一の輸送分子（トランスポーター，チャネル，ポンプ）ではなく，様々な相互作用によって関係しあった輸送分子群，機能制御分子群，それを束ねる足場タンパク質群が集積して形成する分子複合体（トランスポートソーム）である。トランスポートソームは，輸送分子間の機能共役，輸送分子と代謝酵素の共役，輸送分子と細胞の他の機能要素やシグナル系とのクロストークの分子的背景をなす。トランスポートソームの概念は「単一分子」から「分子複合体」へのパラダイムシフトであり，網羅性を重視するポストゲノムの技術に後押しされ，いままで捉えがたかった複合体の階層へのアプローチが試みられている。

はじめに：「トランスポートソーム」へ至るまで

　生体膜輸送の研究は，輸送現象の計測から始まり，基質選択性と速度論的パラメータに基づき各輸送系の特徴づけを行ってきた。1980年代半ばには，分子生物学的解析手法が膜輸送研究の分野でも成果を発揮しはじめ，促進拡散型グルコーストランスポーター（GLUT1）やNa^+依存性グルコーストランスポーター（SGLT1）の分子クローニングが実現した。1990年代に入ると，実験手法の汎用化に伴い分子クローニングが容易になり，トランスポーターの分子実体解明が急速に進展した。その後の10年間に主要なトランスポーターファミリーが確立されていった。

　分子生物学的アプローチは，メンデル遺伝学に始まり遺伝子の実体解明を経て全ゲノム解読へと至る20世紀の生物学の集大成として，「1分子‐1機能」という単純化された信念のもとに，単一分子の機能で説明できる（あるいは単一分子の機能が主要な寄与をしている）現象を次から次へと解き明かしていった。遺伝性疾患の解析にも適用され，遺伝子と疾患との1対1の対応づけにより，遺伝病の理解が大きく進展した。膜輸送研究においても同様であり，すでに述べたようにトランスポーターの分子実体解明とトランスポーターの機能異常に起因する遺伝性疾患の解明の推進力となった。

　分子生物学的アプローチの迅速さと着実に大きな成果を上げる華々しさは，特に1990年代においては20世紀の100年の労苦が一挙に結実する時期にあたり，時代に適合したこのアプローチにより個々の研究者が投入した労力以上の成果を上げうる特殊な時期にあったことによる。トランスポーター研究においても，この特別な10年あまりの収穫期を経て，再びある意味では正常な時代に戻ったと言える。

　分子生物学的アプローチの成功は，前述の「1

---

key words

トランスポートソーム，トランスポーター，膜輸送，輸送分子，分子複合体，足場タンパク質，プラットホーム，細胞骨格，分子間相互作用，分子間共役，代謝‐輸送共役

分子-1機能」（あるいは「1機能-1分子」）という単純化されたストラテジーに依拠したことによっている。これは，実験科学の論理構造とうまくフィットし，そのため分子生物学的アプローチはメインストリートを邁進することができた。それが成功をさらって去っていったあと，分子生物学的アプローチでは解けなかった一筋縄ではいかない難しい問題が残された。

したがって，残された問題は，分子生物学的解析のよって立つ「1分子-1機能」（あるいは「1機能-1分子」）といういわゆる「単一分子」のアプローチでは解決困難なものであり，それに立ち向かうには新たな考え方を適用することが必須となる。

I. 残された問題

腎臓は細胞膜輸送が臓器機能の主役を演じる臓器であり，多くのトランスポーターの機能共役により合目的的な経上皮輸送が実現されることは，生理学的解析によりすでに明らかにされてきた。これは，小腸上皮，肝細胞，あるいは血液組織関門においても同様である。これらの臓器・組織では，あるトランスポーターによって形成された有機物質の濃度勾配により，次のトランスポーターが駆動される例が多く見出されるが，これらの基質を介した共役が効率的に実現するためには，多くの場合，空間的要素（トランスポーター分子間の距離）が重要となる。

哺乳類の1個の細胞は，トランスポーター1分子の大きさを考慮すると，巨大な空間を占めることになり，細胞膜上のトランスポーター分子の存在量にもよるが，細胞内の基質濃度が上昇するまでトランスポーター間の機能共役が起こらないようでは，効率のよい機能共役が本当に可能かどうか疑問となる。特に，腎尿細管の管腔側で，トランスポーターにより尿細管腔内へ放出された物質を介して他のトランスポーターが駆動される場合は，尿細管内の速い管腔内液の流れにより常に希釈されるため，機能共役に必要な一定の濃度まで尿細管腔内濃度が上昇することが難しいであろうことは容易に想像される。

以上，哺乳類細胞において予想されるトランスポーター分子間の機能共役の困難さ（第一の問題）について述べたが，これは輸送と代謝の共役に関しても同様である。トランスポーターの基質が代謝酵素の基質になっていたり，あるいは代謝酵素の反応産物（代謝物）がトランスポーターの基質になっている場合も，代謝酵素が存在する細胞質とトランスポーターが存在する細胞膜の間を拡散のみに頼らなければならない系では，効率のよい代謝-輸送共役は期待できない。これが，第二の残された問題である。

残された問題の第三番目として，輸送系と細胞の他の機能要素やシグナル系とのクロストークがある。例えば，トランスポーターのノックアウトマウスの表現型において，トランスポーターの単純な欠損あるいは他のアイソフォームによる代償のみでは解釈が成り立たない多面的影響が現れることが多々観察される。また，輸送機能は，ホルモンやオータコイドあるいは神経伝達物質などにより調節され，生体の恒常性維持に寄与しているが，受容体を介して発動したシグナル系により，なぜ同一の細胞の中の特定のトランスポーターのみが調節されるのか，その機序は明らかになっていない。これは，特定の輸送系は細胞内の特定のシグナル系とのみクロストークすることを示唆している。

これらの問題を解決するためには，前述のように単一のトランスポーター分子の機能とその調節機序の解析といった観点の研究のみでは不十分であることは明白である。トランスポーター分子間，あるいはトランスポーターと代謝酵素やシグナル分子も含めた細胞の他の構成要素との機能共役の背景にある物理的な分子間のカップリングに着目し，この多元的な分子間共役に基づいて輸送現象を解析する新たな視点を導入することが必要となってくる。トランスポートソーム[用解1]の概念は，以上のような要請のもとに生まれた。

II. トランスポートソーム

トランスポートソームは，トランスポーター，イオンチャネル，ポンプを総称するところの「輸

第2章 トランスポートソームの概念

図❶ トランスポートソーム

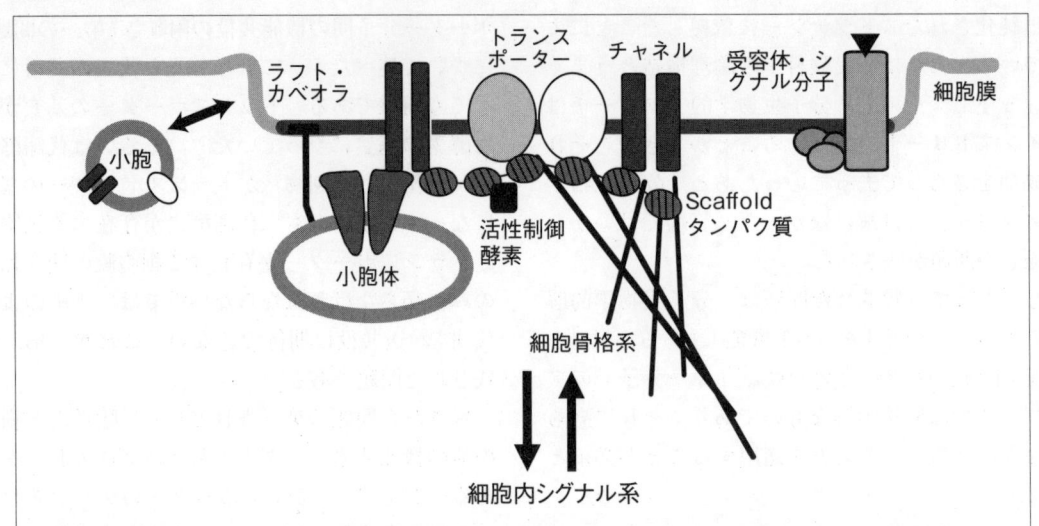

トランスポートソームは，輸送分子（トランスポーター，イオンチャネル，ポンプ）と，その機能や局在を調節する制御分子，そしてそれを束ねる足場タンパク質が集積して形成する分子複合体であり，生体膜輸送の機能ユニットである。トランスポートソームは，脂質ラフトやカベオラなどの特種膜構造や細胞骨格系をプラットホームとして形成される。トランスポートソーム同士，あるいは他の細胞機能要素やシグナル系とのクロストーク/連携により，細胞および生体の恒常性の維持に寄与する。

送分子」と，それらの機能や局在を調節する「制御分子」，そしてそれを束ねる足場タンパク質（scaffold protein）[用解2]が集積して形成する分子複合体である（図❶）。さらに，輸送分子の輸送基質を基質とする代謝酵素やそれをリガンドとする細胞内受容体を含むものや，輸送分子により排出される輸送基質を生成する代謝/合成酵素を含む複合体にも拡張される。トランスポートソームは，生体膜輸送の機能ユニットであり，その成り立ちと複合体としての振舞いを明らかにし，それがどのように生体膜環境と相互作用しながら細胞の他の機能ユニットと関わり，どのように連携し合いながら細胞・組織・個体の恒常性に寄与しているかを解明することが求められている。

複数のトランスポーターや細胞内酵素が集積することにより，それらの基質を媒介とした相互の機能共役の効率化が本当に実現されるかは，今後正確な定量的な解析により証明されなければならないが，輸送分子が足場タンパク質により数nm程度の距離に近接すると，細胞膜上に均一に存在する場合に比べて数倍～数十倍の共役効果が得られ

るであろうことは，基質の球面拡散を想定したモデルにおいて推定されている（図❷）。

1. トランスポートソーム形成を可能にする分子間相互作用

膜タンパク質であるトランスポーターを含んでトランスポートソームの構成分子が集積するためには，種々の分子間相互作用が働く必要があるが，それを可能にする分子間相互作用には，タンパク質間相互作用とタンパク質-脂質相互作用がある。タンパク質間相互作用については，トランスポーターや制御分子，酵素群が直接結合する場合もありうるが，多価の足場タンパク質を介して集積する場合も多い。例えば，複数のPDZドメインをもつ足場タンパク質は，それと結合する構造（PDZ結合モチーフ）をもつタンパク質を各PDZドメインで結合するため，複数の異なったトランスポーターを連結することができる[1]。腎近位尿細管の管腔側膜には，PDZ-K1やNHERF1などの複数のPDZタンパク質が存在し，しかもそれが相互に連結することも示されており，それにより空間的な広がりをもった「足場」を提供し，多く

図❷ トランスポートソーム形成の意義

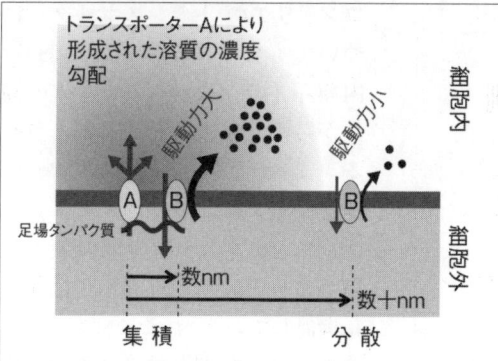

トランスポーターAは，それを中心とした溶質の濃度勾配（図ではトランスポーターAを中心とする濃淡で表示）を形成し，それを交換基質として，交換輸送体であるトランスポーターBが，トランスポーターBの基質（小円で表示）を輸送するとする。トランスポーターAとトランスポーターBが細胞膜上に分散して存在する場合，AとBは数十nmの距離にあると想定されるが，この場合は，Aによって形成された溶質の濃度勾配はBの周囲には十分には及ばず，Bへの駆動力は小さく，したがってBによる基質輸送量は小さい。これに対して，AとBが足場タンパク質によって連結され集積して数nmあるいはそれ以下の距離に近接して存在する場合は，Aによって形成された溶質の濃度勾配がBの周囲で十分大きいものとなり，Bは大きな駆動力により駆動され，基質輸送量は大きなものとなる。

のトランスポーターが集積する「場（プラットホーム）用解3」を形成しうる[1]。NHERF1 は ezrin と連結し，ezrin がアクチン細胞骨格と結合するため，PDZ タンパク質の集積により形成されるプラットホームは細胞骨格と連結する[1,2]。したがって，このプラットホーム上に形成されるトランスポートソームが細胞骨格にアンカーすることになる。

前述のようにトランスポートソーム形成に重要な第二の分子間相互作用として，タンパク質-脂質相互作用がある。細胞膜は均一ではなく，界面活性剤難溶性の脂質組成の異なるいわゆる脂質ラフトが散在する。膜タンパク質には，主にラフトに存在するもの，主に非ラフト（ラフト以外の部分）に存在するもの，そして両者に共に存在するものがあり，これは個々の膜タンパク質と膜脂質との親和性により決定されると考えられる。脂質ラフトへの親和性により複数のトランスポーターが単一の脂質ラフトに集積すれば，そこで相互に十分近接し，輸送基質を介したトランスポーター同士の機能共役が可能となると予想される。

界面活性剤難溶性画分（いわゆる脂質ラフト）自体も構造的には均一ではなく，コレステロールに富む小ドメインとコレステロール含量の低い小ドメインからなる場合があり，それぞれ異なる膜タンパク質を含むため，それらがパッチ状に混在することにより，異なる小ドメイン間の膜タンパク質同士が近接し，トランスポートソームが形成される例も報告されている。例えば，神経組織のグリア細胞では，K^+の輸送に伴う浸透圧変化を是正するため水の輸送が共役して行われるが，K^+輸送を担うK^+チャネルKir4.1と水の輸送を担うアクアポリンAQP4が，それぞれコレステロールに富む小ドメインとコレステロール含量の低い小ドメインに別れて存在し，両小ドメインが混在し近接するため，Kir4.1とAQP4の機能共役が可能となると想定されている[3]。

2. サブセルラー構造をプラットホームとするトランスポートソーム

以上，タンパク質間相互作用による分子集積とタンパク質-脂質相互作用による分子集積について説明したが，トランスポートソームを形成するにはカベオラのような特殊膜構造へ集積する分子同士の共役も重要である。カベオラへの集積は，カベオリンなどのカベオラの構成タンパク質に対する親和性やカベオラ膜脂質への親和性によると考えられるが，カベオラに集積したタンパク質同士は空間的に近接して存在することになり，相互の効率的な機能共役が可能となる。例えば，塩基性アミノ酸を選択的に輸送するアミノ酸トランスポーター CAT1（cationic amino acid transporter 1）は，血管内皮細胞のカベオラに存在するが，カベオラにはCAT1によって取り込まれたアルギニンを基質とするNO合成酵素eNOSが存在する[4]。血管内皮細胞のNO産生には，細胞内に高濃度に存在するアルギニンではなく，細胞外から取り込まれたアルギニンが使われるとされるが（アルギニンパラドックス），これは，おそらくカベオラという限局した領域において，CAT1が取り込んだアルギニンを，同じくカベオラに存在する

図❸ 近位尿細管管腔側膜の有機アニオントランスポーターからなるトランスポートソーム（仮説）

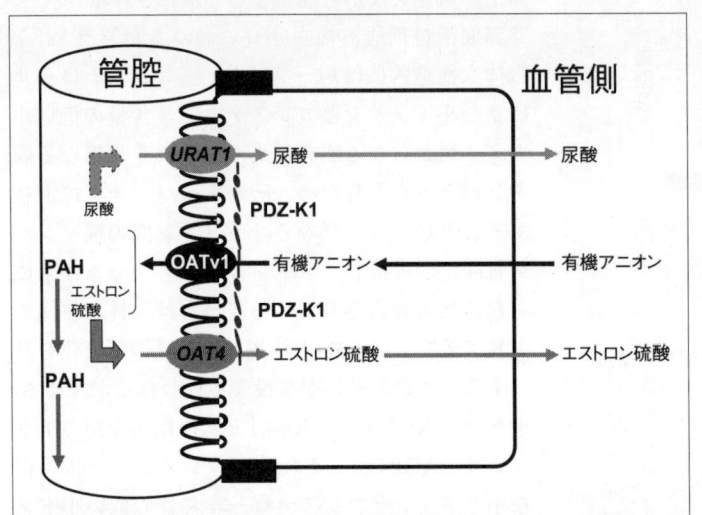

近位尿細管上皮の管腔側膜に存在する尿酸トランスポーター URAT1，有機アニオントランスポーター OATv1 および OAT4 は PDZ 結合モチーフをもち，三者ともに PDZ-K1 と親和性がある。三者は足場タンパク質である PDZ-K1 によって束ねられ，複合体として存在すると考えられる。基質選択性の広い OATv1 によって管腔中へ出された有機アニオンのうち，血中に保持される必要のある尿酸は URAT1 により，エストロン硫酸は OAT4 により管腔から回収され，生体にとって不必要な有機アニオン（図では PAH で代表させている）のみを効率よく排泄する機構が想定される。PAH：パラアミノ馬尿酸

eNOS が効率よく NO 産生に利用することによって可能となる現象と考えられる[4]。CAT1 と eNOS は，共にカベオラという限局した領域に集積することにより機能共役が実現されている。これは，トランスポーターの輸送基質を基質とする酵素を含むトランスポートソームの例であり，このようなトランスポートソームが輸送－代謝共役の分子的背景となる。

カベオラをプラットホームとする分子間機能共役以外に，まだトランスポーターの関与は知られていないが，小胞体をプラットホームとするトランスポートソームもイオンチャネルでは明らかになっている[5]。小胞体以外の細胞内膜系でも同様なトランスポートソームが形成可能であるが，容積の極めて小さい閉鎖空間は輸送分子が機能することで容易に内部の溶質濃度の変動（あるいは膜電位の変動）が生じるので，輸送分子同士が物理的に連結していなくても機能共役が実現されると推定される。シナプス小胞やミトコンドリアのトランスポーターについても分子同定が進んでおり，内膜系トランスポートソームの観点からの今後の検討が必要とされる。また，プレシナプスのアクティブゾーンには多くのイオンチャネルやシナプス小胞の開口放出に関わる分子装置が存在し，協調的に機能している[6]。ここでもトランスポーターの関与するトランスポートソームの把握が今後の課題となる。

III. トランスポートソームの生理的意義

以上，理論的考察に基づいて，トランスポートソームの意義について述べてきた。本章では，PDZ タンパク質を足場とするトランスポートソーム，およびそれをアクチン細胞骨格に連結する ezrin，またドーパミン生成・放出・取り込み系を統合するセプチンを足場とするトランスポートソーム，電解質トランスポーターを制御するシグナル系を内在するトランスポートソームについて，具体的な事例に基づいた解説がなされる。特に後二者は疾患との関連で議論され，トランスポーター病ではなく，トランスポートソーム病ともいえる新たな疾患範疇を垣間見ることができる[7][8]。

本稿では，それらを補完するかたちで，筆者らの実例に基づいてトランスポートソームの機能的意義を提示しておきたい。腎近位尿細管管腔側の尿酸トランスポーター URAT1 は，PDZ タンパク質である PDZ-K1 と結合する[9]。PDZ-K1 と結合することにより，URAT1 の細胞膜上での安定性が高まる[9]。また，腎近位尿細管管腔側では，有機アニオントランスポーター OATv1（ヒトでは NPT1）および OAT4 を含む PDZ-K1 と結合する多くのトランスポーターが知られている（図❸）。それらがトランスポートソームを作って存在する

と想定され，URAT1とそれらのトランスポーターとの機能共役が効率化される[10)11)]。OATv1は，管腔への有機アニオンの吐き出し（尿細管中への分泌）を担当すると想定される基質選択性の広いトランスポーターであり[10)]，OAT4はエストロン硫酸をはじめとする硫酸抱合体の管腔からの再吸収を担当する[12)]。OATv1は，その広い基質選択性のため，尿酸やエストロン硫酸のような血中に保持すべき化合物もいったんは尿細管腔へと排泄してしまうが，URAT1により尿酸が回収され，さらにOAT4によりエストロン硫酸が回収されて血中に保持されると想定される（図❸）。このとき，この三者がPDZ-K1により束ねられて近接して存在することにより，OATv1によって管腔側へ移行した尿酸やエストロン硫酸の効率よい回収が可能となる。このようにトランスポートソームを形成することで，「不要な有機アニオンのみを排泄する」というOATv1単独ではなしえない機能を複合体全体として実現できることになる。

IV. 足場タンパク質と病態

PDZ-K1，NHERF1，NHERF2のような多価の足場タンパク質は，結合する膜タンパク質の細胞膜上ので安定化に寄与すると同時に，トランスポートソーム形成の足場となりトランスポーターの共同作業を可能とすることはすでに述べた。そのため，その異常あるいは遺伝的多型は，トランスポーター機能の変動として表現されるはずである。実際，この相関関係を見出そうとした試みがなされたが，PDZ-K1あるいはNHERF1，NHERF2には今のところ明らかに病態と相関する変異あるいは遺伝的多型は見出されていない。これは，多くのトランスポーターが複数の足場タンパク質と結合可能であるため，特定の足場タンパク質の欠損は，他のPDZタンパク質により代償される可能性があることが第一の理由であり，また足場タンパク質の異常（あるいは多型）は，機能性タンパク質の異常と異なり，多くの因子の影響のもとに正常と異常の境界的な機能の変調として現れる可能性があり，おそらくより大きな母集団の解析を行わないと把握できないことが第二の

理由となる。

しかし，それでもノックアウトマウスにおいては，いくつかの表現型が報告されている。PDZ-K1のノックアウトマウスでは，血中のコレステロール値の上昇が指摘された[13)]。これは，PDZ-K1が，血液からのHDLコレステロールの回収に働く肝臓のSR-BI（scavenger receptor BI）の細胞内ドメインに結合し，その肝細胞膜上での発現を維持する役割を果たしているためである[14)]。しかし，PDZ-K1ノックアウトマウスにSR-BI遺伝子を強発現させればSR-BIが細胞膜に出現する。したがって，PDZ-K1はSR-BIの細胞膜上での発現にとって絶対的に必須のものではないが，おそらく生理的条件下でPDZ-K1に結合する他のタンパク質とのバランスにおいて，細胞膜上での存在量の調整を行う因子として機能するものと考えられる[14)]。

また，PDZ-K1は近位尿細管からのリン酸の再吸収を担うリン酸トランスポーター NaPⅡaのC末端に結合するが，PDZ-K1ノックアウトマウスにおいても管腔側膜上のNaPⅡaの量は変化しない[15)]。しかし，高リン食を与えた際の管腔側膜上のNaPⅡa量の上昇がPDZ-K1ノックアウトマウスにおいては観察されず，NaPⅡa量の調節性の変動にPDZ-K1が関与していることが示唆されている[15)]。さらに，シュウ酸トランスポーターとして知られるSCL26A6も，近位尿細管管腔側膜に存在し，PDZ-K1と結合するが，これはPDZ-K1ノックアウトマウスにおいて管腔側膜上での存在量の有意な減少が観察された[16)17)]。

PDZ-K1ノックアウトマウスで，さらに注意深い観察による興味深い事実が示されている。これは，囊胞性線維症の原因遺伝子であるCl^-チャネルCFTR（cystic fibrosis transmembrane conductance regulator）とcAMPトランスポーターであるMRP4の機能的なカップリングが，PDZ-K1ノックアウトにより消失するというものである[18)]。CFTRはcAMPによりCl^-チャネルを開けるが，cAMPトランスポーター MRP4がcAMPを細胞外に一部リークさせることにより，cAMPのCFTRへの作用を調節している。CFTRとMRP4は

PDZ-K1を介して連結しているが，PDZ-K1のノックアウトにより両者の結合と，同時に機能的なカップリングが失われることが示された[18]。これは，上述のトランスポートソームがPDZ-K1により形成され，実際に機能的意味をもつことを実証したものである。

おわりに

細胞が合目的的に機能するためには，協調的機能を営むタンパク質の量比が適切に維持されることが重要であり，サブユニット構造をとる複合タンパク質の場合は，複合タンパク質に取り込まれなかったサブユニットは壊されていくというシステムを想定すれば，この要請が満たされる。同様に，トランスポートソームのような分子集積体においても，その構成要素の量比を適切に保つためには，遺伝子発現量の調節に頼った前向きの制御のみでは不十分であり，最終的に量比の帳じりを合わせる過程が必要となる。多価の足場タンパク質がこの役割を担う可能性がある。各結合ドメインがどのタンパク質と結合しうるかという情報を担うが，そこに結合できなかったタンパク質は消退していくというルールを想定すれば，最終的な量比の帳じり合わせができるはずである。前述のように特定のプラットホームとの親和性や，構成要素間の相互の親和性が，トランスポートソーム形成の重要な要素となるが，集積したタンパク質の量比の調整も含めて，足場タンパク質は最終的にトランスポートソームを整形する役割を果たしているかもしれない。

トランスポートソームの概念は，「単一分子」から「分子複合体」へのパラダイムシフトを念頭においたものであるが，この視点に立つことにより，今まで解決できなかったいくつかの問題へのアプローチが可能になるとともに，膜輸送現象の新たな側面が見えてくる。しかし，冒頭でも述べたように，実験科学の論理構造にうまくフィットした「単一分子」のアプローチに比べ，「分子複合体」の研究は原理的に容易ではない。網羅性を重視するポストゲノムの技術を駆使しながらも，「単一分子」と「分子複合体」を行き来する折衷的なアプローチをしばらくは繰り返し，その延長上に「複合体」の理論を摸索していく必要がある。

用語解説

1. **トランスポートソーム**：輸送分子群（トランスポーター，チャネル，ポンプ）およびそれを調節する機能制御分子群が，それを束ねる足場タンパク質とともに集積して形成する分子複合体。生体膜物質輸送の機能単位であり，輸送分子間の機能共役，輸送分子と代謝酵素の共役，輸送分子と細胞の他の機能要素やシグナル系とのクロストークの分子的背景をなす。
2. **足場タンパク質**：細胞内シグナル系においては，複数の情報伝達分子を結合して，シグナロソーム（シグナル伝達複合体）を形成する足場となるタンパク質をさす。トランスポートソームにおいても同様に，足場タンパク質は，複数の輸送分子，制御分子を結合し，複合体の形成・維持に関与し，複合体構成タンパク質の相互の分子間機能共役を効率化する。
3. **プラットホーム**：トランスポートソームの概念では，分子複合体が形成される生体膜環境（「場」）をプラットホームと称し，複合体形成の要因として，あるいは機能的共役成立の基盤として重視している。プラットホームとしては，脂質ラフト，細胞骨格，カベオラ，フォーカルコンタクト，上皮頂上膜，プレシナプスアクティブゾーン，結合膜構造，小胞体などが想定されている。

参考文献

1) Biber J, Gisler SM, et al : J Membr Biol 203, 111-118, 2005.
2) Niggli V, Rossy J : Int J Biochem Cell Biol 40, 344-349, 2008.
3) Hibino H, Kurachi Y : Eur J Neurosci 26, 2539-2555, 2007.
4) McDonald KK, Zharikov S, et al : J Biol Chem 272, 31213-31216, 1997.
5) Yazawa M, Ferrante C, et al : Nature 448, 78-82, 2007.
6) Kiyonaka S, Wakamori M, et al : Nat Neurosci 10, 691-701, 2007.
7) Ihara M, Yamasaki N, et al : Neuron 53, 519-533, 2007.
8) Yang SS, Morimoto T, et al : Cell Metab 5, 331-344, 2007.
9) Anzai N, Miyazaki H, et al : J Biol Chem 279, 45942-45950, 2004.
10) Jutabha P, Kanai Y, et al : J Biol Chem 278, 27930-27938, 2003.
11) Miyazaki H, Anzai N, et al : J Am Soc Nephrol 16, 3498-3506, 2005.

12) Cha SH, Sekine T, et al : J Biol Chem 275, 4507-4512, 2000.
13) Kocher O, Pal R, et al : Mol Cell Biol 23, 1175-1180, 2003.
14) Yesilaltay A, Kocher O, et al : J Biol Chem 281, 28975-28980, 2006.
15) Capuano P, Bacic D, et al : Pflugers Arch 449, 392-402, 2005.
16) Thomson RB, Wang T, et al : Proc Natl Acad Sci USA 102, 13331-13336, 2005.
17) Jiang Z, Asplin JR, et al : Nat Genet 38, 474-478, 2006.
18) Li C, Krishnamurthy PC, et al : Cell 131, 940-951, 2007.

参考ホームページ

・文部科学省科学研究費補助金特定領域研究「生体膜トランスポートソームの分子構築と生理機能」
http://www.med.osaka-u.ac.jp/pub/pharma1/transportsome/top.html

金井好克

1984 年	群馬大学医学部卒業
1988 年	東京大学大学院医学系研究科修了（生理学）医学博士 同医学部医学科衛生学助手
1991 年	米国ハーバード大学博士研究員
1993 年	杏林大学医学部薬理学講師
1996 年	同助教授
2001 年	同研究教授
2004 年	同教授
2007 年	大阪大学大学院医学系研究科生体システム薬理学教授

| 第2章 | トランスポートソームの概念 |

2. 薬物動態関連トランスポーターと相互作用するタンパク質

杉浦智子・加藤将夫

　トランスポーターは種々薬物の体内動態に重要な役割を担っていることが示されつつあり，個々のトランスポーターに着目した研究が多くなされてきた。一方，細胞膜直下に発現するPDZタンパク質は，トランスポーターと相互作用し，トランスポーターの細胞膜へのソーティング，細胞膜表面での安定化，輸送駆動力を供給するトランスポーターとの共局在など，トランスポーターを介した基質輸送の効率化にアダプターとして関与することが示唆されている。最近の研究から，複数のトランスポーターの基質薬物の体内動態が，PDZK1やRab8などのアダプターによって制御を受けることが $in\ vivo$ において示されており，トランスポーターの機能解析においては，アダプタータンパク質の存在も考慮に入れた検討が重要である。

はじめに

　医薬品の薬効・毒性発現は，薬物の標的臓器への移行と，標的分子に曝露される薬物の濃度によって規定される。したがって，薬物の吸収，分布，代謝，排泄などの薬物動態に関与する分子群は，薬効や毒性を制御する因子として重要である。現在までに多くのトランスポーターが薬物動態関連分子として解析されてきたが，一方で，生体膜透過の関わる薬物動態の変動要因がトランスポーター分子群だけでは説明できないことや，$in\ vitro$ でみられる生体膜透過が必ずしも $in\ vivo$ を反映しないことが認識されつつある。そこで近年，タンパク質間相互作用[用解1]によってトランスポーターと相互作用し,その機能調節を行うと考えられる「アダプター」[用解2]分子が注目されはじめた。本稿では，薬物動態関連トランスポーターと相互作用するタンパク質に関する最近の知見を紹介する。

I. 薬物トランスポーターとアダプタータンパク質の相互作用

　細胞膜表面に発現するトランスポーターは，生体に必要な栄養物の取り込みおよび外来性異物の排出などを行うことにより，細胞のホメオスタシスに関わる。これらトランスポーターが適切な方向性をもって機能するためには，機能発現部位（上皮細胞においては刷子縁膜または側底膜）への適切なソーティングが必要である。さらに，正しくソーティングされた後においても，細胞膜表面に発現するタンパク質は絶えずターンオーバーされているため，細胞膜上で安定に発現するための足場タンパク質（scaffold protein）が必要であると考えられる。薬物動態に関わるトランスポーターの足場タンパク質として，これまで分子内にPDZ（PSD95/Dlg/ZO1）ドメイン[用解3]を有するPDZタンパク質とFERM（four-point-one/ezrin/radixin/moesin）ドメインを有するERMタンパク質が知

---

key words

アダプター，PDZ結合モチーフ，PDZタンパク質，PDZK1，Rab8，ソーティング，刷子縁膜，細胞内ネットワーク

図❶ 小腸上皮細胞刷子縁膜におけるOCTN2とPDZK1の共局在（文献5より）

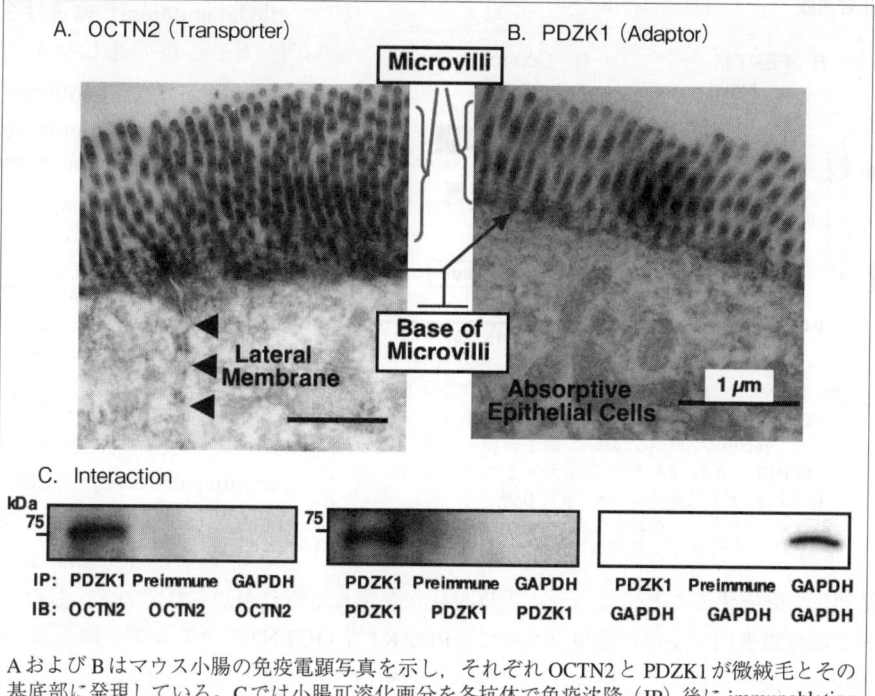

A. OCTN2 (Transporter) B. PDZK1 (Adaptor)

Microvilli
Lateral Membrane
Base of Microvilli
Absorptive Epithelial Cells
1 μm

C. Interaction

AおよびBはマウス小腸の免疫電顕写真を示し，それぞれOCTN2とPDZK1が微絨毛とその基底部に発現している。Cでは小腸可溶化画分を各抗体で免疫沈降（IP）後にimmunobloting（IB）することにより，両者の結合を示した。

のC末端にはPDZ結合モチーフがあり，これらPDZタンパク質とC末端特異的に相互作用することが見出された[3)4)]。また，生体組織を可溶化したサンプルを用いた免疫沈降法により，生体内においてもPDZアダプタータンパク質がトランスポーターと相互作用し，これら両タンパク質が小腸および腎臓の刷子縁膜側で共局在することが報告されている[4)-6)]（図❶）。PDZタンパク質は，このような相互作用を介してPDZ結合モチーフをもつトランスポーターやレセプターなどの膜タンパク質に裏打ちし，機能調節やシグナル伝達などに関与することが示唆されている[7)8)]。

られている。

PDZタンパク質はトランスポーターの発現・局在調節因子として着目されている[1)]。PDZドメインは，主に膜タンパク質のC末端に存在する，ある決まったアミノ酸配列（PDZ結合モチーフ）と結合することが知られている。腎臓や小腸の極性細胞の刷子縁膜に局在するトランスポーターのC末端には，このうちclass I と呼ばれる部類のPDZ結合モチーフ（-[S/T]-X-[φ/ψ]：φは脂溶性，ψは芳香環をもつアミノ酸，Xはいずれかのアミノ酸）を共通して有していることから，このモチーフがトランスポーターの局在シグナルとなる可能性が示唆されてきた[2)]。薬物を輸送するSLC（solute carrier）トランスポーターのC末端とPDZタンパク質（PDZK1, PDZK2, NHERF1, NHERF2）との相互作用は，yeast two-hybridスクリーニングにおいて実証された[3)4)]。すなわち，小腸または腎臓の刷子縁膜に発現するトランスポーター（OCTN1, OCTN2, OAT4, OATP-A, PEPT2など）

II．PDZタンパク質による薬物トランスポーターの機能・局在制御

培養細胞系においてPDZK1と相互作用するトランスポーター（OCTN1, OCTN2, PEPT1, PEPT2, OAT4, URAT1）をPDZK1と同時に発現させると，トランスポーターを介した基質輸送能はPDZK1存在下において促進された[3)4)9)-12)]。ほとんどのケースでは，PDZK1共存下においてトランスポーターの細胞膜表面での発現量の上昇が起こることから，発現量増加による機能促進であると説明づけられているものの，このようなトランスポーターの機能調節メカニズムに関してはいまだ不明な点が多い。①PDZアダプタータンパ

図❷ *pdzk1* 遺伝子ノックアウトマウス (*pdzk1⁻/⁻*) における小腸トランスポーター基質薬物の消化管吸収

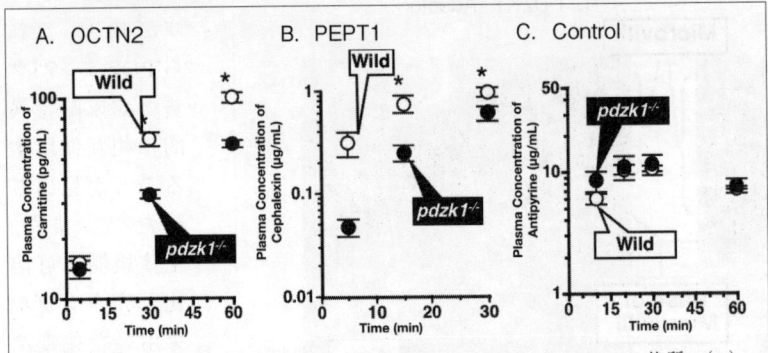

wild (○) および *pdzk1⁻/⁻* (●) マウスにおけるカルニチン[OCTN2の基質] (A)，セファレキシン[PEPT1の基質] (B)，アンチピリン[コントロール] (C) の経口投与後血漿中濃度推移を示した。*pdzk1⁻/⁻* マウスにおいて刷子縁膜での発現量の低下していた OCTN2 および PEPT1 の基質であるカルニチンとセファレキシンの血漿中濃度は wild と比べ有意に低下していた。 ＊：$p < 0.05$

ク質が足場タンパク質として機能することによって，トランスポーターが細胞膜表面で安定に発現することができる（発現量・局在調節），②駆動力供給体を近傍に集合させることによって機能調節を行っている，③多量体の形成によって輸送機能が調節されている，などのポストクリプショナルな調節が仮説として考えられる。PDZK1の変異により，変異型 PDZK1 および一部トランスポーターは細胞質に局在し，トランスポーター発現量の低下および基質輸送能の低下を引き起こすことからも[9]，PDZK1 は細胞膜付近で足場タンパクとしてトランスポーターを細胞膜表面にアンカーさせる役割を担っており，PDZK1 の変異によりアンカーとしての役割ができずに内在化してしまったと考えられる。これらのことから，PDZK1 はトランスポーターの細胞での発現および細胞内局在に関与し，トランスポーターの機能発現部位である細胞膜での発現を制御している重要な分子であることが示唆された。

さらに著者らは，同じトランスポーターに対しても，基質によって PDZK1 による輸送促進効果が異なることも見出している（未発表データ）。カルニチン/有機カチオントランスポーター OCTN2 を介したカルニチン輸送は，PDZK1 存在下において 6 倍以上の輸送機能促進がみられた一方で，OCTN2 による TEA（tetraethylammonium）輸送は 2 倍ほどしか促進しなかった。カルニチン（ß-hydroxy-γ-trimethylaminobutyric acid）は水溶性の高い内因性物質であり，あらゆる生物の各臓器に存在し，長鎖脂肪酸の β 酸化に重要な役割を担っている化合物である。また，カルニチン欠乏により全身性カルニチン欠乏症（systemic carnitine deficiency：SCD）となり，進行性の拡張型心筋症や骨格筋症などの重篤な症状が現れることが知られている。したがって，PDZK1 は OCTN2 のカルニチン輸送能を大幅に促進することによって，生体にとって必須な栄養物であるカルニチンを効率よく生体内に取り込んでいると考えられる。一方，外来性異物である TEA は積極的に体内に取り込む必要性が低いため，PDZK1 による輸送促進効果が小さかった可能性がある。腎臓や小腸など生体内における OCTN2 も，PDZK1 との複合体を形成することで，OCTN2 単独でみられる基質認識性とは異なる輸送能を示すことも考えられ，このことが生体にとって必要な栄養物を効率よく取り入れ，不要な外来性異物は取り込まないといった選択的輸送に関与するのかもしれない。

Ⅲ．アダプタータンパク質の生理的・薬理学的役割

1. PDZ タンパク質

上述のとおり，*in vitro* 実験において PDZK1 が複数のトランスポーターの局在・機能調節因子であることが示唆されているが，*in vivo* での PDZK1 の役割を評価するためには，PDZK1 遺伝子ノックアウトマウス（*pdzk1⁻/⁻*）を用いた検討が必須である。

in vitro で PDZK1 による促進効果が顕著であった

図❸ 小腸および肝臓に発現する薬物トランスポーターのPDZK1, Rab8による制御

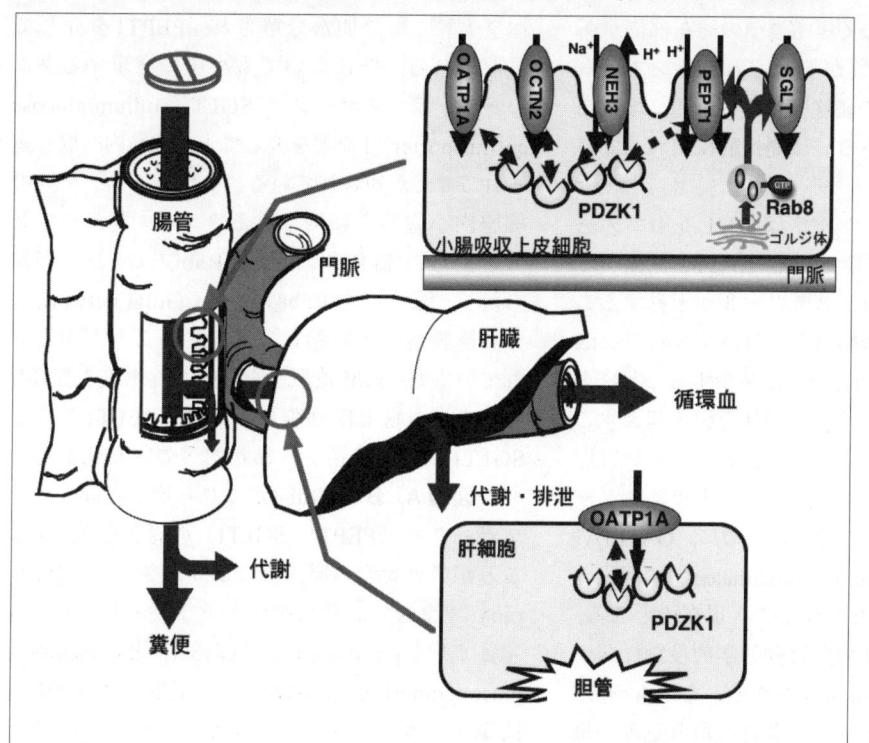

PDZタンパク質とトランスポーターとの相互作用、およびRab8による細胞膜へのソーティングを受けるトランスポーターとの関係を示している。細胞膜に発現する複数のトランスポーターがPDZK1やRab8と相互作用することで、複雑なネットワークを形成していると考えられる。

の消化管吸収に関与すると考えられているオリゴペプチドトランスポーター PEPT1に関しても同様の検討を行ったところ、PEPT1の基質であるセファレキシンを経口投与後の最高血漿中濃度到達時間（Tmax）が遅延し、Tmaxまでの血漿中濃度の有意な低下が観察された（図❷B）[10]。pdzk1-/- マウスでは小腸におけるPEPT1発現量も顕著に低下していることが免疫組織化学的解析により裏づけられている[10]。PEPT1はH+を駆動力とするトランスポーターであるが、その駆動力の供給には小腸刷子縁膜に発現するNHE（sodium/proton exchanger）3が少なくとも一部関与すると考えられており、NHE3がPDZK1による制御を受けること[14]、NHE3がPEPT1による輸送機能に影響すること[15]が示唆されている。このようなトランスポーター間の機能的相互作用のつなぎ役として、PDZタンパク質が関与する可能性もある。以上より、小腸に発現する複数の取り込みトランスポーター（OCTN2、PEPT1）の発現や機能が1つのアダプター分子（PDZK1）によって制御されていることが in vivo で示された[10]。

OCTN2の典型的な基質であるカルニチンをwildおよび pdzk1-/- マウスに経口投与したところ、pdzk1-/- マウスにおいてカルニチンの血漿中濃度が有意に低く（図❷A）、反転腸管法によりカルニチンの小腸管腔側からの取り込みを評価したところ、wildマウスに比べ pdzk1-/- マウスでは小腸組織内への取り込みが有意に低かった[10]。pdzk1-/- マウスでは小腸吸収上皮細胞刷子縁膜でのOCTN2の発現が顕著に減少していること[10]、jvs（OCTN2機能欠損）マウスを用いた解析からカルニチンの75%の供給を担う消化管吸収にOCTN2が主要な役割を担っていること[5)13]を考慮すると、PDZK1の欠損は小腸におけるOCTN2の発現量低下を引き起こし、このことが基質であるカルニチンの消化管吸収低下の要因であると推察される。また、アミノ-β-ラクタム抗生物質などのペプチド様化合物

一方、腎臓においてはPDZK1のホモログタンパク質であるPDZK2（NaPi-Cap2）がOCTN2と近位尿細管刷子縁膜の細胞質側（subapical）で共局在していることを考慮すると[16]、OCTN2は

PDZK1による膜表面プールとPDZK2と共局在する細胞内プールの少なくとも2つの局在部位があり，各PDZタンパク質がそれぞれトランスポーターのソーティングや細胞膜での安定化，細胞内での分解などに直接あるいは間接的に関わっていると考えられる．

さらに，pdzk1-/-マウスではHDLレセプター（SR-BI）の肝血管側膜での発現が95％減少することによって血清中コレステロールが上昇すること[17]，および高リン酸摂取時においてNa+/リン酸共輸送体（NaPi-IIa）の発現量が減少することによって尿中へのリン酸排泄量の増加を引き起こすことが報告されている[18]．また，pdzk1-/-マウスでは，肝血管側膜に発現する有機アニオントランスポーター（OATP1A1）が内在化するために，OATP1A1の基質であるBSP（bromosulfophthalein）の肝臓への取り込み減少が観察された[19]．現在のところ，肝臓におけるPDZK1の薬物動態学的役割に関する更なる詳細な解析は報告されていないものの，OATPは肝臓において多くの薬物の取り込みに働くことが知られており，近年では代謝型薬物の取り込み機構として，その血中からのクリアランスや薬物間相互作用にも関係することが報告されている．したがって，PDZK1は小腸ばかりでなく，肝臓においてもトランスポーターの発現・機能制御を介して，様々な薬物の挙動に影響を与えている可能性がある（図❸）．

NHERF1およびNHERF2は，C末端にERM（ezrin/radixin/moesin）結合ドメインを有するPDZタンパク質であり，このERMドメインを介してezrin, radixin, moesinと結合し，間接的に細胞骨格を形成するactinと相互作用することが知られている[20)21)]．そのため，nherf1-/-マウスでは小腸および腎臓におけるERMタンパク質が減少し，小腸上皮細胞微絨毛の骨格形成異常が生じる[22]．膜タンパク質の安定化だけでなく，細胞骨格の形成にも重要な分子であると考えられる．

2. Rabタンパク質

小腸に発現するトランスポーター群は薬物の吸収に働くだけでなく，生理的な役割として食物由来の栄養物の吸収を担う[23]．摂取された種々の栄養物は小腸管腔内で各種酵素によりジ・トリペプチドにまで加水分解され，PEPT1を介して吸収される．糖においても小腸に発現するグルコーストランスポーター SGLT（sodium/glucose cotransporter）1などを介して上皮細胞内へ取り込まれることが知られている．トランスポーターの細胞内小胞輸送に関与するタンパク質として低分子量GTP結合タンパク質Rabファミリーが知られ[24]，なかでもRab8はtrans-Golgi networkから細胞膜への小胞輸送に関与することが報告されている[25]．rab8遺伝子を欠損した生後3週齢のマウスの小腸上皮細胞において，PEPT1およびSGLT1の刷子縁膜から細胞内への内在化が起こり（図❹A, B），Rab8がこれら刷子縁膜トランスポーター（PEPT1, SGLT1）の局在を支配することが群馬大学の原田らにより示された．また，rab8-/-マウスではそれぞれのトランスポーターの基質であるglycylsarcosine（GlySar）とα-methyl-d-glucopyranosido（α-MDG）の小腸取り込みが細胞間隙マーカーであるマンニトールと同程度まで低下した[26]（図❹C）．rab8-/-マウスは離乳期を過ぎた3週齢以降に致死であり，rab8欠損に伴うPEPT1およびSGLT1などのmislocalizationによるこれらトランスポーターを介した栄養物の吸収不全が，その主な要因であると考えられる一方，ヒト栄養吸収障害性疾患においてもRab8の発現が低下している[26]．また，rab8-/-マウスにPEPT1の基質であるβ-ラクタム抗生物質を経口投与したところ，pdzk1-/-マウスと同様に経口投与後の血漿中濃度の低下が観察された（未発表データ）．

以上より，薬物の消化管吸収に関わる複数のトランスポーターが，細胞質に発現するアダプタータンパク質によって制御されることが示された．トランスポーターとアダプターの相互作用は，細胞内での発現や局在の制御に関与することで，トランスポーターによる輸送活性に重要な役割を担っていると考えられ，トランスポーターの機能解析にはアダプタータンパク質の存在も考慮に入れた解析が必要である．

図❹ *rab8*遺伝子ノックアウトマウス（*rab8*−/−）におけるトランスポーター局在・機能に及ぼす影響

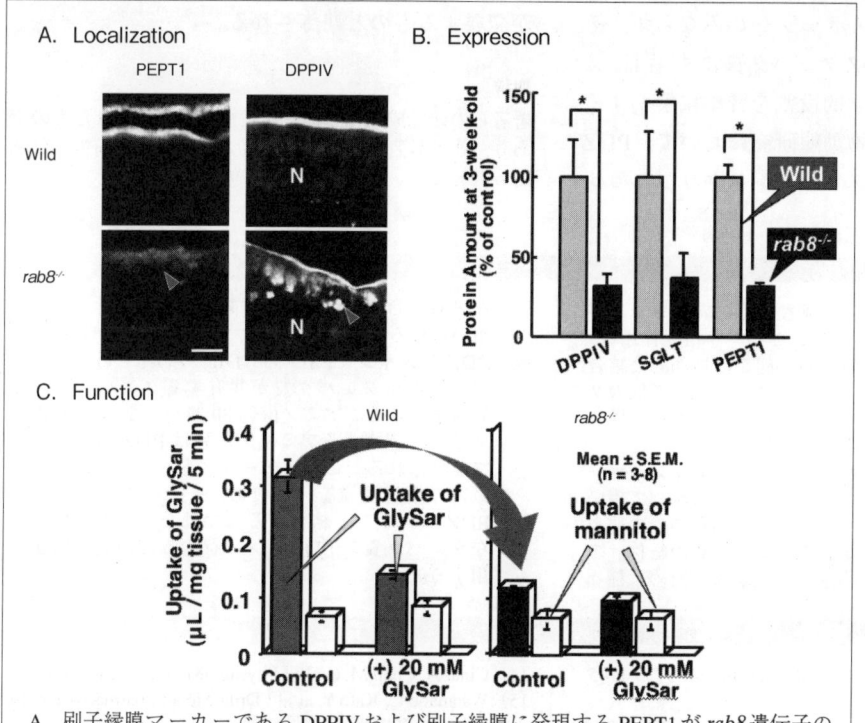

A. Localization
B. Expression
C. Function

A. 刷子縁膜マーカーであるDPPIVおよび刷子縁膜に発現するPEPT1が*rab8*遺伝子の欠損により細胞内にmislocalization（矢印）した．
B. *rab8*欠損により，小腸の刷子縁膜に発現する膜タンパク質（DPPIV, SGLT, PEPT1）のタンパク質レベルでの発現量が低下した． *：$p < 0.05$
C. *rab8*欠損により，GlySar（PEPT1の基質）の小腸組織への取り込みが細胞間隙マーカーであるマンニトールと同程度にまで低下した．

ーター（PEPT1, OCTN2）の小腸における発現が低下し，これらトランスポーターの基質化合物（薬物）の消化管吸収性低下を引き起こすこと[9]，および*rab8*−/−マウスにおいてもPEPT1およびSGLT1のmislocalizationによる基質輸送能の低下が明らかとなった[26]．これまで，PEPT1がβ-ラクタム抗生物質の他に，ACE阻害薬，抗癌剤のウベニメクス（ベスタチン®）などの様々な薬物の消化管吸収に関与する重要なトランスポーターであることが示唆されている一方で，小腸に発現するPEPT1がこれら薬物の吸収に関与することを*in vivo*で立証した例はなかった．*pdzk1*−/−マウスや*rab8*−/−マウスを用いることにより，これらのトランスポーターが栄養物・薬物の消化管吸収に関与することを示唆することができた．また，これらマウスを用いた更なる薬物動態解析によって，未同定の吸収トランスポーターの解明にもつながるかもしれない．

生体膜透過過程は薬物動態全体の律速段階ともなりうるため，医薬品の探索や開発のみならず，医薬品の適正使用においても重要な意味をもつ．つまり，消化管における薬物トランスポーターやその制御機構の解明は，経口薬のターゲットとなり，医薬品開発の効率化につながるとともに，薬物間相互作用や個体差の原因解明の手がかりとな

おわりに

細胞膜に発現する複数のタンパク質が物理的および機能的に相互作用することで複合体を形成し，細胞膜表面での安定した発現や効率のよい輸送が行われるよう複雑な細胞内ネットワークが形成されていると考えられる[27]（図❸）．このような分子複合体のメカニズムの探究は，これまで機能分子であるトランスポーター単独では説明できなかった輸送メカニズムの解明につながり，細胞膜近傍のタンパク質間相互作用は，輸送活性制御，多量体形成，トラフィッキングやターゲティング，細胞内輸送などの点で新しい知見を得ることにつながるものと思われる．

pdzk1−/−マウスにおいて相互作用するトランスポ

り，医薬品の適正使用に有用な知見を与えるものである．そのため，小腸などの薬物動態関連臓器に発現する薬物トランスポーターのみならず，それと相互作用するPDZタンパク質にも着目し，その生理的・薬物動態学的役割を詳細に解明することが重要である．薬物動態研究において，PDZタンパク質のようなポストトランスクリプショナル制御因子を考慮に入れることにより，トランスポーターをターゲットとしたより緻密な創薬研究が発展するものと期待される．

謝辞
著者らの研究成果は金沢大学辻研究室で得られたものであり，辻 彰名誉教授（現金沢大学学長特別補佐）に感謝いたします．

用語解説

1. **タンパク質間相互作用**：同種もしくは異なるタンパク質間の相互作用を示す．ここでいう相互作用は，タンパク質とタンパク質の間で起こる物理的な結合のみならず，あるタンパク質の共存によって他のタンパク質の発現・機能・局在などが影響される場合にもしばしば用いられる．
2. **アダプター**：あるタンパク質（多くはトランスポーターやレセプターなどの膜タンパク質に対して用いられることが多い）に結合し，その細胞内での局在や機能に影響を与える細胞内タンパク質の総称．アダプターは，必ずしも明確な定義がないため，様々な局面におけるタンパク質間相互作用に対して広く用いられる言葉である．
3. **PDZドメイン**：PSD-95，Dlg，ZO-1と呼ばれる3つの異なるタンパク質が共有するタンパク質の部分構造のこと．アミノ酸約80個からなる．PDZドメインが認識するアミノ酸配列はPDZ結合モチーフと呼ばれる．このモチーフとドメインとの結合は厳密な構造認識を伴うため，モチーフはすべてのPDZドメインと結合するのではなく，より特異的なタンパク質のPDZドメインのみとの間で相互作用する．

参考文献

1) Gisler SM, Pribanic S, et al : Kidney Int 64, 1733-1745, 2003.
2) Russel FG, Masereeuw R, et al : Annu Rev Physiol 64, 593-594, 2002.
3) Kato Y, Yoshida K, et al : Pharm Res 21, 1886-1894, 2004.
4) Kato Y, Sai Y, et al : Mol Pharmacol 67, 734-743, 2005.
5) Kato Y, Sugiure M, et al : Mol Pharmacol 70, 829-837, 2006.
6) Noshiro R, Anzai N, et al : Kidney Int 70, 275-282, 2006.
7) Biber J, Gisler SM, et al : Am J Physiol 287, F871-F875, 2004.
8) Brone B, Eggermont J : Am J Physiol 288, C20-C29, 2005.
9) Sugiura T, Kato Y, et al : Drug Metab Pharmacokinet 21, 375-383, 2006.
10) Sugiura T, Kato Y, et al : Drug Metab Dispos, 2008, in press.
11) Anzai N, Miyazaki H, et al : J Biol Chem 279, 45942-45950, 2004.
12) Miyazaki H, Anzai N, et al : J Am Soc Nephrol 16, 3498-3506, 2005.
13) Yokogawa K, Higashi Y, et al : J Pharmacol Exp Ther 289, 224-230, 1999.
14) Cinar A, Chen M, et al : J Physiol 581, 1235-1246, 2007.
15) Watanabe C, Kato Y, et al : Drug Metab Pharmacokinet 20, 443-451, 2005.
16) Watanabe C, Kato Y, et al : Drug Metab Dispos 34, 1927-1934, 2006.
17) Kocher O, Yesilaltay A, et al : J Biol Chem 278, 52820-52828, 2003.
18) Capuano P, Bacic D, et al : Pflugers Arch 449, 392-402, 2005.
19) Wang P, Wang JJ, et al : J Biol Chem 280, 30143-30149, 2005.
20) Weinman EJ, Steplock D, et al : Biochemistry 39, 6123-6129, 2000.
21) Yao X, Cheng L, et al : J Biol Chem 271, 768-773, 1996.
22) Morales FC, Takahashi Y, et al : Proc Natl Acad Sci USA 51, 17705-17709, 2004.
23) Steffansen B, Nielsen CU, et al : Eur J Pharm Sci 21, 3-16, 2004.
24) Stenmark H, Olkkonen VM : Genome Biol 2, REVIEWS3007. 1-REVIEWS3007. 7, 2001.
25) Huber LA, Pimplikar S, et al : J Cell Biol 123, 35-45, 1993.
26) Sato T, Mushiake S, et al : Nature 448, 366-369, 2007.
27) Kato Y : Drug Metab Pharmacokinet 22, 401-408, 2007.

加藤将夫
1990年　東京大学薬学部薬学科卒業
1993年　同大学院薬学系研究科博士課程中退
　　　　同薬学部助手
2001年　米国NIH留学
2002年　金沢大学薬学部助教授
2008年　同医薬保健研究域（薬学系）・分子薬物治療学研究室教授

第2章 トランスポートソームの概念

3．薬物動態関連トランスポーターと ERM タンパク質

伊藤晃成・鈴木洋史

ezrin, radixin, moesin を含む ERM タンパク質は，アクチン線維と細胞膜および細胞膜タンパク質をつなぐ細胞質タンパク質として知られている。いくつかの薬物トランスポーターにおいては，ERM タンパク質との相互作用が膜表面での安定発現に必要であることがわかってきた。また，ERM タンパク質が足場となり，膜タンパク質の局在・機能制御に関わる因子群を近傍に集積させることで，膜タンパク質の動的制御を担う可能性も示されつつある。本稿では主に ERM タンパク質を中心とした薬物トランスポートソームの概念に関して紹介する。

はじめに

薬物動態関連トランスポーターの多くは形質膜表面，特に薬物の血中濃度を決定する主要臓器を構成する小腸上皮細胞，肝実質細胞，腎尿細管上皮細胞においては細胞単位で apical/basal の極性を有することから，いずれかの形質膜表面に発現することで方向性輸送を行っている。これらトランスポーターによる吸収方向，排泄方向，あるいは再吸収方向への輸送過程の積み重ねの結果として，服用した薬物が最終的に体外に排泄されるまでの時間・経路が主に決定される。これら薬物トランスポーターの発現量の変化は，時として薬物の体内分布の変化，消失の遅延，ひいては薬効・副作用の変化として現れる可能性がある。冒頭に述べたように，薬物トランスポーターは細胞膜表面に露出する必要があり，mRNA 発現量が同じ，さらには細胞全体でのタンパク質発現量が同じであったとしても，細胞膜表面での発現量が変動することで細胞あたりの基質薬物の輸送活性，そしてその薬物の体内動態に影響する。この変動は大きくは翻訳後調節に分類され，トランスポーター自身のリン酸化，ユビキチン化などの直接的な修飾が一部関与することがトランスポーター以外の膜タンパク質での解析から類推されるが，特に薬物トランスポーター分野での解析はほとんどなされていない。一方で薬物トランスポーターと相互作用し，膜表面での発現・機能を制御する因子の例は徐々に蓄積し，注目を集めている。PDZ タンパク質はそのうちの1つであり，膜表面直下でのトランスポーターの安定発現，さらには他の膜タンパク質群と機能的な複合体を形成する可能性については本誌 76～82 頁で紹介されているのでそちらをご参照いただきたい。一方，ERM タンパク質はアクチン線維と細胞膜および細胞膜タンパク質をつなぐ細胞質タンパク質として古くから知られていたが，いくつかの薬物トランスポーターにおいてはこれらとの相互作用が膜表面での発現に必要であることがわかってきた。本稿では主に薬物トランスポーターの ERM による発現・機能調節について概説する。

> **key words**
>
> ERM, ezrin, radixin, moesin, アクチン線維, MRP2, MDR1, CFTR, PDZ タンパク質, NHERF

図❶ ERMタンパク質のドメイン構造（A）と活性化スキーム（B）
（文献1, 2より）

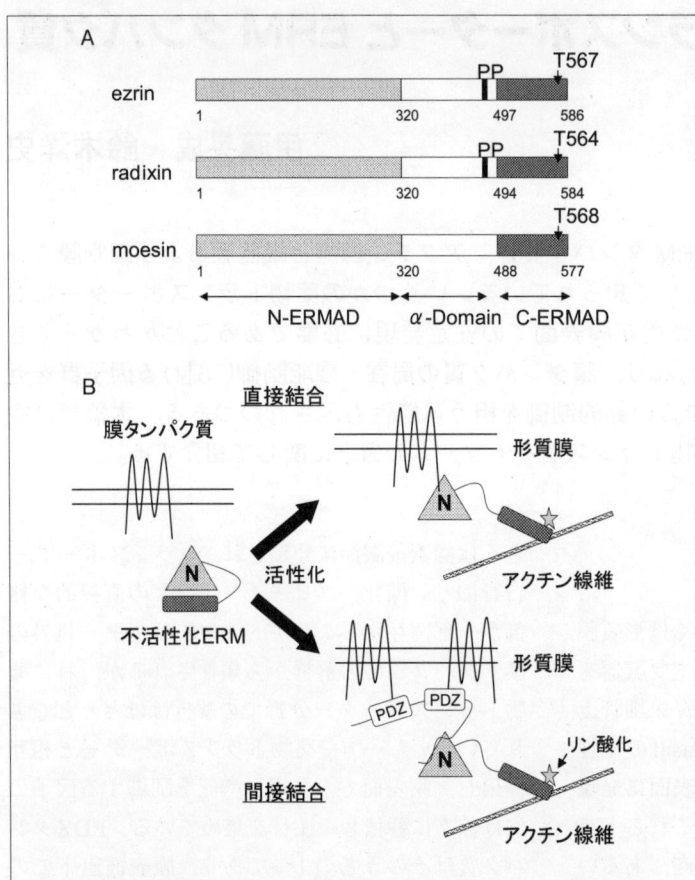

N-ERMADは膜脂質, 膜タンパク質との結合に関わる。αドメインはヘリックス-コイルド-コイル構造をとっている。C末端側約80アミノ酸は親水性構造をとり, ファミリー間で約80％の高い相同性を有する。このドメインはアクチン線維と結合する。C末端付近に存在する特定のスレオニン残基はPKCによるリン酸化を受け, これによりERMタンパク質は活性型（open型）となり膜タンパク質およびアクチン線維との結合ドメインが露出すると考えられる。膜タンパク質との結合様式には直接膜タンパク質とN-ERMADが結合する場合とNHERF1などのPDZタンパク質を介して間接的に膜タンパク質と結合する場合がある。

I. ERMタンパク質とは

1. ERMタンパク質の構造と役割

ERMタンパク質はezrin, radixin, moesinを含むファミリータンパク質の総称で, 互いに70〜80％のアミノ酸相同性を有する。細胞骨格と細胞膜タンパク質のリンカーとしての役割が主に考えられており, 細胞膜直下, 特に極性細胞において微絨毛, 細胞間接着部位, 細胞-基質接着部位などアクチン線維が濃縮される部位に偏在し, 実際に微絨毛形成そのものに関与する[1]。図❶Aにこれらこれら ERMタンパク質のドメイン構造を模式的に示した。ERMタンパク質はアミノ酸580前後で分子量80kD前後を有し, N末端半分にはERMタンパク質間では80％以上, Merlinとは約60％程度の相同性を有するFERMドメイン（Band4.1とERMタンパク質で保存性の高い領域：fourpoint-one, ERM）が, それに引き続き相同性が比較的低くαヘリックス-コイルド-コイルドメインからなるαドメイン, さらにC末端80アミノ酸程度は親水性が高くかつ保存性の高いドメインから構成される[2]。ERMタンパク質のN末端半分とC末端半分はそれぞれ機能的にN-ERMAD, C-ERMAD（N-, C-ERM association domain）と呼ばれ, それぞれ細胞膜との相互作用, およびアクチン線維との相互作用に関わる機能を有する。ERMタンパク質は不活性化状態においてはN-ERMADとC-ERMADが自己縮合する構造をとり, C末端側の特定のスレオニン残基（ezrinのT567, radixinのT564, moesinのT568）がリン酸化されることで両ドメインが露出され, 細胞膜タンパク質とアクチン線維をリンクする機能を発揮すると考えられている。

ERMタンパク質と膜タンパク質との相互作用様式は大きく2種類に分類される。1つは直接結合によるもの, もう1つは第三の分子を介して膜タンパク質と間接的に結合するものである[2]（図❶B）。前者の例として, 表面抗原CD43,

図❷ ERMタンパク質の臓器分布（文献5より）

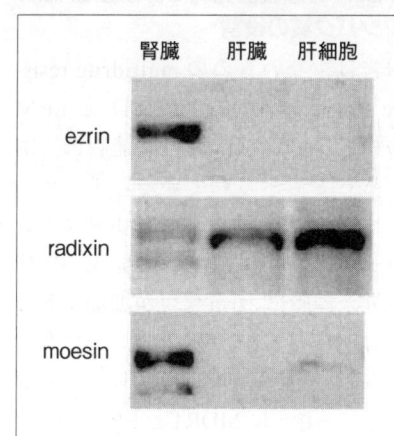

腎臓においてはezrin, moesinが，肝臓においてはradixinが主に発現し，特にradixinは肝実質細胞すなわち肝細胞に特に強い発現がみられる。また，図には示されていないが，胃・腸においてはezrinが主なERMタンパク質として発現している[4]。これらERMタンパク質の臓器分布はノックアウトマウスにおける表現型の臓器分布と合致する。また，ERMタンパク質は互いの機能を相補できる可能性があり，複数のERMタンパク質を同時に発現する細胞においては単一のERMタンパク質を欠損するのみでは表現型が見えないこともある。

CD44，ICAM1-3，および有機アニオン排泄輸送体 multidrug resistance-associated protein 2 / ATP-binding cassette transporter family C2（MRP2/ABCC2）が知られる。また後者の例として，cystic fibrosis conductance regulator（CFTR/ABCC7），Na^+/H^+ exchanger 3（NHE3）が知られる。第三の介在分子として，PDZタンパク質に分類される Na^+/H^+ exchanger regulatory factor 1 / ERM binding phosphoprotein 50（NHERF1/EBP50）や NHE3 kinase A regulatory protein（E3KARP）が知られる。NHERF1，E3KARPともに分子内に2つのPDZ領域を有し，膜タンパク質のC末端に存在するPDZモチーフ配列（-T/S-X-Hy；ただしXは任意のアミノ酸，Hyは疎水性アミノ酸）に結合する一方，NHERF1，E3KARPのC末端はERMのN-ERMADと結合する。こうして最終的には，例えば（CFTR）→（NHERF1）→（ezrin）→（アクチン線維）という直列結合が成立し，結果として膜タンパク質の表面発現が安定化される。

ERMが結合する膜タンパク質側の明確なモチーフ配列は同定されていないものの，ある程度の共通性がみられるとの報告もある。CD43，CD44，ICAM1-3はすべて単回膜貫通型タンパク質であるが，このうち膜貫通ドメインの細胞質側近傍のカチオン性アミノ酸クラスター部分20～30アミノ酸がERMとの結合に重要であることが示されている[3]。このルールがトランスポーターを含む膜タンパク質一般においても成り立つかに関しては今後の検討が待たれる。

2. ERMタンパク質の臓器分布

ERMタンパク質の発現臓器は多岐にわたるが，多くの場合，相補的である[4]。図❷に示すように，例えば腎臓ではezrinとmoesinが発現するがradixinは発現しない。一方，肝臓ではradixinは発現するがezrinとmoesinは発現しない[5]。また，小腸ではezrinのみが発現する。これらERMタンパク質を遺伝的に欠損するマウスも作製され，その機能が明らかとされた。ezrinノックアウトマウスでは生後わずか1.5週ほどで死亡するが，消化管における管腔側の微絨毛の形成[6]，網膜色素上皮細胞apical膜の形成[7]が不十分となることが知られているほか，ezrinの発現を一部残した（正常の5％程度）ノックダウンマウスにおいては成獣に成長後の胃壁細胞のapical膜形成が不十分となって胃液分泌が不能になることが知られている[8]。また，radixinノックアウトマウスは胆管側膜上の微絨毛の形成が不十分になり，後述のように特定のトランスポーターの発現が低下する。一方，moesinノックアウトマウスにおいては，これまで目立った形態学的・生化学的な異常は認められなかったが[9]，最近になって急性肝障害下での肝星細胞遊走能が顕著に低下し，結果として，その後の肝線維化が抑制されることが明らかとされた[10]。

II. ERMタンパク質による輸送体の発現・機能制御

1. radixinによるMRP2の局在制御

ERMタンパク質の関わる輸送体膜表面発現制御の例として最も顕著なものは，上述のradixinノックアウトマウスで報告されたMRP2の肝胆管

図❸ PBC ステージⅢ患者の肝切片における MRP2 と radixin の共染色図（文献 12 より）

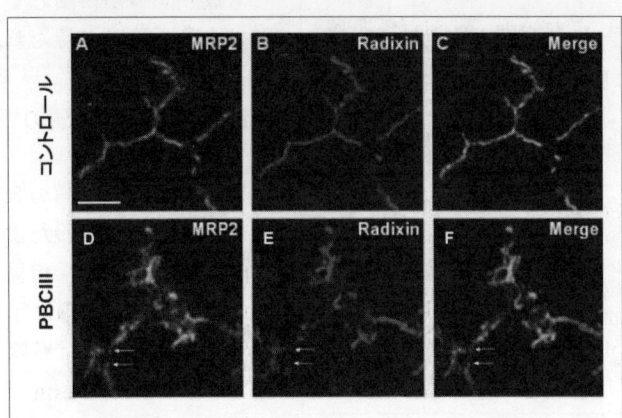

ヒト肝臓切片において，MRP2，radixin の共染色を行うと，正常肝（コントロール：A～C）において MRP2 と radixin は共局在し，かつ胆管側壁に沿って連続的な染色パターンを示す。一方，PBC ステージⅢ（D～F）の患者の肝切片においては，MRP2 と radixin は共局在は見られるものの，染色はところどころで不連続であり，MRP2 の染色が途絶えている領域（矢印）においては radixin の染色もほとんどみられない。Bar=10 μm
（グラビア頁参照）

側膜における発現低下の例である。Kikuchi らは radixin ノックアウトマウスにおいて生後 4 週より野生型マウスに比較して血清中の抱合型ビリルビンが上昇しはじめ，16 週でピークに達することを報告している[11]。このような緩徐な病態の進行は MRP2 を遺伝的にホモで欠損する Dubin-Johnson 症候群患者における病態の進行によく似ている。ヒトでは radixin の遺伝子変異・多型による疾患は報告されていないものの，radixin の重要性は臨床的にも一部示されている。通常は胆管側膜に一様に局在する MRP2 の染色像が，原発性胆汁うっ滞性肝硬変（PBC）患者の肝組織切片において，疾患ステージの進行に伴い染色強度の低下に加え，そのパターンが不連続となること，さらに MRP2 の発現が不連続な部位においては同時に radixin の染色もほぼ消失していた[12]（図❸）。radixin の発現量・胆管側膜への局在が PBC 進行に伴い局所的に不十分となり，MRP2 の発現・膜局在性が二次的に影響されたものと考えられる。

2. MDR1 の膜表面発現における ERM タンパク質の役割

報告は少ないものの multidrug resistance protein 1（MDR1/ABCB1）と ERM との相互作用が MDR1 の機能制御に関与することも示されている。インターフェロンγ処理により，単球由来マクロファージにおける MDR1 の発現・機能の上昇と同時に ezrin 発現が増加すること，MDR1 と ezrin が膜上で局所で共局在することを示している[13]。同グループによって，さらに MDR1 と ERM との相互作用を MDR1 高発現多剤耐性リンパ系培養細胞で検証したところ，興味深いことに MDR1 が細胞膜の一極（Uropod）に偏在すること，ERM の発現をアンチセンスオリゴ導入により低下させると，MDR1 とアクチン線維との相互作用は消失し，それに伴い MDR1 は細胞膜上に一様に分布することが示されている[14]。MDR1 の膜表面発現量の変化については触れられていないものの，少なくとも MDR1 の輸送活性の減弱とビンブラスチン耐性の消失が確認されている。MDR1 の血球細胞膜上における極性発現（偏在）が，例えば ezrin との相互作用により MDR1 が特殊な脂質成分からなるドメインに局在することで MDR1 の 1 分子あたりの輸送活性が変動するなどの可能性が考えられるが，証明に至っていない。

3. ezrin による NaPi-Ⅱa の膜発現制御

NaPi-Ⅱa は副甲状腺ホルモン（PTH）処理により内在化し，リン酸の再吸収が抑制される。内在化機序の一端として ezrin の関与が示唆されている。NaPi-Ⅱa は NHERF1 を介して ezrin と間接的に相互作用し，最終的にアクチン線維に結合する[15]。また，この NaPi-Ⅱa 複合体には NHERF1 を介して NHE3 も含まれるほか，PTH 受容体，ホスホリパーゼ C も含まれる[16]。さらに Nashiki らは PTH 刺激による NaPi-Ⅱa の内在化過程で PKA と PKC による ezrin リン酸化の亢進（ただし C 末端の T567 ではない）を見出している[17]。NaPi-Ⅱa

図❹ CFTRとezrinの相互作用模式図（文献18より）

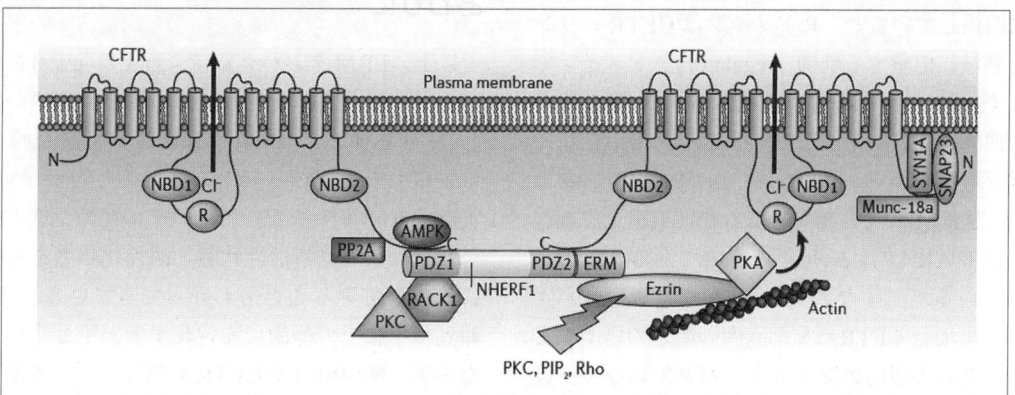

CFTRはC末端を介してNHERF1のPDZドメインと結合する。NHERF1はC末端のERM相互作用ドメインを介してezrinのN-ERMADと結合する。ezrinはC末端のC-ERMADを介してアクチン線維と結合するほか，PKAのレセプター（AKAP）としての役割も有し，またPKAはCFTRのリンカー領域（Rドメイン）をリン酸化することでCFTRのチャネル活性を正に制御する（RドメインのPKAによるリン酸化はCFTRのチャネル開口に働く）と考えられる。図中の他の会合因子に関してはオリジナル論文を参照。

（グラビア頁参照）

は無刺激状態下でラフトに相当すると思われる低密度フラクションに分布するが，PTH刺激後にこのフラクションから消失することから，以上を考え合わせると，PTH刺激に応じ，PTH受容体近傍でセカンドメッセンジャーが生成，そのシグナルがNHERF1，ezrinを中核とする複合体近傍のPKAの活性化，ezrinのリン酸化を通じてNaPi-IIaの膜内での分布が変化する結果として内在化されやすくなるというスキームが考えられる。現時点では仮説にとどまるが，ERMタンパク質が単に膜タンパク質とアクチン線維を介在する役割に終始せず，NHERF1などのPDZタンパク質を介することで，より複数のタンパク質を集合させる，あるいはezrin自身がPKAの足場タンパク質（AKAP1: PKA anchoring protein）としての機能を有することで，細胞内外局所で感知したシグナルを，近傍の輸送機能変化として迅速に変換できる動的トランスポートソームの形成に働いている可能性が考えられる。

4. ezrinによるCFTRの局在・機能制御

CFTRは気道，膵臓，消化管，腎臓の上皮細胞の管腔側（apical側）に発現し，cAMP依存性にCl⁻イオンの分泌に関与する[18]。CFTRの遺伝子変異による発現・機能異常は呼吸器，膵酵素分泌など様々な外分泌器官に致死的な障害を引き起こし，欧米では新生児2000人あたり1人の割合で発症がみられる。

CFTRはC末端に-DTRLからなるPDZ結合モチーフを有し，NHERF1/EBP50およびE3KARPに存在する2つのPDZドメインいずれにも結合する（図❹）。さらにNHERF1，E3KARPは共にC末端にERM結合配列を有し，ezrinのN末端半分（N-ERMAD）と結合する[19)20)]。ezrinのC末端は最終的にアクチン線維に結合する。C末端のDTRL配列の重要性に関しては，人為的に-DTRLを欠失させた場合にMDCK細胞においてapicalとlateral発現の特異性が消失し，さらにC末端26アミノ酸を欠失するS1455X変異体（この変異と完全機能欠損型のΔ508Fをヘテロに有する患者はCFには至らないものの，汗中のCl⁻イオン濃度が上昇することが示されている[21]）においては野生型CFTRと逆側のlateral側に発現することが示されている[22]。一方で，これらC末端の配列を欠失してもMDCK細胞を含む複数の細胞系でapical局在に影響しないとの報告もあり[23]，いまだ議論が分かれている。膜局在制御とは別個にezrinがCFTRのチャネル機能制御に関与するとの報告もある。CFTRはcAMPにより活性化され，この過

程にはPKAによるRドメインのリン酸化が直接的に関係している[18]。RドメインはCFTRのリンカー領域に位置する制御「regulatory」ドメインであるが、PKAがCFTRの近傍に位置することがこの部分のリン酸化、ひいてはCFTRの活性化に重要と考えられる。先述のようにPKAの局在は一般にAKAPにより制御されるが、気道上皮細胞におけるAKAPはezrinそのものであることも示されている[20]。すなわちezrinは単に膜タンパク質（この場合CFTR）を細胞内の所定の場所にとどめるための静的アンカータンパクではなく、膜タンパク質の機能制御（この場合はチャネルの開閉制御）に関わる因子群を近傍に配置させ、動的制御を行うための足場タンパクとしての役割が提唱されている。

おわりに

以上、ERMタンパク質による主にapical膜タンパク質の膜上での安定性制御の例をいくつか紹介した。ERMタンパク質は細胞膜の構造維持に働く安定した骨格の一部とみられることが多いが、実際はRhoキナーゼ、PIP2、その他のシグナル分子などによって不活性状態・活性化状態を可逆的に往来していることもわかってきている。また、輸送体を膜上で静的に安定化する因子としてのみならず、Na-PiIIaやCFTRの例でみられるように膜タンパク質の機能調節に関わる因子をリクルートし、会合させるための場を提供している例も増えつつある。薬物トランスポーターにおいても、ERMによる新たな動的制御機構の関与が明らかになることを期待したい。

参考文献

1) Bretscher A : Curr Opin Cell Biol 11, 109-116, 1999.
2) Bretscher A, Chambers D, et al : Annu Rev Cell Dev Biol 16, 113-143, 2000.
3) Yonemura S, Hirao M, et al : J Cell Biol 140, 885-895, 1998.
4) Berryman M, Franck Z, et al : J Cell Sci 105, 1025-1043, 1993.
5) Fouassier L, Duan C Y, et al : Hepatology 33, 166-176, 2001.
6) Saotome I, Curto M, et al : Dev Cell 6, 855-864, 2004.
7) Bonilha VL, Rayborn ME, et al : Exp Eye Res 82, 720-729, 2006.
8) Tamura A, Kikuchi, S, et al : J Cell Biol 169, 21-28, 2005.
9) Doi Y, Itoh M, et al : J Biol Chem 274, 2315-2321, 1999.
10) Okayama T, Kikuchi S, et al : Biochim Biophys Acta 1782, 542-548, 2008.
11) Kikuchi S, Hata M, et al : Nat Genet 31, 320-325, 2002.
12) Kojima H, Nies AT, et al : J Hepatol 39, 693-702, 2003.
13) Puddu P, Fais S, et al : Lab Invest 79, 1299-1309, 1999.
14) Luciani F, Molinari A, et al : Blood 99, 641-648, 2002.
15) Wade J B, Liu J, et al : Am J Physiol Cell Physiol 285, C1494-1503, 2003.
16) Mahon MJ, Segre GV : J Biol Chem 279, 23550-23558, 2004.
17) Nashiki K, Taketani Y, et al : Kidney Int 68, 1137-1147, 2005.
18) Guggino WB, Stanton BA : Nat Rev Mol Cell Biol 7, 426-436, 2006.
19) Sun F, Hug MJ, et al : J Biol Chem 275, 29539-29546, 2000.
20) Sun F, Hug MJ, et al : J Biol Chem 275, 14360-14366, 2000.
21) Salvatore D, Tomaiuolo R, et al : Am J Med Genet A 133A, 207-208, 2005.
22) Moyer BD, Denton J, et al : J Clin Invest 104, 1353-1361, 1999.
23) Benharouga M, Sharma M, et al : J Biol Chem 278, 22079-22089, 2003.

伊藤晃成
1995年　東京大学薬学部卒業［製剤学教室（現、分子薬物動態学教室）］
2000年　同博士課程修了
　　　　千葉大学薬学部助手
2005年　東京大学医学部附属病院薬剤部准教授

薬物輸送体の細胞内ソーティング、特に肝細胞胆管側膜に発現する輸送体群の内外刺激に応じた局在変化と胆汁うっ滞の関連について研究を行っている。

第2章 トランスポートソームの概念

4. トランスポートソームの破綻による疾患
1) 偽性低アルドステロン症 II 型と WNK キナーゼ

内藤省太郎・内田信一

偽性低アルドステロン症 II 型は，高血圧・高カリウム血症・代謝性アシドーシスをきたす常染色体優性遺伝形式の疾患である。この疾患の原因遺伝子として WNK1 と WNK4 が同定された。この疾患の患者においてサイアザイドが治療に効果的であることから，サイアザイドのターゲットである Na-Cl 共輸送体（NCC）が病態に深く関わっていることが予想され，WNK と NCC の関係を解明する様々な研究が行われた。われわれは WNK4 ノックインマウスを作製し，WNK4-OSR1/SPAK-NCC のリン酸化カスケードの存在を明らかにし，このカスケードの活性化が本疾患の病態の本態であると結論した。

はじめに

偽性低アルドステロン症 II 型（pseudohypoaldosteronism type II：PHA II），または家族性高カリウム性高血圧症（familial hyperkalemic hypertension：FHHt）は，高血圧・高カリウム血症・代謝性アシドーシスをきたす常染色体優性遺伝形式の疾患である。1970 年に Gordon らにより詳細な報告をされたため，別名 Gordon 症候群とも呼ばれている[1]。

PHA II の患者は，まず高クロライド性代謝性アシドーシスを呈し，無治療であれば成人までに高血圧を呈し，時に重症化する。この疾患の患者では，サイアザイド利尿薬により症状が改善することから，サイアザイドの標的分子である Na-Cl 共輸送体（NCC）がその遺伝子として想定されてきたが，2001 年，Yale 大学の Wilson らのグループがポジショナルクローニングで WNK1 と WNK4 の 2 つの遺伝子に異常を発見し，責任遺伝子が同定された[2]。

I. WNK キナーゼについて

WNK キナーゼは，serine/threonine キナーゼファミリーの 1 つである。通常はキナーゼの活性中心に保存され，ATP との結合に必須なリジン残基（K）が保存されず，システイン残基もしくは他のアミノ酸に置き換わっているため，with no lysine（K）キナーゼと命名された。

WNK 遺伝子は，ヒトにおいてはこれまでのところ 4 種類の WNK キナーゼ（WNK1，WNK2，WNK3，WNK4）が同定されている。4 種類の WNK キナーゼは互いに kinase catalytic ドメインに相同性があり，2 つの coiled-coil ドメイン，2 つのフェニルアラニン残基をもつ autoinhibitory ドメイン，短い acidic ドメインをもっている（図❶）[3]。他のキナーゼと異なり，ATP の結合に不可欠であるリジン残基（K）がサブドメイン II ではなく，サブドメイン I に存在する。

WNK1 は Xu ら[4]により最初に同定された WNK キナーゼで，ヒトでは chromosome 12p13.3 に存在

---

key words

高血圧, 高カリウム血症, 代謝性アシドーシス, 偽性低アルドステロン症 II 型, WNK キナーゼ, NCC, OSR1/SPAK キナーゼ, serine/threonine キナーゼ, ノックインマウス

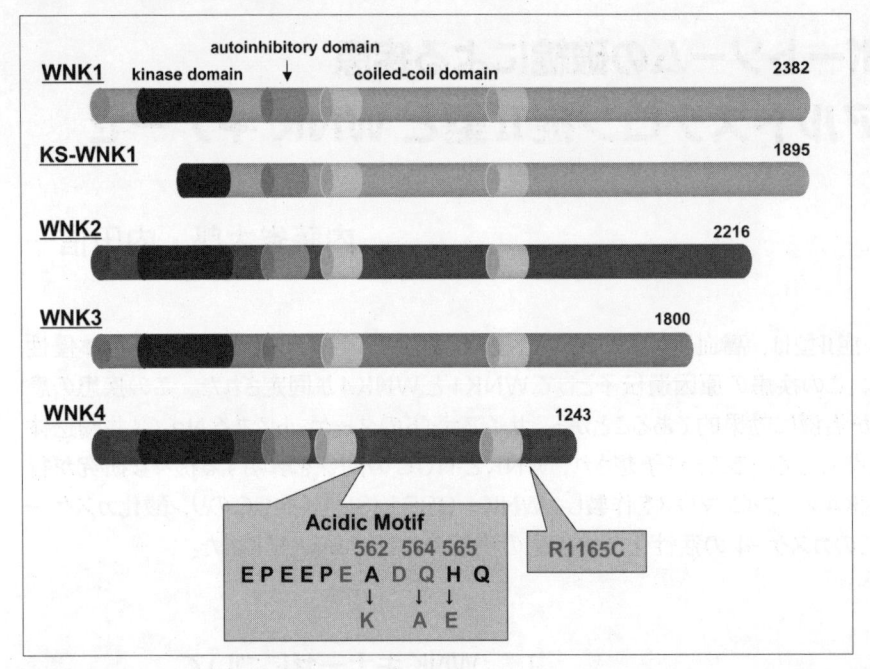

図❶ WNKキナーゼの構造（文献3より）

```
                    autoinhibitory domain
WNK1    kinase domain  ↓  coiled-coil domain              2382
KS-WNK1                                                   1895
WNK2                                                      2216
WNK3                                                      1800
WNK4                                                      1243
                    Acidic Motif
                      562 564 565
                    E P E E P E A D Q H Q      R1165C
                              ↓   ↓ ↓
                              K   A E
```

する。2382のアミノ酸から構成され，キナーゼ活性部位は約300アミノ酸からなり，さらに12のサブドメインに分けられる。WNK2は2216アミノ酸からなり，ヒトではchromosome9q22.3に，またWNK3は1800アミノ酸で，chromosomeXp11.21-23にある[5]。またWNK4は1243アミノ酸からなり，chromosome17pにある。これらのアミノ酸の相同性は約40％である。

Wilsonらによる解析により，PHAⅡ患者においてWNK1, WNK4の遺伝子異常が発見された。WNK1の遺伝子変異はイントロン1の欠失であり，患者のリンパ球でのRT-PCRにてWNK1 mRNAが増加していることから，WNK1の発現増加が原因となっていると推測される。WNK4の遺伝子変異は2つあるcoiled-coilドメインの近傍に集中しており，いずれもpoint mutationによるミセンス変異である。WNK2, WNK3における遺伝子変異は今のところ報告されていない。

WNKキナーゼの組織分布は多岐にわたり，ノーザンブロッティングによる解析ではWNK1はユビキタスに分布しているが，心臓，筋肉，腎臓などで特に強く発現を認めている。また，腎臓には腎臓特異的とされる大半のキナーゼ活性を欠損したアイソフォーム（kidney-specific WNK1 : KS-WNK1）があることが後に判明した[6]。マウスにおける免疫染色では極性上皮に存在しており，膵管・肝内胆管・汗腺管や，腎臓では遠位尿細管・集合管，さらに精巣上皮，腸管・胆嚢や食道上皮など多岐に存在する。また，細胞内局在は細胞質内もしくはbasolateralとされる。WNK2の分布についてはまだわかっておらず，WNK3は腎臓や多臓器の上皮細胞に存在する。他のWNKと異なり，アルドステロン感受性の遠位ネフロンだけでなく，近位尿細管から集合管まで広く分布する[7]。WNK4は当初，腎臓特異的で遠位尿細管，集合管のtight-junction（TJ）と細胞質内に発現していると報告されたが[2]，その後の解析で他臓器の上皮細胞に発現することがわかった[8]。

Ⅱ．PHAⅡとWNK

1. PHAⅡの病態についての2つの仮説

PHAⅡ患者においてサイアザイドが効果的な治療薬であることから，サイアザイドのターゲットであるNCCが局在している遠位尿細管がPHAⅡの病態に深く関わっていることが予想され，またWNK1, WNK4ともにこの部位に一致して局在しており，PHAⅡの原因遺伝子として相応しいものであった。

PHAⅡの患者における臨床的解析から病態として2つのメカニズムが推定された。1つは遠位尿細管でのサイアザイド感受性NCCの機能亢進で

ある．NCCの機能亢進によって高血圧をきたし，この部位でのNa再吸収の亢進によってさらに下流でのENaCでのNa取り込みが低下し，Na輸送量の低下に併せてH⁺，Kの分泌も低下しアシドーシスをきたす，という仮説である．

もう1つはSchambelanら[9]によって提唱された細胞間でのクロライド再吸収亢進説，いわゆるクロライドシャント説である．PHAⅡ患者において，NaCl静注では尿中のK排泄量は変わらないが，sodium sulfate静注では，健常者と同様に尿中Kの排泄量が増加したことから，皮質集合管において，細胞間でClシャントが生じているという仮説である．ENaCを介してNa再吸収がなされるが，Clシャントがあれば，NaチャネルよりNaの再吸収に応じて管腔内陰性荷電が低下し，遠位尿細管においてのK，H排泄駆動力が低下し，結果として高カリウム，アシドーシスを呈するという仮説である．これらの仮説をもとに，PHAⅡの病態解析のため，NCC，WNKを中心に据えた研究が多く行われ報告された．

2. WNK4とPHAⅡ

まず，Xenopus oocytesにWNK4，NCCを共発現させると，野生型のWNKはNCCの細胞膜表面への発現を抑制するが，変異型WNK4にはこの抑制効果が減弱しており，PHAⅡの病態でも同様にNCCの機能が持続しているであろうと報告された[10)11)]．さらにoocytesを用いて，腎KチャネルであるROMKチャネルもWNK4が制御していると報告した．ROMK単独と比べ，WNK4とROMKを共発現させるとROMKの細胞膜表面への発現が抑制されるが，変異型WNK4との共発現ではさらに強く抑制されるとした[12]．

しかし，われわれのグループも極性上皮細胞を用い，野生型WNK4，変異型WNK4とNCCとの共発現によるNCCの局在に与える影響を検討したが，野生型のみならず変異型WNK4でもNCCのapical側への局在が減少していた．さらに他のPHAⅡとは無関係のトランスポーターとWNK4を共発現させても野生型・変異型WNK4両者ともに，これらのトランスポーターのapical側への局在が減少していた[13]．このことから，oocytesの実験系と極性上皮細胞での実験系から得られた結果には相違があり，PHAⅡの病態におけるWNK4のNCC制御に対する理解には更なる検証が必要と思われた．

一方，クロライドシャント仮説の検討も行われた．Wilsonら[2]にもあるようにWNK4は遠位尿細管ではTJに局在し，皮質集合管ではTJおよび細胞質内に局在していたことからWNK4変異体を用い極性上皮細胞にての実験がなされた．われわれはMDCK細胞を用いて，野生型WNKと変異型WNK4（D564A）での安定発現株を作製し，細胞間でのCl透過性を検討した．変異型WNK4発現細胞系では野生型WNK4発現系と比べてクロライド透過性が亢進しており，またTJを構成するタンパクの1つであるclaudin1〜4のリン酸化が生じていることを報告した[14]．Liftonらも同様にMDCK細胞を用いてWNK4変異体（Q562E, E559K）発現細胞にてクロライド透過性の亢進を報告している[15]．さらに最近になってLLC-PK1細胞を用い野生型WNK4がclaudin7をリン酸化（206Ser）しており，変異型WNK4（562A）では野生型WNK4に比し細胞間でのクロライド透過性が亢進しているとの報告もなされている[16]．

以上のように，oocytesや細胞を用いた様々な研究結果が報告されたが，PHAⅡの病態を説明するには不十分なものであった．このため，よりPHAⅡの病態に近いモデルを作製すべく，遺伝子改変マウスを作製し，解析を行う動きが出てきた．

3. WNK4トランスジェニックマウスの解析

Laliotiら[17]はPHAⅡの原因を究明するために，野生型WNK4と，Q562E変異WNK4トランスジェニックマウスを作製した．野生型WNK4を過発現させたトランスジェニックマウスでは，野生型マウスに比べ低血圧を呈し，変異型WNK4トランスジェニックマウスでは高血圧を呈した．電解質バランスについては，変異型WNK4マウスはPHAⅡ患者と同程度の高カリウム血症を呈した．高カリウムの食餌を与えると，変異型WNK4マウスではカリウム排泄の低下と血中カリウムの更なる上昇を認めた．低カリウムの食餌では，野生型WNK4トランスジェニックマウスでは低カリ

図❷ WNK4ノックインマウスの研究で明らかにされた遠位尿細管における電解質輸送（文献18より）

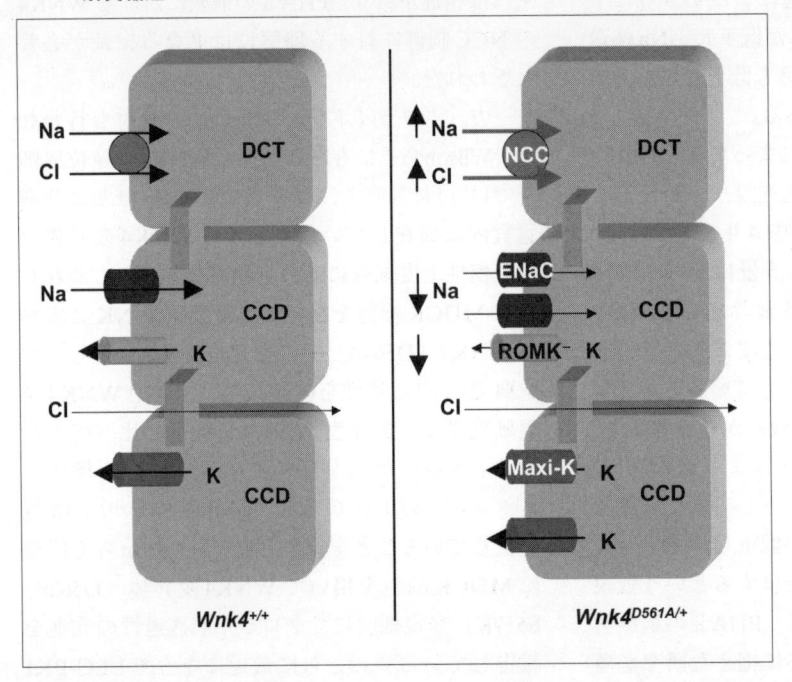

ウム血症を呈した．このように，WNK4はカリウム制御の役割をもち，野生型と変異型ではその効果は真逆であることがわかった．免疫染色では，NCCの発現がQ526E WNK4マウスでは増加しているが，これはDCTに限局したものであった．ROMK，ENaCの発現については野生型とトランスジェニックマウスに差を認めなかった．また，Q562E WNK4マウスとNCCノックアウトマウスを交配させると，Q562E WNKマウスで認めた障害が改善した．このことから，PHAⅡの病態にはNCCの制御障害が関与していると考えられた．

4. WNK4ノックインマウスの解析

トランスジェニックマウスはその発現部位や発現量が生理的な状態とは異なるため，われわれのグループはよりヒトの病気を反映するモデルとなるD561Aノックインマウスを作製し解析した[18]．このマウスはPHAⅡ患者と同様に，高血圧，高カリウム血症，代謝性アシドーシス，低レニンを呈した．また，これらの所見は比較的多量のサイアザイド投与で改善を認めた．免疫染色では，遠位尿細管ではNCCの尿細管腔への発現が増加しており，NCCのリン酸化も著明に亢進していた．さらに，OSR1/SPAKキナーゼのリン酸化も亢進していることを報告した．OSR1/SPAKキナーゼはSte20-related serine/threonineキナーゼであり，WNKキナーゼと結合しリン酸化されることが報告されている[19]．このように変異WNK4キナーゼによるOSR1/SPAKを介するNCCリン酸化カスケードの活性化がPHAⅡの病態の本態であると考えられた．またENaCは発現が増えていたが，ROMKには変化がみられず，サイアザイド投与によってもNCCの活性化には変化がなく恒常的に増加したままであったが，ENaCはサイアザイドによる病態是正によって発現量の増加が是正されていることから，ENaCの増加はWNK4による直接の変化でなく高カリウムによる二次的な変化であると考えられた．この研究結果から判明したPHAⅡの病態をまとめると以下のようになる．

NCCの機能亢進は，リン酸化によるNCCのapicalへの移動を引き起こし，そこでNaCl再吸収が増加することで，尿細管下流での管腔内におけるNaClの低下をもたらし，その結果として機能的にENaCおよびROMKの低下をもたらす．またROMK，ENaCについてはWNK4の直接のターゲットとはならず，あくまでWNK4の基質となるのはNCCであることが確認された（図❷）．

5. WNK1とPHAⅡ

Wilsonら[2]の報告によると，PHAⅡ患者において，WNK1のイントロン1の欠失により，WNK1のmRNAの発現が約5倍に増加していることが患者のリンパ球を用いたRT-PCRにて明らかにされた．このことがPHAⅡの病態の原因となっているのではないかと考えられている．またWNK1の

gene trapによるノックアウトマウス解析では、ホモは胎生13日前で致死となり、ヘテロは野生型に比べ低血圧を呈しており[20]、WNK1が生体にとって必須であり、また血圧制御にも関わっていることを裏づけるものであった。

前述のように、WNK1には全長型WNK1（full-length WNK1：L-WNK1）と腎特異的WNK1（KS-WNK1）の2つのアイソフォームが存在する。mRNAレベルでは腎臓ではKS-WNK1が優位であり、発現比は全長型1.5対腎臓型8.5である。キナーゼネガティブであるKS-WNK1がL-WNK1に対してドミナントネガティブに働いていると考えられる。これまでの報告では、oocytesの実験系にてNCC単独に対し、NCC、WNK4を共発現させると、NCCの細胞膜への発現が抑制された。さらに、L-WNK1単独ではNCCの細胞膜への発現には影響がみられないが、WNK4とL-WNK1を共発現させるとWNK4のNCCに対する抑制が阻害されており、L-WNK1がWNK4を抑制していると考えられた。また、NCC、WNK4共発現下においてKS-WNK1単独ではNCCの膜発現には直接影響を与えないが、L-WNK1の存在下ではKS-WNK1の用量依存性にNCCの細胞膜への発現が減少していることなどが観察されているが[21,22]、in vivoでは検討されていない。PHAII患者では、WNK1が正常に機能せず、イントロン1の変異によりこれらの発現比に変化があると予想されるが、不明である。

6. WNK3とPHAII

Rinehartら[7]はCOS7細胞を用いた実験系にてWNK3がNCCを活性化することを示しているが、Yangら[23]は2007年に、oocytesとHEK細胞の実験系にてWNK3がWNK4と関与してNCCを制御していると報告した。彼らは、WNK4がWNK3と結合し、WNK3によるNCCの活性化を阻害することを示した。逆に、WNK3がWNK4によるNCCの阻害をブロックするとしている。WNK3とWNK4の両方を様々な割合でNCCとともに共発現すると、WNK3がWNK4に比べ過剰の時にNCCの活性化が上がり、WNK4が過剰の時にNCCの活性化が下がることを示した。そして変異型WNK4はドミナントネガティブ効果を野生型WNK4に与えWNK3過剰状態と似た状態にするとしている。

おわりに

PHAIIの原因遺伝子としてWNK1とWNK4が同定されて以来、その病態生理を解明すべく多くの研究結果が報告されている。WNK4については、われわれはWNK4-OSR1/SPAK-NCCリン酸化カスケードがPHAIIの病態の本態であると報告した。しかし、変異型WNK1によるPHAIIの病態解析、さらにNCCの制御にWNK1、WNK4に加え、WNK3の関与が報告され、これらを含めさらにin vivoでの研究が必要であると考えられる。また、aldosterone-sgk系とWNK4-OSR1/SPAK-NCC系の関係など、さらに研究するテーマは尽きない。PHAIIはまれではあるが、monogenicな高血圧疾患であり、この疾患の病態を解明することは高血圧に対する新たな創薬へとつながると考えられ、今後の更なる研究の発展が期待される。

参考文献

1) Gordon RD, et al：Australas Ann Med 4, 287-294, 1970.
2) Wilson FH, et al：Science 293, 1107-1112, 2001.
3) Ganba G：Am J Physiol Renal Physiol 288, F245-F252, 2005.
4) Xu B, et al：J Biol Chem 275, 16795-16801, 2000.
5) Verissimo F, et al：Oncogene 20, 5562-5569, 2001.
6) O'Reilly M, et al：J Am Soc Nephrol 14, 2447-2456, 2003.
7) Rinehart J, et al：Proc Natl Acad Sci USA 102, 16777-16782, 2005.
8) Kahle KT, et al：Proc Natl Acad Sci USA 101, 2064-2069, 2004.
9) Schambelan M, et al：Kidney Int 19, 716-727, 1981.
10) Wilson FH, et al：Proc Natl Acad Sci USA 100, 680-684, 2003.
11) Yang CL, et al：J Clin Invest 111, 1039-1045, 2003.
12) Kahle KT, et al：Nat Genet 35, 372-376, 2003.
13) Yang SS, et al：Biochem Biophys Res Commun 330, 410-414, 2004.
14) Yamauchi K, et al：Proc Natl Acad Sci USA 101, 4690-4694, 2004.
15) Kahle KT, et al：Proc Natl Acad Sci USA 101, 14877-

14882, 2004.
16) Tatum R, et al : FEBS Lett 581, 3887-3891, 2007.
17) Lalioti MD, et al : Nat Genet 38, 1124-1132, 2006.
18) Yang SS, et al : Cell Metab 5, 331-344, 2007.
19) Piechotta K, et al : J Biol Chem 278, 52848-52856, 2003.
20) Zambrowicz BP, et al : Proc Natl Acad Sci USA 100, 14109-14114, 2003.
21) Yang CL, et al : J Clin Invest 115, 1379-1387, 2005.
22) Subramanya AR, et al : Am J Physiol Renal Physiol 290, 619- 624, 2006.
23) Yang CL, et al : J Clin Invest 117, 3043-3411, 2007.

参考図書

* Annual Review 腎臓 2008, 偽性低アルドステロン症（PHAII）と WNK キナーゼ, 御手洗哲也, 東原英二 他, 中外医学社, 2008.

参考ホームページ

・TRANSPORTSOME 特定領域研究：生体膜トランスポートソームの分子構築と生理機能 QUARTERLY Summer2007
http://www.sbchem.kyoto-u.ac.jp/mori-lab/activity/newsletters2007summer.pdf

---

内藤省太郎
2001 年　東京医科歯科大学医学部卒業
　　　　　同附属病院内科研修医
2003 年　武蔵野赤十字病院腎臓内科
2005 年　東京医科歯科大学医学部附属病院腎臓内科医員
2006 年　同大学院医歯学総合研究科入学

現在 WNK キナーゼの活性化機構を研究中。

第2章 トランスポートソームの概念

4. トランスポートソームの破綻による疾患
2）物質輸送システムの支持機構としてのセプチン系とその破綻

木下 専

物質輸送システムの分子実体は，細胞内に極性配置され，組織化された多数のトランスポーターやチャネルである．細胞構造の基礎をなす細胞骨格のネットワークは，①輸送体を振り分ける小胞選別輸送，②物理的障壁による脂質二重膜の区画化，③輸送体を係留・組織化するスキャホールドの構築，によって物質輸送システムの構築と支持に寄与する．あらゆる細胞に存在するセプチン重合体は，微小管系，アクチン系，リン脂質二重膜，一部のトランスポーター複合体に会合することで，物質輸送システムの構築に多彩な役割を果たすことがわかってきた．

はじめに

物質の秩序立ったフローとストックを規定する輸送系は，生命体の恒常性の維持と，それに依存する高次機能に不可欠である．上皮組織や神経組織で高度に発達した物質輸送系の分子実体は，極性をもって配置された多数のトランスポーターやチャネルである．すなわち，個々の細胞において多様な輸送体分子を適切な細胞膜領域に送達し，関連タンパク質群とともに組織化することが極性物質輸送の前提となる．輸送体の極性配置を実現している基本原理に目を向けると，少なくとも以下の要素が重要と考えられる．

①輸送体を含む小胞を，例えば上皮細胞では頂端部（apical膜）か側底部（basolateral膜）へ，神経細胞では軸索か樹状突起へと振り分ける選別輸送．
②細胞膜を区画化（compartmentalization）し，輸送体がしかるべき細胞膜領域から散逸するのを防ぐための非選択的な物理的障壁（diffusion barrier）．
③各細胞膜領域に分配された輸送体を，微小空間に係留・集積するための選択的なスキャホールド（scaffold）．

細胞構造の基礎をなす細胞骨格のネットワークは，上記の各要素に直接または間接的に関わることにより，物質輸送系の組織化に重要な役割を果たす．本稿では，各要素を概観しながら，それぞれに関連したセプチン細胞骨格[用解1]の多彩な役割を紹介する．

I. 輸送体を振り分ける小胞選別輸送

細胞は，接着面と自由表面の位置などの空間情報に応じて細胞骨格系の構築や細胞内小器官の配置を非対称化（極性化）する．細胞の主要な輸送路となる微小管は，膜タンパク質の極性配置に重要な役割を果たす．極性化した上皮細胞を例にとると，多くの微小管は頂端部付近の中心体から側

key words

選別輸送，拡散障壁，区画化，スキャホールド，
樹状突起棘（スパイン），ドーパミン輸送体，SNARE複合体

図❶ 極性物質輸送系を支えるシステム：輸送小胞の選別

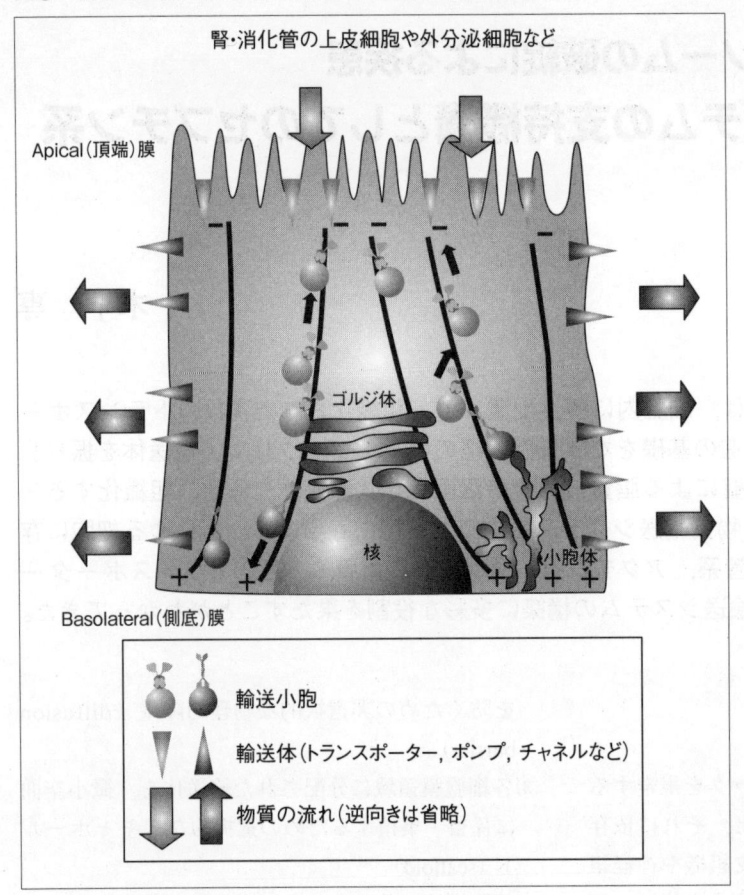

腎・消化管の上皮細胞や外分泌細胞など

Apical（頂端）膜
ゴルジ体
核
小胞体
Basolateral（側底）膜

輸送小胞
輸送体（トランスポーター，ポンプ，チャネルなど）
物質の流れ（逆向きは省略）

底部に（＋）端を向けて下向きに伸びる（図❶）。しかし，頂端部に（＋）端をもつ上向きの微小管やapicobasal軸に沿わない微小管も少なからず混在している[1]。そのため，頂端部への膜タンパク質を載せた小胞は，ゴルジ体のトランス領域から（－）端指向性モーターであるダイニンを介して「下向き」微小管に乗るか，（＋）端指向性モーターであるキネシンを介して「上向き」微小管に乗る。ここで問題となるのが，例えば頂端部への小胞を担ったダイニンはなぜ上向き微小管に乗って側底部に誤配されることなく，下向き微小管を選択するのかという点である。同様の謎は，極性の異なる微小管が混在する樹状突起にもあてはまる。この問題に対する1つの仮説は，「微小管を構成するチューブリンの化学的修飾[用解2]や微小管関連タンパク質の質や量が極性によって異なることがモ

ータータンパク質との親和性の差異を生む」というものである。実際に，チューブリンへのアセチル化やポリグルタミン酸化は特定のキネシンによる軸索内遠心性輸送を促通し[2,3]，逆に微小管へのMAP4やtauの過剰な会合は小胞輸送に阻害的に作用する[4]。すなわち，上記の仮説のポイントは「微小管の向きの違いを生化学的な差異に反映させるメカニズム」ということになるが，詳細は不明である。

微小管はGTP結合タンパク質チューブリンの重合体であるが，その一部にもう1つの重合性GTP結合タンパク質セプチンが会合することを筆者らを含む複数のグループが報告していた。その意義が，腎上皮の極性を維持したまま株化されたMDCK細胞の実験系で明らかになりつつある[5]。

①セプチンが会合する微小管領域はポリグルタミン酸化チューブリンに富む領域をほぼ包含している。その一部は輸送小胞が微小管輸送系に乗り移るトランス・ゴルジ領域に近接している。
②微小管へのセプチンの会合はMAP4の会合を競合的に排除する。
③逆に，MAP4は微小管上のセプチンを排除し，チューブリンのポリグルタミン酸化を阻害する。
④セプチンを枯渇させるとポリグルタミン酸化チューブリンが減少し，ニューロトロフィン受容体などの頂端膜への選別輸送も，Na/K-ATPaseなどの側底膜への選別輸送も減弱する。

以上から，セプチンが特定の微小管に会合する意義は，MAP4による小胞輸送への干渉を排除してポリグルタミン酸化修飾を保護し，小胞輸送路を確保することであると考えられる。それでは，MAP4が会合し，ポリグルタミン酸化修飾の少な

図❷ 極性物質輸送系を支えるシステム：細胞膜を区画化する物理的障壁

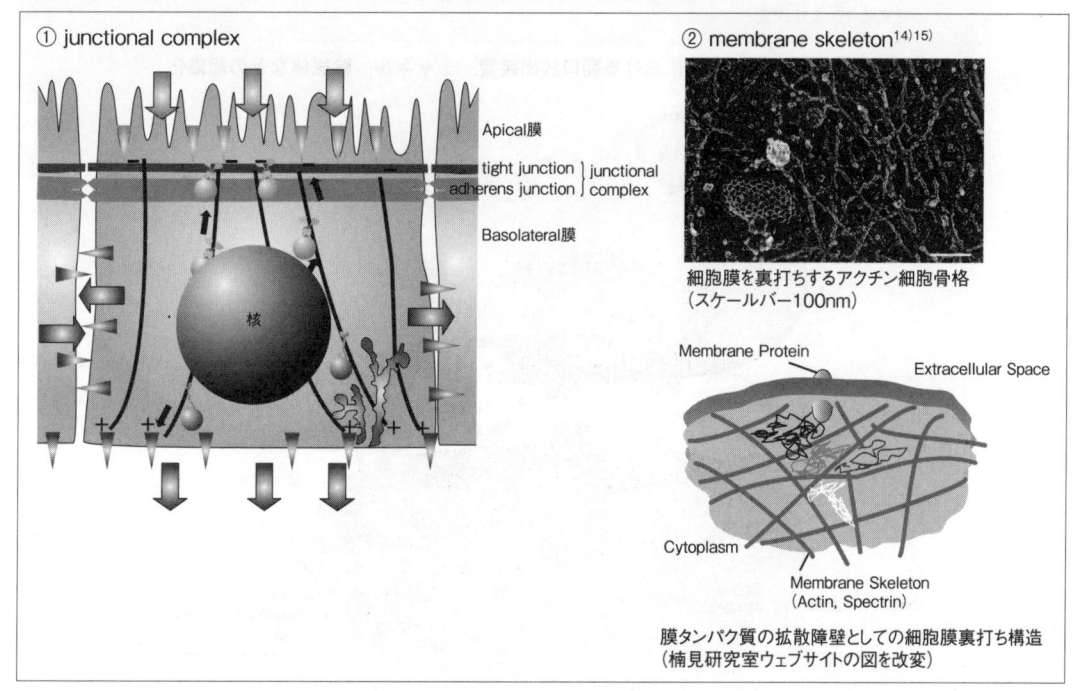

① junctional complex
Apical膜
tight junction ┐ junctional
adherens junction ┘ complex
Basolateral膜
核

② membrane skeleton[14)15)]
細胞膜を裏打ちするアクチン細胞骨格
（スケールバー100nm）

Membrane Protein
Extracellular Space
Cytoplasm
Membrane Skeleton
(Actin, Spectrin)

膜タンパク質の拡散障壁としての細胞膜裏打ち構造
（楠見研究室ウェブサイトの図を改変）

い微小管と，セプチンとポリグルタミン酸で「舗装」された「高速輸送用」微小管との違いを決定する因子は何か？今後，微小管の選択的修飾の仕組みや制御機構が明らかになるにつれ，未解決の謎を解く糸口が見つかるものと期待される。

II．物理的障壁による脂質二重膜の区画化

細胞膜の極性や機能領域の維持には，特定の細胞膜区画にとどまるべき膜タンパク質が自由拡散によって散逸したり，他の細胞膜区画からの膜タンパク質が混入したりすることを防ぐ機構が必要である。このためには特定の膜タンパク質に対する選択的な足場（スキャホールド）よりは，非選択的な物理的障壁が有効であろう。膜タンパク質に対する拡散障壁機能をもち，細胞膜の区画化に寄与する細胞構造として代表的なものに接着装置複合体（junctional complex）用解3 と膜骨格（membrane skeleton）[14)15)]用解4 がある（図❷）。

細胞骨格系タンパク質の中でも，セプチンはリン脂質二重膜を鋳型として重合するユニークな生化学的特性をもつ[6)]。出芽酵母の分裂溝直下に形成されるセプチンリングは，分裂面において細胞膜領域を二分するだけでなく，膜タンパク質の非対称性分布のための拡散障壁の分子実体とされている[7)]。一方，哺乳類のセプチンは分裂細胞・非分裂細胞を問わず細胞膜直下に広範に分布し，膜骨格の構成成分といえる。脳は細胞膜とセプチンの両方を最も豊富に含む組織であるが，セプチンは膜骨格成分としてどのような生理的役割を担っているのだろうか？

筆者らは，マウス脳の免疫電子顕微鏡連続切片像を in silico で三次元再構築することにより，シナプス近傍やグリア突起などの細胞膜領域に集積する多様なセプチン・クラスターを同定した[8)]。そのうち樹状突起棘（スパイン）起始部に存在するものはスパインの形態形成や成熟に寄与する[9)]。メカニズムは不明であるが，最も単純な仮説は「スパイン起始部のセプチン・クラスターはスパイン構成成分の散逸を制限する拡散障壁である」というものである。培養細胞でセプチンを枯渇させると特定の膜タンパク質の拡散が促進することは確定したため[8)]，機能的に分化したニューロンやグ

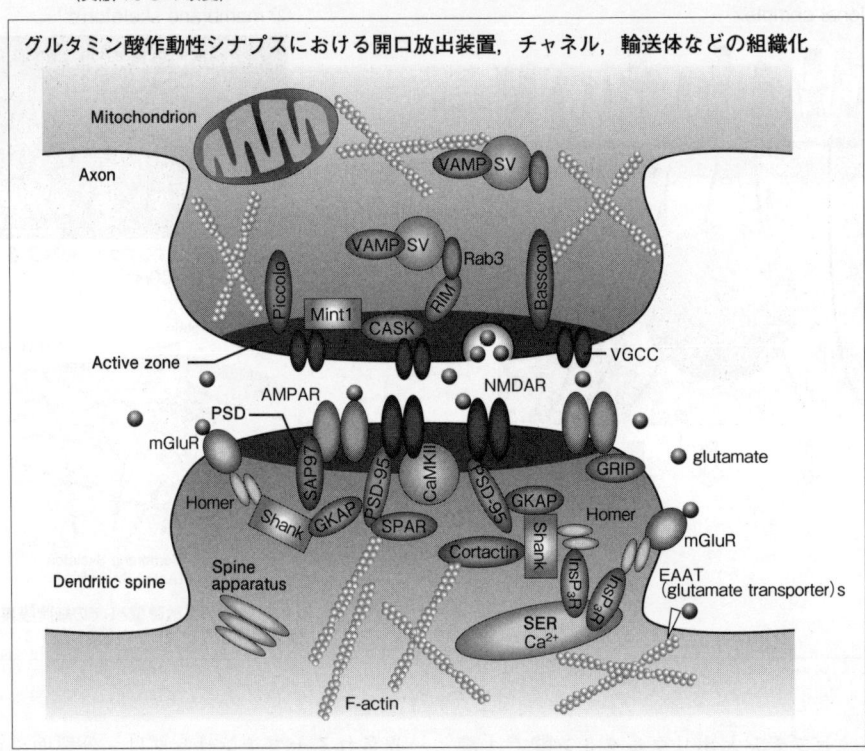

図❸ 極性物質輸送系を支えるシステム：輸送体を選択的に係留・組織化するスキャホールド
（文献10より改変）

グルタミン酸作動性シナプスにおける開口放出装置，チャネル，輸送体などの組織化

リアにおいてセプチンをノックダウンないしノックアウトした場合の主要な膜タンパク質，シグナル分子，スキャホールド分子，細胞骨格分子に対する影響を細胞レベルで，生理的・機能的異常を個体レベルで検証中である．

Ⅲ．微小空間内に特定の輸送体を選択的に係留・組織化するためのスキャホールド

細胞膜直下まで輸送された小胞の多くはSNARE複合体を介して細胞膜に融合し，積荷である膜タンパク質を目的の細胞膜領域に挿入する．しかし，脂質二重膜上で流動・拡散する膜タンパク質を特定の微小領域に定着させるためには拡散障壁だけでは不十分であり，生化学的相互作用によって可動性の低い構造体に係留する必要がある．膜タンパク質の局在基盤は細胞外に存在する場合もあるが，通常スキャホールドと呼ばれるのは細胞膜直下の多様なアダプター分子や細胞骨格系などから構成される超分子複合体である．神経細胞のシナプス装置は開口放出装置，輸送体，レセプター，接着分子などの膜タンパク質が集積し，多様なスキャホールドによって高度に組織化されたものである（図❸）[10]．

細胞膜直下に集積するセプチン重合体の可動性は低く，特定の膜タンパク質を直接または間接に支持・係留するスキャホールドとして機能することが酵母では知られていた．哺乳類のセプチン重合体にも同様の性質が保存されているが[8]，スキャホールドとしての生理機能を担っているのだろうか？

筆者らはほぼ成熟脳特異的に発現するセプチンサブユニットSept4に着目し，Sept4遺伝子欠損マウスの異常形質を広範に探索したところ，中脳黒質/腹側被蓋野から線条体/側坐核に向かうドーパミン投射系の減弱を示唆する行動学的異常がみられた[11]．ドーパミン作動性シナプスが高密度に分布する線条体/側坐核を精査したところ，形態的

図❹ セプチン・スキャホールドの破綻によるドーパミン輸送体複合体の貧弱化

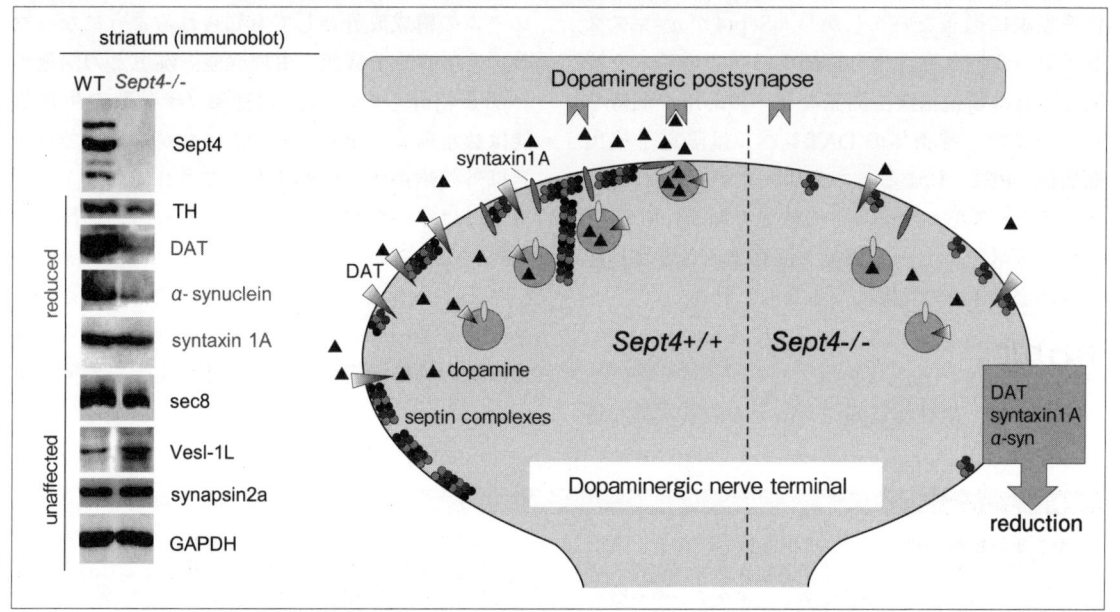

には正常であるものの，ドーパミン含量が低下していた．このことからドーパミン神経軸索の前シナプス膜直下にセプチン複合体，ドーパミン輸送体（DAT/Slc6A3），α-シヌクレイン[用解5]，SNAREの構成成分であるシンタキシン1Aなどを含む超分子複合体が集積していることがわかった．これはドーパミン再取り込みや放出のためのトランスポートソームといえる．さらに興味深いことに，Sept4欠損マウスでは線条体のDATが著減し，他の構成成分も種々の程度に減少していた（図❹）．この表現型を説明する最も単純な仮説は，DATを中心とするトランスポートソームを安定化するスキャホールド（の一部）としてセプチン複合体が必要とされるというものである．実際には複合要因として，上述した微小管輸送系や拡散障壁機能の障害，DATのダウンレギュレーションの亢進，さらには代償機構も関与しているかもしれない．

ドーパミン神経伝達機能障害を特徴とする疾患といえばパーキンソン病[用解6]であるが，Sept4欠乏は本疾患の一因となりうるのだろうか？また，本疾患を特徴づけるα-シヌクレインの凝集体「レビー小体」にはSept4が共凝集するが，α-シヌクレインと同様にSept4も悪玉とみなすべきなのか？これらの相反する疑問に対する遺伝学的なアプローチとして，パーキンソン病モデルの1つである変異型α-シヌクレイン過剰発現マウスにおいてSept4欠損の影響を検討した．すると興味深いことに，α-シヌクレインの変性（オリゴマー化やリン酸化など），組織へのアミロイド沈着や細胞脱落などの病理的変化，歩行・姿勢障害などの神経症状のいずれもがSept4欠損によって早発化・重篤化した．また，実際に孤発性パーキンソン病の死後脳を解析すると，多くの症例でドーパミン神経変性に伴って線条体のSept4が著減していた．

上記のデータは，セプチン・スキャホールドの枯渇がドーパミン神経の機能障害と変性の悪循環に密接に関わることを示唆する．そこで筆者らは，「Sept4＝二重の脆弱性因子」仮説を提案している．すなわち，「パーキンソン病においてはタンパク質合成・輸送系の障害やα-シヌクレインとの共凝集などの結果として軸索末端のSept4が欠乏するが，これによってDATトランスポートソームが貧弱化してドーパミン神経機能障害が加速するとともに，神経毒性をもつα-シヌクレイン・オリゴマーの蓄積や変性が増悪する」というものである．孤発性パーキンソン病の発症機構は多様で

あり，これは複雑な病態の一端を理解するための作業仮説に過ぎない．しかし，Sept4がα-シヌクレインの変性と毒性化を抑制するメカニズムを解明できれば新規治療法開発などへの応用が期待される．また，線条体のDATレベルは陽電子放出断層法（PET）によるモニタリングが可能なので，セプチン・スキャホールドの枯渇を抑制してDATトランスポートソーム機能を温存することが神経保護治療の1つの目標になるかもしれない．

おわりに

本稿では，極性物質輸送システムの基本的な構築原理を軸に，いくつかの重要なトランスポートソームの構成成分としても知られるようになったセプチンの分子機能，生理機能，疾患との関連の一部を紹介した．高等動物セプチン系の生理機能は数年前まで全く不明であったが，現在では上記以外の輸送体との関連も示唆されており，近い将来にはその全貌が明らかになるものと期待される．輸送体ないしトランスポートソームのダウンレギュレーションに関しては触れなかったが，エンドサイトーシスやタンパク質分解系による輸送体の負の調節機構に関しては他の文献を参照していただきたい．

用語解説

1. **セプチン細胞骨格**[12]：セプチン系は，アクチン系や微小管系と同様にヌクレオチド結合タンパク質ポリマーからなる細胞骨格系である．アクチン系や微小管系では極性をもった線維が連続的なネットワークを構成し，細胞の形態・運動・物質輸送などに重要な役割を果たす．一方，セプチン系は2～5種類のGTP結合タンパク質のオリゴマーが非極性短線維を構成し，これらが単独で，または既存の構造物を鋳型として高次集合し，多様な構造体を形成するユニークなシステムである．マウスの13種類のセプチン遺伝子のうち，これまでに少なくとも6種類がノックアウトされているが，ハウスキーピング遺伝子の例にもれず，重複遺伝子によって代償されるか，代償不能で胎生致死となることが多い．
2. **チューブリンの化学的修飾**：アセチル化，脱チロシン化，ポリグルタミン酸化，ポリグリシン化，リン酸化などが知られている．多くは微小管の安定性やモータータンパク質との相互作用を修飾することが知られている．
3. **接着装置複合体**（junctional complex）[13]：上皮細胞の頂端膜と側底膜の境界をベルト状に取り巻く局所的な構造体．微細形態的にはtight junctionとadherens junctionからなる．構成分子としてはカドヘリン，クローディンなどの細胞接着分子群とアクチンを主体とする細胞骨格系，そしてこれらを連結するアダプター分子群からなる．
4. **膜骨格**（membrane skeleton）[14]：膜タンパクや膜近傍のタンパク質によって細胞膜に係留された，アクチンを主体とする細胞骨格のメッシュワーク．ユビキタスな細胞構造であるが，局所的に稠密化して拡散障壁機能が亢進した例として神経細胞軸索の起始部（イニシャルセグメント）が知られている．
5. **α-シヌクレイン**：脳に広範かつ大量に発現する機能不明のタンパク質．シナプス前領域に多く分布し，ドーパミン神経末端ではDATやセプチンと相互作用する．α-シヌクレイン遺伝子のコピー数の過剰や点突然変異が家族性パーキンソン病の原因となる．レビー小体の主要構成成分はフィラメント状のα-シヌクレインであるが，神経障害をもたらす悪玉はオリゴマーであると考えられている．
6. **パーキンソン病**：黒質-線条体ドーパミン投射系の機能障害と神経細胞死を特徴とする神経難病．大多数の孤発性パーキンソン病の原因は不明である．変性・凝集したα-シヌクレインのアミロイド性封入体「レビー小体」が黒質のドーパミン神経を中心として形成される．

参考文献

1) Jaulin F, Xue X, et al : Dev Cell 13, 511- 522, 2007.
2) Reed NA, Cai D, et al : Curr Biol 16, 2166–2172, 2006.
3) Ikegami K, Heier RC, et al : Proc Natl Acad Sci USA 104, 3213-3218, 2007.
4) Bulinski JC, McGraw TE, et al : J Cell Sci 10, 3055-3064, 1997.
5) Spiliotis ET, Hunt SJ, et al : J Cell Biol 180, 295-303, 2008.
6) Tanaka-Takiguchi Y, Kinoshita M, et al : in revision.
7) Barral Y, Mermall N, et al : Mol Cell 5, 841-851, 2000.
8) Hagiwara A, Kimura H, et al : in revision.
9) Tada T, Simonetta A, et al : Curr Biol 17, 1752-1758, 2007.
10) Li Z, Sheng M : Nat Rev Mol Cell Biol 4, 833-841, 2003.
11) Ihara M, Hagiwara A, et al : Neuron 53, 519-533, 2007.
12) Kinoshita M : Curr Opin Cell Biol 18, 54-60, 2006.
13) Nelson WJ : Nature Insight 422, 766-774, 2003.
14) Kusumi A, Nakada C, et al : Annu Rev Biophys Biomol Struct 34, 351-378, 2005.
15) Morone N, Fujiwara T, et al : J Cell Biol 174, 851-862, 2006.

2）物質輸送システムの支持機構としてのセプチン系とその破綻

参考ホームページ
・上皮細胞の極性形成機構
　http://www.wormbook.org/chapters/www_epithelialjunctions
　attach/epithelialjunctionsattach.html
・膜骨格による膜分子の組織化
　http://www.nanobio.frontier.kyoto-u.ac.jp/lab/gaiyo/j.html

木下　専
1989 年　京都大学医学部医学科卒業
1995 年　医学博士（京都大学）
　　　　同医学部分子腫瘍学講座助手
2000 年　Dept of Cell Biology, Harvard Medical School
　　　　（HFSP fellow）
2003 年　京都大学大学院医学研究科先端領域融合医
　　　　学研究機構特任助教授
　　　　JST さきがけ個人研究者（兼任）
2007 年　京都大学大学院医学研究科キャリアパス形
　　　　成ユニット　生化学・細胞生物学グループ
　　　　リーダー

第3章

トランスポーターの発現制御

第3章 トランスポーターの発現制御

1. 薬物トランスポーター遺伝子の転写調節

小林カオル・降幡知巳・千葉　寛

薬物トランスポーターの構成的発現および薬物などの外因性因子やホルモンなどの内因性因子による発現変動は，薬物トランスポーター遺伝子の転写によって主に調節されている。転写調節機構の解明は，薬物トランスポーターの臓器特異的発現，薬物動態の制御，トランスポーター発現量の個人差，生理学的機能の理解につながるであろう。本稿では，基本転写因子による発現調節，薬物による誘導，核内受容体を介した誘導機構について概説する。

はじめに

薬物トランスポーターは，小腸，肝臓，腎臓，脳，胎盤などに多く発現し，薬物の吸収・分布・排泄に関与するとともに異物から生体を防御する働きを担っている。また，薬物などの外因性因子やホルモンなどの内因性因子により薬物トランスポーターは誘導される。トランスポーターの発現量の変動は，薬物動態の変動につながることから，遺伝子の発現調節機構を理解することは重要である。本稿では，薬物輸送に関与するABCトランスポーターとSLCO遺伝子の基本転写，薬物による誘導とそのメカニズムに焦点をしぼり概説する。それぞれのトランスポーターの機能や臓器分布は他稿を参照していただきたい。

I．ABCトランスポーター

ABC（ATP binding cassette）トランスポーターは，ATP結合ドメインを有する多数のトランスポーターから構成されている。本項では，薬物の輸送に関与するABCトランスポーターの中から，P-糖タンパクをコードするMDR1遺伝子，multidrug resistance protein 2をコードするMRP2遺伝子，乳癌耐性タンパク質（breast cancer resistance protein）をコードするBCRP遺伝子について述べる。

1. MDR1（ABCB1）

図❶に示したように，ヒトMDR1遺伝子の転写に関しては，Sp1[用解1]，EGR-1，WT-1，NF-Y，HSFなど多くの転写因子が関与することが示されている[1]。また，小腸におけるMDR1の構成的発現にconstitutive androstane receptor（CAR）[用解2]が関与するという報告もある[2]。CARはretinoid X receptor（RXRα）と二量体を形成し，ヒトMDR1遺伝子の上流 -7880/-7810の領域に存在するdirected repeat（DR）4[用解3]に結合することによりMDR1遺伝子の転写を活性化する。

小腸のP-糖タンパクは，pregnane X receptor（PXR）[用解4]活性化剤であるリファンピシン，セントジョーンズワートなどにより誘導される。小腸P-糖タンパクの誘導はP-糖タンパク基質の吸収低下につながるため，臨床的な問題となる。この誘導は，活性化されたPXRがRXRαと二量体を形成し，MDR1遺伝子の上流に存在するDR4を介してMDR1遺伝子の転写を活性化することにより引き起こされる[3]。また，パクリタキセルによるP-糖タンパクの誘導にY-box binding protein

---

key words

MDR1, MRP2, BCRP, SLCO1A2, SLCO1B1, SLCO1B3, SLCO2B1, CAR, PXR, FXR, Nrf2, HNF-1α

図❶　MDR1遺伝子の転写調節機構

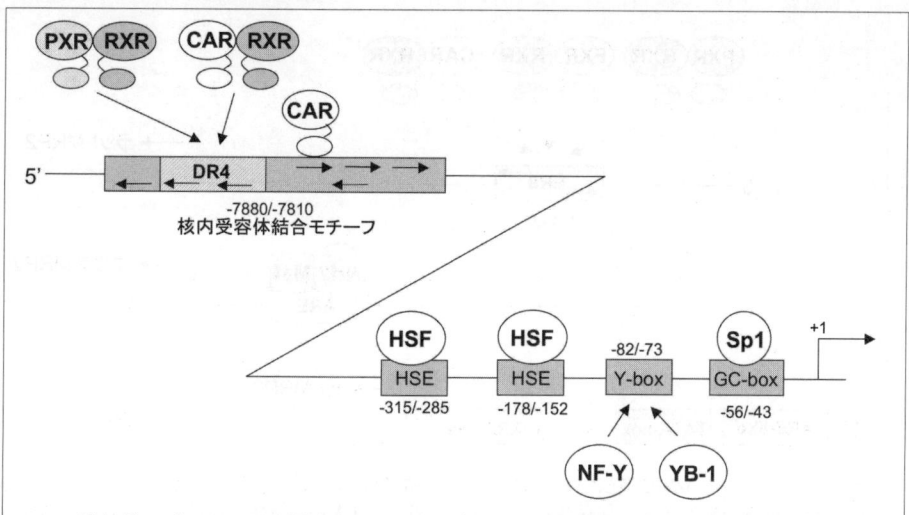

MDR1遺伝子のプロモーター領域（-1974/+281bp）には，Sp1が結合するGC-box，NF-YとYB-1が結合するY-box，heat shock facrot（HSF）が結合するheat shock element（HSE）がある。その上流-8kb付近には，核内受容体結合モチーフのクラスターがあり，その中のDR4にはPXRとRXRの二量体が結合する。リファンピシンによるMDR1の誘導には，この領域を介した転写活性化が関与している。CARとRXRの二量体も同じDR4に結合するが，CARは単量体として別のモチーフにも結合しうる。

1（YB-1）用解5が関与するという報告もある[4]。この誘導は，パクリタキセルにより細胞質のYB-1が核内に移行し，MDR1遺伝子の上流に存在するY-box（inverted CCAAT box）にYB-1が結合しMDR1遺伝子の転写が活性化することにより引き起こされる。

2. MRP2（ABCC2）

ヒトMRP2遺伝子の上流領域にはTATA boxが存在する。また，CCAAT/enhancer binding protein（C/EBP），hepatocyte nuclear factor（HNF）-1，HNF-3β，peroxisome proliferator activated receptor（PPAR）などの転写因子結合部位が推定されているが，それらの機能は明らかではない[5]。

ヒト十二指腸におけるMRP2の発現量は，リファンピシンの服用により約2倍に上昇する[6]。ヒト初代培養肝細胞においても，MRP2のmRNA量はリファンピシン，ハイパーフォリン，SR12813により増加する[7]。また，ラット肝のMRP2はクロトリマゾールやpregnenolone 16α-carbonitrile（PCN）によって誘導される。これらMRP2を誘導する化合物がPXR活性化剤であることから，MRP2の誘導にPXRが関与することが推測される。図❷に示したように，ラットMRP2遺伝子の解析により，PXRとRXRαの二量体がMRP2遺伝子の翻訳開始点より上流-401/-376 bpの領域に存在するeverted repeat（ER）8用解3に結合することにより転写活性化することが示されている[8]。この領域には，farnesoid X receptor（FXR）用解6とCARもRXRαと二量体を形成して結合し，ラットMRP2遺伝子の転写を活性化する。ケノデオキシコール酸やGW4064といったFXR活性化剤は，ヒト肝癌由来細胞HepG2におけるヒトMRP2 mRNAの発現も増加させることから，FXRはラットMRP2だけでなくヒトMRP2の誘導にも関与することが示唆される。また，マウス肝におけるMRP2の発現量は，nuclear factor-erythroid 2 p45-related factor 2（Nrf2）活性化剤であるbutylated hydroxyanizole（BHA）投与により増加する。この誘導は，マウスMRP2遺伝子の上流-95/-85 bpに存在するantioxidan-response element（ARE）配列を介してNrf2がMRP2遺伝子を転写活性化することにより引き起こされる（図❷）[9]。BHAによる

図❷ MRP2の転写活性化機構

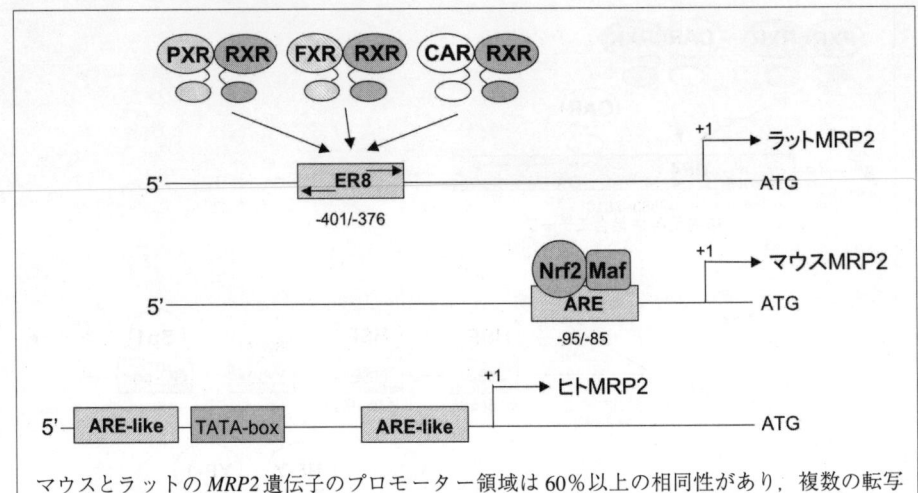

マウスとラットのMRP2遺伝子のプロモーター領域は60％以上の相同性があり、複数の転写因子結合領域の配列がよく保存されている。一方、ヒトMRP2遺伝子に関しては、マウスやラットのMRP2遺伝子よりも上流に転写開始点があり、プロモーター領域の相同性が非常に低い。

MRP2の誘導はマウスとヒトの肝癌由来細胞の両方で認められることから、ヒトMRP2もNrf2による制御を受けていることが推測される。しかし、ヒトMRP2遺伝子の転写開始点はマウスMRP2遺伝子とは大きく異なっており、マウスMRP2遺伝子のARE配列はヒトMRP2遺伝子の転写開始点より約60 bp下流に位置している（図❷）。さらに、ヒトMRP2遺伝子のARE-like配列はラットMRP2遺伝子のER8近傍に位置しており、その機能は明らかではない。

3. BCRP（乳癌耐性タンパク質, ABCG2）

ヒトBCRP遺伝子のプロモーターにTATA-boxは存在せず、5つのSp1サイトが推定されている[10]。また、ヒトBCRP遺伝子の上流にはエストロゲン応答領域（estrogen response element：ERE）に共通するコンセンサス配列（PuGGTCANNNTGACCPy）と相同性の高い配列（-187 ACGGCAGGGTGACCC -173）が存在し、estrogen receptor（ER）がEREに結合することによりBCRP遺伝子の転写が活性化する[11]。実際に、ER陽性細胞に17β-エストラジオール（E2）を曝露するとBCRP mRNA量が増加し、抗エストロゲン薬ICI 182780によりその増加が減弱する。胎盤に発現しているBCRPは薬物や毒性代謝物を胎盤から母体循環血に戻すことで胎児を保護していると考えられる。

BCRPの誘導に関しては、ヒト初代培養肝細胞を用いて解析され、フェノバルビタール（CAR活性化剤）、リファンピシン（PXR活性化剤）、オルティプラズ（Nrf2活性化剤）、ダイオキシン（AhR活性化剤）によってBCRP mRNA量が1.6～3.7倍増加することが示された[12]。しかし、これらの誘導機構は明らかではない。

II. SLCO（SLC21）遺伝子ファミリー

SLCO遺伝子ファミリーはorganic anion transporting polypeptide（OATP）をコードしている。本項では、ヒト薬物トランスポーターとして主要な役割を担っているSLCO1A2, SLCO1B1, SLCO1B3, およびSLCO2B1遺伝子について述べる（図❸）。

1. SLCO1A2

SLCO1A2遺伝子は1995年に同定され、そのプロモーター領域の解析は1997年に報告された[13]。この報告によるとSLCO1A2遺伝子の上流-91/+208 bpの領域に強いプロモーター活性が認められている。この領域内にはC/EBPの推定結合配列が存在するが、この配列がSLCO1A2遺伝子の

1. 薬物トランスポーター遺伝子の転写調節

図❸ SLCO遺伝子ファミリーの転写制御機構

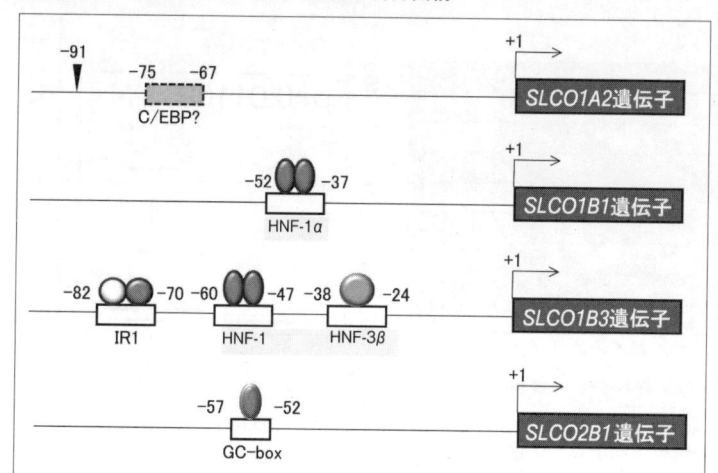

SLCO1A2遺伝子では上流-91/+208bpの領域にプロモーター活性が認められる。-75/-67bpに存在するC/EBP結合領域の役割は不明である。SLCO1B1遺伝子では上流-52/-37bpにHNF-1αが結合し、転写を活性化する。SLCO1B3遺伝子では上流-82/-70bpにFXR/RXRαが、-60/-47bpにHNF-1αが結合し、転写を活性化する。また-38/-24bpにHNF-3βが結合するが、転写活性への影響は明らかでない。SLCO2B1遺伝子では上流-57/-52bpにSp1が結合し、転写を活性化する。

プロモーター活性に関与しているか明らかではなく、またその他の転写因子の関与も明らかとなっていない。一方、-662/-440 bpの領域には細胞特異的に作用する転写抑制領域が存在することが明らかとなっている。しかし、この転写抑制機構についても詳細は不明である。SLCO1A2遺伝子は脳毛細血管内皮細胞に発現し薬物の脳内移行制御に関与する重要なトランスポーターであるが、その転写調節機構はほとんど明らかとなっておらず今後の解析結果が待たれる。

2. SLCO1B1

SLCO1B1遺伝子は肝臓のみに発現するSLCO分子種として1999年に同定され、2年後にそのプロモーター領域が同定された[14]。SLCO1B1遺伝子上流-52/-37 bpにはHNF-1結合領域が存在しており、in vitroおよびin vivoにおいてこの領域に肝臓に高く発現するHNF-1α[用解7]が結合することが明らかとなっている[14)15)]。HNF-1αによるSLCO1B1遺伝子プロモーターの活性化は非常に大きいことから、HNF-1αはSLCO1B1遺伝子の基本転写調節機構の中心的な役割を担っていると考えられ、

HNF-1αの機能や発現量の変動とSLCO1B1遺伝子発現量との関連に着目した検討も進められている。

3. SLCO1B3

SLCO1B3遺伝子は肝臓のみに発現する2番目のSLCO分子種として2000年に同定された。SLCO1B3遺伝子のプロモーター領域の解析は2002年に行われ、FXRがRXRαと二量体を形成して上流-82/-70bpに存在するinverted repeat（IR）1[用解3]に結合し、胆汁酸によるSLCO1B3遺伝子転写活性化を引き起こすことが報告された[16]。さらに最近、FXRの機能低下を引き起こす遺伝子多型FXR*1B保有者では肝臓のOATP1B3 mRNA発現量が低下していることが報告された（図❹）[17]。したがって、FXRは肝臓におけるSLCO1B3遺伝子の転写調節に重要な因子であると考えられる。FXRは胆汁酸をリガンドとする核内受容体であり、またOATP1B3は多くの胆汁酸を基質とすることから、FXRによるSLCO1B3遺伝子転写調節は胆汁酸の恒常性維持に何らかの役割を担っていると考えられる。一方、SLCO1B3遺伝子のプロモーター領域に結合する因子としてHNF-1α、HNF-3βがそれぞれ上流-60/-47 bp、-38/-24 bpに結合すると報告されている[14)18)19)]。HNF-1αはSLCO1B3遺伝子のプロモーター活性を大きく上昇させると報告されているが、-38/-24bpに結合するHNF-3βには転写を活性化するという報告と抑制するという報告があり、議論が分かれている[18)19)]。したがって、これらの因子がどのようにSLCO1B3遺伝子の転写調節に関与しているか、今後検討を進める必要があると考えられる。

4. SLCO2B1

SLCO2B1遺伝子は2001年に同定され、2005年にそのプロモーター領域の解析が報告された[20]。SLCO2B1遺伝子の上流-57/-52 bpにはGC-boxが

図❹ OATP1B3 mRNA 発現量に対する *FXR* 遺伝子多型（FXR*1B）の影響（文献 17 より）

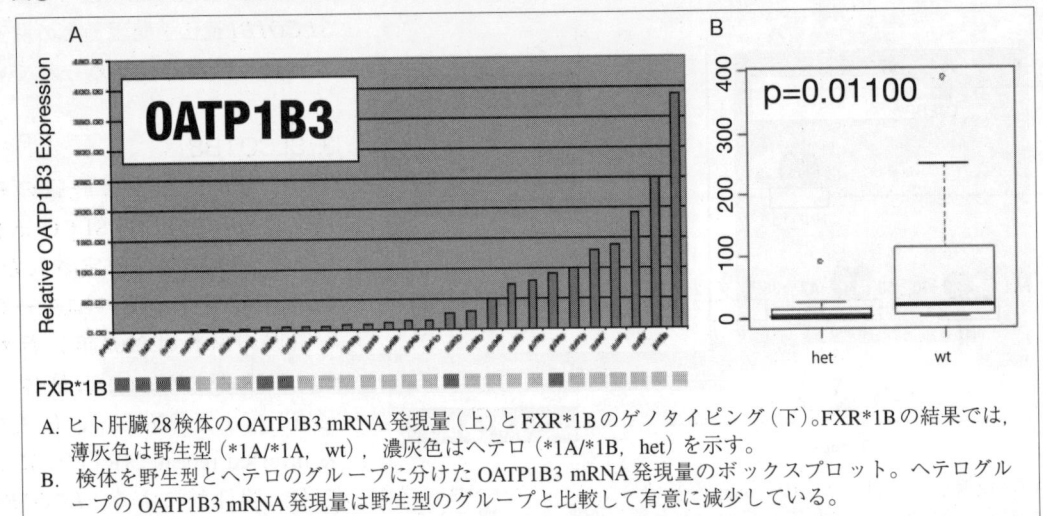

A. ヒト肝臓 28 検体の OATP1B3 mRNA 発現量（上）と FXR*1B のゲノタイピング（下）。FXR*1B の結果では、薄灰色は野生型（*1A/*1A, wt），濃灰色はヘテロ（*1A/*1B, het）を示す。
B. 検体を野生型とヘテロのグループに分けた OATP1B3 mRNA 発現量のボックスプロット。ヘテログループの OATP1B3 mRNA 発現量は野生型のグループと比較して有意に減少している。

存在し，ここに Sp1 が結合することにより転写が活性化することが明らかとなっている。しかし，その他の転写調節機構は明らかとなっていない。*SLCO2B1* 遺伝子は小腸や肝臓に発現し，薬物の吸収に大きな影響を及ぼすトランスポーターであることから，今後 *SLCO2B1* 遺伝子転写調節機構を明らかとし，それが遺伝子発現量の個人差や変動にどのように関与するか解析を行う必要があると考えられる。

おわりに

薬物トランスポーター遺伝子の転写調節機構を概説したが，現状では不明な点が多く残されている。基本転写調節機構のみならず，エピジェネティック制御を含めた発現調節機構，薬物による誘導機構，発現誘導調節における種差などの解明により，薬物トランスポーターの薬物動態制御や生理的機能において転写調節機構がどのような役割を担っているかが明らかとなっていくと期待される。

用語解説

1. **specificity protein（Sp）1**：zinc finger 型転写因子であり，様々な細胞に発現する。単量体で GC-box（GGGCGG）に結合し，標的遺伝子の転写を活性化する。GC-box は近位のプロモーター領域に認められることが多く，特に TATA-less プロモーターでは転写開始点を決定し高い転写活性化を引き起こすのに重要な役割を担っている。
2. **constitutive androstane receptor（CAR）**：核内受容体に属する転写因子であり，肝臓に高く発現しているが，小腸にも発現している。肝の細胞質に存在し，フェノバルビタールにより核移行する。チトクロム P450（CYP）2B の誘導に関与する代表的な因子。リガンド非存在下でも活性である。
3. **inverted repeat 1（IR1），directed repeat 4（DR4），everted repeat 8（ER8）**：遺伝子の転写調節領域に存在する繰り返し配列。これらの配列に核内受容体が結合することから核内受容体結合モチーフと呼ばれる。1，4，8 という数字は繰り返し配列に挟まれる塩基数を表す。AGGTCA を基本モチーフとし，数個の任意の塩基を挟んで繰り返される。同方向の繰り返しを DR，内向きで相補的な繰り返しを IR，外向きで相補的な繰り返しを ER とする。
4. **pregnane X receptor（PXR）**：核内受容体に属する転写因子であり，肝臓，小腸に高く発現している。チトクロム P450（CYP）3A4 の誘導に関与する因子として同定されたが，その後，複数の薬物代謝酵素，薬物トランスポーターを標的とすることが明らかとなった。PXR は構造の異なる多くの医薬品をリガンドとする。PXR のリガンド認識には種差があり，ヒト PXR はリファンピシンをリガンドとし，ラット PXR は PCN をリガンドとする。
5. **Y-box binding protein 1（YB-1）**：DNA 結合タンパクの一種。逆 CCAAT 配列を含む Y-box 配列（5'-CTGATTGG-3'）に結合する。骨格筋，腎，肺，肝および様々な癌細胞に発現している。主に細胞質に存在し，UV 照射や抗癌剤曝露により核へ移行する。

6. farnesoid X receptor (FXR)：核内受容体に属する転写因子であり，肝臓，小腸，腎臓に高く発現している．FXR は胆汁酸をリガンドとし，retinoid X receptor α と二量体を形成して特定の繰り返し配列（主に inverted repeat 1）に結合することにより標的遺伝子の転写を活性化する．標的遺伝子には胆汁酸代謝に関与するものが多く，FXR は胆汁酸センサーとして胆汁酸の恒常性維持に重要な因子であると考えられている．

7. hepatocyte nuclear factor (HNF) -1α：ホメオプロテインに属する転写因子であり，二量体を形成して GGTTAATNATTACCA をコンセンサスとする配列に結合し，標的遺伝子の転写を活性化する．HNF-1α は肝臓，小腸，腎臓，膵臓に高く発現しており，これらの臓器特異的に発現するタンパク質の転写制御に重要な役割を担っていると考えられている．

参考文献

1) Scotto KW, Johnson RA : Mol Interv 1, 117-125, 2001.
2) Burk O, Arnold KA, et al : Biol Chem 386, 503-513, 2005.
3) Geick A, Eichelbaum M, et al : J Biol Chem 276, 14581-14587, 2001.
4) Fujita T, Ito K, et al : Clin Cancer Res 11, 8837-8844, 2005.
5) Stockel B, Konig J, et al : Eur J Biochem 267, 1347-1358, 2000.
6) Fromm MF, Kauffmann HM, et al : Am J Pathol 157, 1575-1580, 2000.
7) Dussault I, Lin M, et al : J Biol Chem 276, 33309-33312, 2001.
8) Kast HR, Goodwin B, et al : J Biol Chem 277, 2908-2915, 2002.
9) Vollrath V, Wielandt AM, et al : Biochem J 395, 599-609, 2006.
10) Bailey-Dell KJ, Hassel B, et al : Biochim Biophys Acta 1520, 234-241, 2001.
11) Ee PL, Kamalakaran S, et al : Cancer Res 64, 1247-1251, 2004.
12) Jigorel E, Vee ML, et al : Drug Metab Dispos 34, 1756-1763, 2006.
13) Kullak-Ublick GA, Beuers U, et al : Hepatology 26, 991-997, 1997.
14) Jung D, Hagenbuch B, et al : J Biol Chem 276, 37206-37214, 2001.
15) Furihata T, Satoh T, et al : Pharm Res 24, 2327-2332, 2007.
16) Jung D, Podvinec M, et al : Gastroenterology 122, 1954-1966, 2002.
17) Marzolini C, Tirona RG, et al : Mol Endocrinol 21, 1769-1780, 2007.
18) Ohtsuka H, Abe T, et al : J Gastroenterol 41, 369-377, 2006.
19) Vavricka SR, Jung D, et al : J Hepatol 40, 212-218, 2004.
20) Maeda T, Hirayama M, et al : Pharm Res 23, 513-520, 2006.

参考図書

* The Nuclear Receptor FactsBook, Laudet V, Gronemeyer H eds, Academic Press, 2002.
* P450 の分子生物学，大村恒雄，石村　巽 他編，講談社サイエンティフィク，2003.

小林カオル

1991 年　東京理科大学薬学部卒業
1993 年　同大学院薬学研究科修士課程修了
　　　　昭和大学薬学部臨床薬学教室助手
1997 年　薬学博士（千葉大学）
　　　　千葉大学薬学部薬物学研究室助手
2001 年　米国 NIEHS/NIH（根岸正彦博士）留学（〜2002 年）
2005 年　千葉大学大学院薬学研究院薬物学研究室助教授

第3章 トランスポーターの発現制御

2．エピジェネティック調節

菊地良太・楠原洋之・杉山雄一

薬物トランスポーターの組織特異的発現は基質薬物の体内動態，薬効，毒性の重要な決定因子である。また，癌細胞での排出トランスポーターの異所性発現・発現誘導は癌の多剤耐性の分子的実体である。近年，遺伝子発現制御には転写因子ネットワークよりも高次のエピジェネティクス系による制御システムが存在し，正常・病態時において様々な生命現象を支配していることが明らかとなってきた。本稿では，DNAメチル化を中心として，これまでに報告されているトランスポーターのエピジェネティック制御について概説する。

はじめに

トランスポーターは医薬品を含む低分子化合物の細胞膜透過を制御し，細胞内への取り込みあるいは排出を行う膜タンパク質群である。これらは生理的条件下において肝臓，腎臓，小腸など体内の様々な組織に発現し，薬物・内因性物質の吸収・分布・排泄に重要な役割を果たしている。特に異物解毒に重要な組織である肝臓，腎臓の血管側膜には，それぞれ主にorganic anion transporting polypeptide（OATP）ファミリー，organic anion transporter（OAT）ファミリーに属するトランスポーターが発現し，広範な薬物の細胞内取り込みをつかさどる。また，胆管側膜，管腔側膜には一部共通するATP-binding cassette（ABC）トランスポーターが発現し，基質薬物のATP依存的な細胞外への排出を担っている。一般的に，比較的高分子量で両親媒性の薬物はOATPファミリーの基質となりやすく，主に肝臓に濃縮された後に代謝・胆汁排泄を受けるのに対し，低分子量で親水性の薬物はOATファミリーの基質となりやすいため，腎臓に濃縮され尿中に排泄される。このことは，薬物トランスポーターの組織特異的発現は基質薬物の組織分布や消失経路，また薬効や毒性の重要な決定因子であることを意味する（図❶）。詳細については本誌別章を参照されたい。

正常組織とは別に，癌細胞におけるトランスポーターの異所性発現・発現誘導は，癌の化学療法の際に考慮すべき重要な課題である。multidrug resistance 1（MDR1/P-gp）やbreast cancer resistance protein（BCRP）などのABCトランスポーター群は，癌細胞の多剤耐性獲得の分子的実体として知られている。また，生理学的重要性に関しては今後の詳細な検討が必要なものの，癌細胞・腫瘍組織にはOATPファミリーの一部が発現している（●～●頁参照）。OATP1B3については癌細胞・腫瘍組織における機能が検討され，抗癌剤の細胞毒性や癌の予後に影響を及ぼすことが報告された。この他にも，癌細胞では，増殖に必須なグルコースやアミノ酸などを細胞内に取り込むトランスポーターの発現・機能が正常細胞よりも亢進していることが知られている。

---

key words

エピジェネティクス，DNAメチル化，ヒストン修飾，遺伝子発現制御，組織特異的遺伝子，発癌，hepatocyte nuclear factor 1

図❶　肝臓・腎臓における薬物の排泄に関与するトランスポーター

OA：organic anion, OC：organic cation, BA：bile acids, DC：dicarboxylate

トランスポーター研究における分子生物学的アプローチが始まって20年以上が経過し、主要なトランスポーターの基質特異性・組織分布や、癌細胞における発現誘導および多剤耐性との関連について、臨床の知見を含めて多くの情報が蓄積されてきた。一方で、発現制御メカニズムに関してはいまだ不明な点が多い。だが上述したように、トランスポーターの正常組織・癌細胞における発現プロファイルは基質薬物の体内動態や薬効・毒性と直結することから、そのメカニズムの解析は基礎のみならず臨床上も重要な意味をもっている。

I. エピジェネティクスとは

従来、遺伝子発現制御機構を解析する際は転写因子群のネットワークによる制御系に主に焦点が当てられ、正常組織・細胞における遺伝子発現や癌などの疾患時における遺伝子発現変動と転写因子の関連性が研究されてきた。だが近年、遺伝子発現制御においては、クロマチン構造を介したより高次の制御メカニズムが存在することが認識されつつある。これはエピジェネティクス系と呼ばれ、多細胞生物においてゲノム上の多数の遺伝子を選択的に活性化または不活性化することで、同一ゲノムから形態・機能の異なる驚くほどに多様な細胞、すなわちそれぞれに固有の遺伝子発現プロファイルをもつ細胞を生み出すことを可能としている。エピジェネティクスとは「細胞世代を超えて継承されうる、塩基配列の変化を伴わない遺伝子機能について研究する学問領域」と定義される。DNAメチル化やヒストンのアセチル化・メチル化などのクロマチン修飾は、エピジェネティック制御機構の中心的役割を果たし、ゲノムインプリンティング、発生・分化、発癌、トランスポゾンの不活性化、X染色体不活性化、クロマチンリモデリング、時期・組織/細胞特異的遺伝子発現など、多くの生命現象を制御する[1]。

一般的に、不活性な遺伝子のDNAは活性化されている遺伝子と比較して高度にメチル化されている。逆に、DNAの脱メチル化は in vivo, in vitro において遺伝子発現を再活性化させる。脊椎動物においては 5′-CG-3′配列（CpG dinucleotide）中のシトシン残基がDNAメチル化のターゲットとなり、CpG dinucleotideのメチル化は、配列特異的な転写因子の結合阻害、あるいは配列非依存的なクロマチンリモデリング因子（メチル化DNA結合タンパク質やヒストン脱アセチル化酵素など）の結合によるヘテロクロマチン化を引き起こす。転写因子による調節は、DNAが低メチル化状態でクロマチンが弛緩している領域においてのみ有効であり、不活性化領域では機能できない。ゆえに、DNAメチル化やヒストン修飾[用解1]による転写制御は、遺伝子発現調節機構の最上位に位置する。このことは、遺伝子発現制御を考えるうえでは、従来の転写因子ネットワークによるメカニズムに加え、DNAメ

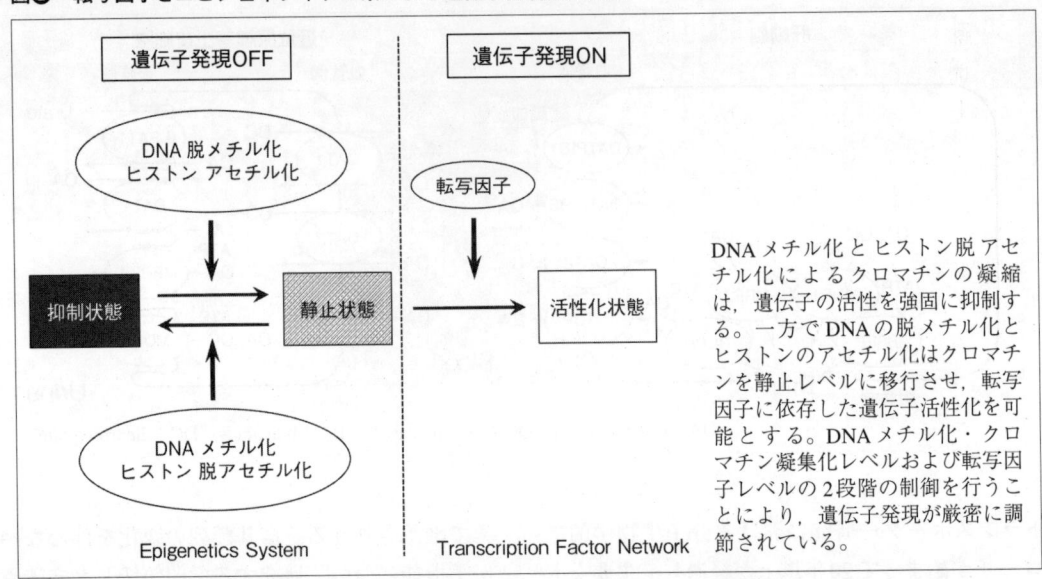

図❷　転写因子とエピジェネティクス系による遺伝子発現調節機構

DNA メチル化とヒストン脱アセチル化によるクロマチンの凝縮は，遺伝子の活性を強固に抑制する。一方で DNA の脱メチル化とヒストンのアセチル化はクロマチンを静止レベルに移行させ，転写因子に依存した遺伝子活性化を可能とする。DNA メチル化・クロマチン凝集化レベルおよび転写因子レベルの 2 段階の制御を行うことにより，遺伝子発現が厳密に調節されている。

チル化などのエピジェネティックなメカニズムを考慮する必要があることを意味する（図❷）。

本稿では，トランスポーターの組織特異的発現制御および癌細胞での発現制御における DNA メチル化をはじめとしたエピジェネティクス系の役割について，筆者らがこれまでに得た知見を交えつつ概説したい。

II．組織特異的トランスポーター発現制御

1. 転写因子による発現調節

ここ10年ほどの間に，肝臓・腎臓に発現する主要なトランスポーターについて，発現制御に関与する重要な転写因子の情報が蓄積されつつある（●～●頁参照）。これまで，トランスポーターの組織特異的発現はこれらの転写因子が協調して働くことにより制御されていると考えられていた。だが多くの場合において，転写因子とその下流のトランスポーターの組織分布の間には乖離がみられる。筆者らが解析した OAT1，OAT3，urate transporter 1（URAT1）を例に挙げると，これらのトランスポーターは腎臓特異的に発現するのに対し，転写活性化因子である hepatocyte nuclear factor 1（HNF1）は肝臓・腎臓・小腸・膵臓など広範な組織に発現している。一方で，OAT ファミリーと同様に HNF1 により制御される OATP1B1，OATP1B3 は肝臓特異的発現を示す。他にも HNF4α は肝臓・腎臓の両組織に発現するが，その標的遺伝子である OAT2，organic cation transporter（OCT）1 は肝臓特異的，OAT1 は腎臓特異的トランスポーターである。このように同じ転写因子の下流の遺伝子であっても，組織分布に明確な差異が認められる。これは，組織間でトランスポーターのエピジェネティックプロファイルが異なるからに他ならない。

2. エピジェネティクス系による発現制御

筆者らは腎臓特異的に発現する OAT3 および URAT1 を対象として，トランスポーターの組織特異的発現におけるエピジェネティクス系の重要性を証明した。HEK293 に HNF1α/β を一過性に発現させ，DNA メチル化阻害剤である 5-aza-2'-deoxycytidine（5azadC）で処理し，RT-PCR 法により hOAT3 の発現を検討したところ，HNF1α 単独あるいは HNF1α と HNF1β の両者を強制発現させ，DNA を脱メチル化することにより，hOAT3 の発現が転写誘導されることが明らかとなった（図❸）。この結果から，hOAT3 の転写には HNF1α/β の発現と DNA 脱メチル化の協奏作用が必要であることが示唆された[2]。また，マウス肝臓，腎臓皮質，および腎臓髄質より genome DNA を抽出し，

図❸ DNA脱メチル化によるhOAT3の発現誘導
（文献2より改変）

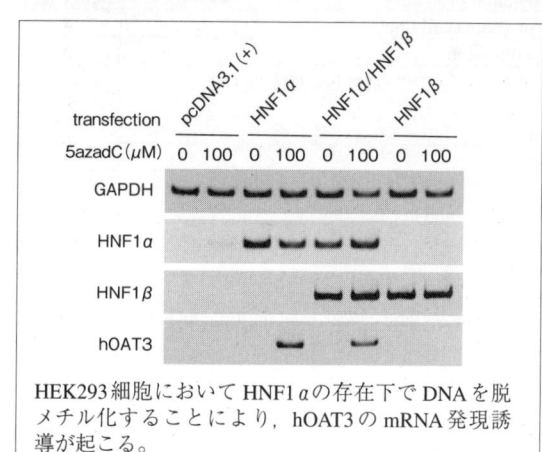

HEK293細胞においてHNF1αの存在下でDNAを脱メチル化することにより，hOAT3のmRNA発現誘導が起こる。

bisulfite sequencing法[用解2]によりmUrat1遺伝子プロモーター領域のDNAメチル化プロファイルを決定したところ，肝臓および腎臓髄質において高メチル化状態である一方で，腎臓皮質では低メチル化状態であった（図❹）。このDNAメチル化プロファイルは腎臓皮質特異的に発現するmUrat1の組織分布と一致していた[3]。OAT3，URAT1と同様にHNF1による転写活性化を受けるOAT1遺伝子については，現在，DNAメチル化のみならずクロマチン構造も視野に入れ，腎臓特異的発現の決定因子としてのエピジェネティクス系の関与を検討している。

筆者らの研究と同時期に，マウスmultidrug resistance-associated protein 6（Mrp6）遺伝子の組織特異的発現は，プロモーター領域のDNAメチル化と転写因子Sp1の協奏作用によって確立していることが示された[4]。Mrp6は主に肝臓および腎臓に発現するABCトランスポーターであり，弾性線維性仮性黄色腫（pseudoxanthoma elasticum）の原因遺伝子であることが知られている。Mrp6を発現する肝臓および腎臓と，発現しない尾および皮膚を用いてプロモーター領域のDNAメチル化状態を検討したところ，肝臓・腎臓では低メチル化状態，尾・皮膚で高メチル化状態であり，Mrp6の発現とメチル化状態が一致していた。さらにプロモーター領

図❹ mUrat1プロモーターのDNAメチル化プロファイル（文献3より改変）

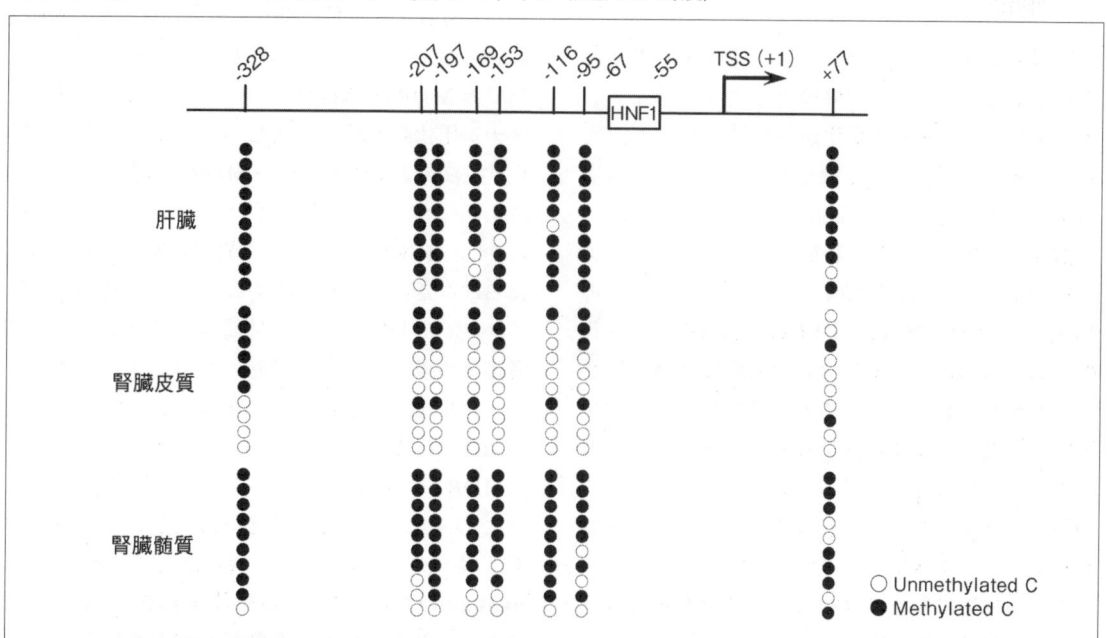

mUrat1遺伝子プロモーター領域はmUrat1を発現しない肝臓・腎臓髄質では高メチル化状態である一方で，mUrat1を発現する腎臓皮質では低メチル化状態である。

表❶　DNAメチル化によるトランスポーターのエピジェネティック制御

Gene Name	Protein Name	Species	Involvement of DNA methylation in	Reference
SLC1A2	EAAT2	human	transcriptional repression in glioma cell lines	14
Slc2a2	Glut2	mouse	liver- and kidney-specific expression	15
SLC5A8	SMCT1	human	transcriptional repression in colon aberrant crypt foci and cancers	16
SLC22A2	OCT2	human	kidney-specific expression	5
SLC22A8	OAT3	human	kidney-specific expression	2
Slc22a12	Urat1	mouse	kidney-specific expression	3
Slc25a31	Ant4	mouse	testis-specific expression	17
ABCB1	MDR1/P-gp	human	mRNA expression in AML, ALL, and bladder cancer	8-10
ABCC6	MRP6	human	cell-type specific expression	18
Abcc6	Mrp6	mouse	liver- and kidney-specific expression	4
ABCC7	CFTR	human	cell-type specific expression	19
ABCG2	BCRP	human	mRNA expression in renal carcinoma, lung cancer, and multiple myeloma	11-13

域のメチル化がユビキタスに発現する転写因子 Sp1 の結合を妨げることによって転写を抑制していることが示された．また最近になり，ヒト組織を用いて筆者らと同様の解析が行われ，OCT2 の腎臓特異的発現も DNA メチル化により制御されていることが明らかとなった[5]．このように，徐々にではあるがトランスポーターの組織特異的発現におけるエピジェネティクス系の重要性が認識されつつある．

Ⅲ．癌細胞特異的トランスポーター発現制御

癌細胞や腫瘍組織においては，DNA の異常メチル化やヒストンの異常修飾などのエピジェネティックプロファイルの変化が頻繁に認められ，これらを通じて正常細胞とは全く異なる癌細胞特有の遺伝子発現パターンが形成される．癌における DNA メチル化異常の特徴として，主にゲノム全体の低メチル化と特定の CpG アイランド[用解3]の高メチル化が挙げられる．LINE，Alu などの反復配列は CpG 部位に富み，正常細胞ではメチル化により転写抑制されているが，癌ではこれらの反復配列が低メチル化状態になり，ゲノム全体の低メチル化が起こる．ゲノムの低メチル化はゲノムの不安定性を惹起し，染色体の不安定化，オンコジーンやトランスポゾンの活性化，インプリンティングの喪失に働くことによって腫瘍発生を促進する．一方で，癌において cyclin-dependent kinase inhibitor 2A（p16）や von Hippel-Lindau syndrome（VHL）など多くの癌抑制遺伝子が DNA メチル化によりサイレンシングされることが報告されており，CpG アイランドの異常メチル化は，癌抑制遺伝子不活性化の重要な機構であることが示唆されている[6]．

癌遺伝子や癌抑制遺伝子と同様に，癌における薬物トランスポーターの発現変動とエピジェネティクスの関連が指摘されている．これまでに，癌細胞における MDR1 の発現とプロモーター領域の DNA メチル化が負に相関していることが報告され，転写因子による制御と同様にエピジェネティクス系による制御が多剤耐性獲得の重要なメカニズムであることが明らかとなりつつある[7]．臨床においても，急性骨髄性白血病や急性リンパ性白血病での MDR1 の発現がプロモーター領域の DNA メチル化状態と負に相関していること，膀胱癌で化学療法による臨床経過が MDR1 プロモーターの DNA メチル化状態に影響を与えることが示された[8)-10)]．BCRP に関しても，腎臓癌細胞や肺癌細胞における発現の有無とプロモーター領域内 CpG アイランドの DNA メチル化状態が一致すること，患者由来の多発性骨髄腫細胞においてプロモーターのメチル化と mRNA 発現が負に相関していることが報告されている[11)-13)]．

MDR1 や BCRP とは逆に，癌における発現低下と DNA メチル化の関連が指摘されているトランスポーターも存在する．excitatory amino acid transporter 2（EAAT2）は生理的条件下において脳アストロサイトおよび脊髄に発現し，細胞外スペースからのグルタミン酸の取り込みをつかさどるトランスポーターである．神経変性疾患や神経膠

図❺ 腎臓特異的トランスポーターの発現制御メカニズム

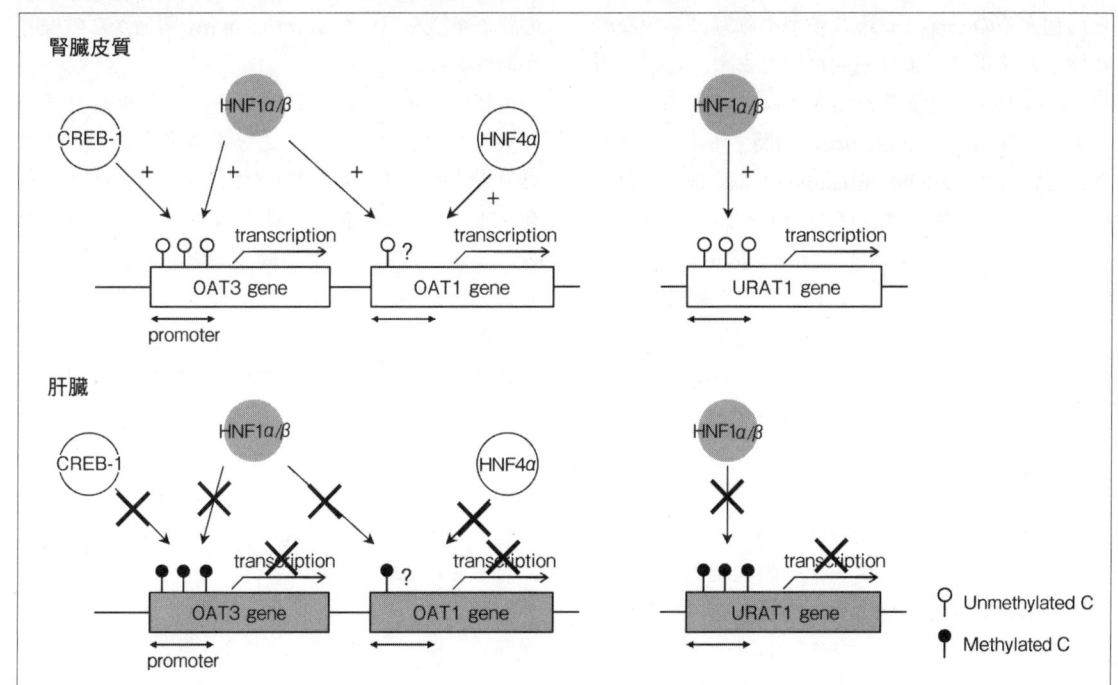

腎臓皮質ではプロモーター領域が低メチル化状態であるためクロマチンが弛緩した状態にあり，HNF1α/βがプロモーター内の認識配列に結合し転写が活性化される。一方で，肝臓など腎臓以外の組織においてはDNAメチル化がスイッチとなって近傍のクロマチン領域が凝縮することで，HNF1α/βとプロモーターの相互作用が起こらず，腎臓特異的トランスポーターの発現が抑制されている。

腫（glioma）など様々な神経疾患においてEAAT2の発現低下が観察されるが，EAAT2を欠損するglioma細胞においては正常な前頭葉と比較してプロモーター領域が高度にメチル化していることが示された[14]。癌細胞・腫瘍組織におけるその他のトランスポーターの発現制御にも，エピジェネティクス系が関与しているのかどうか，今後の解析が必要である。

おわりに：今後の展望

本稿で紹介しきれなかったものも含め，これまでに報告されているDNAメチル化を介したトランスポーターのエピジェネティック制御について表❶にまとめた[2)-5)8)-19)]。転写因子ネットワークの研究と比較すると，トランスポーターのエピジェネティクス研究は緒に就いたばかりである。筆者らの解析より，DNAメチル化による転写抑制およびHNF1α/βによる転写活性化の協奏作用により，OAT3，URAT1，そしておそらくOAT1の腎臓特異的発現が成り立っていることが示唆された（図❺）。肝臓や小腸，脳など腎臓以外の組織におけるトランスポーターの組織特異的発現制御メカニズムについては今後の解析が必要である。多くの肝臓特異的トランスポーターはOAT1，OAT3，URAT1と同様にHNF1による転写活性化を受けることから，腎臓特異的トランスポーター同様，DNAメチル化を介したエピジェネティクス系によりHNF1による組織特異的発現制御が行われているのかもしれない。また，HNF1以外の転写因子により制御されるトランスポーターの中にも，組織特異性を示す分子種が多く存在する。これらのトランスポーターに関しても，エピジェネティクス系が重要な役割を果たしているのかどうか，より網羅的な解析が望まれる。

得られる情報の臨床応用も興味深い。多くの肝臓・腎臓トランスポーターのmRNA発現量には大

きな個人差が存在することが知られている。これらの個人差の一部は一塩基多型や転写に必須な転写因子の発現量により説明可能である。だが一方で，CYP3A4の発現量の個人差は，一塩基多型よりもむしろallelic imbalanceと相関することが指摘されている[20]。allelic imbalanceとは，同一遺伝子の2つのアレル間で遺伝子発現レベルが異なることを意味する。DNAメチル化はallelic imbalanceを引き起こす要因の1つであることが期待されている。薬物トランスポーターの発現量の個人差もCYP3A4と同様のメカニズムにより説明可能かもしれない。また癌細胞・腫瘍組織でのトランスポーターの異所性発現・発現誘導メカニズムの解明は，多剤耐性の克服や癌の診断・治療における新たな戦略の開発へと応用可能である。癌細胞における取り込みトランスポーターの発現制御メカニズムの解明は，癌細胞特異的な抗癌剤のデリバリーへとつながるだろう。細胞系列のみならず臨床の腫瘍組織を用いた in vitro, in vivo 両面からの検討が期待される。

エピジェネティクス系による制御が生命科学の多岐の分野に及んでいることを考慮すると，癌以外にもその他多くの疾患の要因としてDNAメチル化・クロマチン修飾を念頭に入れる必要があるだろう。現在，ヒトの生理機能や病態の解明を試みるエピジェネティクス研究は世界的に加速している。各細胞・組織や正常・病態時におけるゲノム全域のエピジェネティック状況の解析，情報のデータベース化を目的としたエピゲノムプロジェクト[用解4]も始まっている[21]。トランスポーターの発現変動は多くの疾患と結びつくことからも，今後のエピジェネティクス研究において重要な位置づけになるものと思われる。

用語解説

1. **ヒストン修飾**：核内で，DNAはヒストンの八量体に巻きついてヌクレオソーム構造をとる。ヒストン八量体はH2A，H2B，H3，H4タンパク質それぞれ2分子から形成され，各タンパク質のN末端がアセチル化，メチル化，リン酸化，ユビキチン化など様々な修飾を受ける。これらの修飾状態の組み合わせが遺伝子発現制御に重要であるとする「ヒストンコード仮説」が提唱されている。
2. **bisulfite sequencing法**：DNAをbisulfite処理すると，非メチル化シトシンはウラシルに変換される一方で，メチル化シトシンはウラシルには変換されずメチル化シトシンのままとなる。したがって，bisulfite処理をしたDNAを用いてPCRを行うと，メチル化シトシンはシトシンのままであるが，非メチル化シトシンはチミンに置換される。PCR産物をクローニングした後に10クローン程度の塩基配列を決定し，配列の違い（CまたはT）を利用してシトシンのメチル化状態を解析する。ある領域のすべてのCpG dinucleotideのメチル化状態を解析することが可能であり，結果の定量性に優れている。
3. **CpGアイランド**：哺乳類のゲノムにおいて，CpG dinucleotideは均等には分布しておらず，ある特定の領域にその他の領域の10〜20倍の頻度で存在する。この領域をCpGアイランドと呼び，ヒトでは約29000ヵ所あると報告されている。多くのハウスキーピング遺伝子や組織特異的遺伝子の約半数はCpGアイランドと近接しており，プロモーターとして機能すると考えられている。
4. **エピゲノムプロジェクト**：エピゲノムはエピジェネティック状況の総体であり，ゲノムが生命の設計図であるとすれば，エピゲノムはその指図書にあたる。エピゲノムプロジェクトでは，ゲノムワイドなエピジェネティック状況を解析することで，真核生物が核をもつようになったときからスタートしたゲノム情報の多層的な利用法の理解を可能とする。

参考文献

1) Shiota K : Cytogenet Genome Res 105, 325-334, 2004.
2) Kikuchi R, Kusuhara H, et al : Mol Pharmacol 70, 887-896, 2006.
3) Kikuchi R, Kusuhara H, et al : Mol Pharmacol 72, 1619-1625, 2007.
4) Douet V, Heller MB, et al : Biochem Biophys Res Commun 354, 66-71, 2007.
5) Aoki M, Terada T, et al : Am J Physiol Renal Physiol 295, 165-170, 2008.
6) Smith LT, Otterson GA, et al : Trends Genet 23, 449-456, 2007.
7) Baker EK, El-Osta A : Exp Cell Res 290, 177-194, 2003.
8) Nakayama M, Wada M, et al : Blood 92, 4296-4307, 1998.
9) Garcia-Manero G, Bueso-Ramos C, et al : Clin Cancer Res 8, 1897-1903, 2002.
10) Tada Y, Wada M, et al : Clin Cancer Res 6, 4618-4627, 2000.
11) To KK, Zhan Z, et al : Mol Cell Biol 26, 8572-8585,

12) Nakano H, Nakamura Y, et al : Cancer 112, 1122-1130, 2008.
13) Turner JG, Gump JL, et al : Blood 108, 3881-3889, 2006.
14) Zschocke J, Allritz C, et al : Glia 55, 663-674, 2007.
15) Jin B, Seong JK, et al : Biol Pharm Bull 28, 2054-2057, 2005.
16) Li H, Myeroff L, et al : Proc Natl Acad Sci USA 100, 8412-8417, 2003.
17) Suzuki M, Sato S, et al : Genes Cells 12, 1305-1314, 2007.
18) Aranyi T, Ratajewski M, et al : J Biol Chem 280, 18643-18650, 2005.
19) Koh J, Sferra TJ, et al : J Biol Chem 268, 15912-15921, 1993.
20) Hirota T, Ieiri I, et al : Hum Mol Genet 13, 2959-2969, 2004.
21) Lieb JD, Beck S, et al : Cytogenet Genome Res 114, 1-15, 2006.

参考図書

* 蛋白質核酸酵素 53(7), エピジェネティクスの制御機構, 田嶋正二 編, 共立出版, 2008.
* 実験医学 増刊 24(8), ゲノムワイドに展開するエピジェネティクス医科学, 中尾光善, 塩田邦郎 他編, 羊土社, 2006.
* 実験医学 23(14), 疾患解明への新たなパラダイム エピジェネティクス, 塩田邦郎 企画, 羊土社, 2005.
* 注目のエピジェネティクスがわかる, 押村光雄 編, 羊土社, 2004.

菊地良太

2002 年	東京大学薬学部薬学科卒業
2007 年	東京大学大学院薬学系研究科博士後期課程修了（薬学博士）日本学術振興会特別研究員（PD）/ 分子薬物動態学教室（杉山雄一教授）
2008 年	米国 Roche Palo Alto, Postdoctoral Fellow

第4章

動態における薬物トランスポーターの役割

第4章　動態における薬物トランスポーターの役割

1. 消化管と肝臓

玉井　郁巳

　小腸と肝臓は経口投与後の吸収性を決める臓器である。両臓器とも栄養物の摂取機構とともに医薬品を含む異物の侵入防止と積極的排除機構を有している。トランスポーターと薬物代謝酵素がその機構を担っている。トランスポーターは小腸上皮細胞と肝実質細胞の血管側と管腔側に特異的に存在し，様々な物質の摂取と排除を選択的に行っている。多様なトランスポーターが発現するが，各分子の機能特性と発現部位を理解することにより，医薬品の吸収促進や肝移行性促進あるいは回避のための化学構造デザインやデリバリーへの応用が可能である。

はじめに

　創薬対象として経口投与可能な医薬品が望まれる。しかし，私達の体は生体防御機構として医薬品を含む生体異物の吸収抑制と対外への排除の機構を有している。そのような生理機能を担う分子的実体はトランスポーターと酵素である。特に経口投与後の最初の防御組織となる消化管と肝臓は生体防御機構としてのトランスポーターと酵素活性が高い（図❶）。消化管管腔からの吸収については，通常，水溶性化合物は単純拡散では膜を透過できないが，栄養物は水溶性であっても選択的トランスポーターを介して吸収される。一方，脂溶性物質は単純拡散によって細胞内に侵入するが，その過程あるいは吸収後に細胞外汲み出しに働くトランスポーターによって管腔中に戻されてしまう。さらに，細胞内酵素による代謝によって化学変換された代謝物の中には，汲み出しトランスポーターによって管腔中へと排除される場合もある。このようにトランスポーターによる選択的膜透過と代謝酵素の働きで，小腸での吸収障壁・解毒が進行する。また，たとえ小腸での生体防御機構が不十分であっ

図❶　トランスポーターと薬物代謝酵素による小腸と肝臓の生体防御と解毒

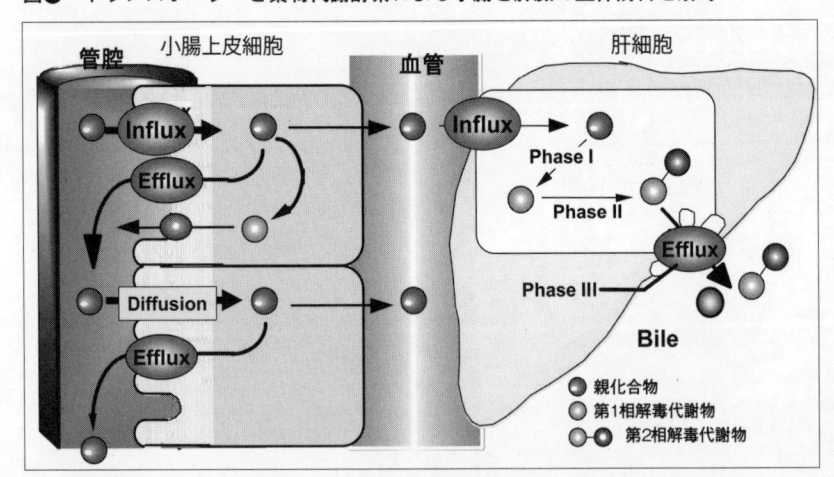

key words

PEPT1, OATP (organic anion transporting polypeptide), P-糖タンパク質, MRP2, BCRP, OATP1B1, 遺伝子多型, 種差, double-transfected cultured cell, sandwich-cultured hepatocyte

図❷ 小腸上皮細胞薬物トランスポーター

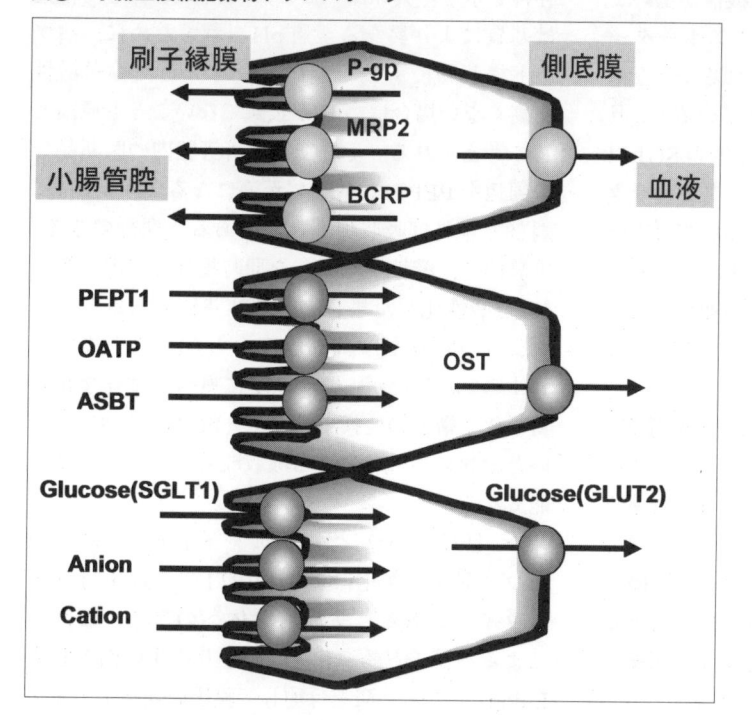

図❸ 肝細胞薬物トランスポーター

難である。本稿では小腸と肝臓のトランスポーターについて概説する。

薬物動態に関わるトランスポーター分子は小腸・肝臓ともに複数存在するが、それらは細胞内移行に働くinfluxトランスポーターと細胞外への排出輸送に働くeffluxトランスポーターに区分され、effluxトランスポーターは吸収障壁や肝細胞内から胆汁中への排泄に、influxトランスポーターは吸収促進ならびに肝取り込みに働く分子となる。したがって、effluxを回避する、あるいはinfluxを積極的に利用することにより吸収性や組織移行性調節をはかることができる。

なお、図❷、❸にヒトの消化管ならびに肝臓において薬物輸送に働く主たるトランスポーターを模式的に示してある。以下、これらトランスポーターによる薬物の吸収ならびに胆肝系動態特性について述べる。

Ⅰ. 消化管

1. Influxトランスポーターを利用した吸収促進

(1) 栄養物トランスポーター

小腸は栄養物の摂取に働く多様な機能を有しているが、水溶性栄養物である糖、アミノ酸、ビタミン、胆汁酸などに選択的に働くトランスポーター分子が小腸上皮細胞の頂側膜と側底膜に発現しており、効率的な栄養物摂取に働いている。例えばグルコースについては、二次性能動輸送であるSGLT1が刷子縁膜で、側底膜では促進拡散型であるGLUT2が働き、管腔側から血液中へのグルコースの摂取に働く（図❷）。胆汁酸の場合には、ASBTによって管腔側から上皮細胞内に移行し、OSTによって側底膜を通過し、血液中へと移行していく。このよ

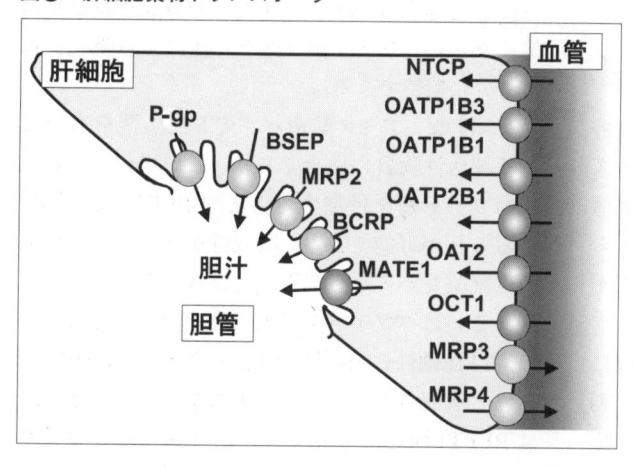

ても、吸収後に門脈を経由して接する肝臓での胆汁中排泄と代謝によって、生体異物は対外へと消失していく。肝臓における処理過程も小腸と同じくトランスポーターと酵素の協奏作用によって効率的に進行する。したがって、経口投与で有効な医薬品となるためには、以上のような強力な小腸と肝臓の生体防御機構を克服する必要があり、その理解なくして経口投与可能な医薬品の創製は困

うに栄養物については効率的な吸収機構が働いている。したがって、ヘキソーストランスポーターや胆汁酸トランスポーターに認識されるような構造変換による膜透過促進が試みられている[1]。具体的には、例えばキノリンの糖修飾体のSGLT1を介した透過を観測すると、マンノースやガラクトースに比べ、グルコース修飾体についてはより活性高くSGLT1によって膜透過を受けるなどヘキソースの種類により見かけの活性が変わることなどがわかっており、特徴の把握によりデリバリーへの応用の最適化が可能になる[2]。

(2) ペプチドトランスポーターを介した薬物吸収

栄養物吸収に働くinfluxトランスポーターの中でペプチドトランスポーターPEPT1を介した薬物吸収が明確になっている。PEPT1はタンパク質の分解産物であるジペプチドやトリペプチドの吸収に働き、構成するアミノ酸の選択性は低いことから、結果として幅広い基質選択性を示す。医薬品の中にはペプチド構造を有する場合もあり、β-ラクタム抗生物質の一部、ウベニメクス（ベスタチン®）、ACE阻害薬、低血圧治療薬ミドドリンなどがPEPT1を介して吸収されている。ミドドリンはグリシンを付加させたプロドラッグであり、プロドラッグ体がPEPT1に認識され吸収性が改善されたと推定される。ペプチド結合ではなくエステル結合でアミノ酸を付加させたプロドラッグ体もPEPT1基質になり、そのために吸収改善がみられた抗ウイルス薬アシクロビルのバリンエステル体であるバラシクロビルのような例もある。

このように栄養物吸収に働きながら薬物吸収にも寄与する広い基質選択性のために、PEPT1を利用した吸収促進が可能である。PEPT1を利用する吸収促進には3種類の戦略がある。1つは、上述のように薬理活性化合物自身がペプチド構造を有する場合である。ペプチド構造を有するすべての化合物が基質として輸送されるわけではないが、PEPT1を介する可能性はある。また、ペプチド構造を有しながら吸収性が低い場合は、PEPT1を活性化することで改善できる可能性がある。PEPT1は二次性能動輸送でありプロトン勾配を駆動力とする。したがって、PEPT1を介した輸送はpH依存性を示す。興味深いことにPEPT1を介した輸送は基質により異なる至適pHを示すために、ペプチド様薬物であってもPEPT1を介した輸送活性が高くない場合は、pHが至適でないことも原因として考えられる。そこで消化管管腔内の医薬品分子周辺をPEPT1に対して至適になるようなpHに調整できれば吸収促進可能であると期待できる。実験的に、酸性ポリマーを同時投与して消化管内pHを酸性化した場合、PEPT1基質であるセフィキシムの吸収率は30%程度から60%以上まで上昇する[3]。したがって、以下に述べるような化合物の化学構造の変換ではなく、PEPT1特性に基づいた輸送の活性化による吸収改善が戦略として可能である。

2つ目は、バラシクロビルやミドドリンのようなプロドラッグ化によりPEPT1認識性を付与するタイプである。薬理活性体へのアミノ酸付加によるペプチド誘導化で、わかりやすい例としてL-dopaにアミノ酸を付加し、膜透過経路をアミノ酸トランスポーターからペプチドトランスポーターにした報告がある[4]。また、バラシクロビルの例にならい、アミノ酸エステル体による吸収促進も十分に期待できる。

3つ目は、アミノ酸やペプチド様構造をもたない薬理活性物質の場合であり、この場合には新たにペプチド基を付加することでPEPT1認識性を得ることが可能である。吸収性が極めて低い胃粘膜保護薬レバミピドを薬理活性体として、アミノ酸あるいはペプチドを付加させた誘導体を合成しPEPT1認識性と吸収性を評価したとき、PEPT1認識性と吸収性の改善がみられている[5]。本手法ではPEPT1輸送が可能な薬理活性体の最大分子サイズが課題となる。レバミピドの場合は分子量が371であり、新たにペプチド付加によって、薬理活性体の分子量が400程度であってもPEPT1による認識が可能であると期待できる。

(3) 有機アニオントランスポーター OATPを介した薬物吸収

PEPT1以外にも以下に述べるOATP（organic anion transporting polypeptide）のようなトランスポーターも吸収に働いていると推定されている。

図❹ ヒトにフェキソフェナジンを水あるいは各種ジュースで投与した後の血漿中濃度推移
（文献6より）

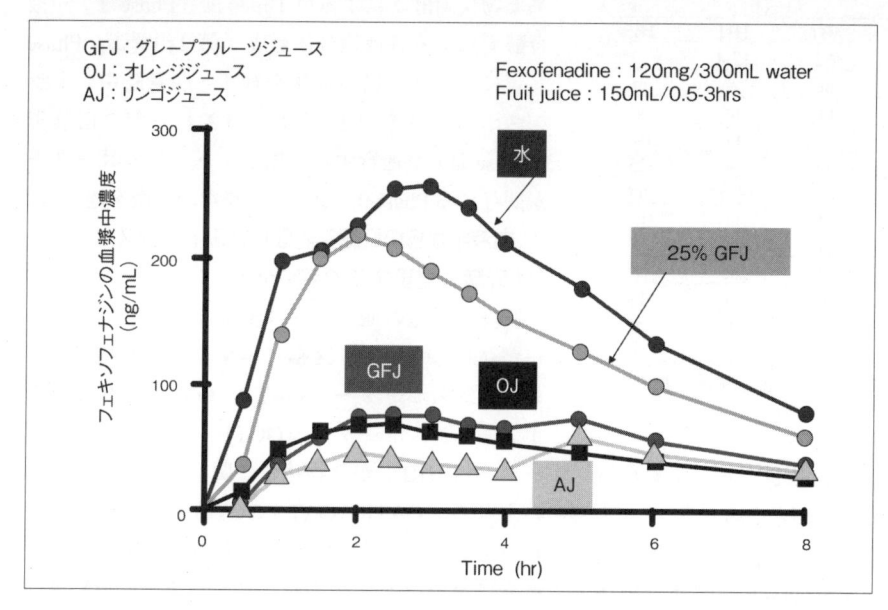

GFJ：グレープフルーツジュース
OJ：オレンジジュース
AJ：リンゴジュース

Fexofenadine：120mg/300mL water
Fruit juice：150mL/0.5-3hrs

ラットにおいてはOatp3（Oatp1a5）による吸収機構が示唆されている[6)-9)]。OATPの詳細は次の肝臓の項を参照していただきたい。上述のようにジュースによる吸収変動が複数の医薬品について報告されているため，OATPトランスポーターが薬物吸収に働いていると推定され，OATPを利用した消化管吸収機構の解析とその利用による吸収促進が可能と期待できる。

グレープフルーツジュースなどの食品成分による薬物の吸収性の変動が生じる多数の例がある。その変動は，小腸の薬物代謝酵素阻害，誘導，あるいは後述するefflux トランスポーター P-糖タンパク質（p-gp）の阻害などで主に説明されている。一方，図❹はフェキソフェナジンのヒトにおける経口投与後の血中濃度であるが，ジュースによる薬物服用により血中濃度は低下している[6)]。フェキソフェナジンは代謝をほとんど受けないため，この現象は上述のメカニズムでは説明できないが，influxトランスポーターの関与で説明可能である。すなわち，influxトランスポーターがジュース成分により阻害され，その結果，吸収低下が観測されると考えられている。関与するinfluxトランスポーターとしてはOATPが推定されている。その他にもOATPの関与を示唆する薬物としてβ-ブロッカーやキノロン系抗菌薬などがある。なお，フェキソフェナジンは，P-gpによる輸送も受けるため，消化管吸収動態はinfluxもeffluxも非線形であり，みかけの現象は複雑となる。このような場合には，P-gp阻害薬を適宜存在させることによりinflux動態の解析が容易になる[7)]。なお，OATP分子としては，ヒトにおいてはOATP1A2やOATP2B1が，

2. Effluxトランスポーターの消化管吸収への影響

小腸でのeffluxトランスポーターとしては，P-gp（ABCB1，MDR1），multidrug resistance associate protein 2（MRP2，ABCC2），ならびにbreast cancer resistance protein（BCRP，ABCG2）がある。いずれも癌細胞の多剤耐性因子として見出された一次性能動輸送型のABCトランスポーターである。これらはいずれも刷子縁膜に発現しており，細胞内から管腔中への物質輸送に働くため，吸収障壁となる可能性がある。MRP2も存在するが，MRP2は抱合代謝物など比較的水溶性の化合物輸送に働き，吸収障壁というよりは体内からの管腔中への分泌に働いていると思われる。これに対し，P-gpは多様な化合物輸送に働くため，単純拡散あるいはトランスポーターを介して細胞内に移行した化合物のeffluxにより吸収低下に作用する可能性が高い。BCRPについてはまだ情報が少ないが，P-gpと類似した影響を示すと思われる。P-gpの基質となる化合物は吸収性が低くなると思われるが，実際には高い吸収性を示す医薬品も多くある。したがって，P-gpの消化管吸収への影響

表❶ ヒトOATP分子の基質選択性

	OATP			
	1A2	2B1	1B1	1B3
Atorvastatin		0.2	12.4	
Troglitazone		nt	+	nt
Digoxin	nt	nt	nt	+
Fexofenadine	6.4	+	nt	108
Methotrexate	457	nd	+	25
Pravastatin			14-35	nd
N-methylquinidine	5	nt	nt	nt
DertorphinII	330	nt	nt	+
Amanitin		nt	nt	+
CCK-8	nt	nt	nt	11
DADLE	202		+	nt
$E_1 3S$	59	6	13	+

数字：Km（μM），+：輸送される，nt：輸送されない

評価には注意を要する。P-gp基質であっても高い吸収性を示す原因として以下が考えられる。

①吸収部位とP-gpの発現量：P-gpは小腸下部ほど発現量が高いため，上部での吸収が速い場合にはP-gpの影響を受けにくい。

②P-gpに対する親和性と投与量/溶解度：管腔内濃度がP-gpに対する親和性を表すKm値より高くなればP-gp機能は飽和し，efflux作用はみられにくくなる。したがって，投与量と溶解度から推定される管腔内濃度とKm値の大小関係がP-gpの見かけの作用を左右する。

③吸収方向の膜透過性：膜透過性が高い場合には吸収の律速が膜透過過程でないため，P-gpの影響が出にくい。吸収方向の膜透過性が高い場合には上部での吸収もよくなり，P-gpの影響が見にくくなるとも言える。

以上のような影響因子を考えたうえで，対象化合物の吸収に対するP-gpの影響を評価する必要がある。

Ⅱ．肝臓

1. 肝臓の解毒機構

経口投与後に門脈に達した薬物は肝細胞内に移行し，代謝される，あるいは胆汁中に排泄されるなどの解毒処理を受ける。したがって，門脈血中から肝細胞内への移行は解毒の第一段階といえ，血液中から肝細胞中へのトランスポーターを介した薬物取り込みは第0相解毒（Phase 0）と呼ばれる（図❶）。細胞内移行後は，チトクロームP450系薬物代謝酵素による第1相解毒（PhaseⅠ），抱合酵素による各種抱合体形成（第2相解毒，PhaseⅡ）による化学構造変換を経て，胆管腔中へトランスポーターを介して汲み出される第3相解毒（PhaseⅢ）が進行する。以下，トランスポーターが関与するPhase 0とPhaseⅢ解毒の特徴を述べる。

2. 血液中からの肝細胞内取り込みトランスポーター

(1) 肝臓に発現するOATP分子

肝実質細胞の側底膜には多様なトランスポーターが存在しており，図❸に示すような有機アニオントランスポーター（OATP，OAT），有機カチオントランスポーター（OCT），ABCトランスポーター（MRP）が薬物輸送に関与する。肝移行という点ではOATP，OAT，OCTが重要である。なかでも基質となる薬物の多さからOATPは肝取り込みに重要なトランスポーターである。OATPについては複数の分子が血管側細胞膜に発現しているため，分子論的には複雑である。ヒトでは図❸に示すOATP1B1（旧名OATP-C），OATP1B3（OATP8），OATP2B1（OATP-B）が，実験動物としてラットではOatp1a1（Oatp1），Oatp1a4（Oatp2），ならびにOatp1b2（Oatp4）が存在する。表❶には，肝臓に発現するOATPの基質選択性の比較を示す。一部特異性があるが，共通の基質を有しており，OATP全体としては多く医薬品の肝取り込みに寄与することになる。他にも多様な薬物がOATPによって輸送されるため，その薬物動態における重要性が理解される。

(2) OATPの遺伝子多型

OATPの重要性を示す現象の1つとして，OATP分子の遺伝子多型による薬物動態変動がある。OATP1B1については遺伝子多型の存在が明確になっており，図❺に示すOATP1B1*1b，*5，*15の3種類の変異体に関する解析がなされている[10]。特にOATP1B1*15については，高脂血症治療薬のプラバスタチンの血漿中濃度が上昇する[11]。これは以下のように説明できる。プラバスタチンはOATP1B1の基質となり，肝への選択的移行性を示す。また，OATP1B1*15はプラバスタチン輸送活性が低下するため肝移行性が低下する。その

図❺ OATP1B1の遺伝子多型

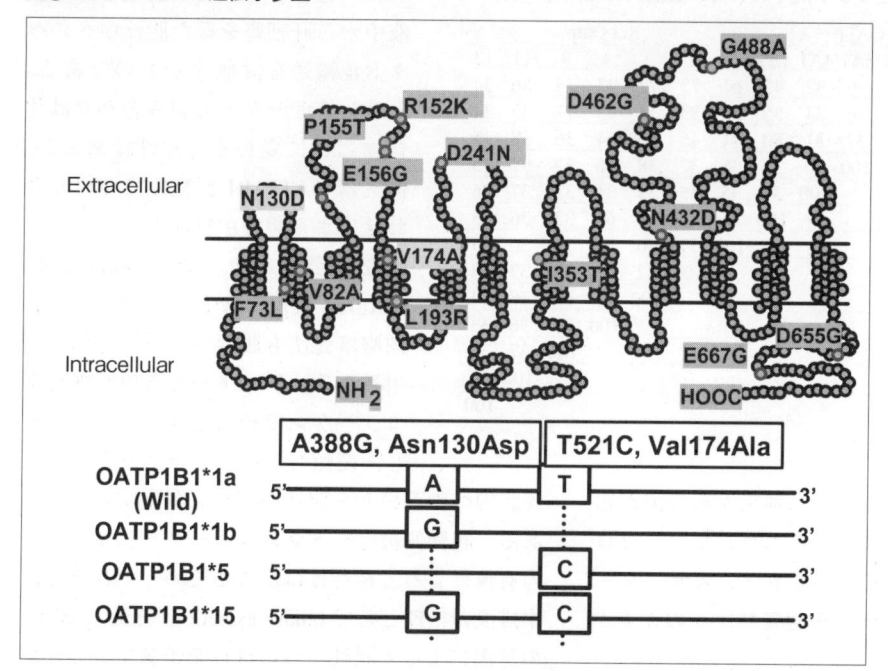

結果，プラバスタチンの分布容積が減少し，血漿中濃度が増大する。in vitroでの実験結果と変異型OATP1B1*15のヒトで観測される現象はこのように説明でき，OATPの薬物動態への寄与の大きさが理解される。なお，ヒトで最初に同定されたOATP1A2（OATP-A）は肝臓に発現するが，肝実質細胞ではなくcholangiocyte（胆管上皮細胞）に発現しており，肝取り込みに直接には寄与していない。したがって，肝取り込みに関与する分子としては，OATP1B1，1B3，2B1の3種類を考慮すればよい。

(3) OATPの種差

OATP分子はその他にも複数の分子が存在するが，各分子についてヒトとラット間での相同性を比較したのが表❷である。両動物間で相同性の高い分子が必ずしも1対1で対応していない。すなわち，OATP分子については，種間の対応が明確ではないことを示している。このような不明確な種間対応は，動物で得られた現象を分子レベルでヒトに外挿するときの課題になる。このような場合においてはラット-ヒト間で機能的に関連する分子を同定する必要がある。対応分子を解析した

一例としてナフシリンがある。ナフシリンはラットおよびヒトとも極めて胆汁中移行性が高いβ-ラクタム抗生物質である。ラットとヒト両種においてOATPが肝取り込みに働くが，各分子の寄与率の観点からは，ラットでは主にOatp1a4が，ヒトでは主にOATP1B3が関与し，一部OATP1B1が寄与しているということが示唆されている[12)13)]。しかし，ラットとヒト間で寄与率の点で対応するOATP分子が，ナフシリン以外の化合物についても同じとは言えない。種間でのOATP分子の対応は，化合物群ごとに異なるものと思われる。肝動態と直結するような機能的に対応するOATP分子を見出すことは，薬物間相互作用やトランスポーターの誘導などの影響を動物からヒトに外挿するときなどに必要な情報であり，更なる検討が望まれる。

3. 肝細胞内から胆汁中への排泄に関わるトランスポーター

肝臓から胆汁中への移行は，図❶で示すPhase III解毒に相当し，この過程においても複数のトランスポーターが関与する。医薬品やその代謝物に対しては，P-gP，MRP2，BCRPのようなABCトランスポーターと，SLC群に属するMATE1が有機カチオントランスポーターとして寄与する（図❸）。ABCトランスポーターは他の臓器にも発現しており，細胞外への汲み出し輸送に働くことによって，吸収・侵入防御，ならびに体外排泄に働いている。これらの特徴については別途参照いただきたい。MATEは腎臓での尿細管分泌過程に機

表❷ OATP分子のヒトとラット間でのアミノ酸配列の相同性（%）

	Human OATP						Rat Oatp						
	1A2	2B1	1B1	3A1	4A1	1B3	1	2	3	4	9	11	12
OATP1A2	100	34	44	36	32	42	67	73	72	42	34	36	34
OATP2B1		100	35	36	34	35	35	33	34	35	77	35	34
OATP1B1			100	37	31	80	44	46	46	64	36	38	35
OATP3A1				100	36	38	36	37	38	35	37	97	35
OATP4A1					100	34	35	35	34	31	32	37	76
OATP1B3						100	46	45	46	66	33	36	35
Oatp1							100	77	80	43	34	36	35
Oatp2								100	82	44	33	37	33
Oatp3									100	44	33	38	34
Oatp4										100	33	36	33
Oatp9											100	37	34
Oatp11												100	36
Oatp12													100

能するサブタイプが存在する．従来から分泌が知られているテトラエチルアンモニウムなどをプロトンとの交換によって輸送するトランスポーターである．肝臓でも細胞内から胆管腔中へのカチオンの分泌に関わる．

胆汁中排泄は，肝細胞内取り込み過程であるPhase 0解毒に始まり，最終的なPhase IIIへの経細胞膜輸送である．また，胆汁中排泄を受ける医薬品は水溶性の高い場合も多く，細胞内取り込みに働くトランスポーターも同時発現させないと，十分に細胞外への汲み出し過程を再現できないこともある．したがって，胆汁中排泄を見積もるためにはPhase 0とPhase IIIの両過程を組み込んで解析する必要がある．そのため，血管側と胆管側の両細胞膜のトランスポーター分子を組み込んだ試験系としてdouble-transfected cultured cellの提案がなされている．単層を形成する細胞（MDCK細胞など）に方向性を維持した形で，血管側と胆管側とに対応する培養細胞単層の細胞膜上にトランスポーター分子をそれぞれ発現させ，血液中から肝細胞を経た胆汁中へのベクトル輸送を評価するものである．トランスポーターの組み合わせは化合物ごとに変わる可能性があるが，例えばOATP1B1とMRP2の組み合わせにより胆汁中排泄が再現できた例などがある[14]．また，sandwich-cultured hepatocyte[用解1]と呼ばれる肝細胞培養法も胆汁中移行性評価に使用される．ラットやヒトの肝細胞をコラーゲンで挟み込むように培養し，閉鎖した胆管腔を形成させ，胆管腔内への蓄積から胆汁中移行を測定するものである．胆管側細胞膜トランスポーターによる輸送の有無によって移行性は決まるため，それを胆汁中排泄の指標としてbiliary excretion index（BEI）の算出によって胆汁中への移行を予測することができる．

おわりに

以上のように，小腸上皮細胞と肝細胞において薬物動態に関わるトランスポーターの分子的実体は明確になってきた．小腸トランスポーターを介した薬物吸収については寄与率など定量的な面での不明確な点は多いが，多様なトランスポーターが薬物輸送に関わっていることは間違いない．薬物間あるいは薬物食品間相互作用によりみられる薬物動態変動の回避，吸収促進，あるいは組織移行性調節に，多彩なトランスポーターをいかに利用するかという，新しい発想による医薬品創製のための情報はそろいつつある．

用語解説

1. **sandwich-cultured hepatocyte**：肝細胞をコラーゲン層によって挟み込むようにして閉鎖系として培養して形成される胆管腔内への物質移行を測定できる実験系である．胆管腔閉鎖系は細胞同士の密着結合により維持されるが，培養液中からカルシウムを除去すると胆管が閉鎖系でなくなり，管腔内へ移行した物質が漏出する．カルシウム除去処理前後での培養細胞系全体への取り込み量の差から管腔内への移行性を評価できる．この値をbiliary excretion index（BEI）として表し，胆汁中排泄の高いものはBEI値が大きくなる．脳内からの物質の排出を表すbrain efflux indexもBEIとして表記するため混同しないように．

参考文献

1) Tsuji A, Tamai I : Pharm Res 13, 963-977, 1996.
2) Otake K, Suzuki H, et al : J Pharm Sci 97, 1821-1830, 2007.
3) Nozawa T, Toyobuku H, et al : J Pharm Sci 92, 2208-2216, 2003.
4) Tamai I, Nakanishi T : J Pharm Sci 87, 1542-1546, 1998.
5) Kikuchi A, et al : J Pharm Sci, 2008, in press.
6) Dresser GK, Bailey DG, et al : Clin Pharmacol Ther 71, 11-20, 2002.
7) Kikuchi A, Nozawa T, et al : Drug Metab Pharmacokinet 21, 308-314, 2006.
8) Maeda T, Takahashi K, et al : Mol Pharmaceut 4, 85-94, 2007.
9) Kobayashi D, Nozawa T, et al : J Pharmacol Exp Ther 306, 703-708, 2003.
10) Nozawa T, Minami H, et al : Drug Metab Dispos 33, 434-439, 2004.
11) Nishizato Y, Ieiri I, et al : Clin Pharmacol Ther 73, 554-565, 2003.
12) Nakakariya M, Shimada T, et al : Pharm Res 25, 578-585, 2008.
13) Nakakariya M, Irokawa M : Drug Metab Pharmacoki 23, 347-355, 2008.
14) Sasaki M, Suzuki H, et al : J Biol Chem 277, 6497-6503, 2002.

参考図書

* 創薬動態, DMPK誌ニュースレター編集委員会 編, 日本薬物動態学会, 2006.
* 遺伝子医学 MOOK7号, 最新創薬学 2007, 杉山雄一 編, メディカルドゥ, 2007.

玉井郁巳

1982年	金沢大学薬学部卒業
1987年	同助手
1989年	米国シカゴ大学およびミシガン大学にて博士研究員（〜1991年）
1993年	金沢大学薬学部講師
1996年	同助教授
2002年	東京理科大学薬学部教授
2008年	金沢大学医薬保健研究域薬学系教授

トランスポーターに関する研究を中心に，薬物動態，疾患，薬学毒性，創薬標的への応用性について研究を展開中.

第4章 動態における薬物トランスポーターの役割

2．血液脳関門・腎尿細管分泌における薬物トランスポーターの役割

楠原　洋之

　血液脳関門では，P-gpやBCRPが管腔側からの異物の侵入を制限する一方で，脳側では肝や腎にも発現する有機アニオントランスポーター（Oatp1a4とOat3）が脳実質側からの排泄を促進する。一方，化合物の電荷に応じて輸送システムが異なるが，腎尿細管分泌の取り込み（OAT1，OAT3，OCT2）と排泄（MRP4，MATE1/-2，OCTN1/-2）の両過程に輸送駆動力の異なるトランスポーターが配置され，効率的なベクトル輸送を形成している。いずれの組織においても，基質選択性の重複したトランスポーターが複数発現しており，安定した異物排泄システムを構築している。

はじめに

　トランスポーターは複数回膜貫通領域を有する膜タンパクであり，生体膜に発現し，イオン・低分子化合物の細胞膜透過を制御している。ヒトゲノムの解明によりトランスポーター分子の探索は急速に進み，現在49のABCトランスポーターが相同性に基づいて7つの遺伝子ファミリーに，300を超えるSLCトランスポーターが47の遺伝子ファミリーに分類されている。ABCトランスポーターは細胞質側に名前の由来となったATP binding cassette（ABC）と呼ばれる保存性の高いドメインを有し，ATPの加水分解と共役して細胞内からの排出輸送を行う。一方，SLCトランスポーターは促進拡散[用解1]・二次性能動輸送[用解2]に働くトランスポーター群が分類されており，生体膜を挟んだ基質の濃度勾配，輸送駆動力の勾配により，細胞内への取り込みにも排出にも働きうるトランスポーターが分類されている。

　これらのトランスポーターの中で，医薬品の体内動態（肝臓や腎臓など異物排泄臓器，吸収臓器である消化管，また血液と実組織間に存在する血液組織関門の関門機構）に深く関与している薬物トランスポーターは，多様な構造的特徴を有する化合物群を広く基質とする基質認識特性を特徴とする。肝細胞，腎尿細管・消化管上皮細胞，脳毛細血管内皮細胞は極性を有しており，薬物の排泄・吸収は極性細胞の経細胞輸送[用解3]により行われる。薬物トランスポーターの発現は極性を示し，極性細胞の基底膜側あるいは頂側膜側に局在し，特定方向の経細胞輸送を促進する。こうした方向性のある経細胞輸送は特にベクトル輸送と呼ばれ，吸収や異物排泄に中心的な役割を果たしている。化合物の物性により，このベクトル輸送を形成するメカニズムは異なり，細胞膜透過能が高い中性・塩基性化合物の場合には，排出輸送を行うトランスポーターが頂側膜側に局在することでベクトル輸送を形成することができる。これに対して，細

---

key words

異物排泄，能動輸送，ベクトル輸送，極性細胞，内皮細胞，
上皮細胞，血液脳関門，血液脳脊髄液関門，尿細管分泌

図❶ 血液脳関門・血液脳脊髄液関門と，肝臓・腎臓における薬物の排泄に関与するトランスポーター

OA：organic anion，OC：organic cation，BA：bile acids，DC：dicarboxylate

胞膜透過能が低い有機アニオンや親水性有機カチオンの場合では，排出輸送を行うトランスポーターだけでは細胞膜への取り込み過程が律速になるため，基底膜側に細胞内への取り込みに働くトランスポーターが発現し，排出輸送を行うトランスポーターとともに効率的なベクトル輸送を達成している。

トランスポーターの分子論の整理が進んだ結果，薬物トランスポーターの遺伝子ノックアウトマウスが数多く作られ，*in vivo* での解析が盛んに行われている。本稿では，ノックアウトマウスを用いて得られた知見を中心に，血液脳関門・血液脳脊髄液関門，腎尿細管での薬物輸送システムを紹介する。肝臓・腎臓に発現する薬物トランスポーターの局在を図❶にまとめた。各トランスポーターの特徴は，表❶，表❷を参考にしていただきたい。

I. 血液脳関門における異物排泄輸送

血液と脳実質コンパートメントとの間には，血液脳関門と血液脳脊髄液関門の2つの関門が存在する。血液脳関門は脳毛細血管内皮細胞により構成されている。血液脳脊髄液関門は脳室における脳脊髄液産生器官である脈絡叢に存在する。他の脳の領域と異なり，脈絡叢内の毛細血管内皮細胞では薬物の透過性が高いため，関門機構の実体は脳脊髄液と接する脈絡上皮細胞である。脳毛細血管内皮細胞および脈絡上皮細胞は細胞間に発達し

表❶ 血液脳関門・血液脳脊髄液関門に発現する薬物トランスポーター

トランスポーター名	遺伝子名（ヒト/ラット・マウス）	輸送駆動力	局在	主な基質
P-glycoprotein	MDR1/Mdr1a	Mg^{2+}/ATP	BBB: L	抗癌剤（イリノテカン，ドキソルビシン，ビンブラスチン），H_1受容体拮抗薬（フェキソフェナジン，デスロラタジン，エバスチン）ロペラミド，イベルメクチン，アシマドリン，ベラパミル他多数。一般的には，脂溶性の高い中性・塩基性化合物ではあるが，セリバスタチンなどアニオン性医薬品の中にもP-gp基質になるものも見出されている
BCRP	ABCG2/Abcg2	Mg^{2+}/ATP	BBB: L	抗癌剤（ミトキサントロン，イリノテカン，トポテカン，イマチニブ），植物エストロゲン，フルオロキノロン，スタチン，硫酸抱合体
MRP1	ABCC1/Abcc1	Mg^{2+}/ATP	BBB: L	グルタチオン抱合体，グルクロン酸抱合体
MRP4	ABCC4/Abcc4	Mg^{2+}/ATP	BBB: L BCSFB:BLM	デヒドロエピアンドロステロン硫酸，cAMP，cGMP, 6-メルカプトプリン，メトトレキサート，フロセミド，トリクロロチアジド，アデホビル，テノホビル，セフチゾキシム，セファゾリン
OATP1A2	SLCO1A2	?	BBB: L	胆汁酸，ステロイドの抱合代謝物，スタチンなど両親媒性有機アニオン
Oatp1a4	Slco1a4	?	BBB: L BCSFB:BLM	
Oatp1a5	Slco1a5	?	BCSFB:BBM	
OATP2B1	SLCO2B1	?	BBB: L	エストロン硫酸，ベンジルペニシリン，グリベンクラミドなど
Oat3	Slc22a8	exchanger	BBB: A BCSFB:BBM	有機アニオン：p-アミノ馬尿酸，スタチン，サルタン，ステロイドの抱合代謝物，利尿薬 有機カチオン：H_2受容体拮抗薬
Pept2	Slc15a2	symport H^+	BCSFB:BBM	ジペプチド，グリシルサルコシン，セファゾリン，セファレキシン

た tight junction を形成しているため，細胞間隙を介した物質透過は大きく制限されている。そのため，経細胞輸送が物質交換の主要な経路であり，内皮細胞にはトランスポーターによる発達した輸送機構が形成されている。一部のトランスポーターは積極的に薬物を血液中へと排出することで脳実質コンパートメントへの薬物の曝露を制限していることが明らかにされている。血液脳関門・血液脳脊髄液関門における異物排泄は血液中での薬物曝露には影響を与えず，脳および脳脊髄液における薬物濃度の濃度制御に働くことが特徴である（図❷）。また，血液脳関門で異物排泄に働くトランスポーターは血液脳関門特異的に発現しているわけではなく，肝臓，腎臓，消化管での異物排泄システムと重複している。過去に Li らは DNA サブトラクション法を用いて，血液脳関門に選択的に発現している遺伝子の網羅的探索を行った[1]。その結果，見出された血液脳関門特異的トランスポーター Oatp1c1 は甲状腺ホルモン（特にチロキシン）に対する選択性が高く[2]，異物排泄との関連を示唆する結果は得られていない。

1. 血液脳関門における ABC トランスポーターによる能動的排出輸送

血液脳関門における異物排泄が動的な関門機構となることは，ABCトランスポーター P-糖タンパク（P-gp）の研究を通じて確立された。P-gpは脂溶性の高い中性・塩基性化合物，一部の酸性化合物も基質とする異物排出トランスポーターである。脳内では脳毛細血管内皮細胞に特異的に発現しており，管腔側細胞膜に局在している。特に，P-gpノックアウトマウス（マウスでは Mdr1a，Mdr1bの2種類の分子種が存在しているが，血液脳関門では Mdr1a が特異的に発現している[3]）の作出以後，現在に至るまで非常に多くの P-gp基質

表❷ 腎近位尿細管に発現する薬物トランスポーター

トランスポーター名	遺伝子名（ヒト/ラット・マウス）	輸送駆動力	主な基質
基底膜側			
OAT1	SLC22A6/Slc22a6		有機アニオン：p-アミノ馬尿酸，2,4ジクロロフェノキシ酢酸，利尿薬，アデホビル，テノホビル
OAT3	SLC22A8/Slc22a8	exchanger	有機アニオン：p-アミノ馬尿酸，スタチン，サルタン，ステロイドの抱合代謝物，利尿薬 有機カチオン：H₂受容体拮抗薬
OATP4C1	SLCO4C1	?	ジゴキシン，甲状腺ホルモン，ジペプチジルペプチダーゼIVインヒビター
Oct1 OCT2	Slc22a1 SLC22A2/Slc22a2	促進拡散	テトラエチルアンモニウム，メトホルミン，H₂受容体拮抗薬
刷子縁膜側			
P-glycoprotein	MDR1/Mdr1a	Mg^{2+}/ATP	抗癌剤（イリノテカン，ドキソルビシン，ビンブラチン），H₁受容体拮抗薬（フェキソフェナジン，デスロラタジン，エバスチン），ロペラミド，イベルメクチン，アシマドリン，ベラパミル他多数。一般的には，脂溶性の高い中性・塩基性化合物ではあるが，セリバスタチンなどアニオン性医薬品の中にもP-gp基質になるものも見出されている
BCRP	ABCG2/Abcg2	Mg^{2+}/ATP	抗癌剤（ミトキサントロン，イリノテカン，トポテカン，イマチニブ），植物エストロゲン，フルオロキノロン，スタチン，硫酸抱合体
MRP2	ABCC2/Abcc2	Mg^{2+}/ATP	グルタチオン抱合体，グルクロン酸抱合体
MRP4	ABCC4/Abcc4	Mg^{2+}/ATP	デヒドロエピアンドロステロン硫酸，cAMP，cGMP，6-メルカプトプリン，メトトレキサート，フロセミド，トリクロロチアジド，アデホビル，テノホビル，セフチゾキシム，セファゾリン
MATE1 MATE2K	SLC47A1 SLC47A2	antiport H^+	テトラエチルアンモニウム，メトホルミン，シメチジン，プロカインアミド，MPP$^+$
OCTN1	SLC22A4	antiport H^+	テトラエチルアンモニウム，カルニチン
OCTN2	SLC22A5	antiport H^+（OC） symport Na^+（カルニチン）	
Oatp1a1	Slco1a1	?	胆汁酸，ステロイドの抱合代謝物，スタチンなど両親媒性有機アニオン
OAT4	SLC22A11	?	ステロイドの硫酸抱合体
Oat5	Slc22a19	?	ステロイドの硫酸抱合体，オクラトキシンA
Pept2	Slc15a2	symport H^+	ジペプチド，グリシルサルコシン，セファゾリン，セファレキシン

の脳内濃度がノックアウトマウスで増加すること（図❷にはイベルメクチンの例を示した）[4)5)]，その結果として，例えばイベルメクチンの中枢毒性[3)]やasimadolineの中枢作用が増強されることが報告されている[6)]。P-gp基質のいくつかはPET分子プローブ化されており，特に^{11}C-ベラパミルは臨床でP-gpの機能評価に用いられている[7)]。筆者はサルを用いて，P-gp阻害薬であるPSC833併用群では，非投与群に比べて^{11}C-ベラパミルの血液脳関門透過性が増加することを報告している[8)]。ヒトにおいても，P-gp阻害薬であるシクロスポリンAを投与することで，^{11}C-ベラパミルの脳内濃度が

有意に増加しており（図❸）[8)]，ヒト血液脳関門においてもP-gpが異物排泄に働いていることが実証された[7)]。

筆者はP-gpと同じくABCトランスポーターであるBCRPも血液脳関門に発現していることを免疫染色により見出したが，当初BCRPノックアウトマウスを用いても，必ずしもBCRP基質（デヒドロエピアンドロステロン硫酸，ミトキサントロン）の脳内濃度の増加はみられなかった[9)]。そこで，BCRPノックアウトマウスを用いた in vivo でのスクリーニングを行い，BCRPノックアウトマウスで脳内濃度が増加する化合物の探索を行った。そ

図❷ イベルメクチンの *Mdr1a*⁻/⁻ と野生型マウス組織中濃度・血漿中濃度の比（文献3より）

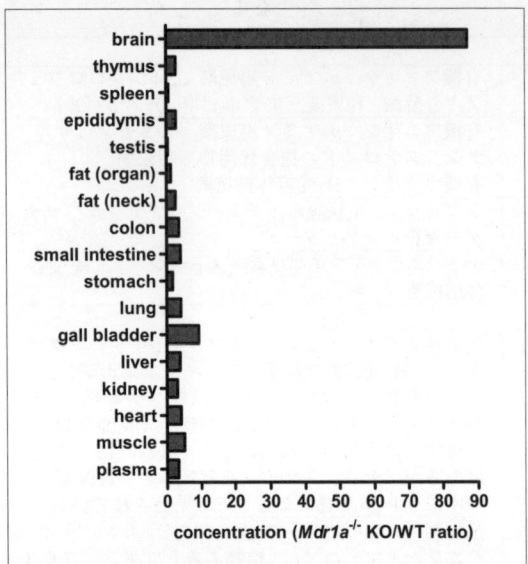

イベルメクチン（0.2 mg/kg）を *Mdr1a*⁻/⁻ と野生型マウスに経口投与24時間後、組織中濃度と血漿中濃度を測定した。*Mdr1a*⁻/⁻ マウスでの組織中濃度と血漿中濃度を野生型マウス（WT）での値で除した値をプロットした。

の結果、植物エストロゲンをはじめ複数の化合物を見出した（図❹）[10)11)]。興味深いことに、in vitro で測定したBCRPの輸送活性はいずれの化合物もほぼ同程度であるのに対して、in vivo で測定したBCRPの輸送活性（血液脳関門透過性の指標になる脳-血液濃度比を野生型マウスとBCRPノックアウトマウスで求め、さらにその比をとる）は化合物により異なり、in vivo と in vitro の間に乖離がみられた[10)]。筆者は、この乖離はBCRPの血液脳関門における排出輸送における寄与率を反映しているのではないかと考えた。そこで、P-gp発現細胞（Mdr1a-LLC）でP-gpの輸送活性を測定してみると、BCRPノックアウトマウスでの脳内濃度の増加率が小さいものほどP-gpの輸送活性が高いという結果を得た。つまり、これらの薬物については、血液脳関門ではBCRPだけではなく、P-gpによる排出輸送の寄与率が大きいものと考えられる。

最近、P-gpとBCRPのダブルノックアウトマウス（*Mdr1b/1b/Abcb2*⁻/⁻）が作出された。イマチニブの結果を図❺に示す。興味深いことに、

図❸ シクロスポリンAが ¹¹C-ベラパミルの血液脳関門透過性に与える効果（文献7より）

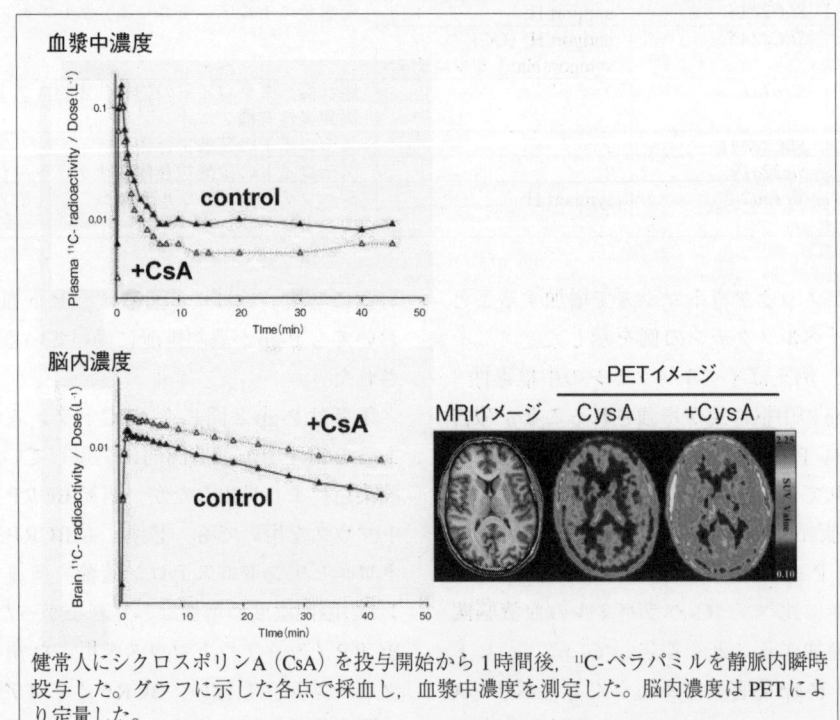

健常人にシクロスポリンA（CsA）を投与開始から1時間後、¹¹C-ベラパミルを静脈内瞬時投与した。グラフに示した各点で採血し、血漿中濃度を測定した。脳内濃度はPETにより定量した。

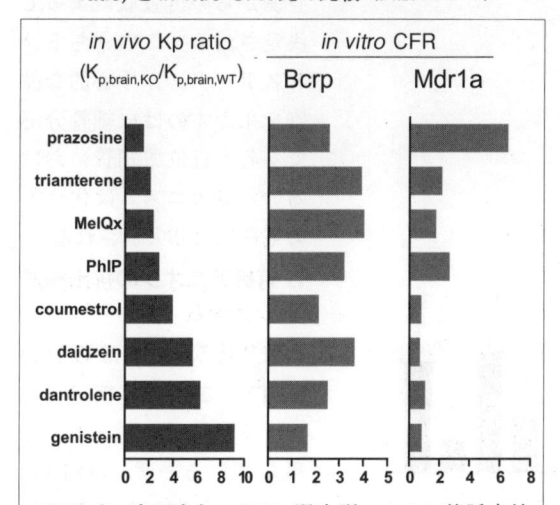

図❹ *Abcg2⁻/⁻* マウスにおける組織-血漿中濃度比（Kp ratio）と *in vitro* CFR 比の比較（文献 10 より）

BCRPノックアウトマウス・野生型マウスに静脈内持続投与2時間後に，血漿および脳中濃度を測定した。脳-血漿中濃度比を両マウスで求め，さらに比（Kp ratio，$K_{p,brain,KO}/K_{p,brain,WT}$）をとった Kp ratio=1+$PS_{BCRP}$/$PS_{passive}$となり，Bcrpの排出輸送を反映したパラメータ（$PS_{BCRP}$）を与える。この値が大きいほど，受動拡散（$PS_{passive}$）に対するBCRPによる排出輸送が大きいことを示す。Bcrp発現 MDCKII細胞，Mdr1a発現 LLC-PK1細胞を多孔性フィルター上に培養し，基底膜側から頂側膜側，頂側膜側から基底膜側への経細胞輸送を測定した。その経細胞輸送の比を，各宿主細胞での経細胞輸送比で補正したものを，CFRと定義している。CFR =1+PS_{BCRP}/$PS_{passive}$，CFR =1+PS_{P-gp}/$PS_{passive}$となり，強制発現系における BcrpならびにP-gpに輸送能力を反映したパラメータを表す。

P-gp，BCRP単独のノックアウトマウス（それぞれ *Mdr1b/1b⁻/⁻*，*Abcg2⁻/⁻*）で観察された脳-血液濃度比の増加以上に，両トランスポーターを欠損したマウスでは著しい増加が観察された[12]。この結果は，①P-gp，BCRPの両方が排出に関与しており，かつ②単純拡散に比べて P-gp，BCRPによる能動的な排出輸送が占める寄与率が大きい，という2つの条件を満たしているとすると説明可能である。P-gpとBCRP以外に，ABCトランスポーター MRP4，MRP1も血液脳関門に発現し，特に MRP4は管腔側に発現していることが確認されている[13]-[15]。しかしながら，血液脳関門での異物排泄における MRP4の役割については必ずしも確立されているとは言えず今後の解析が待たれている[13]-[15]。MRP1はグルタチオン抱合体をよい基質とするが，近年脳内でグルタチオン抱合体を形成するPET分子プローブ（¹¹C-7m6CP）も開発されている。7m6CPは投与後，脳内ではその大部分がグルタチオン抱合体として存在しており，ヒトも含めて血液脳関門における MRP1の役割を解析するうえで重要なツールになるものと期待されている[16]。

2. 血液脳関門における SLC トランスポーターによる能動的排出輸送

血液脳関門では ABCトランスポーター以外に，SLCタイプのトランスポーターの発現も報告されている[17]。血液脳関門・血液脳脊髄液関門いずれにおいても，肝臓・腎臓の両組織で異物排泄に働く有機アニオントランスポーター（Oatp1a4/*Slco1a4* と Oat3/*Slc22a8*）が見出されている[18]-[21]。Oatp1a4はジゴキシンなど強心配糖体のほか，両親媒性有機アニオンを基質とするのに対して，Oat3は一部 Oatp1a4と重複した基質選択性を示し，両親媒性有機アニオンを基質とするほか，いわゆる腎排泄型の親水性有機アニオンも基質とする。脳皮質内に直接薬物を微量注入し，脳内からの排出輸送過程を解析する実験方法（BEI法）を用いて，有機アニオン化合物の排出輸送過程に対して阻害薬の効果を検討した結果，Oatp1a4とOat3の共通基質となるステロイドの抱合体やアニオン性医薬品ピタバスタチンのケースでは，Oatp1a4の寄与率のほうが高いことを明らかにしている[18]-[21]。これまでの *in vivo* での結果に基づくと Oatp1a4は両親媒性の，Oat3は親水性有機アニオンの排出に中心的な役割を果たしていると考えてよい。これらのSLCタイプのトランスポーターは脳側細胞膜での取り込み過程に働く。最終的に血液側へと排出されるためには，管腔側で血液中へと汲み出す過程にもトランスポーターが必要である。しかし，この管腔側の排出過程に働くトランスポーターはまだ明らかにされていない。

3. 血液脳脊髄液関門における異物排泄

脳室からは，脳脊髄液の循環による消失のほか，脈絡叢での能動的な排出輸送が存在する。血液脳脊髄液関門を構成する脈絡上皮細胞では，血液脳関門とは異なり，P-gpやBCRPの発現はみられな

図❺ 野生型，*Mdr1a/1b/Abcg2-/-*，*Mdr1a/1b-/-*，*Abcg2-/-* マウスにおけるイマチニブの脳-血漿中濃度比（文献12より）

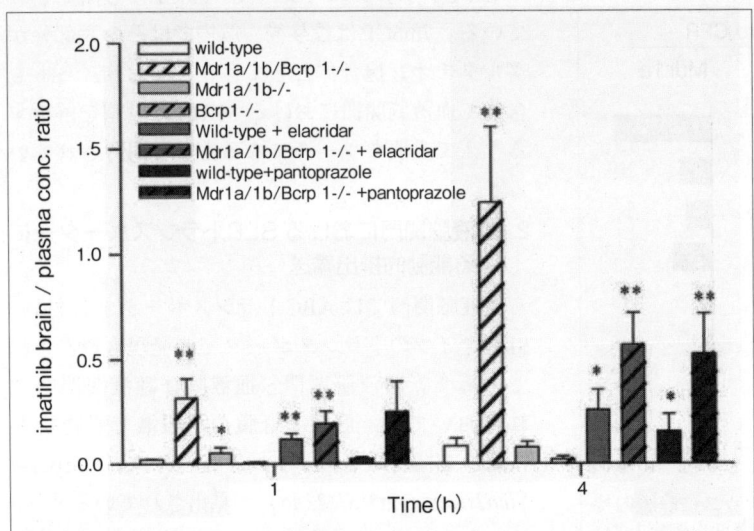

各マウスにイマチニブ（100 mg/kg）を投与し，各時間における脳，血漿中イマチニブ濃度を測定し，その比をとった。各マウスで P-gp/Bcrp 阻害薬である elacridar（GF120918）あるいは Bcrp 阻害薬である pantoprazole を投与している。P-gp，Bcrp のダブルノックアウトマウス（*Mdr1a/1b/Abcg2-/-*）では，P-gp ノックアウトマウス（*Mdr1a/1b-/-*），Bcrp ノックアウトマウス（*Abcg2-/-*）に比べて，顕著な増加が観察された。

い。一方で，MRP1 や MRP4 は発現しており，これらが異物排泄に中心的な役割を果たしていると考えられている。P-gp/MRP1 のトリプルノックアウトマウスでは，エトポシド[22]の脳脊髄液中濃度が，MRP4 ノックアウトマウスではトポテカンの脳脊髄液中濃度が増加することが確認されている[13]。脈絡上皮細胞の刷子縁膜側には Oatp1a5 や Oat3 が発現しており，それぞれ両親媒性有機アニオン，親水性有機アニオンの脈絡上皮細胞内への取り込みに働くほか[23)24)]，ペプチドトランスポーター PEPT2 が発現し，セファドロキシルなど抗生物質の脈絡上皮細胞内への取り込みに働いている[25]。Oatp1a4 は基底膜側に発現していることが報告されているが，その意義については必ずしも明らかにされていない。

II. 腎近位尿細管における薬物輸送

腎臓は腎小体から集合尿細管へと至るチューブまでを基本単位とするネフロンの集合体である。薬物の排泄は，腎小体における糸球体濾過，近位尿細管での尿細管分泌，管腔側からの再吸収によって決定される。このうちトランスポーターが中心的な役割を果たすのは尿細管分泌である。近位尿細管における分泌メカニズムは化合物の電荷により大別される。

1. 有機アニオンの排出輸送システム

取り込み過程には OAT1，OAT3 の 2 つの有機アニオントランスポーターが発現している[26)-29)]。OAT3 は OAT1 と重複した基質選択性を示し，OAT1 基質である p-アミノ馬尿酸（PAH）など親水性の低分子量有機アニオンのほか，両親媒性有機アニオンも基質とする。腎組織切片を用いた取り込み過程の機能評価の結果，親水性の低分子量有機アニオンの取り込みでは OAT1 の寄与率が大きく，bulky な構造をもち脂溶性が高い有機アニオンの取り込みはほぼ OAT3 で説明することができる（図❻）[30)31)]。こうした知見はノックアウトマウスを用いた解析で支持されており，Oat1 ノックアウトマウスでは PAH やフロセミドの尿細管分泌が低下し，メタボローム解析により多くの内因性有機アニオン類の腎排泄が低下し，生体内に蓄積している[32]。特に，Oat1 基質であるフロセミドの薬効ターゲットは尿細管管腔側に存在しており，尿排泄の低下に伴い利尿効果の減弱がみられる（図❼）。Oat3 ノックアウトマウスもすでに作出されており，フロセミドやベンドロフルメチアジドの利尿薬[33)]のほか，シプロフロキサシン[34)]，ベンジルペニシリン[35)]やメトトレキサート[36)]の腎排泄が低下している。

一方，上皮細胞内から管腔側への汲み出しに働くトランスポーターの情報は乏しい。これは取り込み過程の解析に比べて，阻害薬を細胞内に導入

図❻ ラット腎スライスへの p-アミノ馬尿酸（PAH）とプラバスタチンの取り込みに対する親和性の違い（文献 31 より）

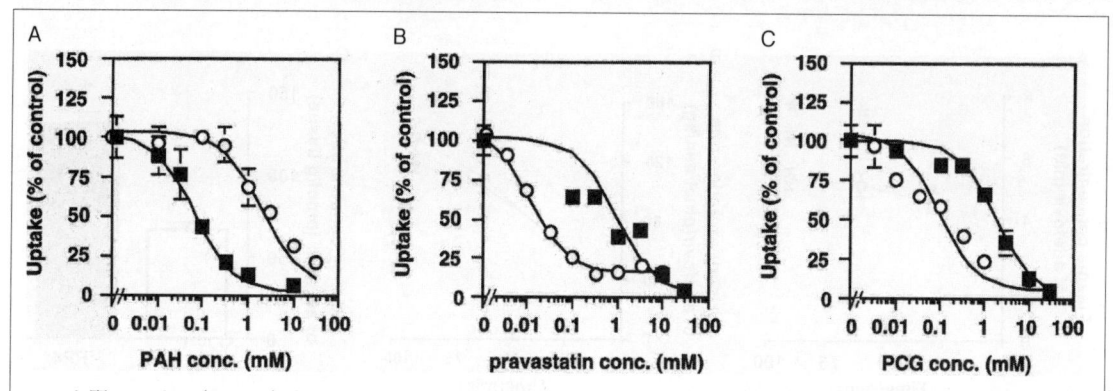

ラット腎スライス（300 μm）を調製し，37℃でインキュベーションし，PAH（■）とプラバスタチン（○）の取り込みを測定した．(A) PAH の取り込みに対する自己飽和，プラバスタチンの取り込みに対する PAH の阻害効果を同じグラフ上にプロットしている．(B) PAH の取り込みに対するプラバスタチンの阻害効果，プラバスタチンの自己飽和を同じグラフ上にプロットしている．(C) PAH とプラバスタチンの取り込みに対するベンジルペニシリンの阻害効果をプロットしている．プロットは重ならず，異なるトランスポーターがそれぞれの化合物の腎臓への取り込みに関与していることを示している．

図❼ Oat1 ノックアウトマウス（$Slc22a6^{-/-}$）における PAH の腎クリアランスの低下，フロセミドの尿中排泄量の低下と利尿効果の減弱（文献 32 より）

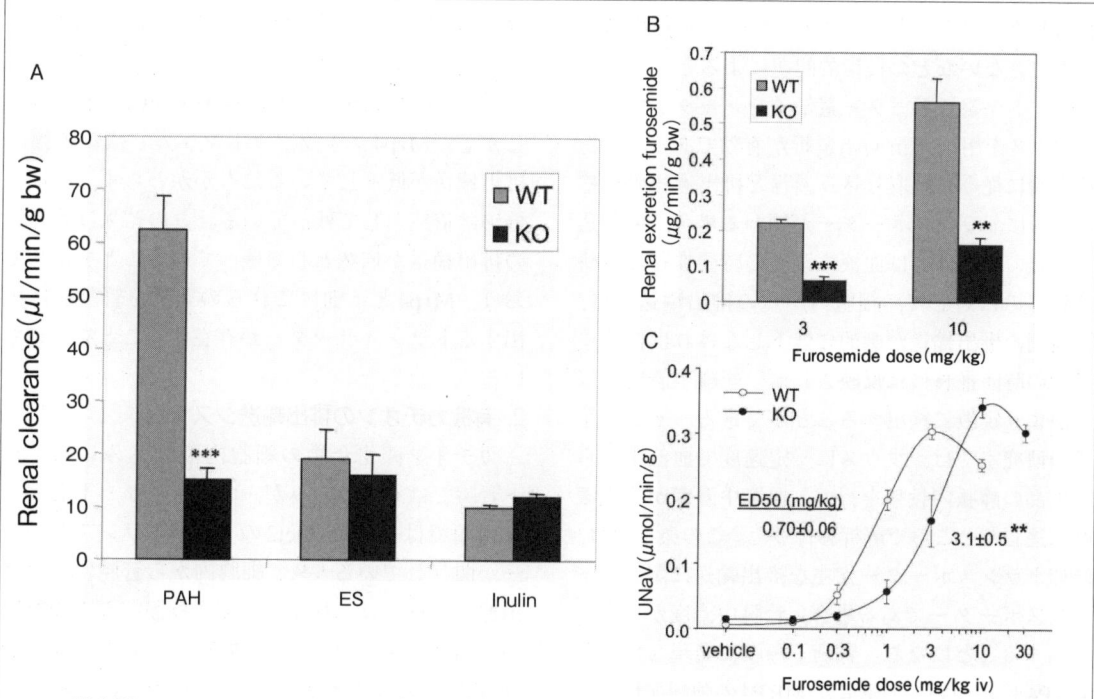

A. 野生型，Oat1 ノックアウトマウス（$Slc22a6^{-/-}$）に PAH, estrone-sufalte（ES）を持続投与し，尿中排泄速度と血漿中濃度から腎クリアランスを算出した．糸球体濾過（GFR）のマーカー化合物であるイヌリン，Oat3 基質の ES では Oat1 ノックアウトの効果はみられないが，PAH の腎クリアランスは糸球体濾過速度にまで低下している．

B, C. 野生型，Oat1 ノックアウトマウス（$Slc22a6^{-/-}$）にフロセミドを静脈内投与後，フロセミドの尿中排泄量（B），Na^+ の排泄速度（C）を測定した．ノックアウトマウスではフロセミドの尿中排泄速度が低下するとともに，フロセミドによる Na^+ の再吸収阻害作用が低下している．

図❽ 野生型, Mrp4ノックアウトマウス（$Abcc4^{-/-}$）における抗ウイルス薬アデホビルの腎排泄の比較（文献39より）

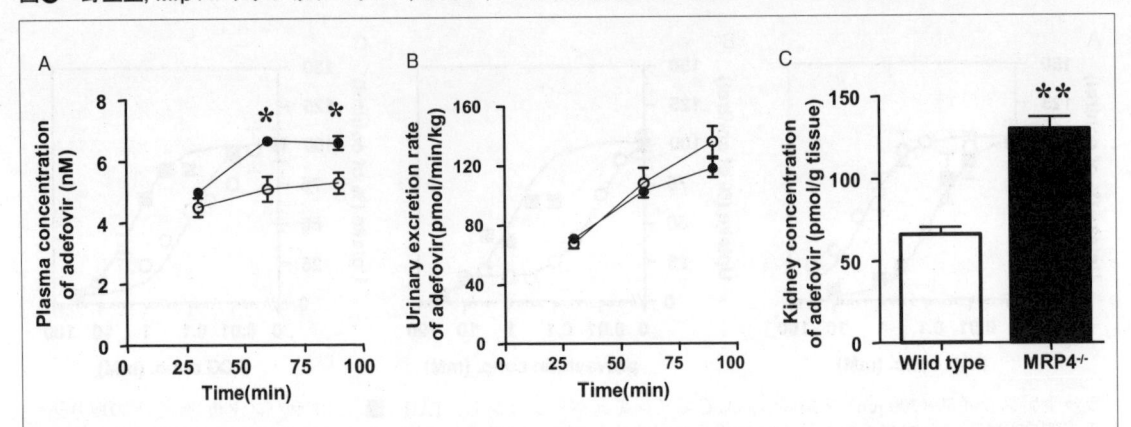

野生型, Mrp4ノックアウトマウス（$Abcc4^{-/-}$）に抗ウイルス薬アデホビルを持続投与し, 血漿中濃度（野生型マウス○, $Abcc4^{-/-}$マウス●）(A), 尿中排泄速度（野生型マウス○, $Abcc4^{-/-}$マウス●）(B), 腎臓中濃度（C）を測定した。$Abcc4^{-/-}$マウスでは, アデホビルの腎臓中濃度が有意に増加している。$Abcc4^{-/-}$マウスでは腎クリアランスも有意に低下（野生型マウスが24mL/min/kgであるのに対して, 17mL/min/kg）しているが, GFR（10mL/min/kg）よりも大きく, 尿細管分泌が残っている。

する必要があるが, 概して取り込み過程をも阻害してしまうことが多く, 排泄過程のみを選択的に阻害できないなどの技術的問題によるところが大きい。トランスポーター遺伝子をノックアウトしたマウスを用いた in vivo 解析が有効である。薬物速度論に従うと, 取り込み過程と排出過程の両輸送過程にトランスポーターが関わる場合, 取り込み過程の輸送能力は血液中濃度の時間推移に反映されるのに対して, 細胞内からの排出輸送では, 管腔側の排出輸送が劇的に低下しなければ血液中濃度の時間推移には反映されず, 組織中濃度のほうがより鋭敏に検出することができる。そこで筆者の研究室では, マウスに一定速度で血液中から医薬品の静脈内投与を行い, 血漿中濃度が一定濃度に達したところで解析を行った。この条件では, 候補トランスポーターが主な排出輸送に関わるトランスポーターである場合, 腎臓中濃度が有意に増加することになる。腎刷子縁膜に発現しているMRP4[37]について, 筆者がMRP4の強制発現系から調製した膜ベシクルを用いて基質を探索したところ, いくつかのアニオン性の医薬品を見出した。Mrp4ノックアウトマウスを用いた in vivo での解析では, 利尿薬（ヒドロクロロチアジドやフロセミド）[38], 抗ウイルス薬（アデホビル, テノホビル）[39],

抗生物質（セファゾリン, セフチゾキシム）[40]で腎臓中濃度が有意に増加したことから, Mrp4はこれら化合物の管腔側での排泄輸送に働いていると考えていい（アデホビルの結果を図❽に示した）。しかし, Mrp4ノックアウトマウスでは管腔側の排出輸送が低下しているにもかかわらず, 尿細管分泌は依然として残っている。この結果は管腔側の排出輸送が依然として残っていることを示しており, Mrp4とは別にこれらの薬物を管腔側に排出するトランスポーターが存在することを示している。

2. 有機カチオンの排出輸送システム

カチオン性化合物の細胞内取り込みには, ヒト腎臓ではOCT2のみが, マウスやラットなどの齧歯類ではOct1とOct2の2つのトランスポーターが関与している[41)42]。細胞内から管腔側への排出輸送過程には, 従来から刷子縁膜ベシクルを用いた解析から, H^+との交換輸送による二次性能動輸送であることが示唆されてきた。これまでにその候補トランスポーターとして, OCTN1やOCTN2, MATE1やMATE2（ヒトのみ）が報告されている[43)-46]。特に, Octn2では典型的なカチオン性化合物であるTEAの腎排泄が低下していることが報告されている[44]。しかし近年, 新たに

有機カチオントランスポーターとして同定された MATE1 や MATE2 は多様な化合物を基質とすることが見出されており[47],特に重要なトランスポーターとして注目されている。今後, in vivo での解析が待たれる。

3. 医薬品の再吸収に働くトランスポーター

糸球体濾過および尿細管分泌により尿中へと排泄された医薬品の一部は,尿管腔から血液中へと再吸収を受ける。この再吸収過程にもトランスポーターが関与している例が見出されている。例えば, estradiol17β glucuronid の腎クリアランスは性差を示し,メスラットのほうが腎クリアランスが大きい。これは腎刷子縁膜側の Oatp1a1 の発現が性差(オス>メス)を示すことから, Oatp1a1 による再吸収が性差に由来すると考えられている[48]。また, PETP2 も同じく腎刷子縁膜側に局在するが, Pept2 ノックアウトマウスでは Pept2 基質であるセファドロキシルの腎クリアランスは野生型マウスに比べて3倍大きい[49]。投与量依存性を検討した場合,野生型マウスでは再吸収の飽和に伴い,投与量依存的に腎クリアランスが大きくなるのに対して, Pept2 ノックアウトマウスではむしろ腎クリアランスの低下が観察される(尿細管分泌の飽和)[49]という事実も,セファドロキシルの腎クリアランスを決定する要因として再吸収の関与が大きいことを示している。

おわりに

本稿では,血液脳関門,血液脳脊髄液関門,腎尿細管分泌に働く薬物トランスポーター群について紹介した。これらの器官における異物排泄の多くは,単独のトランスポーターではなく,基質選択性の重複した複数のトランスポーターにより構成された安定したシステムであることがわかっていただけたと思う。P-gp/Bcrp のダブルノックアウトマウスでみられたように,生体は基質選択性の重複した複数のトランスポーターを配置することで,仮に1つのトランスポーター機能が低下しても,その影響を小さくするよう相互に安全弁としての機能を果たし,より安定性の高いシステムを構築していると考えられる。一方で,このようなシステム特性のため,特定のトランスポーターのみを発現させた強制発現系で基質になることが,すなわちそのトランスポーターが発現する臓器での膜輸送に重要ということにはならない。そのトランスポーターの重要性を示すために単離細胞や個体レベルでの検討により,膜輸送過程に占める寄与率を評価することが必要である。

異物排泄に働くトランスポーターは医薬品体内動態に密接に関わっている。遺伝子ノックアウトマウスを用いることで,個体レベルでのトランスポーターの重要性が明らかになってきた。また,野生型マウスとの動態の変動が薬効・有害作用に与える影響についても解析が進んでいる。最終的には,これらの知見はヒト薬物動態を支配するメカニズムに還元されるべきであり,ヒト体内動態を支配する重要なトランスポーター群や種差を明らかにしていくことも課題の1つである。腎取り込み過程については,新鮮凍結切片を用いた輸送実験法も確立されており,側底膜側トランスポーターの機能評価を行うことが可能となった[50]。一方で,腎臓内から管腔側への排出過程,血液脳関門の in vitro 評価システムは確立されておらず,排出過程に働くトランスポーターの理解が遅れている要因となっている。さらに,個体レベルでトランスポーターの関与を実証するためには,血液中濃度の測定だけではなく,組織中濃度の測定が必須であるため,①非代謝性であり,かつ②トランスポーター選択的な PET 分子プローブを開発していくことが必要である(詳細は遺伝子医学 Mook9 号を参照されたい)。そのうえで,機能変動を生じる遺伝子変異での層別化,あるいは選択的な阻害薬を利用した臨床研究を通じて,ヒト体内動態において重要なトランスポーターを明らかにすることができる。これらのツールを充実させるべく研究が進められている。ヒト体内動態におけるトランスポーターの役割を解明することで,より精度の高い予測法を実現し,医薬品開発過程における意志決定に貢献すること,また遺伝子変異や併用薬との機能阻害のリスクなどの予測を通じて,臨床における適切な処方設計に貢献できるものと考えている。

用語解説

1. **促進拡散**：能動輸送とは異なり，エネルギー利用とは共役していない輸送形式。細胞膜を挟んで，(電気)化学ポテンシャルが釣り合ったところで，みかけ上物質移動は生じなくなる。本稿ではOCTがこれに該当する。

2. **能動輸送**：エネルギーの利用と共役することで，基質化合物の(電気)化学ポテンシャルに逆らった輸送を可能にする膜輸送形式。エネルギーの利用形式により，一次性能動輸送，二次性能動輸送に分類される。一次性能動輸送では，ABCトランスポーターにみられるように細胞質側にATP binding cassetteを有し，ATPの加水分解と共役することで，細胞内からの一方向性の排出輸送を行う。二次性能動輸送では，細胞膜を挟んで形成されているNa^+やH^+などイオン・低分子化合物の濃度勾配〔(電気)化学ポテンシャル〕を利用して，輸送を行う。

3. **経細胞輸送**：細胞を透過する経路の物質移動を指す。cell culture insertなど多孔性フィルター上に細胞を培養することで，細胞は基底膜側と頂側膜側でバッファーに接することができるため，片側に薬液を添加し，反対側でサンプリングを行うことで測定する。トランスポーターが発現している場合，基底膜側から頂側膜側，あるいはその反対方向への輸送が促進されるため，経細胞輸送に方向性が生じる。この方向性のある経細胞輸送を特にベクトル輸送と呼ぶ。

参考文献

1) Li JY, Boado RJ, et al：J Cereb Blood Flow Metab 21, 61-68, 2001.
2) Sugiyama D, Kusuhara H, et al：J Biol Chem 278, 43489-43495, 2003.
3) Schinkel AH, Smit JJ, et al：Cell 77, 491-502, 1994.
4) Scherrmann JM：Expert Opin Drug Metab Toxicol 1, 233-246, 2005.
5) Ohtsuki S, Terasaki T：Pharm Res 24, 1745-1758, 2007.
6) Jonker JW, Wagenaar E, et al：Br J Pharmacol 127, 43-50, 1999.
7) Sasongko L, Link JM, et al：Clin Pharmacol Ther 77, 503-514, 2005.
8) Lee YJ, Maeda J, et al：J Pharmacol Exp Ther 316, 647-653, 2006.
9) Lee YJ, Kusuhara H, et al：J Pharmacol Exp Ther 312, 44-52, 2005.
10) Enokizono J, Kusuhara H, et al：Drug Metab Dispos 36, 995-1002, 2008.
11) Enokizono J, Kusuhara H, et al：Mol Pharmacol 72, 967-975, 2007.
12) Oostendorp RL, Buckle T, et al：Invest New Drugs, 2008.
13) Leggas M, Adachi M, et al：Mol Cell Biol 24, 7612-7621, 2004.
14) Belinsky MG, Guo P, et al：Cancer Res 67, 262-268, 2007.
15) Sugiyama D, Kusuhara H, et al：Pharm Res 20, 1394-1400, 2003.
16) Okamura T, Kikuchi T, et al：Bioorg Med Chem 15, 3127-3133, 2007.
17) Kusuhara H, Sugiyama Y：NeuroRx 2, 73-85, 2005.
18) Asaba H, Hosoya K, et al：J Neurochem 75, 1907-1916, 2000.
19) Sugiyama D, Kusuhara H, et al：J Pharmacol Exp Ther 298, 316-322, 2001.
20) Kikuchi R, Kusuhara H, et al：J Pharmacol Exp Ther 311, 1147-1153, 2004.
21) Ohtsuki S, Kikkawa T, et al：J Pharmacol Exp Ther 309, 1273-1281, 2004.
22) Wijnholds J, deLange EC, et al：J Clin Invest 105, 279-285, 2000.
23) Kusuhara H, He Z, et al：Pharm Res 20, 720-727, 2003.
24) Nagata Y, Kusuhara H, et al：Mol Pharmacol 61, 982-988, 2002.
25) Shen H, Keep RF, et al：J Pharmacol Exp Ther 315, 1101-1108, 2005.
26) El-Sheikh AA, Masereeuw R, et al：Eur J Pharmacol 585, 245-255, 2008.
27) Nigam SK, Bush KT, et al：Nat Clin Pract Nephrol 3, 443-448, 2007.
28) Sekine T, Miyazaki H, et al：Am J Physiol Renal Physiol 290, F251-261, 2006.
29) Anzai N, Kanai Y, et al：J Pharmacol Sci 100, 411-426, 2006.
30) Hasegawa M, Kusuhara H, et al：J Pharmacol Exp Ther 305, 1087-1097, 2003.
31) Hasegawa M, Kusuhara H, et al：J Pharmacol Exp Ther 300, 746-753, 2002.
32) Eraly SA, Vallon V, et al：J Biol Chem 281, 5072-5083, 2006.
33) Vallon V, Rieg T, et al：Am J Physiol Renal Physiol 294, F867-873, 2008.
34) Vanwert AL, Srimaroeng C, et al：Mol Pharmacol 74, 122-131, 2008.
35) Vanwert AL, Bailey RM, et al：Am J Physiol Renal Physiol 293, F1332-1341, 2007.
36) VanWert AL, Sweet DH：Pharm Res 25, 453-462, 2008.
37) van Aubel RA, Smeets PH, et al：J Am Soc Nephrol 13, 595-603, 2002.
38) Hasegawa M, Kusuhara H, et al：J Am Soc Nephrol 18, 37-45, 2007.
39) Imaoka T, Kusuhara H, et al：Mol Pharmacol 71, 619-627, 2007.
40) Ci L, Kusuhara H, et al：Mol Pharmacol 71, 1591-1597, 2007.
41) Koepsell H, Lips K, et al：Pharm Res 24, 1227-1251, 2007.
42) Inui KI, Masuda S, et al：Kidney Int 58, 944-958, 2000.
43) Tamai I, Yabuuchi H, et al：FEBS Lett 419, 107-111, 1997.
44) Ohashi R, Tamai I, et al：Mol Pharmacol 59, 358-366, 2001.
45) Otsuka M, Matsumoto T, et al：Proc Natl Acad Sci USA 102, 17923-17928, 2005.
46) Masuda S, Terada T, et al：J Am Soc Nephrol 17, 2127-

47) Tanihara Y, Masuda S, et al : Biochem Pharmacol 74, 359-371, 2007.
48) Gotoh Y, Kato Y, et al : Am J Physiol Endocrinol Metab 282, E1245-1254, 2002.
49) Shen H, Ocheltree SM, et al : Drug Metab Dispos 35, 1209-1216, 2007.
50) Nozaki Y, Kusuhara H, et al : J Pharmacol Exp Ther 321, 362-369, 2007.

参考図書

* Goodman & Gilman's The Pharmacological Basis of Therapeutics 11th ed, Membrane transporters and drug response, Giacomini KM, Sugiyama Y, McGraw-Hill Professional, 2005.
* Drug Transporters: Molecular Characterization and Role in Drug Disposition. You G, Morris ME, et al ed, Wiley-Interscience, 2007.
* トランスポーター科学最前線 －フロンティアサイエンスへの招き－, 辻 彰編, 京都廣川書店, 2008.

楠原洋之
1997年　東京大学大学院薬学系研究科薬学専攻修士課程修了
1998年　同助手
2003年　薬学博士
2004年　東京大学大学院薬学系研究科講師
2005年　同助教授
2007年　同准教授

研究テーマ：医薬品の体内動態を制御することを目標に，腎排泄，血液脳関門・血液脳脊髄液関門における薬物トランスポートシステムの解析を行っている。

第4章 動態における薬物トランスポーターの役割

3．トランスポーターと癌

鈴木健弘・海野倫明・阿部高明

　癌とトランスポーターの関わりとして，多剤耐性獲得の実体として明らかにされてきたABCトランスポーターファミリーのMDR1やBRCP，抗癌剤の細胞内への輸送担体として薬剤感受性を決定し癌患者の予後因子マーカーとしての有用性が期待される有機アニオントランスポーターLST-2，腫瘍細胞の増殖に関わり癌組織の悪性度と発現の相関が認められ癌治療のターゲットとしても注目されているアミノ酸トランスポーターのLAT1などの報告が相次いでいる。今後ますますこの分野の研究が進展することが期待される。

はじめに

　癌とトランスポーターの関わりとして，ABCトランスポーターファミリーのMDR1（multidrug resistance gene 1）は培養細胞の多剤耐性獲得の実体として同定され，実際の癌組織での発現と多剤耐性との関連が報告されている。同じくABCトランスポーターの1つであるBRCP（brest cancer resistance protein）は抗癌剤の膜輸送と消化管からの薬剤吸収を担うことが示唆されている。有機アニオントランスポーターLST-2は抗癌剤のメトトレキサートの細胞内への輸送担体として薬剤感受性を決定し，特に乳癌患者の予後因子マーカーとしての有用性が期待される。アミノ酸トランスポーターのLAT1は細胞の生育に重要な必須アミノ酸などの細胞内取り込みの責任分子として同定されたが，さらに近年，腫瘍細胞の増殖に関わり癌組織の悪性度と発現の相関が認められことから，現在，癌悪性度診断のマーカーや癌治療のターゲットとしても注目され，報告が相次いでいる。本稿では，それらについて概説していく。

I．MDR1と抗癌剤耐性

　多くの固形癌は抗癌剤に対する感受性が低く，抗癌剤が有効な癌においても治療途中に効果が低下し，投与した抗癌剤に対して耐性になると同時に，治療には用いていない抗癌剤，しかも作用機構や構造が異なる複数の薬剤に対しても耐性になることがしばしばある。これらの現象は癌の自然耐性あるいは獲得多剤耐性と呼ばれ，癌患者の予後に大きな影響を及ぼしていると考えられる。

　培養細胞でも，培養液中に低濃度の抗癌剤を添加して培養し，その中でも生存している少数の細胞を回収・継代して，さらに添加する抗癌剤濃度を段階的に徐々に上げていくと，高濃度の抗癌剤にも耐性の培養細胞が得られる。こうして得られた耐性の細胞は添加した抗癌剤だけでなく，化学構造の異なる複数の抗癌剤に対しても耐性を獲得していることが多い。このような抗癌剤耐性を獲得した培養細胞で観察される現象は，臨床でみられる癌の多剤耐性に類似している。

　MDR1は多剤耐性を獲得した培養細胞株に高発現が認められるP糖タンパク質をコードしてお

---

key words

ABCトランスポーター，有機アニオントランスポーター，アミノ酸トランスポーター，獲得多剤耐性，MDR1，BRCP，LST-2，LAT1

り，抗癌剤輸送ポンプとして細胞内から細胞外へ輸送することが示唆されていた[1)2)]。その後，ヒトMDR1 cDNAを薬剤感受性細胞で発現させると，この細胞は構造や作用点に類似性のない多くの薬剤に対して感受性になることが明らかとなった[3)]。MDR1は腎臓，小腸，副腎，胎盤，肝臓，脳の血管内皮などの正常組織だけでなく，多くの癌細胞でも発現していることが示された[4)]。実際にMDR1を発現している組織由来の腫瘍では，治療当初から抗癌剤に対して治療抵抗性を示し，大腸癌，腎癌，膵癌，肝癌，副腎腫瘍などが例として挙げられる。また，急性白血病，骨肉腫，乳癌ではMDR1の発現と治療抵抗性が密接に関連している。

II. BCRP（ABCG2, ABCP）と抗癌剤耐性

小腸にはBCRP/ABCG2が発現しており，このトランスポーターは6回膜貫通型で1つのATP結合部位を有していて，ホモダイマーを形成して機能しているものと考えられている[5)6)]。機能解析の結果から，BCRPは抗癌剤の排出ポンプとして機能していると考えられ，小腸に発現することから，基質薬物の消化管吸収と薬物動態に影響を及ぼすことが考えられる。

トポイソメラーゼ阻害薬で抗癌剤として用いられるトポテカンはMDR1の基質でもあるが，この抗癌剤をMDR1が欠失したmdr1（-/-）マウスに投与後，BCRP阻害薬を併用すると，トポテカンの吸収性が増大することが報告されている[7)]。また，BCRPを極性のあるLLC-PK1細胞に発現させるとapical側膜に発現されるが，このBCRP発現細胞においてはbasalからapicalへ向かう物質輸送のフラックスが逆向に比べて大きい経細胞輸送が観察される[7)]。これらの結果から，BCRPが消化管吸収に関与することが示唆されている。BCRPにも遺伝的多型が存在し，その一部は発現量低下に結びつくことが報告されており，遺伝的多型を有するヒトにおける基質化合物の体内動態が正常人と異なる可能性がある[8)]。

III. 有機アニオントランスポーターLST-2と乳癌の生命予後

癌化学療法の取り組みの1つとして，癌細胞内の抗癌剤の濃度を増加させる薬物送達システムの解明とその特異的基質の開発が挙げられる。われわれはこれまで有機アニオントランスポーター遺伝子群を20以上単離・発表しており，なかでもヒトに特異的に発現して多くの物質の輸送に関与する有機アニオントランスポーター LST-1（liver specific transporter1/OATP1B1）[9)]とそのサブタイプLST-2（OATP1B3）を単離した[10)]。LST-1はヒト肝臓特異的に発現し，肝臓での胆汁酸輸送やプラバスタチンなどの各種薬剤の輸送を担う輸送担体と考えられる[9)]。一方，LST-2は正常ヒト組織では肝臓にのみに弱く発現しているが（Northern blotによる検討ではLST-1の数十分の1程度），その後の悪性腫瘍患者の切除検体を用いた検討により，LST-2が胃癌，大腸癌，膵臓癌組織において多量に発現していることがわかってきた[10)]。LST-2は葉酸拮抗剤であり，抗癌剤として用いられるメトトレキサートを飽和的かつ濃度依存的に輸送し，また培養細胞へのLST-2遺伝子導入は導入細胞のメトトレキサートに対する感受性を高めることが明らかとなった[10)]。消化器固形癌ではLST-1や葉酸トランスポーターの発現は低いことから，LST-2が消化器固形癌においてメトトレキサートに対する感受性を決定するトランスポーターであると考えられる。

有機アニオントランスポーターはステロイドホルモンを輸送することから，癌の中でもホルモン感受性の高い乳癌に着目し，東北大学病院で手術を行った乳癌症例について倫理委員会の承認後，免疫染色にてLST-2発現と臨床像との相関を検討した。その結果，

① 予後が明らかな症例102例についてみると，LST-2陽性例は有意に予後良好であり，また再発例も少ないことが明らかになった（図❶）。
② LST-2の輸送基質である抗癌剤メトトレキサート使用例79例についてみると，陽性例は有意に予後良好であったが，全102例の検討に比較

図❶ 乳癌におけるLST-2発現と予後の関係

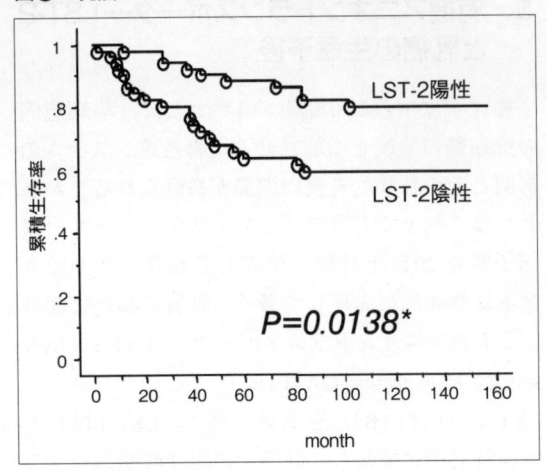

してp値の向上がみられず，またメトトレキサート非使用例でも同様の傾向を示すことから，LST-2発現下でのメトトレキサート投与の劇的な治療効果の向上およびin vitro, in vivoの結果の証明には至らなかった。

③臨床病理所見との関連について検討すると，LST-2は腫瘍の小さいものに有意に発現していた。ERαとの相関性はみられないが，エストラジオール（LST-2の輸送基質）を局所合成する17β-HSD type1と弱く相関した。

④LST-2のimmunoreactivityと予後に関する単多変量解析を行うとLST-2はリンパ節転移と並び，かつHER2/neuや腫瘍径などを越える独立した予後因子になりうる，すなわちLST-2発現乳癌は予後良好で，非発現乳癌は予後不良といえることが明らかとなった（**表❶**）。

OATP遺伝子群の臨床への応用は始まったばかりである。今後，更なる臓器特異的ドラッグデリバリーシステムの開発や薬剤の有用性の検討，発現調節に基づいた薬物治療方法の開発が期待されている。

Ⅳ. アミノ酸トランスポーターLAT1と癌

アミノ酸トランスポーターは正常細胞のみでなく悪性腫瘍においても増殖に必須であり，前立腺癌に発現するアミノ酸トランスポーター LAT1（L-type amino acid transporter 1）の発現量がその悪性度と相関することが知られている。現在までのところ，T24前立腺癌由来細胞株，肺小細胞癌由来のRERF-LC-MA，ヒト子宮頸癌由来のHeLa細胞などでmRNAの発現が認められると報告され[11]，アストロサイトーマのU434MCaでも発現が報告されている[12]。近年になり，実際のヒト患者検体による検討の報告が相次いでいる。ヒト肺腫瘍検体において，LAT1発現の肺のlarge cell neuroendocirne caricinomaやsmall cell lung cancerに認められ，特にlarge cell neuroendocrinine caricinomaではリンパ節転移と予後不良とに相関が認められている[13]。また，非小細胞肺癌（腺癌，扁平上皮癌，大細胞癌）の切除標本（stageⅠからstageⅢ）の検討から，LAT1が独立した予後因子であることが明らかになった[14]。食道癌組織における検討でも扁平上皮癌組織は正常食道粘膜上皮組織と比較してLAT1が組織の全層にわたり発現が亢進している[15]。尿路系では尿管の移行上皮癌においてLAT1の発現が亢進するとの報告がある[16]。神経腫瘍においても，浸潤性のグリオーマ細胞において，よりLAT1の発現が亢進しているとの報告がある[17]。

LAT1の輸送機能を阻害することで，癌細胞への必須アミノ酸取り込みの抑制により癌細胞の増殖を抑制する効果が期待される。LAT1を発現する培養細胞を用いた検討では，LAT1の阻害薬である2-aminobicyclo-(2,2,1)-hepatane-2-carboxylic

表❶ LST-2のimmunoreactivityと予後に関する単多変量解析

Variable	Univariate P	Multivariate P	Relative risk (95% CI)
Lymph node status (+/-)	0.0008*	0.0035*	5.639 (1.760-17.986)
LST-2 immunoreactivity (+/-)	**0.0011***	**0.0031***	**5.108 (1.736-15.027)**
HER-2/neu (+/-)	0.0333*	0.8142	
Tumor size (≧20mm/<20mm)	0.0358*	0.3629	
Histological grade (3/1, 2)	0.1004		
Ki-67 LI (≧10/<10)	0.3577		
ERα LI (≧10/<10)	0.4872		

acid(BCH)の投与により,ヒト口腔内類上皮癌由来のKB human oral epidermoid cells, C6ラットグリオーマ細胞,Saos human osteogenic sarcoma cellsなどにおいて,LAT1の輸送基質である必須アミノ酸のl-ロイシンの細胞内への輸送を阻害し,さらに細胞増殖を抑制し,アポトーシスを誘導する結果が報告されている[18)19)]。今後はLAT1を標的とした癌治療への応用が期待されている。

おわりに

トランスポーターは癌組織において,増殖のための栄養素の取り込み,抗癌剤の排出あるいは取り込みを担うため,癌組織の悪性度,患者の予後にその発現が密接に関連し,予後判定因子マーカーとして有用であるだけでなく,治療標的分子としても今後ますますこの分野の研究が進展することが期待される。

参考文献

1) Ueda K, Cornwell MM, et al : Biochem Biophys Res Commun 141, 956-962, 1986.
2) Ueda K, Clark DP, et al : J Biol Chem 262, 505-508, 1987.
3) Ueda K, Cornwell MM, et al : Proc Natl Acad Sci USA 84, 3004-3008, 1987.
4) FoJo AT, Ueda K, et al : Proc Natl Acad Sci USA 84, 265-269, 1987.
5) Doyle LA, Yang W, et al : Proc Natl Acad Sci USA 95, 15665-15670, 1998.
6) Kage K, Tsukahara S, et al : Int J Cancer 97, 626-630, 2002.
7) Jonker JW, Smit JW, et al : J Natl Cancer Inst 92, 1651-1656, 2000.
8) Imai Y, Nakane M, et al : Mol Cancer Ther 1, 611-616, 2002.
9) Abe T, Kakyo M, et al : J Biol Chem 274, 17159-17163, 1999.
10) Abe T, Unno M, et al : Gastroenterology 120, 1689-1699, 2001.
11) Yanagida O, Kanai Y, et al : Biochim Biophys Acta 1514, 291-302, 2001.
12) Asano S, Kameyama M, et al : Biol Pharm Bull 30, 415-422, 2007.
13) Kaira K, Oriuchi N, et al : Pathol Res Pract 204, 553-561, 2008.
14) Kaira K, Oriuchi N, et al : Br J Cancer 98, 742-748, 2008.
15) Kobayashi H, Ishii Y : J Surg Oncol 90, 233-238, 2005.
16) Nakanishi K, Ogata S, et al : Virchows Arch 451, 681-690, 2007.
17) Nawashiro H, Otani N, et al : Brain Tumor Pathol 22, 89-91, 2005.
18) Kim CS, Cho S-H, et al : Biol Pharm Bull 31, 1096-1100, 2008.
19) Nawashiro H, Otani N, et al : Int J Cancer 119, 484-492, 2006.

鈴木健弘
1996年　東北大学医学部卒業
2002年　同大学院医学系研究科博士過程修了,医学博士
2004年　同大学院医学系研究科腎高血圧内分泌学分野
2008年　同病院腎高血圧内分泌科助教

第4章　動態における薬物トランスポーターの役割

4. トランスポーターと薬物間相互作用

設楽悦久・堀江利治

近年，薬物体内動態の決定因子の1つとして，トランスポーターの役割が重要視されている。トランスポーターを介した輸送過程で生じる薬物間相互作用が臨床で報告されたことや，トランスポーターの遺伝的多型によって薬物体内動態が変化する例が報告されたことで，トランスポーターが実際の薬物治療に対して直接的に影響しうることが示されたためであろう。ここでは，トランスポーターを介したメカニズムで生じる薬物間相互作用の例をまとめる。

はじめに

薬物トランスポーターは多くの薬物の体内動態に関与していることが報告されており，その役割は吸収・分布・排泄と多岐にわたっている[1)2)]。また，最終的に肝臓内で代謝を受けて体内から消失する薬物であっても，肝臓への取り込みにトランスポーターが関与しており，その過程が律速になることがありうる[3)4)]（図❶）。したがって，薬物トランスポーターは，代謝過程にも関与すると考えるべきである。複数の薬物を併用したときに，いずれかの薬物がトランスポーターを阻害すると，別の薬物の吸収・分布・代謝・排泄のいずれかが変化し，いわゆる薬物間相互作用を生じる可能性がある[5)]。また，薬物によってトランスポーターが阻害を受け，生体内の内因性基質の輸送が阻害されてしまうために，何らかの毒性が生じる可能性にも注意する必要がある[5)]。2005年に米国FDAのZhangらにより発表された論文では，代謝過程で生じる薬物間相互作用だけでなく，トランスポーターを介した輸送過程で生じる薬物間相互作用もまた臨床上重要であることを記しており，特にP-糖タンパクを介した輸送過程で生じる相互作用については，その可能性の有無を検討する方法の考え方を記載している[6)]。この論文に続いてFDAからは複数の論文やガイダンスなどが示されており，トランスポーターレベルで生じる薬物間相互作用が医薬品審査過程において重要なものとして捉えられていると考えられる[7)8)]（表❶）。本稿では，トランスポーターを介したメカニズムで生じる薬物間相互作用の報告を取り上げる。なお，トランスポーターを介した輸送過程で生じる薬物間相互作用の理論的な背景については，遺伝子医学MOOK7号・最新創薬学2007の第2章2-5および第3章3に記述されているので，こちらを参照されたい。

I．消化管トランスポーターを介した輸送過程で生じる薬物間相互作用

消化管においては，OATP2B1やPEPT1などが管腔側から消化管上皮細胞内への取り込みを行い，薬物の吸収に関与するのに対して，MDR1（P-糖タンパク：P-gp）やBCRPなどは上皮細胞内から管腔内への汲み出しを行い，吸収を低下させる方向に働く。したがって，投与した薬物が消化管トランスポーターを阻害した場合，吸収トランス

---

key words

薬物間相互作用，消化管吸収，肝取り込み，尿細管分泌，再吸収，組織移行

図❶ 肝臓からの薬物消失速度を決定する因子

$$CL_H = \frac{Q_H \cdot f_{u,b} \cdot CL_{int,all}}{Q_H + f_{u,b} \cdot CL_{int,all}}$$

$$\begin{cases} = Q_H & (f_{u,b} \cdot CL_{int,all} \gg Q_H) \quad \cdots (1) \\ = f_{u,b} \cdot CL_{int,all} & (f_{u,b} \cdot CL_{int,all} \ll Q_H) \quad \cdots (2) \end{cases}$$

$$f_{u,b} \cdot CL_{int,all} = f_{u,b} \cdot PS_{inf} \times \frac{CL_{int}}{PS_{eff} + CL_{int}}$$

$$\begin{cases} = f_{u,b} \cdot PS_{inf} & (CL_{int} \gg PS_{eff}) \quad \cdots (3) \\ = f_{u,b} \cdot PS_{inf} \times \frac{CL_{int}}{PS_{eff}} & (CL_{int} \ll PS_{eff}) \quad \cdots (4) \end{cases}$$

* CL_{int}: 代謝(CL_{met})＋胆汁中排泄(CL_{bile})

肝臓からの薬物の消失は，代謝と胆汁中排泄に分けることができる．これらによって体内から消失する過程は，図に示すように血液中から肝臓内への取り込み，肝臓内での代謝および胆汁中排泄の素過程に分けて考えることができる．また，肝臓内に取り込まれてからの血液中への汲み出し（sinusoidal efflux）も考慮しなければならない．肝臓からの薬物消失の効率（肝クリアランス：CL_H）は，肝臓の代謝および胆汁中排泄の能力と肝血流量および血液中での薬物のタンパク結合によって影響を受けており，それぞれを考慮した式で表すことができる．図中の式では，肝臓への取り込み，代謝，胆汁中排泄および肝臓内から血液中への汲み出しをすべて包含した「見かけの固有クリアランス（$CL_{int,all}$）」，肝血流量（Q_H）および血中タンパク非結合型分率（$f_{u,b}$）を用いている．$f_{u,b} \times CL_{int,all}$ が Q_H に比べてはるかに大きい場合（1）と小さい場合（2）に分けたとき，（1）では肝臓からの消失速度を決定する因子は肝血流量（肝血流律速）となり，（2）では見かけの固有クリアランス（固有クリアランス律速）となる．見かけの固有クリアランスは，薬物の肝臓への取り込みクリアランス（PS_{inf}），肝臓内から血液中への汲み出しクリアランス（PS_{eff}）および肝臓の本質的な代謝および胆汁中排泄の能力（固有クリアランス：CL_{int}）を使った式で表すことができる．ただし，固有クリアランスは，代謝および胆汁中排泄それぞれの固有クリアランス（CL_{met} および CL_{bile}）の和である．この式を肝臓内から血液中への汲み出しクリアランスと固有クリアランスの大きさの比較から変形することで，見かけの固有クリアランスが取り込み律速になる場合（3）と，すべての過程が含まれる形で表される場合（4）とに分けられる．すなわち，最終的に代謝を受けて消失するにもかかわらず，見かけの固有クリアランスは取り込みのみに依存する場合がありうる．なお，血液中と肝臓内の間での膜透過が極めて速く，対称的な輸送がみられる場合においては，見かけの固有クリアランスは CL_{int} で近似される．

ポーターを阻害すると消化管吸収が低下するのに対して，排出トランスポーターを阻害した場合にはむしろ消化管吸収が上昇する．

MDR1を阻害する例については，比較的多くの報告がなされている．しかしながら，MDR1と消化管に発現する代謝酵素であるチトクロム P450 3A4（CYP3A4）の基質認識性が似ているため[9]，MDR1の阻害に起因するのか，CYP3A4の阻害に起因するのか，区別する必要がある．また，MDR1は消化管からの汲み出しだけでなく腎排泄などにも関与しており，消化管吸収過程で生じていることを示すためには，これらを分けて評価する必要がある．

抗アレルギー薬のフェキソフェナジンは，主に未変化体として糞中に排泄されることが知られているが，エリスロマイシンおよびケトコナゾールを併用することによって消化管吸収が上昇する[10)11)]．フェキソフェナジンが代謝を受けないことから，この機序として，消化管でのMDR1による管腔内への排泄が阻害されている可能性が考えられている．フェキソフェナジンはMDR1の変異の有無によって体内動態に変化があることがヒトおよびイヌにおいて示されており，消化管MDR1によって体内動態が影響を受けることが裏づけられている[12)13)]．

パクリタキセルなどの抗癌剤においては，シクロスポリンなどのMDR1阻害薬の併用によりバイオアベイラビリティを上げる試みがなされている[14]．この他にも，非代謝性のβ-ブロッカーであるタリノロールがエリスロマイシンとの併用時に血中濃度が上昇する例についても，消化管MDR1が関与することが示唆される[15]．

表❶ 主な薬物トランスポーターの基質薬物，阻害薬および誘導剤

遺伝子名	名 称	組織分布	主な基質	主な阻害薬	主な誘導剤
ABCB1	P-gp MDR1	消化管，肝臓，腎臓，脳，胎盤，副腎，睾丸	ジゴキシン，フェキソフェナジン，インジナビル，ビンクリスチン，コルヒチン，トポテカン，パクリタキセル	リトナビル，シクロスポリン，ベラパミル，エリスロマイシン，ケトコナゾール，イトラコナゾール，キニジン，GF120918, LY335979, PSC833	リファンピシン，セントジョーンズワート
ABCB4	MDR3	肝臓	ジゴキシン，パクリタキセル，ビンブラスチン		
ABCB11	BSEP	肝臓	ビンブラスチン		
ABCC1	MRP1	消化管，肝臓，腎臓，脳	アデホビル，インジナビル		
ABCC2	MRP2 CMOAT	消化管，肝臓，腎臓，脳	インジナビル，シスプラチン	シクロスポリン	
ABCC3	MRP3 cMOAT2	消化管，肝臓，胎盤，副腎	エトポシド，メトトレキサート，テノポシド		
ABCC4	MRP4				
ABCC5	MRP5				
ABCC6	MRP6	肝臓，腎臓	シスプラチン，ダウノルビシン		
ABCG2	BCRP	消化管，肝臓，胸，胎盤	ダウノルビシン，ドキソルビシン	GF120918	
SLCO1B1	OATP1B1 OATP-C OATP2	肝臓	リファンピシン，ロスバスタチン，メトトレキサート，プラバスタチン，チロキシン	シクロスポリン，リファンピシン	
SLCO1B3	OATP1B3 OATP8	肝臓	ジゴキシン，メトトレキサート，リファンピシン		
SLCO2B1	SLC21A9 OATP-B	消化管，肝臓，腎臓，脳	プラバスタチン		
SLC10A1	NTCP	肝臓，膵臓	ロスバスタチン		
SLC10A2	ASBT	回腸，腎臓，胆管			
SLC15A1	PEPT1	消化管，腎臓	アンピシリン，アモキシシリン，カプトプリル，バラシクロビル		
SLC15A2	PEPT2	腎臓	アンピシリン，アモキシシリン，カプトプリル，バラシクロビル		
SLC22A1	OCT1	肝臓	アシクロビル，アマンタジン，デシプラミン，ガンシクロビル，メトホルミン	ジソピラミド，ミダゾラム，フェンホルミン，フェノキシベンザミン，キニジン，キニーネ，リトナビル，ベラパミル	
SLC22A2	OCT2	腎臓，脳	アマンタジン，シメチジン，メマンチン	デシプラミン，フェノキシベンザミン，キニーネ	
SLC22A3	OCT3	骨格筋，肝臓，胎盤，腎臓，心臓	シメチジン	デシプラミン，プラゾシン，フェノキシベンザミン	
SLC22A4	OCTN1	腎臓，骨格筋，胎盤，前立腺，心臓	キニジン，ベラパミル		
SLC22A5	OCTN2	腎臓，骨格筋，胎盤，前立腺，肺，膵臓，心臓，小腸，肝臓	キニジン，ベラパミル		
SLC22A6	OAT1	腎臓，脳	アシクロビル，アデホビル，メトトレキサート，ジドブジン	プロベネシド，セファドロキシル，セファマンドール，セファゾリン	
SLC22A7	OAT2	肝臓，腎臓	ジドブジン		
SLC22A8	OAT3	腎臓，脳	シメチジン，メトトレキサート，ジドブジン	プロベネシド，セファドロキシル，セファマンドール，セファゾリン	

米国 FDA, CDER のホームページの Drug Development and Drug Interactions に掲載されている薬物トランスポーターの表を引用した。

一方で，ジゴキシンをリファンピシンと併用したときには，消化管 MDR1 が誘導されることによって AUC が低下する[16]。しかしながら，ジゴキシンを静脈内投与した場合には，リファンピシンによる AUC の低下がみられず，これらの薬物間相互作用は消化管吸収過程で生じたものであることが示唆される。

HIV プロテアーゼ阻害薬のサキナビルの血中濃

度-時間曲線下面積（AUC）は，リトナビルを併用することによって大きく上昇する[17]。これらの薬剤はいずれもMDR1基質であるため，このトランスポーターを介した輸送過程が関与している可能性が考えられる。しかしながら，これら2剤の相互作用はMdr1a/1bノックアウトマウスを用いた場合においても，通常のマウスと同様にみられ，Mdr1a/1bノックアウトマウスを用いたときのサキナビル単独投与後のAUCがノーマルマウスのせいぜい1.6倍でしかない[18]。このことを考えると，これら2剤の相互作用には，消化管MDR1が部分的に関与している可能性があるものの，消化管代謝の阻害が大きく寄与しているものと思われる。このように，MDR1レベルで生じる薬物間相互作用ではCYP3A4の関与を分けて評価する必要がある。

近年，消化管吸収を阻害する相互作用も報告されてきた。フェキソフェナジンを各種フルーツジュースとともに服用すると血中濃度が低下する[19)-21]。これまでに，OATP1A1および2B1がフルーツジュースによって阻害されることが報告されており，吸収トランスポーターの阻害が関与していると考えられる。同様に，タリノロール，セリプロロールについてもグレープフルーツジュースとの服用時に血中濃度が低下することが報告されている[22)23]。タリノロールは，ラットにおいては反対に血中濃度が上昇しているが，これはMdr1aまたはMdr1bの阻害によるものと考えられる[24]。この例においては，ヒトとラットで影響を受けるトランスポーターに違いがみられているのかもしれない。しかしながら，フェキソフェナジンとオレンジジュースまたはアップルジュースの併用時にみられる相互作用では，ヒトとラットで阻害の程度が異なるものの，いずれにおいてもフルーツジュースと一緒に服用することで吸収が低下する現象がみられている[25]。一方，プラバスタチンはOATP2B1基質であることが示されているものの，グレープフルーツジュースとともに服用した場合においても血中濃度は変化しないことが示されている[26]。消化管吸収は，経細胞輸送と細胞間隙を介した輸送の2つからなっており，後者にはトランスポーターの関与がみられない。プラバスタチンの場合には，細胞間隙を介した輸送が無視できないくらい大きいため，OATP2B1阻害の影響がみられなかったのかもしれない[4]。

II. 肝臓トランスポーターを介した輸送過程で生じる薬物間相互作用

HMG-CoA還元酵素阻害薬（スタチン）の一種であるセリバスタチンは肝細胞に取り込まれた後でCYP2C8および3A4によって代謝を受けて体内から消失する。このセリバスタチンは免疫抑制薬シクロスポリンと併用することによって，血中濃度が上昇することが示された。シクロスポリンはCYP3A4の阻害薬であることから，セリバスタチンの代謝と肝取り込みの両方に対する阻害効果の検討を行い，この薬物間相互作用は主としてシクロスポリンによる肝取り込みトランスポーターOATP1B1の阻害に起因していることを示した[27]。これに引き続いて，各種のスタチンにおいてもシクロスポリンとの併用によりOATP1B1が阻害されることによって血中濃度が上昇することが報告されてきた[28]。スタチンの中には，主に肝臓内での代謝を受けずに排泄されるもの（プラバスタチン，ロスバスタチン，ピタバスタチン）と，肝臓内で代謝を受け代謝物として排泄されるのが主であるもの（シンバスタチン，ロバスタチン，フルバスタチン，セリバスタチン，アトルバスタチン）がある。これらのうち，比較的脂溶性が高いラクトン体で投与されるシンバスタチンとロバスタチンを除くと，代謝の有無にかかわらずトランスポーターを介した肝取り込みが体内からの消失速度を決定する重要な因子となっており，これらの水溶性スタチンとシクロスポリンとの相互作用は，トランスポーターを介した肝取り込みの阻害で説明される[28]。

肺動脈性高血圧治療薬であるボセンタンについてもシクロスポリンとの相互作用が報告された[29]。これもまた最終的に代謝によって消失する医薬品であるが，ラットを用いた検討により，肝取り込み過程，代謝過程およびP-gpを介した汲み出し過程に対するシクロスポリンの阻害効果を比

較検討することで，主に肝取り込み過程で生じる薬物間相互作用であることが示された。

フィブラート系高脂血症治療薬のゲムフィブロジルもまた，OATP1B1を阻害することが報告されている[30]。そのため，ゲムフィブロジルもまた多くのスタチンと相互作用を起こす。しかしながら，ゲムフィブロジルはOATP1B1以外にも，スタチンのグルクロン酸抱合やCYP2C8あるいは2C9による代謝などを阻害するため，このことに起因する相互作用も含まれる。非代謝性のロスバスタチンやプラバスタチンのAUCが2倍程度に上昇すること，OATP1B1基質であるフルバスタチンやピタバスタチンがほとんど相互作用を受けないことを考慮すると，OATP1B1を阻害するものの，その阻害効果は大きくないと考えられるだろう。近年，OATP1B1を介したエストロン3サルフェートの輸送には，高親和性サイトと低親和性サイトが存在し，このうち高親和性サイトが阻害されることが示された。したがって，実験条件によってゲムフィブロジルによる阻害効果が異なるのかもしれない[31]。

Ⅲ. 腎臓でのトランスポーターを介した薬物間相互作用

腎臓においては，薬物の尿細管分泌あるいは再吸収過程にトランスポーターが関与している。尿細管分泌過程にはMDR1が関与しているため，MDR1を介した相互作用が数多く報告されている。例えば，ジゴキシンとキニジンを併用した場合に，ジゴキシンの尿中排泄が低下する相互作用がこの例に含まれるだろう[32]。

痛風治療薬プロベネシドによって，セファロスポリン系抗生物質の尿中排泄が低下する薬物間相互作用が報告されていたが，これはOATを介した尿中排泄の阻害に起因するものであると考えることができる[33]。また，抗悪性腫瘍剤のメトトレキサートについてもまた各種の非ステロイド性抗炎症薬と相互作用を起こすことが報告されているが，このメカニズムとしてOATを介した輸送の阻害が関与していると考えられる[34)35)]。これらのプロベネシドや抗炎症薬は，循環血中でのタンパク非結合型濃度はOATに対する阻害定数と同程度であり，したがって十分に臨床での相互作用を起こす可能性があると考えられる。

尿中排泄の過程で薬物間相互作用が起こることは古くから報告されてきた。これらの相互作用について，腎臓での薬物輸送に関与しているトランスポーターがクローニングされるとともに，メカニズムが明らかにされてきた。各種のOAT阻害薬について，臨床血中濃度と阻害定数の比較がなされ，臨床血中濃度で相互作用を起こす可能性があるか検討されている[36)-38)]。

Ⅳ. 組織移行過程での薬物間相互作用

トランスポーターは薬物の組織への分布の点でも重要な役割を担っている。薬物をはじめとする異物の脳移行は制限されているが，このメカニズムには部分的に汲み出しトランスポーターが関与している。これらのトランスポーターの機能を阻害した場合には，見かけの血中濃度に対しては影響しないが，薬物の脳内濃度を変え，薬効あるいは副作用に影響する可能性がある。

近年，分子イメージングの手法が進歩するとともに，体内の薬物濃度を非侵襲的に測定することが可能になってきた。この手法により，ヒトあるいは動物における脳内の薬物濃度を経時的に測定することができるようになってきた。この手法によりサルにおける[^{11}C]ベラパミルの脳内濃度および血中濃度を測定したところ，MDR1阻害薬であるPSC833を併用することによって血中濃度はほとんど変わらないものの，脳内濃度が変化することが明らかとなった[39]。脳は多くの薬物にとって移行しにくい臓器であり，したがって，それらの全身での分布容積に対する脳の寄与は小さいと考えられる。このため，脳への移行性が変化した場合には，脳内濃度は変化するものの，循環血中での薬物濃度はほとんど影響を受けないと理論的には推測されるが，このことが実証されたといえる。

また，止瀉薬のロペラミドは腸管でのオピオイド受容体に作用して，消化管運動を亢進し，薬効を発揮するものの，中枢移行性が低いため，中枢神経系でのオピオイド受容体には作用しにくい。

しかしながら，P-gp阻害薬であるキニジンを併用した場合には，中枢症状である呼吸抑制がみられる[40]。その一方で，循環血中でのロペラミドおよび代謝物の濃度には変化がみられない。これもまた，キニジンによりロペラミドの脳移行が高くなったために中枢症状がみられたためであると考えられる。

参考文献

1) Mizuno N, Sugiyama Y : Drug Metab Pharmacokinet 17, 93-108, 2002.
2) Mizuno N, Niwa T, et al : Pharmacol Rev 55, 425-461, 2003.
3) Shitara Y, Horie T, et al : Eur J Pharm Sci 27, 425-446, 2006.
4) Shitara Y, Sato H, et al : Annu Rev Pharmacol Toxicol 45, 689-723, 2005.
5) Giacomini KM, Sugiyama Y : Goodman & Gilman's The Pharmacological Basis of Therapeutics, 11th ed, (Brunton LL, Lazo JS, et al eds), 41-70, McGraw-Hill Professional, 2005.
6) Zhang L, Strong JM, et al : Mol Pharm 3, 62-69, 2006.
7) US Food and Drug Administration, Center for Drug Evaluation and Research. Drug Development and Drug Interactions. http://www.fda.gov/cder/drug/drugInteractions/
8) Zhang L, Zhang Y, et al : Xenobiotica 38, 709-724, 2008.
9) Benet LZ, Izumi T, et al : J Control Release 62, 25-31, 1999.
10) Petri N, Borga O, et al : Int J Clin Pharmacol Ther 44, 71-79, 2006.
11) Tannergren C, Knutson T, et al : Br J Clin Pharmacol 55, 182-190, 2003.
12) Kim RB, Leake BF, et al : Clin Pharmacol Ther 70, 189-199, 2001.
13) Kitamura Y, Koto H, et al : Drug Metab Dispos 36, 807-810, 2008.
14) Sikic BI, Fisher GA, et al : Cancer Chemother Pharmacol 40 Suppl, S13-19, 1997.
15) Schwarz UI, Gramatté T, et al : Int J Clin Pharmacol Ther 38, 161-167, 2000.
16) Greiner B, Eichelbaum M, et al : J Clin Invest 104, 147-153, 1999.
17) Hsu A, et al : Clin Pharmacol Ther 64, 453-464, 1998.
18) Huisman MT, et al : Mol Pharmacol 59, 806-813, 2001.
19) Dresser GK, Bailey DG, et al : Clin Pharmacol Ther 71, 11-20, 2002.
20) Dresser GK, Kim RB, et al : Clin Pharmacol Ther 77, 170-177, 2005.
21) Glaeser H, Bailey DG, et al : Clin Pharmacol Ther 81, 362-370, 2007.
22) Lilja JJ, et al : Clin Pharmacol Ther 73, 192-198, 2003.
23) Schwartz UI, et al : Clin Pharmacol Ther 77, 291-301, 2005.
24) Spahn-Langgutha H, Langguthb P : Eur J Pharm Sci 12, 361-367, 2001.
25) Kamath AV, Yao M, et al : J Pharm Sci 94, 233-239, 2005.
26) Fukazawa I, et al : Br J Clin Pharmacol 57, 448-455, 2003.
27) Shitara Y, Itoh T, et al : J Pharmacol Exp Ther 304, 610-616, 2003.
28) Shitara Y, Sugiyama Y : Pharmacol Ther 112, 71-105, 2005.
29) Treiber A, Schneiter R, et al : J Pharmacol Exp Ther 308, 1121-1129, 2004.
30) Schneck DW, Birmingham BK, et al : Clin Pharmacol Ther 75, 455-463, 2004.
31) Noé J, Portmann R, et al : Drug Metab Dispos 35, 1308-1314, 2007.
32) Hager WD, Fenster P, et al : N Engl J Med 300, 1238-1241, 1979.
33) Brown GR : Clin Pharmacokinet 24, 289-300, 1993.
34) Nozaki Y, Kusuhara H, et al : J Pharmacol Exp Ther 321, 362-369, 2007.
35) Nozaki Y, Kusuhara H, et al : J Pharmacol Exp Ther 322, 1162-1170, 2007.
36) Rizwan AN, Burckhardt G : Pharm Res 24, 450-470, 2007.
37) Khamdang S, Takeda M, et al : Eur J Pharmacol 465, 1-7, 2003.
38) Khamdang S, Takeda M, et al : J Pharmacol Exp Ther 303, 534-539, 2002.
39) Lee YJ, Maeda J, et al : J Pharmacol Exp Ther 316, 647-653, 2006.
40) Sadeque AJ, Wandel C, et al : Clin Pharmacol Ther 68, 231-237, 2000.

設楽悦久
1998年　東京大学大学院薬学系研究科博士課程中退
　　　　北里大学薬学部助手
2002年　昭和大学薬学部助手
2005年　千葉大学大学院薬学研究院講師
2008年　同准教授

第4章 動態における薬物トランスポーターの役割

5. トランスポーターの遺伝子多型が臨床薬物動態・薬効に与える影響

前田和哉・杉山雄一

薬物の体内動態を支配する因子の1つとして薬物トランスポーターの重要性が高まるとともに，体内動態の個人差の要因として，トランスポーターの遺伝子多型が注目を集めている。薬物トランスポーターの役割は，肝臓や腎臓・小腸などに発現し，全身循環血の薬物濃度を決定することと，脳や精巣など重要な臓器と血液とを隔てる関門に発現し，局所における薬物濃度を決定することに大別される。いずれの場合も，最終的には薬の標的部位の濃度推移に影響を与え，薬効・副作用の変動要因ともなりうる。近年，ヒト臨床研究が進むにつれ，トランスポーターの遺伝子多型が臨床薬物動態・薬効・副作用の決定因子となる事例が多数報告されている。本稿では，現在のトランスポーターの遺伝子多型研究の状況を概観し，重要な遺伝子多型について情報を整理した。

はじめに

近年，薬物動態を支配する因子として，第Ⅰ相代謝を担うCYP（チトクロムP450）や第Ⅱ相抱合代謝を担うグルクロン酸（UGT）・硫酸（SULT）・グルタチオン（GST）など一連の抱合酵素群に加えて，数多くの取り込み・排出を担う薬物トランスポーターが注目を集めている。現在では，例えば肝臓における異物排泄過程においても，第Ⅰ，Ⅱ相代謝に加えて，肝取り込み過程が第0相，胆汁排泄過程が第Ⅲ相と呼ばれるようになり，一連のシークエンシャルな過程の中で代謝酵素と同列に取り上げられるようになった。また近年では，ノックアウト動物を用いた実験やヒト臨床研究を通じて，in vivoでの薬物動態における個々のトランスポーターの重要性が明らかにされつつある[1]。特に，ヒトにおけるトランスポーターの役割の実証手段の1つとして，遺伝子多型による機能変動と，薬物動態や薬効の変化との関連を探る研究が数多く執り行われている。

薬物動態におけるトランスポーターの役割は大別して2つに分けられる（図❶）[2)3)]。1つは，薬物の吸収に関与する小腸や，体内からのクリアランスに関与する肝臓・腎臓に発現するトランスポーター群で，これらの機能変化は基質薬物の循環血中濃度推移に影響を与え，その結果として全身の組織への曝露を変化させ，薬効・副作用標的近傍の濃度の変動へとつながる。もう1つは，重要な臓器・部位を異物から守る関門組織（血液脳関門，血液脳脊髄液関門，血液精巣関門，血液胎盤関門など）に発現するトランスポーター群で，これらの機能変化は組織自身の容積が全身の薬物の

---

key words

遺伝子多型, MDR1 (multidrug resistance 1), ハプロタイプ, 人種差,
OATP (organic anion transporting polypeptide), OCT (organic cation transporter),
MRP2 (multidrug resistance-associated protein 2), BCRP (breast cancer resistance protein)

図❶ 全身に発現する主な薬物トランスポーター (文献3より改変)

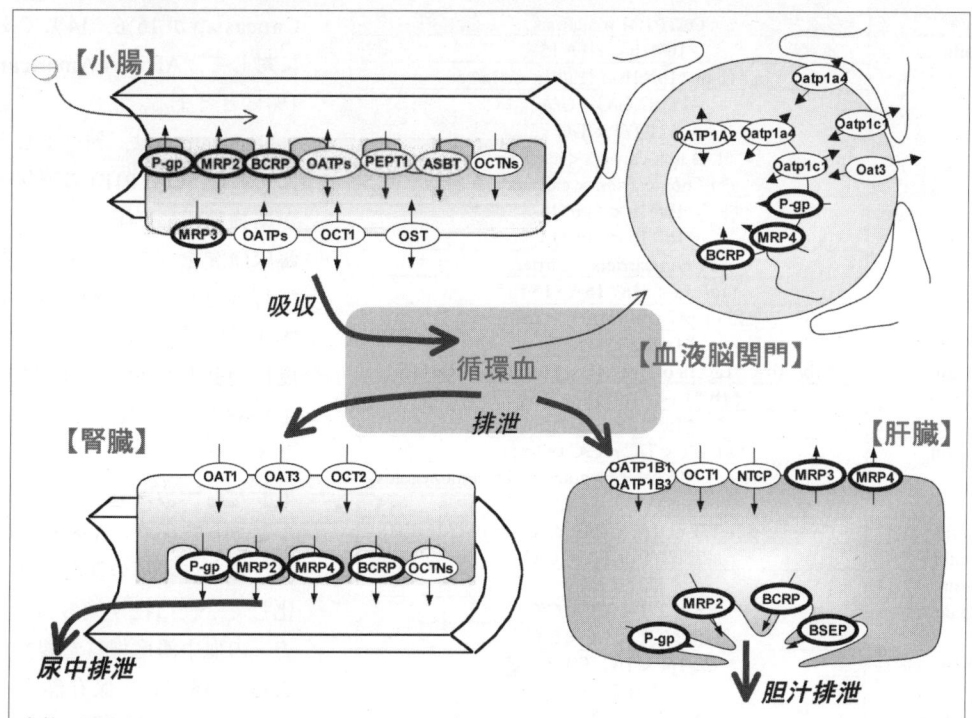

太枠で囲われているトランスポーターはABC (ATP-binding cassette) トランスポーターに属しており，排出輸送を担っている．それ以外はSLC (solute carrier) ファミリーのトランスポーター群に属しており，取り込み輸送を担っている．

分布容積と比較すると小さいことが多く，その結果，循環血中濃度推移には影響を与えないものの，関門内の薬効・副作用標的組織の濃度にのみ影響を与え，薬効・副作用の変動につながる．特に後者については，ヒトにおいて臓器中濃度を容易に測定することができないため予測が困難であるといえる．最近では，PET (positron emission tomography) やSPECT (single photon emission computed tomography) などを用いて，ヒトにおいても非侵襲的にリアルタイムに臓器中濃度を測定することができる手段が構築されている[4]．ただし，この場合，個々人で診断が必要となるが，遺伝子多型の場合は個人において不変の情報であることから，一度重要な遺伝子多型の情報を入手しておけば，一生，複数の基質薬物に対して合理的な投与設計を考えるうえで利用可能であるというメリットがある．

本稿では，近年めまぐるしく解明が進むトランスポーターの遺伝子多型による薬物動態・薬効・副作用の個人間変動に関する研究の進展の状況を概説する．

Ⅰ．取り込みトランスポーターの遺伝子多型

1. OATP1B1の遺伝子多型

OATP1B1 (organic anion transporting polypeptide 1B1) は，肝血管側膜上に選択的に発現する12回膜貫通型の取り込みトランスポーターである．非常に広範な基質認識性を有しており，薬物については，HMG-CoA還元酵素阻害薬 (-statin) や，アンジオテンシンⅡレセプター拮抗薬 (-sartan)，アンジオテンシン変換酵素阻害薬 (-pril (at))，抗結核薬リファンピシン，抗悪性腫瘍薬メトトレキサート，SN-38 (イリノテカンの活性代謝物) など多くの臨床で汎用されている薬物を基質とすることが知られている．

表❶ OATP1B1の遺伝子多型と臨床薬物動態との関連に関する事例

drugs	OATP1B1 mutations
pravastatin	*1b/*1b < *1b/*15
	*1a/*1b or *1b/*1b < *1a/*1a < *1a/*5
	-11187 G/G < G/A
	521 T/T < T/C
	*15B non-carriers < carriers
	*17 non-carriers < carriers
	*1b/*1b < *1a/*1a
	*1b/*15 < *1a/*15
	*17 non-carriers < carriers
	*1a/*1a < *1a/*15 < *15/*15
	*15 or *17 non-carriers < carriers
	*1a/*1a < *15/*15
pitavastatin	*1b/*1b < *1a/*1a or *1a/*1b < *1a/*15 or *1b/*15
	*1b/*1b < *1b/*15 < *15/*15
	*1a/*1a < *15/*15
rosuvastatin	521 T/T < T/C < C/C (whites)
	*15 non-carriers < *15 heterozygotes < *15 homozygotes
	521 T/T < C/C
simvastatin	521 T/T or T/C < C/C (acid form)
atorvastatin	521 T/T or T/C < C/C
fluvastatin	521 T = C
repaglinide	521 T/T < T/C < C/C
	521 T/T < T/C < C/C
nateglinide	521 T/T < T/C, T/T < C/C
	521 T = C
fexofenadine	521 T/T < T/C < C/C
valsartan	*1b/*1b < *1a/*1a (trend)
	*1b/*15 < *1a/*15 (trend)
temocapril	*1b/*1b < *1a/*1a (trend)
	*1b/*15 < *1a/*15 (trend)
pioglitazone	521 T = C
rosiglitazone	521 T = C
atrasentan	521 T/T < T/C < C/C
mycophenolic acid	no relationship (*1a, *1b, *15)
	MPA-glucuronide: *15 non-carriers > *15 carriers
irinotecan	*1a or *1b < *15 (SN-38)
	*1a/*1a < *1b/*15 + *15/*15 (irinotecan)
	*1a/*1a. < *1b/*15 + *15/*15 (SN-38)
	*1a/*1a > *1b/*15 + *15/*15 (SN-38glu)
ezetimibe	*1a < *15
	*1b/*1b < *1a/*1b < *1a/*1a
talinolol	*1b < *1a (trend)
torasemide	521 T/T < T/C < C/C
olmesartan	*1b/*1b < *15/*15 (trend)

カラム1つは論文1報分の報告に相当する。

OATP1B1の遺伝子多型については，これまでに数多くの変異が見つかっているが，特に頻度が高い遺伝子多型として注目を集めているのがA388G（Asn130Asp）とT521C（Val174Ala）の2ヵ所である．その頻度には人種差が認められており，A388Gでは，Asian，African Americanでそれぞれ64%，74%であるのに対して，Caucasianでは40%と低く，T521Cでは，Asian，Caucasianが16%，14%であるのに対して，African Americanでは1%にとどまる．

Nishizatoらは，初めてヒト臨床において，OATP1B1の遺伝子多型が薬物動態に影響することを示す臨床研究をプラバスタチンを用いて行った[5]．この研究の中で，日本人では，T521CはA388Gと高頻度に連鎖しており，OATP1B1*15（A388G + T521C）というハプロタイプ[用解1]を形成していることを示した．一方，健常人を*15アレルと*1bアレル（A388G）のヘテロならびにホモの保有状況で層別化して，経口投与後のプラバスタチンの血中濃度推移を観察したところ，*15アレル保有群で有意に血中濃度が高値を示した一方で，腎クリアランスの変動はみられなかったことから，*15変異は肝取り込み輸送機能の低下を引き起こし，肝クリアランスの低下につながった可能性が示唆された[5]．その後，特にT521C変異に着目した臨床研究が多数実施され，HMG-CoA還元酵素阻害薬をはじめとして多くのOATP1B1基質薬物を用いた関連解析が行われている．表❶には，その現状をまとめた[6)-10)]．なかにはT521Cと他の遺伝子変異を組み合わせたハプロタイプに基づく層別化を行った試験もあるが，概してT521C変異を有する被験者で血中濃度が高値を示す傾向は，どの試験においても矛盾なくみられている．一方，T521C変異もしくは*15変異を有するOATP1B1発現細胞を用いたin vitro輸送実験の結果，発現細胞により結果の出方は多少異なるが，いずれも機能低下を示唆する結果が得られていることから，臨床でみられた結果と合

図❷ OATP1B1の遺伝子多型が薬効の変動と関連した例

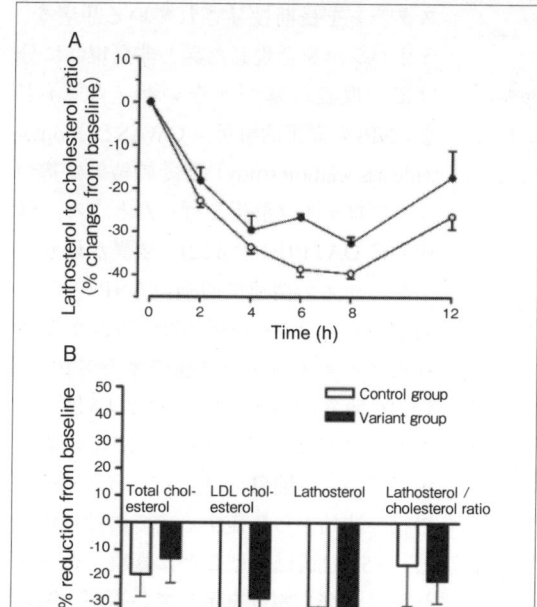

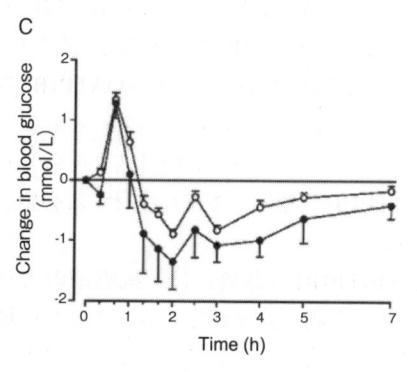

A. OATP1B1*17（G-11187A + Asn130Asp + Val174Ala）アレルの有無と，健常人にプラバスタチン40 mgを単回投与後の血中lathosterol/cholesterol比（コレステロール合成能を反映するパラメータ）の減少との関連[17]
　　○：OATP1B1*17の非保有者（n=38）
　　●：OATP1B1*17のヘテロ保有者（n=3）

B. OATP1B1*17アレルの有無と，健常人にプラバスタチン40 mgを毎日3週間継続投与後のコレステロール合成能を反映するパラメータ群の変動との関連[18]
　　□：OATP1B1*17の非保有者
　　■：OATP1B1*17の保有者

C. OATP1B1 G-11187A変異の有無と，健常人にrepaglinide 0.25 mgを単回投与後の血中グルコース濃度の減少との関連[7]
　　○：-11187GGの保有者（n=48）
　　●：-11187GAの保有者（n=8）

致している[11)-14)]。

一方，A388G（Asn130Asp）変異については，Mwinyiらの検討から，*1a/*1a群と*1a/*1b+*1b/*1b群との比較から，*1bアレルを有するほうがプラバスタチンの腎外クリアランスが有意に上昇することを見出している[15)]。筆者らは，*1a群と*1b群の比較を中心として，プラバスタチン，バルサルタン，テモカプリルの3薬剤についてクロスオーバー試験を行い，プラバスタチン，バルサルタン，テモカプリルの血漿中薬物濃度曲線下面積（AUC）が，*1b群で低下もしくは低下傾向を示すことを明らかにした[16)]。in vitro実験の結果では，*1b変異体は，野生型と比較して単位発現量あたりの輸送活性に変化がみられないことが示されており[13)]，臨床でみられた機能上昇は，*1b変異体の肝臓における発現量が野生型と比較して増加していると考えないと説明できない。しかしながら，ハプロタイプと対応づけられたヒト肝臓サンプルを用いた検討から，*1aと*1bの間で発現量の差は認められないとする報告もあり[14)]，現時点で活性上昇のメカニズムは不明である。

薬効との関連においては，プラバスタチンの単回経口投与後のコレステロール合成能が，OATP1B1*17（G-11187A+*15）アレル保持者で低下すること（図❷A）[17)]や，repaglinide投与後の血中グルコース濃度の減少がG-11187A群で有意に大きいこと（図❷C）[7)]が報告されている。プラバスタチンの薬効標的は肝臓であるため，肝臓への取り込みが低下することにより薬効が低下したのに対して，repaglinideの場合は薬効標的が膵臓のβ細胞であることから，肝臓への取り込みが低下することで全身の曝露が上昇することにより薬効が増強したと理解できる。G-11187AのOATP1B1の発現調節への関与は現時点では不明であるが，G-11187Aはよく*15と連鎖することや，後者ではT521Cにおいても同様の薬効の上昇傾向が観察されていることから，OATP1B1の活性変動に実際にはT521Cが関わっている可能性も否定できない。ただし，プラバスタチンに関しては，長期投与時の効果についてはOATP1B1遺伝子型との関連は

図❸ シンバスタチン長期投与時におけるミオパシー発症リスクとOATP1B1 T521C 変異との関連（文献21 より）

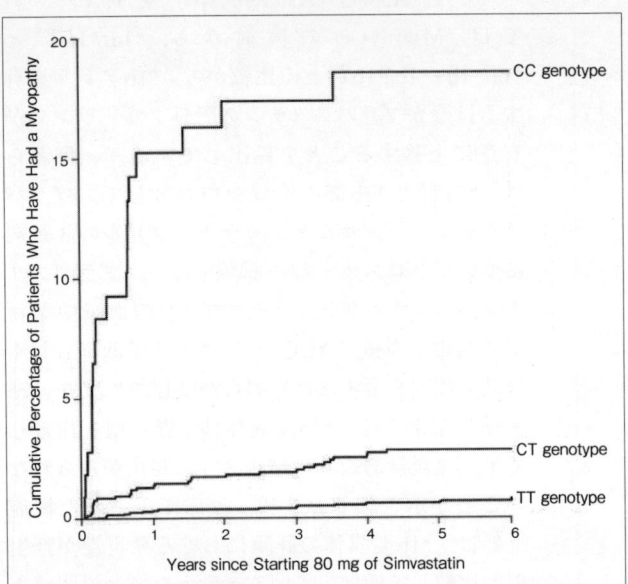

シンバスタチンを長期投与されている患者における，投与開始からミオパシー発症に至るまでの期間とミオパシーの発症確率との関連を，OATP1B1 T521Cのディプロタイプごとにグラフ化した。

見出せていない（図❷B）[18]。これについては，当研究室で，プラバスタチンの全身の薬物動態をトランスポーターも考慮して数理モデルを構築し，肝臓内濃度について検討した結果，OATP1B1による肝取り込み能力の低下時でも肝臓内濃度はあまり変化しない（感覚的には，OATP1B1の機能低下により肝取り込み能力（クリアランス）は低下するが，一方で血中濃度は上昇することから理解できる）ことが示されており，肝臓内濃度の上昇が小さいがために試験により効果の差が見出せないことがあると理解できる[19]。

一方，スタチンの重篤な副作用の1つとしてミオパシー・横紋筋融解症などの筋障害が挙げられるが，これは全身の曝露が副作用の規定要因になると考えられることから，OATP1B1の遺伝子多型は直接的に副作用発現に影響を与える可能性がある。Morimotoらは，スタチンによる副作用を発現した患者において，有意に*15アレル保持者が多く含まれることを示しており，OATP1B1の遺伝子変異が1つのリスクファクターとなりうるこ

とを示唆している[20]。また最近，シンバスタチンを長期投与されている患者を，ミオパシーを発現した群と非発現群に分けて，仮説に基づかないゲノムワイドなSNPsの網羅的解析（GWAS：genome-wide association study）とその結果に基づくハプロタイプ解析を行ったところ，最終的にOATP1B1のT521C変異が最もミオパシーとの関連性の強いSNPsとして同定されるという興味深い報告がなされた[21]。ミオパシー発症のオッズ比は，T521C変異のヘテロ保有者で4.5倍，ホモ保有者で16.9倍という実に高い値を示している。図❸には，シンバスタチンの投与開始から発症するまでの投与年数と，T521C遺伝子型ごとに観察したミオパシーの発症割合を示しているが，明らかにT521C変異をホモで有する群の発症率が高いことが見て取れる。他のスタチンもOATP1B1の良好な基質であり，また肝取り込みにおけるOATP1B1の寄与率が高いことが定量的に示されているものもあることから[22,23]，ミオパシーのリスクを考えるうえで，OATP1B1の遺伝子多型に注目する必要があるといえる。

また，OATP1B1の基質には，抗癌剤のように安全域の狭い薬物も含まれており，これらの場合は，小さな血中濃度の上昇であっても時に致死的な副作用を招くことがあり，遺伝子多型による薬物動態の変動については最も注意を払う必要があると考えられる。抗癌剤のイリノテカンは，カルボキシルエステラーゼ（CES）による代謝を受け活性代謝物SN-38に変換され，薬効を発揮するプロドラッグである。最近の報告で，イリノテカン投与後，T521C変異保有者においては有意にSN-38の血漿中濃度が高いことが示されており[24]，さらに副作用との関連で，T521C変異保有者において重篤な好中球減少がみられる確率が高く，一方，A388G変異をホモで有する患者においては重篤な下痢の発症確率が高いことが示された[24]。前者は，OATP1B1の輸送活性が低下した結果，

表❷ SLCO1B3（OATP1B3），ABCC2（MRP2）の遺伝子多型と，ドセタキセルにより誘起される好中球減少の副作用の発症確率との関連（文献35より）

Score	ADR, N（％） （N=39）	Non-ADR, N（％） （N=74）	％ of ADR*	Odds ratio（95％ CI） P-value		Control, N（％） （N=932）
0	12（30.8％）	56（75.7％）	17.6％	1.00		605（64.9％）
1	20（51.3％）	17（23.0％）	54.1％	5.49[2.24-13.48] 0.00016	7.00[2.95-16.59] 0.0000057	288（30.9％）
2	7（17.9％）	1（1.4％）	87.5％	32.67[3.67-209.75] 0.00016		39（4.2％）

スコアは，SLCO1B3 rs11045585変異，もしくは，ABCC2 rs12762549変異のどちらかをもっている場合1，両方もっている場合2，両方とも野生型の場合0と定義している。
＊％ of ADR：副作用発症確率（副作用発症患者数/全投薬患者数×100）

SN-38の全身曝露の上昇により説明でき，実際にOATP1B1*15変異体発現細胞を用いた解析の結果，SN-38の輸送が低下することもこの仮説を支持している[25]。また後者は，肝取り込み活性が上昇した結果，胆汁排泄されるSN-38の量が増加し，消化管内でのSN-38の曝露が上昇したためと理解できる。

また，OATP1B1は，ステロイド抱合体やロイコトリエン類，抱合ならびに非抱合ビリルビンなど内因性基質を輸送することが知られている。近年，OATP1B1*15アレル保有者において，有意に血中ビリルビン濃度が高いことが示された[26)27)]。さらに，estrone-3-sulfateやthyroxin（T4）sulfateの血中濃度も，T521C変異保持者において高値を示すことが実証されており[28]，これらの血中濃度を測定することで，OATP1B1の機能をphenotypingできる可能性があるとともに，内因性物質の輸送が変動することによる生理的現象の相違についても興味がもたれるところである。

2. OATP1B3の遺伝子多型

OATP1B3は，OATP1B1とともに肝臓の血管側膜に発現する12回膜貫通型の取り込みトランスポーターである。OATP1B1とタンパクレベルで80％の相同性を示し，その基質特異性は広範でかつ類似しており，またフェキソフェナジン，テルミサルタンについてはOATP1B3が主な肝取り込み機構であることが示唆されていることから，OATP1B1と並んで重要なトランスポーターであると認識されている。

OATP1B3の遺伝子多型については，特に頻度が高いT334G（Ser112Ala）とG699A（Met233Ile）に注目した研究がされている。しかしながら，変異体発現系を用いた解析では，発現局在・輸送機能とも野生型と変わらない結果が示されており[29]，基質であるパクリタキセルやドセタキセル，テルミサルタンの薬物動態にもこれら変異は影響を与えないことが報告されている[30)-32)]。一方，Miuraらは，日本人の腎移植患者においてOATP1B3の遺伝子多型がT334GとG699Aの両者で完全に連鎖していることを示し，さらにOATP1B3基質であるmycophenolic acidの投与後6〜12時間のAUCが，T334G（G699A）変異を有する患者において有意に上昇することが示されており，変異によりOATP1B3の機能が低下したことを示唆する結果となっている[33]。しかしながら，一方で，erythromycin breath test（エリスロマイシンの代謝能力を測る試験で，放射ラベルされたエリスロマイシンを投与後の呼気中に含まれるCO_2の放射能を測定する方法論）において，1/T_{max}値がT334G変異保有者で有意に高いことが示されており[34]，T334G変異はエリスロマイシンの代謝を促進したと考えられることから，上記臨床試験の結果と相反する結果となっており，今後の更なる検証が必要である。

最近，興味深い結果として，KiyotaniらはOATP1B3とMRP2それぞれの非翻訳領域のSNPsが，ドセタキセルにより誘起される好中球減少の副作用の発症リスクを有意に上昇させることを，「Biobank Japan」に蓄積されているゲノム情報と臨床情報の中から見つけ出した（表❷）[35]。本試験で見つかったSNPs，もしくはそれと高頻度にリンクする多型が，実際の輸送活性にどのように影

響するかについては，今後の検討が必要であると考えられる。

3. OCTs, OCTNsの遺伝子多型

OCT（organic cation transporter），OCTNは共にSLC22ファミリーに属し，肝臓や腎臓など広範な臓器において有機カチオンの取り込みに関与するトランスポーター群である。OCTについては数多くの変異が知られているものの，頻度が高い変異はあまり見つかっていない。抗糖尿病薬であるメトホルミンはOCT1の良好な基質であり，*Oct1*ノックアウトマウスを用いた解析の結果，メトホルミン投与後の肝臓内濃度が著しく低下することが示されている[36]。*in vitro*実験の結果，複数の変異体においてメトホルミンの取り込み活性が低下することが示され，さらに*in vitro*実験で取り込み機能低下がみられた遺伝子多型（R61C, G401S, 420del or G465R）を含むアレルを少なくとも1本もっているヒトでは，メトホルミン投与後の血漿中濃度は有意に高値を示し，薬理効果である血漿中グルコース濃度の低下が有意に小さいことが示された[37)38)]。このことから，OCT1の機能がメトホルミンの治療効果を決定する1つの要因になることが臨床で明らかとなった。

OCTNは，OCTN1，OCTN2ともに比較的広範な臓器に発現することが知られており，H$^+$との交換輸送によってカチオン性の基質を輸送するトランスポーターである。一方，OCTN2を介したカルニチンの輸送はNa$^+$との交換輸送であり，基質により駆動力が異なっている点で興味深い。OCTN2は先天性カルニチン欠損症の原因遺伝子であることが知られており[39]，さらに近年では，OCTNsの遺伝子変異とクローン病や潰瘍性大腸炎，リウマチなど自己免疫性疾患との関係についても注目を集めている[40)41)]。一方で，薬物輸送におけるOCTNの役割についてはあまり明確にはされていなかったが，最近Urbanらは，OCTN1の基質であるガバペンチンの輸送がL503F変異により低下することを*in vitro*実験で示し，臨床試験により，変異アレルをホモでもつ群において，野生型アレルをホモでもつ群と比較して腎分泌クリアランスの有意な低下がみられることを示した[42]。L503F変異の頻度については非常に大きな民族差が観察されており，Asian-Americanではほぼ0であるのに対して，European-Americanでは0.412となっている[43]。また，L503F変異体発現系を用いて他の化合物の輸送を観察したところ，ベタインの輸送は低下したものの，TEAの輸送はむしろ野生型と比較して上昇したことから，基質依存的に変異の影響が異なる例として非常に興味深い[43]。OCTN2については，病態という観点からは，明確にOCTN2の機能が欠損する遺伝子変異が数多く知られているが[39]，遺伝子多型という観点からは，アミノ酸の変化を伴う遺伝子変異は少なく頻度も高くない。また，OCTN2の遺伝子多型と薬物輸送との関連については現時点で不明である。

II. 排泄トランスポーターの遺伝子多型

1. MDR1の遺伝子多型

MDR1（multidrug resistance 1）は，12回の膜貫通領域と2つのABC（ATP binding cassette）領域を有する排出トランスポーターである。肝臓の胆管側，腎臓や小腸のapical側，血液脳関門の血液側など全身にわたって広範な発現が認められており，生体内から薬物を排除する方向に働くトランスポーターである。MDR1機能の重要性は，*Mdr1*ノックアウトマウスを用いた解析から明らかにされてきており，経口投与したパクリタキセルの血漿中AUCの上昇[44]やジゴキシンの胆汁排泄クリアランスの低下[45]，イベルメクチンやシクロスポリンAなど血中濃度の変化を伴わない脳内濃度の顕著な上昇[46)47)]のような事例に見出すことができる。

MDR1の遺伝子多型は，トランスポーターの中でも長く研究されているため，現在では100ヵ所以上が報告されている。その中で最も注目を集めている遺伝子多型は，Hoffmeyerらにより報告されたアミノ酸の変化を伴わないエクソン26のC3435T（Ile1145Ile）である[48]。この報告では，変異型アレルを有するヒトでは，十二指腸におけるMDR1のタンパク発現量に有意な低下が認められるとともに，ジゴキシンの経口投与後の血漿中AUCの上昇が認められている（図❹）[48]。アレル

図❹ MDR1 C3435T 変異が発現量やジゴキシンの薬物動態に与える影響（文献 48 より）

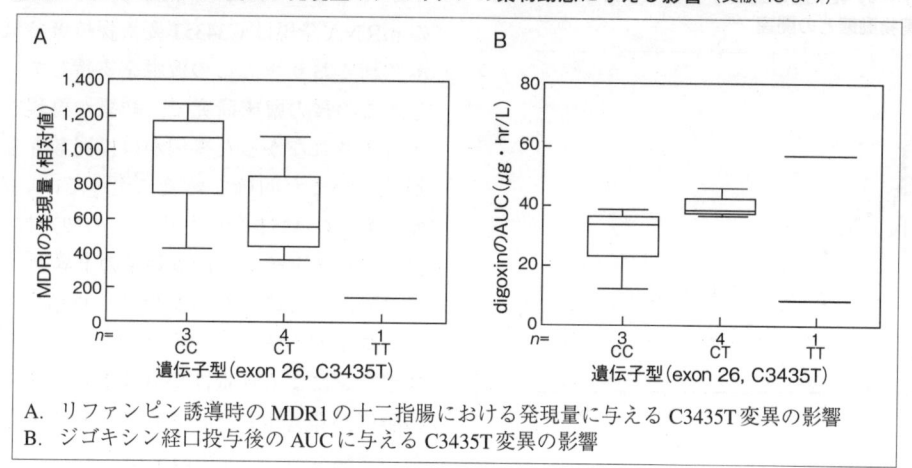

A. リファンピン誘導時のMDR1の十二指腸における発現量に与えるC3435T変異の影響
B. ジゴキシン経口投与後のAUCに与えるC3435T変異の影響

頻度は比較的高く，African Americanでは10％程度，CaucasianやAsianでは40〜50％であり，人種差もみられることから，この変異に着目して数多くのMDR1基質薬物の体内動態との関連性を探る臨床研究が進められてきた．しかしながら，同じ薬物を用いているにもかかわらず報告者により結果が異なっており，全体傾向としては，初報の結果を支持する方向（C3435TでMDR1の機能が低下する）か，変化がみられなかったとする報告が多いが，いまだ統一した見解は得られていない．機能差が明確にみられない原因としては，もともとの発現量の差が2倍程度と小さいことに加えて，基質薬物によってはMDR1が膜透過全体に与える相対的な寄与率が異なることや，PXR，VDRなど種々の転写因子を介して様々な環境要因により容易に転写誘導されるために遺伝子多型による小さな発現量変動がマスクされていることなどが推測されるが，はっきりとした回答はいまだない．また，C3435T変異体の機能変化を引き起こすメカニズムについても，当初は，連鎖不平衡解析の結果から，C1236T（Gly412Gly），G2677T/A（Ala893Ser/Thr）との連鎖が強いことが明らかとされ，後者のアミノ酸変化が機能低下を引き起こしていると考えられたが，現在では否定的である．最近，C3435Tの変異mRNAは安定性が低いことが示され，発現量の低下を引き起こす原因になっているとする報告がなされた[49]．また興味深いことに，C3435T変異により，アミノ酸の変化がないにもかかわらず化合物の認識特性が異なる可能性を示唆する報告もされている[50]．変異体と野生型の発現細胞においてトリプシンによる処理を行うとトリプシン濃度依存的な分解の程度が異なることから，たとえアミノ酸の変化を伴わない変異であっても，コドンの使用頻度がより少ない変異が起こることで，膜への挿入パターンなどに影響がでて，膜上の存在様式が異なる可能性が想定されている[50]．これらの報告は，これまであまり注目を集めなかったタンパクの配列に影響を与えない変異であっても，機能活性に影響を与えうる可能性があることを示唆しており，今後の遺伝子変異解析の対象を拡張する必要があることを物語っているといえる．

MDR1の遺伝子多型と薬効・毒性との関連についても多くの研究がなされている．例えば，HIV治療薬がMDR1の良好な基質であることから，HIV治療薬による治療効果とMDR1遺伝子多型との関連について複数の研究がなされている[51)-58)]．Fellayらは，6ヵ月間のHIV治療薬による治療後，CD4$^+$細胞の回復がC3435T変異を有する患者において有意に早いことを示し，HIV治療薬に対する応答性が高いことを示した[51]．これは，MDR1の機能低下により，HIVが感染した標的細胞におけるHIV治療薬の細胞外への排出が抑制されることで，より標的細胞への曝露が上昇したと考えるこ

図❺ BCRPの421位の遺伝子多型（C421A; Q141K）と薬物動態との関連

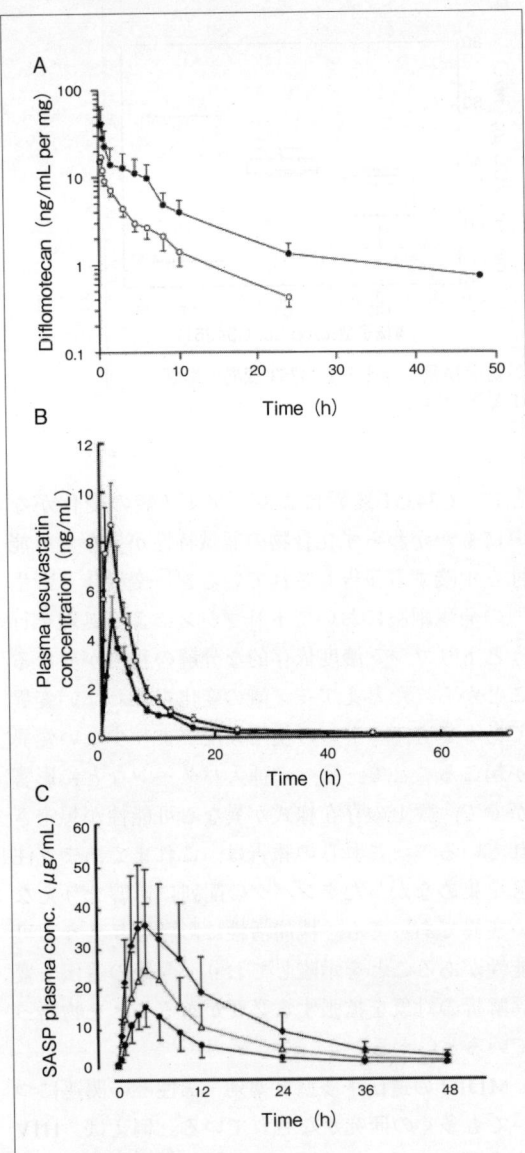

A. BCRP C421Aの有無と、diflomotecan静脈内単回投与後の血漿中濃度推移との関連[65]
　○：BCRP 421CCの保有者（n=15）
　●：BCRP 421CAの保有者（n=5）
B. BCRP C421Aの有無と、ロスバスタチン単回経口投与後の血漿中濃度推移との関連[64]
　●：BCRP 421CCの保有者（n=7）
　○：BCRP 421CA+421AAの保有者（n=7）
C. BCRP C421Aの有無と、スルファサラジン単回経口投与後の血漿中濃度推移との関連[66]
　●：BCRP 421CCの保有者（n=12）
　△：BCRP 421CAの保有者（n=16）
　◆：BCRP 421AAの保有者（n=9）

とができる。実際、末梢単核球におけるMDR1のmRNA発現はC3435T変異保持者で低いことが示されており[51]、この仮説を支持している。しかし、この後の臨床研究で、結果が再現された事例と再現されなかった事例がほぼ同数存在することから、いまだ明確な結論に至ってはいない[51]-[58]。他にも、C3435T変異と薬効との関連については、アトルバスタチンの治療効果の上昇[59]や薬剤抵抗性のてんかんの割合の減少[60]、移植患者におけるステロイド治療の成功率との関連[61][62]や、シクロスポリンによる腎毒性発現確率の上昇[63]など複数の事例が報告されているが、再現性のとれていない試験も多く、今後の更なる実証が必要である。また、薬物動態とは直接関連しないが、MDR1は非常に基質選択性が高く、多様な化学構造の物質を認識して排出することから、環境に存在する様々な異物の排出解毒にも重要な役割を果たしていると想定されており、MDR1の遺伝子多型と病気の発症率との間の相関についても臨床研究が増えている。例えば、潰瘍性大腸炎やパーキンソン病の発症率とC3435T変異との関連が報告されているが、再現性の不明な臨床研究も数多くあり、今後の更なる情報の蓄積が必要であるといえる。

2. BCRPの遺伝子多型

BCRP（breast cancer resistance protein）は、7回膜貫通領域と1つのABC領域をもち、ホモダイマーとして機能する排出トランスポーターで、肝臓、腎臓、小腸、脳など広範な発現がみられる。BCRPの遺伝子変異の中で最も注目を集めているのが、頻度が比較的高いC421A（Gln141Lys）である。Caucasianでのアレル頻度は約10％程度であるのに対して、Asianの頻度は約35％であることから明確な人種差が認められている。これまで、この変異に注目した複数の臨床研究が行われており、diflomotecanやロスバスタチンの血漿中濃度が、C421A変異を有する群で有意に高いことが示されている（図❺A, B）[64][65]。さらにYamasakiらは、BCRPとN-アセチル転移酵素2（NAT2）の遺伝子多型と、炎症性腸疾患やリウマチの薬であるサラゾスルファピリジン（スルファサラジン）の薬物動態の関連について報告している[66]。スル

表❸ ABCC2*2（A-1019G）変異がイリノテカンの副作用に与える影響（文献77より）

下痢の重篤度	ABCC2*2 有	ABCC2*2 無	オッズ比
Grade 0-2	9（56.3%）	35（89.7%）	0.15（0.04-0.61）
Grade 3-4	7（43.7%）	4（10.3%）	p=0.005

イリノテカン治療を受けている患者について，イリノテカンの副作用で発現する下痢の重篤度を，ABCC*2（A-1019G）変異の有無で層別化した。

ファサラジンは，腸内細菌によりsulfapyridineと5-aminosalicylic acidに分解され，sulfapyridineは小腸吸収された後，肝臓のNAT2により代謝されることが知られている。本試験の結果，sulfapyridineの代謝物と親化合物のAUCの比は，NAT2のrapid acetylatorにおいて有意に高値を示した一方で，スルファサラジンの血漿中濃度はBCRPのC421A変異保有者で有意に高かった（図❺C）。したがって，スルファサラジンは，小腸におけるBCRP機能をphenotypingするプローブ薬として利用可能である可能性が示唆された。BCRPの遺伝子多型と薬効・副作用との関連についてはいまだ報告は少ないが，抗癌剤ゲフィチニブ（イレッサ®）の副作用の1つである下痢の発症頻度がC421A変異群で高いことが報告されている[67]。

Kondoらは，アデノウイルスを用いた一過的発現系による変異体の機能解析を行ったところ，C421A変異体は，野生型と比較して発現量が有意に低く，一方で複数の基質について輸送活性を野生型と比較した結果，単位発現量あたりの輸送活性はC421A変異により変化しないことが示された[68]。一方，胎盤におけるBCRPの発現量を遺伝子型で層別化して比較解析を行った結果，C421A変異を有するサンプルでは発現量が低いことが示されており，これらの結果から，C421A変異は発現量低下を引き起こすことで機能低下が生じていると考えることができる[69]。ただし，小腸においてはこの変異による発現量の変化は認められないとする報告もあり[70,71]，さらに別の報告では，ATPase活性の低下も示唆されており[72,73]，機能低下の分子メカニズムについては，今後さらなる情報の集積が待たれる。

3. MRP2の遺伝子多型

MRP2（multidrug resistance-associated protein 2）は，17回膜貫通領域を有するABCトランスポーターであり，肝臓，腎臓，脳などのapical側に発現が認められている。特に有機アニオンを中心とする極めて広範な基質選択性を有しており，グルクロン酸やグルタチオン抱合体，また非抱合の薬物を含む各種アニオン性化合物の胆汁排泄に寄与している。当初，MRP2の遺伝子変異については，輸送機能が欠損することにより高ビリルビン血症を示すDubin-Johnson症候群を引き起こす変異の探索が中心であったが，ごく最近，MRP2の遺伝子多型と薬物動態や薬効・副作用との関連を探る臨床研究の結果が報告されてきている。ユニークな点として，現在報告されている臨床事象と関連があるMRP2の遺伝子多型の多くが5′上流域の非翻訳領域に存在することが挙げられる。

C-24T群においては，移植患者におけるmycophenolic acid連続投与時のトラフ濃度の上昇[74]や女性患者におけるメトトレキサート投与時の血漿中AUCの上昇[75]が報告されている。ルシフェラーゼアッセイの結果，C-24T変異は，転写活性を低下させることが知られており，発現量低下に伴う機能低下が示唆される[76]。また，A-1019Gを伴うハプロタイプ保有群においては，イリノテカンのクリアランスが有意に低下しており，下痢の副作用の頻度低下も観察されている（表❸）[77]。さらに，イリノテカンによる非小細胞性肺癌の治療を受けている患者群において，C-24T，C3972Tをそれぞれホモで有する群については癌に対するレスポンスが良好で，癌の進行の停止期間が長いことが示されており[78]，治療効果にもMRP2の遺伝子多型が影響する可能性が報告されている。さらに薬物により誘起される肝障害との関連も示唆されている。Choiらの報告では，韓国人において，薬物による肝毒性発現の頻度がMRP2の複数の変異により形成される特定のハプロタイプを有するヒトで有意に高いことが示された[79]。さらに，その変異ハプロタイプの配列を用いたルシフェラーゼアッセイの結果，転写活性が有意に低いことから，MRP2の発現量が低下

し，毒性化合物を胆汁排泄する能力が低下することによると推察されている[79]。さらにDalyらは，ジクロフェナクによって肝毒性を引き起こした患者の中にはC-24T変異が高頻度でみられており，MRP2の機能低下により活性代謝物のアシルグルクロン酸抱合体の胆汁排泄が低下し，タンパク質とのadduct形成が進行することによると推定している[80]。

他にもMRP2の遺伝子多型との関連については，in vitro実験では変化のみられなかったG1249Aについて，テノホビルにより誘発される腎障害のリスクを高める可能性が示唆されていたり[81]，OATP1B1*17アレル保持者の中でアミノ酸変異を伴わないC1446G変異の有無で層別化すると，プラバスタチンの血漿中濃度がC1446G変異群で有意に低下することが示されている[82]。ただ，臨床事象の中には合理的な説明がつけられない事例もあり，再現性も含めた今後の検討が必要であると考えられる。

おわりに

以上，トランスポーターの遺伝子多型が臨床薬物動態・薬効・副作用に与える影響について，現在の知見を概説した。現時点では，OATP1B1やBCRPの一部の変異を除いては，複数の臨床試験において統一した方向の機能変化がみられているものは数少ないが，今後，より多くの臨床研究の実施により遺伝子変異ごとの重要度が明確になることが期待される。「薬理遺伝学」の概念が提唱されて約50年になるが，ようやく臨床医療にも遺伝子多型情報に基づく個別化処方が実現化されつつある。例えば米国FDAを中心に，添付文書に代謝・輸送能力の個人差が薬物動態・薬効・副作用に影響を与えうる〔例：イリノテカンとUGT1A1，メルカプトプリン・アザチオプリンとTPMT（thiopurine methyltransferase），ワルファリンとCYP2C9, VKORC1（vitamin K epoxide reductase complex 1）〕という注意喚起の記載を承認する動きが活発化していることが挙げられる。さらに，診断キットについても着実に実用化が始まっており，CYP2C19，CYP2D6，UGT1A1をはじめ多くの代謝酵素の多型診断キットが承認されている。したがって，これらの中に将来的にトランスポーターの遺伝子多型も一部関与してくることは間違いないと思われる。

また，あらかじめ創薬の初期段階で，in vitro実験により新薬候補化合物の代謝酵素・トランスポーターの寄与率などの情報や遺伝子多型による能力の低下割合を算出し，生理学的薬物速度論モデルに当てはめて体内動態の変動をあらかじめ予測できれば，臨床試験のデザインの段階で有益な情報を与えるとともに，臨床医療において患者の遺伝子型に応じた科学的な投与設計を可能とする足がかりになるものと考えられる。

用語解説

1. **ハプロタイプ**：同一アレル上の複数の互いに連鎖する変異の組み合わせパターン。遺伝子変異のうち一部について，2ヵ所以上の変異が，それぞれが偶発的に独立して起こったとは確率的に考えられない程度に高頻度に連鎖（リンク）することがある（連鎖不平衡：linkage disequilibrium）。特に変異箇所の距離が互いに近い時に多くみられるが，必ずしもそうとも限らない。例えば，β_2アドレナリン受容体については，13ヵ所の遺伝子変異がわずか12種類のハプロタイプに場合分けされることが示されている[83]（理論的には，2^{13}種類）。

参考文献

1) Mizuno N, Niwa T, et al : Pharmacol Rev 55, 425-461, 2003.
2) Giacomini KM, Sugiyama Y : Goodman & Gilman's The Pharmacological Basis of Therapeutics 11th ed, 41-70, McGraw-Hill, 2005.
3) Mizuno N, Sugiyama Y : Drug Metab Pharmacokinet 17, 93-108, 2002.
4) Takano A, Kusuhara H, et al : J Nucl Med 47, 1427-1433, 2006.
5) Nishizato Y, Ieiri I, et al : Clin Pharmacol Ther 73, 554-565, 2003.
6) Zhang W, He YJ, et al : Br J Clin Pharmacol 62, 567-572, 2006.
7) Niemi M, Backman JT, et al : Clin Pharmacol Ther 77, 468-478, 2005.
8) Chung JY, Cho JY, et al : Clin Pharmacol Ther 78, 342-

350, 2005.
9) Lee E, Ryan S, et al : Clin Pharmacol Ther 78, 330-341, 2005.
10) Pasanen MK, Neuvonen M, et al : Pharmacogenet Genomics 16, 873-879, 2006.
11) Tirona RG, Leake BF, et al : J Biol Chem 276, 35669-35675, 2001.
12) Kameyama Y, Yamashita K, et al : Pharmacogenet Genomics 15, 513-522, 2005.
13) Iwai M, Suzuki H, et al : Pharmacogenetics 14, 749-757, 2004.
14) Ho RH, Tirona RG, et al : Gastroenterology 130, 1793-1806, 2006.
15) Mwinyi J, Johne A, et al : Clin Pharmacol Ther 75, 415-421, 2004.
16) Maeda K, Ieiri I, et al : Clin Pharmacol Ther 79, 427-439, 2006.
17) Niemi M, Neuvonen PJ, et al : Pharmacogenet Genomics 15, 303-309, 2005.
18) Igel M, Arnold KA, et al : Clin Pharmacol Ther 79, 419-426, 2006.
19) Watanabe T, Kusuhara H, et al : 14th North American ISSX meeting, 215, Rio Grande, 2006.
20) Morimoto K, Oishi T, et al : Drug Metab Pharmacokinet 19, 453-455, 2004.
21) Link E, Parish S, et al : N Engl J Med 359, 789-799, 2008.
22) Hirano M, Maeda K, et al : J Pharmacol Exp Ther 311, 139-146, 2004.
23) Kitamura S, Maeda K, et al : Drug Metab Dispos 36, 2014-2023, 2008.
24) Han JY, Lim HS, et al : Lung Cancer 59, 69-75, 2008.
25) Nozawa T, Minami H, et al : Drug Metab Dispos 33, 434-439, 2005.
26) Zhang W, He YJ, et al : Clin Exp Pharmacol Physiol 34, 1240-1244, 2007.
27) Ieiri I, Suzuki H, et al : Hepatol Res 30, 91-95, 2004.
28) van der Deure WM, Friesema EC, et al : Endocrinology 149, 4695-4701, 2008.
29) Letschert K, Keppler D, et al : Pharmacogenetics 14, 441-452, 2004.
30) Baker S, Verweij J, et al : Clin Pharmacol Ther, 2008, in press.
31) Lai ML, Chen CY, et al : 8th International ISSX meeting, 75, Sendai, 2007.
32) Smith NF, Marsh S, et al : Clin Pharmacol Ther 81, 76-82, 2007.
33) Miura M, Satoh S, et al : Eur J Clin Pharmacol 63, 1161-1169, 2007.
34) Franke R, Baker S, et al : Clin Pharmacol Ther, 2008, in press.
35) Kiyotani K, Mushiroda T, et al : Cancer Sci 99, 967-972, 2008.
36) Wang DS, Jonker JW, et al : J Pharmacol Exp Ther 302, 510-515, 2002.
37) Shu Y, Sheardown SA, et al : J Clin Invest 117, 1422-1431, 2007.
38) Shu Y, Brown C, et al : Clin Pharmacol Ther 83, 273-280, 2007.
39) Nezu J, Tamai I, et al : Nat Genet 21, 91-94, 1999.
40) Waller S, Tremelling M, et al : Gut 55, 809-814, 2006.
41) Rioux JD, Daly MJ, et al : Nat Genet 29, 223-228, 2001.
42) Urban TJ, Brown C, et al : Clin Pharmacol Ther, 2007.
43) Urban TJ, Yang C, et al : Pharmacogenet Genomics 17, 773-782, 2007.
44) Sparreboom A, van Asperen J, et al : Proc Natl Acad Sci USA 94, 2031-2035, 1997.
45) Kawahara M, Sakata A, et al : J Pharm Sci 88, 1281-1287, 1999.
46) Schinkel AH, Smit JJ, et al : Cell 77, 491-502, 1994.
47) Schinkel AH, Wagenaar E, et al : J Clin Invest 96, 1698-1705, 1995.
48) Hoffmeyer S, Burk O, et al : Proc Natl Acad Sci USA 97, 3473-3478, 2000.
49) Wang D, Johnson AD, et al : Pharmacogenet Genomics 15, 693-704, 2005.
50) Kimchi-Sarfaty C, Oh JM, et al : Science 315, 525-528, 2007.
51) Fellay J, Marzolini C, et al : Lancet 359, 30-36, 2002.
52) Brumme ZL, Dong WW, et al : AIDS 17, 201-208, 2003.
53) Nasi M, Borghi V, et al : AIDS 17, 1696-1698, 2003.
54) Zhu D, Taguchi-Nakamura H, et al : Antivir Ther 9, 929-935, 2004.
55) Saitoh A, Singh KK, et al : AIDS 19, 371-380, 2005.
56) Winzer R, Langmann P, et al : Ann Clin Microbiol Antimicrob 4, 3, 2005.
57) Verstuyft C, Marcellin F, et al : AIDS 19, 2127-2131, 2005.
58) Haas DW, Smeaton LM, et al : J Infect Dis 192, 1931-1942, 2005.
59) Kajinami K, Brousseau ME, et al : Am J Cardiol 93, 1046-1050, 2004.
60) Siddiqui A, Kerb R, et al : N Engl J Med 348, 1442-1448, 2003.
61) Zheng HX, Webber SA, et al : Pediatr Transplant 8, 551-557, 2004.
62) Zheng H, Webber S, et al : Hum Immunol 63, 765-770, 2002.
63) Hauser IA, Schaeffeler E, et al : J Am Soc Nephrol 16, 1501-1511, 2005.
64) Zhang W, Yu BN, et al : Clin Chim Acta 373, 99-103, 2006.
65) Sparreboom A, Gelderblom H, et al : Clin Pharmacol Ther 76, 38-44, 2004.
66) Yamasaki Y, Ieiri I, et al : Clin Pharmacol Ther 84, 95-103, 2008.
67) Cusatis G, Gregorc V, et al : J Natl Cancer Inst 98, 1739-1742, 2006.
68) Kondo C, Suzuki H, et al : Pharm Res 21, 1895-1903, 2004.
69) Kobayashi D, Ieiri I, et al : Drug Metab Dispos 33, 94-101, 2005.
70) Zamber CP, Lamba JK, et al : Pharmacogenetics 13, 19-28, 2003.
71) Urquhart BL, Ware JA, et al : 8th International ISSX meeting, 37, Sendai, 2007.
72) Mizuarai S, Aozasa N, et al : Int J Cancer 109, 238-246, 2004.

73) Morisaki K, Robey RW, et al : Cancer Chemother Pharmacol 56, 161-172, 2005.
74) Naesens M, Kuypers DR, et al : Transplantation 82, 1074-1084, 2006.
75) Rau T, Erney B, et al : Clin Pharmacol Ther 80, 468-476, 2006.
76) Haenisch S, Zimmermann U, et al : Pharmacogenomics J 7, 56-65, 2007.
77) de Jong FA, Scott-Horton TJ, et al : Clin Pharmacol Ther 81, 42-49, 2007.
78) Han JY, Lim HS, et al : Cancer 110, 138-147, 2007.
79) Choi JH, Ahn BM, et al : Pharmacogenet Genomics 17, 403-415, 2007.
80) Daly AK, Aithal GP, et al : Gastroenterology 132, 272-281, 2007.
81) Izzedine H, Hulot JS, et al : J Infect Dis 194, 1481-1491, 2006.
82) Niemi M, Arnold KA, et al : Pharmacogenet Genomics 16, 801-808, 2006.
83) Drysdale CM, et al : Proc Natl Acad Sci USA 97, 10483-10488, 2000.

参考ホームページ

- Entrez SNPs：複数のSNPsデータベースの情報が統合されている
  http://www.ncbi.nlm.nih.gov/entrez/query.fcgi?db=Snp
- JSNP database：特に日本人のSNPsに着目して作成された大規模SNPsデータベース
  http://snp.ims.u-tokyo.ac.jp/index_ja.html
- PharmGKB：薬物動態・薬効・副作用と関係する分子の情報を掲載。遺伝子多型情報も充実
  http://www.pharmgkb.org/index.jsp
- Biobank Japan：約300,000人の患者より収集したゲノムDNAおよび血清サンプルのバンク組織。「オーダーメイド医療実現化プロジェクト」の一環として実施
  http://www.biobankjp.org/

前田和哉
2001年　東京大学大学院薬学系研究科修士課程修了
　　　　同博士課程進学
2002年　同寄附講座教員
2003年　同助手
2007年　同助教（呼称変更）

特にヒト肝臓に発現するトランスポーターの寄与率の解析法の検討，薬物間相互作用や遺伝子多型による臨床薬物動態の変動について，*in vitro* 実験からヒト臨床試験までを定量的につなぐ研究に従事している．薬学部の研究者にしかできないような視点からの研究を提案する基本姿勢を忘れない研究者をめざすべく奮闘中．

第4章　動態における薬物トランスポーターの役割

6. トランスポーターと薬物毒性

前田　和哉

　トランスポーターは，肝臓や腎臓など薬物の主要なクリアランス臓器に発現し，全身における物質の曝露を制御する一方で，血液脳関門など重要な臓器を保護するために物質の移行を制限するような関門や各組織においても発現しており，局所における物質の濃度調節に寄与している。これらの機能の総体として異物を効率よく解毒するためのシステムが構成されている。薬物は一般的には生体にとっては異物と認められ，トランスポーターや代謝酵素により効率よく解毒されるケースが多いが，一方，トランスポーターによる効率的な輸送がときに副作用臓器への薬物の予期せぬ集積を招くケースがある。また，これら機能が遺伝子多型や薬物間相互作用により変動した場合に予期せぬ副作用が発現する場合もある。本稿では，トランスポーターが薬物の毒性発現に関与しうるケースについて紹介する。

はじめに

　薬物トランスポーターは通常，脂質二重膜を容易に透過できない物質の膜内外の効率よい移動を介在したり，生体内物質や外来異物の部位（臓器）選択的な集積や排除を能動的に行うことで，生体環境の維持を図っていると考えられる。外来異物は非常に多種多様であることから，それらに効率よく対処するために非常に多くの取り込み・排出トランスポーターがある一方，個々のトランスポーターの基質選択性は非常に広範であるという特徴を有している。薬物も外来異物の一種であり，様々なトランスポーターに基質として認識されることによって，臓器分布や体内からの排泄特性が決定づけられる。薬物によっては，トランスポーターに基質認識されることが薬効の増強，副作用の減弱につながっている事例もある。例えば，HMG-CoA還元酵素阻害薬であるプラバスタチンのように，肝取り込み（OATP1B1），胆汁排泄（MRP2），小腸吸収（OATPs?）の各過程にトランスポーターが関与することにより腸肝循環を形成し，薬効標的である肝臓に効率よく滞留する一方で，全身への曝露が抑制されることによりミオパシーなどに代表される筋毒性の軽減につながっていると考えられる[1]。しかしながら一方で，薬物トランスポーターの基質となることにより薬物の副作用標的臓器への集積を招き，薬物の毒性発現が増強される事例も少なくない。さらに，通常ではトランスポーターの基質薬物の副作用が問題にならない場合であっても，遺伝子多型によるトランスポーター機能の変動により，一部のヒトにおいてのみ副作用が発現・増強される場合や，薬物間相互作用などによる一過的なトランスポーターの機能変動により，薬物の分布・排泄に影響が出

---

key words

胆汁酸，ビリルビン，胆汁うっ滞，乳酸アシドーシス，ビグアニド，OATP，OAT，ENT1，MRP2，MRP4，ロペラミド，イベルメクチン，6-メルカプトプリン（6-MP），FIAU，ミトコンドリア，ドセタキセル，高（低）尿酸血症，シスプラチン，ミオパシー，スタチン

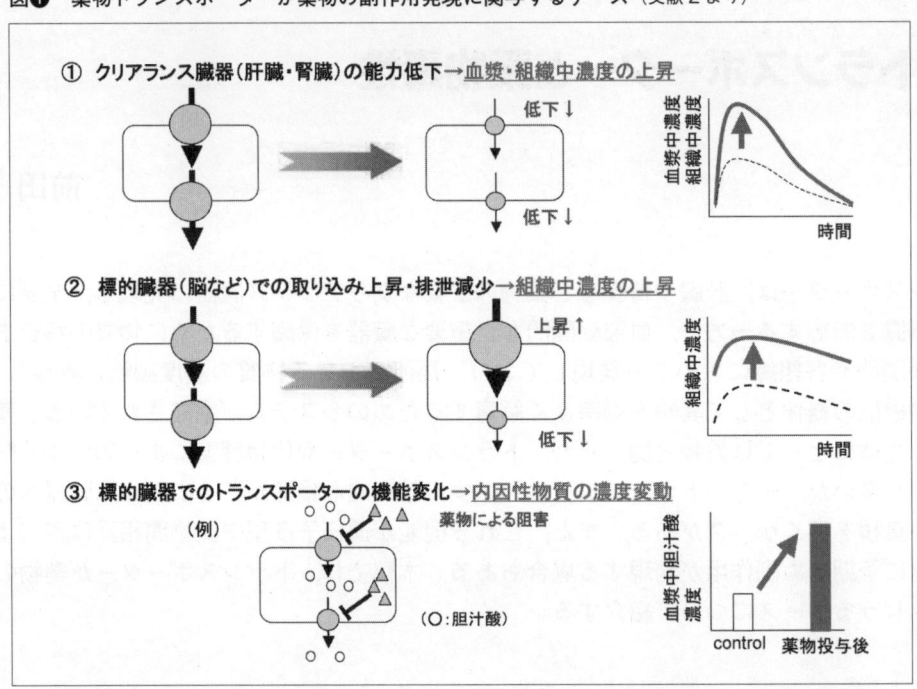

図❶ 薬物トランスポーターが薬物の副作用発現に関与するケース（文献2より）

① クリアランス臓器（肝臓・腎臓）の能力低下→血漿・組織中濃度の上昇

② 標的臓器（脳など）での取り込み上昇・排泄減少→組織中濃度の上昇

③ 標的臓器でのトランスポーターの機能変化→内因性物質の濃度変動
（例）薬物による阻害
（○：胆汁酸）

た場合に予期せぬ毒性発現が起こる場合が考えられる。

そこで本稿では，薬物の臓器毒性発現に関わる薬物トランスポーターの役割について，ヒト臨床において明確に証明されているものから，in vitro実験の結果に基づく仮説レベルのものも含め，広く取り上げることとする。

I. 薬物トランスポーターが薬物の副作用発現に関与する場合

薬物トランスポーターが，薬物の副作用発現に関与するケースを考えると，大別して次の3つのカテゴリーに分けて考えることができる（図❶）[2]。

①薬物のクリアランス臓器（主に肝臓・腎臓）において，取り込み・排泄トランスポーターの機能が低下することにより，臓器クリアランスが低下し，血中濃度が上昇する。その結果，全身での薬物の曝露が上がることで，毒性発現の標的部位における濃度も上昇し毒性が発現する。この場合の副作用発現の予測は，薬物の循環血中濃度の変動を指標に行うことができると考えられる。

②薬物の薬効標的臓器に発現する取り込みトランスポーターの機能上昇，もしくは排泄トランスポーターの機能低下により，基質薬物の細胞内濃度の上昇が起こることで毒性が発現する。また，血液脳関門・血液精巣関門・血液胎盤関門など重要な臓器を守るために発達した様々な関門組織においては，血管側への排出トランスポーター（MDR1, MRPs, BCRPなど）の機能低下により，関門としての異物排除能力が脆弱になり，脳や精巣，胎児といった関門内側の薬物濃度が上昇し，毒性が発現するケースも存在する。このケースでは，全身と比べて分布容積の小さい臓器における薬物の曝露が局所的に変わっても，全身の血中濃度には変化がみられないと考えられる。この場合，ヒトでモニターしうる薬物の血中濃度の情報だけでは副作用を捉えることができず，注意が必要である。

③内因性物質の輸送に関与するトランスポーターの機能を薬物が阻害することによって，内因性物質の輸送が低下することで，血中もしくは

組織中の濃度が上昇し,毒性が発現する.このケースに該当する代表的な例は,胆汁酸の輸送阻害（NTCP, BSEP）や,ビリルビンの輸送阻害（OATP1B1, MRP2）が挙げられる.

以下に,全身に発現する薬物トランスポーターが,薬物の副作用発現に関与する例について,トランスポーターの発現臓器別にまとめて紹介をする.

II. 肝臓に発現するトランスポーターと薬物の副作用発現との関わり

1. ビグアニド系薬物により誘起される乳酸アシドーシス発現におけるOCT1の関与

ビグアニド系薬物は,経口血糖降下薬として2型糖尿病の治療に広く利用されている.本薬物の作用機序はいまだ完全には明らかにされていないが,1つの候補として,ミトコンドリアにおける電子伝達系の複合体Iの阻害を介して肝臓における糖新生を阻害することが知られている.一方,ビグアニド系薬物は,乳酸アシドーシスと呼ばれる,血中のpH低下と乳酸濃度の上昇を主徴とする致死的な副作用が知られており,フェンホルミンはこの副作用のために市場より撤退した.Wangらは,ビグアニド系薬物3種（メトホルミン,ブホルミン,フェンホルミン）が,肝臓の血管側に発現するOCT1（organic cation transporter 1）の基質となることを明らかにした[3].さらにOct1ノックアウトマウスと野生型マウスにメトホルミンを投与後の血中濃度・臓器分布を観察したところ,血中濃度には有意な差は観察されなかったが,肝臓中濃度は,Oct1ノックアウトマウスでは野生型マウスの1/30程度と顕著な低下がみられたことから,OCT1はメトホルミンの肝取り込みを決定づける要因であることを明らかにした[3].また,Oct1ノックアウトマウスでは,メトホルミン投与後の血中乳酸濃度が野生型マウスと比較して有意に低いことから,Oct1によるメトホルミンの肝臓への濃縮的な取り込みが乳酸アシドーシスの発現に重要な役割を果たしていることが示唆されている[4].近年,ヒト臨床研究において,OCT1の機能低下を引き起こすことがin vitro実験から明らかとされている遺伝子多型（R61C, G401S, 420del, G465R）を有しているヒトでは,対照群と比較してメトホルミンの血中濃度が高値を示し,血中グルコースレベルの低下の度合が有意に小さいことが報告されている[5)6].このことは,OCT1によるメトホルミンの肝取り込みが薬効にも関与していることを示しており,ビグアニド系薬物の副作用軽減のために,単にOCT1を阻害してしまうと薬効の減弱にもつながる可能性が示唆される.しかし一方で,ビグアニド系薬物には肝臓以外の部位での薬効も報告されていることから,肝指向性を避けたビグアニド系薬物の開発により副作用軽減が図れる可能性はあると考えられる.

2. 胆汁酸・ビリルビンの輸送阻害による薬物の副作用発現（胆汁うっ滞,高ビリルビン血症）

肝臓における胆汁酸は,NTCP（Na$^+$-taurocholate cotransporting polypeptide）による肝取り込み,BSEP（bile salt export pump）による胆汁排泄により,効率よい経細胞輸送を受けることで腸肝循環が成立している.したがって,これらトランスポーターの阻害薬は胆汁うっ滞を引き起こす可能性が考えられる.

PPARγアゴニストであるトログリタゾンは,もともと抗糖尿病薬として販売されたが,ごくまれに起こる重篤な致死性の肝障害が顕在化したため市場より撤退を余儀なくされた.本薬物の肝障害メカニズムについては現在でも明らかではないが,1つの仮説として,トログリタゾンが肝臓内で硫酸抱合されtroglitazone sulfateになり,それが強力にBSEPを阻害するため,胆汁うっ滞が発現すると考えられている.ラットにトログリタゾン投与後のtroglitazone sulfateの肝臓内濃度は,肝臓内・血漿中のトログリタゾン濃度の約20倍であり,troglitazone sulfateのBSEPを介したtaurocholate輸送に対する阻害定数が,トログリタゾンと比較して10倍程度低いことから,troglitazone sulfateが胆汁排泄の阻害を引き起こす本体であると考えられている[7].また,トログリタゾンにより誘起される胆汁うっ滞は,ラットでは雄のほうが雌より感受性が高いことが知られており,その原因として,肝臓内のtroglitazone sulfate濃度を比較すると,雄

では雌の5倍程度高く，さらに肝臓でのトログリタゾンの硫酸抱合速度は雄で4倍高いことからも，troglitazone sulfateの肝内濃度がトログリタゾンにより誘起される胆汁うっ滞の程度を決定していることが想定される[8]。

トログリタゾンの他にも胆汁うっ滞型の肝障害を引き起こす化合物としては，リトナビル（HIVプロテアーゼ阻害薬），ボセンタン（エンドセリン受容体拮抗薬），シクロスポリンA（免疫抑制剤），グリベンクラミド（抗糖尿病薬）などが挙げられ，これらのうち大部分は in vitro 実験系（サンドイッチ培養肝細胞，トランスポーター発現ベシクル・細胞など）を用いて NTCP, BSEP を介した胆汁酸輸送を低濃度で阻害することが報告されている[7) 9)-11)]。筆者の所属研究室では，NTCP, BSEPを同時に極性細胞の両側に発現させ，肝臓における胆汁酸の経細胞輸送を模倣した共発現系を構築し[12]，taurocholate の経細胞輸送に対する各種薬物の影響を観察したところ，リファンピシン，リファマイシンSV，グリベンクラミド，シクロスポリンAが，NTCP, BSEPそれぞれの阻害を介してtaurocholateの経細胞輸送を低下させることを明らかにした[13]。さらに，aminofluorescein を結合した glycocholate, glycochenodeoxycholate が NTCP/BSEP共発現系において経細胞輸送されることを見出し，これらを基質として用いることで，蛍光プレートリーダーを用いてより高効率で簡便に胆汁うっ滞を引き起こす潜在性をもった薬物のスクリーニングが可能になると考えている[13]。一方，胆汁うっ滞性肝障害を引き起こすことが知られている薬物であっても，例えばネビラピンのようにNTCP, BSEPの輸送機能阻害がみられない化合物もあることから，NTCP, BSEP以外にも胆汁うっ滞性の肝障害を決定する標的があることにも注意が必要である[11]。

一方，ビリルビンは，（一部相反する報告もあるが）肝臓において OATP1B1, 1B3 により取り込まれた後に，グルクロン酸抱合を受け，MRP2により胆汁排泄されることが知られている。したがって，これらトランスポーターの阻害や遺伝子変異による機能低下は高ビリルビン血症を引き起こす。MRP2の機能が欠損した場合，ヒトではビリルビンのグルクロン酸抱合体の血漿中濃度が上昇する Dubin-Johnson Syndrome という遺伝病につながる[14]。一方で，OATP1B1 についても，in vitro 実験により機能が低下することが知られている遺伝子多型〔OATP1B1*15（N130D+V174A）〕保持者において，血漿中ビリルビン濃度が上昇傾向にあることがヒト臨床研究により示されている[15) 16)]。さらに Campbell らは，OATP1B1 を介した輸送を阻害する薬物をスクリーニングし，阻害定数より臨床における血漿中でのタンパク非結合型薬物濃度が高い薬物としてシクロスポリンA，リファマイシンSV，インジナビルが選択され，臨床で高ビリルビン血症を呈する薬物を検出できることを示した[17]。現時点で，薬物トランスポーターの阻害により明確に内因性物質の変動することで何らかの臨床でのフェノタイプがみられる例は限られているが，今後，内因性基質の探索が進むにつれ，このような事例が増える可能性がある。

3. シンバスタチンの副作用としてのミオパシー発現を決定づける OATP1B1 の遺伝子多型

HMG-CoA還元酵素阻害薬の重篤な副作用として，ミオパシーや横紋筋融解症などの筋毒性が挙げられる。最近，シンバスタチンの投与によりミオパシーを起こした患者群を対照群と比較して，ゲノムワイドな SNPs 解析を行ったところ，唯一，OATP1B1 の遺伝子変異がリスクファクターとして抽出された。シンバスタチン投薬患者におけるミオパシー発症のオッズ比は，V174A変異のヘテロ保有者で4.5倍，ホモ保有者で16.9倍であり，過去の genome-wide association study（GWAS）研究の中でも非常に関連性の高いリスクファクターであるといえる[18]。OATP1B1 はスタチン系薬剤の肝取り込みに重要な役割を果たしていると考えられており，シンバスタチンについても，その acid 体が OATP1B1 により輸送されることが in vitro 実験により示されている[19]。したがって，シンバスタチンの血中濃度が上昇し，筋肉への曝露が上昇した結果，筋毒性のリスクが上昇したと考えることができる。

表❶ ラットにおけるCPT-11による遅延性の下痢の重篤度に対するプロベネシド併用の影響（文献24より）

処理	CPT-11の投与量(mg/kg)	例数	Delayed diarrheal score					
			Day 4			Day 7		
			0	1	2	0	1	2
Vehicle + CPT-11	10	6	4	2	0	3	3	0
			(0.333)			(0.500)		
プロベネシド + CPT-11	10	12	10	2	0	10	2	0
			(0.167)			(0.167)		
Vehicle + CPT-11	20	12	1	3	8	0	0	12
			(1.58)			(2.00)		

表中右側の0,1,2は下痢の重篤度を示すスコアであり，数字が大きいほど重篤度が高いことを示す．各カラムには，スコア別に分類した個体数を示し，カッコ内の数字は全例の下痢の重篤度を示すスコアの平均値を示している．なお，CPT-11ないし活性代謝物SN-38の血漿中濃度は，プロベネシド + CPT-11（10mg）投与群と，Vehicle + CPT-11（20mg）投与群でほぼ等しいことが示されている．

4. 塩酸イリノテカンによる消化器毒性を決定づける胆汁排泄トランスポーター MRP2の関与

CPT-11（塩酸イリノテカン）は，プロドラッグタイプの抗癌剤であり，小腸や肝臓内に存在するカルボキシエステラーゼにより活性代謝物のSN-38へと変換される．本薬剤の主な副作用の1つとして，消化管障害に起因する重篤な遅延性の下痢が挙げられる．現時点でも消化管毒性の明確なメカニズムは明らかにはされていないが，消化管内のSN-38が毒性の本体であると想定されている．これまでの検討から，SN-38およびそのグルクロン酸抱合体は，主にMRP2により胆汁排泄されることが知られていた[20)-22)]．Horikawaらは，MRP2の機能を臨床で阻害できれば，SN-38の消化管内の曝露を低下することができると同時に，SN-38のクリアランスを抑制することで，CPT-11の投与量を減量して同じ血中濃度を維持することができると考え，臨床で適用可能なMRP2阻害薬の探索を行い，プロベネシドが最も適していることを見出した[23)]．さらに，ラットを用いてCPT-11とプロベネシドの併用により消化管毒性を軽減させることができるかについて検討を行ったところ，血中SN-38の曝露はプロベネシド併用投与時にはCPT-11の投与量を半分に減らしたときと同等であることが示され，さらに骨髄抑制発現の程度も同等であったが，一方で消化管内の

SN-38濃度は劇的に低下し，それに伴い下痢症状の軽減が観察された（表❶）[24)]．したがって，SN-38の消化管毒性はMRP2による胆汁排泄がキーとなりうることが示された．

一方，SN-38の肝取り込みにはOATP1B1が関与することが in vitro 実験により示されており，OATP1B1*15多型変異体ではその輸送が低下することが実証されている[25)]．さらにヒト臨床試験において，OATP1B1の機能を低下させる遺伝子変異（V174A）の保持者では，有意に重篤な好中球減少がみられることが示されており，一方でOATP1B1の機能を亢進させることが過去の研究から想定されている変異（N130D）の保持者では有意に重篤な消化管毒性の発現頻度が高いことが示された[26)]．このことは，OATP1B1による輸送が低下すると血中におけるSN-38の曝露が上昇することで血液毒性が誘起される一方，OATP1B1の機能亢進により，消化管へのSN-38の胆汁排泄が上昇することで消化器毒性が誘起されたものと説明される．したがって，今後，取り込み・排泄トランスポーターの機能制御によりSN-38による種々の毒性発現を低下できる可能性が考えられる．

5. 薬物により誘起される肝障害のリスクとMRP2の輸送機能の関与

韓国人を対象として，薬物により誘起される肝毒性を発現した頻度を調べたところ，MRP2の複数の変異により形成される特定のハプロタイプを有するヒトで有意に肝毒性発現頻度が高いことが示され，in vitro 実験による検討から，このハプロタイプにより転写活性が低下している可能性が示唆された[27)]．つまり，MRP2の機能低下に伴い，肝臓内に蓄積した毒性化合物を胆汁排泄する能力が低下したことにより肝毒性が誘起されたと考えられる．また別の研究では，ジクロフェナクにより肝毒性を起こした患者の中に，同じく転写活性を低下させるC-24T変異が高頻度で発見されることが示されており，毒性発現に関わる活性代謝物であるジクロフェナクのアシルグルクロナイド体

表❷ ジクロフェナク投与患者における肝毒性発現頻度とMRP2 C-24T変異との関連（文献28より）

subjects	wt/wt	wt/mut	mut/mut	Odds Ratio
Case	7 (0.29)	15 (0.62)	2 (0.08)	
Control	31 (0.67)	12 (0.26)	3 (0.13)	5.02 (1.71-14.7) P=0.005

wtは野生型アレルを，mutはC-24T変異アレルをさす。カッコ内の数字は各群内での割合を示す。Caseはジクロフェナク投与中に肝毒性を発現したヒト，Controlは肝毒性を発現しなかったヒトの数を示している。

の胆汁排泄がMRP2の機能低下により抑制されタンパク質とのadduct形成が進行すると考えられている（表❷）[28]。

6. ミトコンドリアに発現する核酸トランスポーターENT1による核酸アナログFIAUによる毒性の種差

FIAU (fialuridine) は，ウリジンアナログでB型肝炎の治療薬として開発されたが，臨床試験において極めて重篤なミトコンドリアに由来する毒性のために開発が中止された薬物である。毒性のメカニズムは完全には明確にされてないが，1つの考え方として，ミトコンドリア内でFIAUがリン酸化され，それがミトコンドリアのDNAポリメラーゼγを阻害することにより，ミトコンドリアDNAの合成が阻害されるという説がある。興味深いことに，前臨床試験における齧歯類を用いた検討では，ヒト臨床投与量の1000倍を与えても毒性は検出されておらず，極めて大きな毒性の種差が注目されていた。FIAUは核酸アナログであること，さらには細胞膜だけでなくミトコンドリア膜上にも発現が認められたことから検討された。ENT1発現MDCK細胞より調製したミトコンドリアでは，対照細胞と比較して有意に大きなFIAUのミトコンドリア内への取り込みが観察されたことから，ENT1がFIAUによるミトコンドリア毒性の決定因子の1つとなることが示唆された（図❷A）[29]。次に，齧歯類とヒトの毒性発現の大きな種差を明らかにするため，ミトコンドリアへのFIAUの取り込みをマウスとヒトの肝臓それぞれから調製した単離ミトコンドリアを用いて観察したところ，ヒト由来のものでは取り込みがみられたが，マウス由来のものでは全く取り込みが観察されなかった（図❷B）[30]。次にENT1のミトコンドリア局在を決定する配列を検討したところ，ヒトのENT1の71-74番目のアミノ酸配列（PEXN）が重要であることが示されたが，この配列はラット・マウスでは保存されておらず，MDCK細胞にラット・マウスENT1を発現させてもミトコンドリアでの局在は観察されなかった[30]。これらのことから，ヒトにおいては

図❷ FIAUのミトコンドリアへの取り込みにおけるENT1の関与

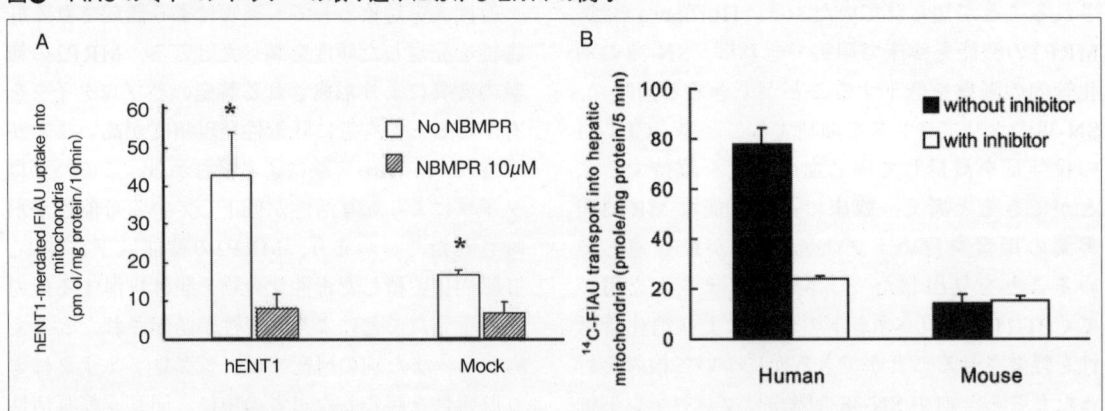

A. ENT1発現および非発現MDCK細胞から単離されたミトコンドリアへのFIAUの取り込み
　　NBMPR: ENT1阻害薬[29]　Mock: ENT1非発現MDCK細胞
B. ヒトおよびマウス肝臓から調製したミトコンドリアへのFIAUの取り込み
　　with inhibitorは，20mMウリジンを共存させた時を示す[30]。

ENT1が肝臓のミトコンドリアに発現しており，FIAUの取り込みを促進することで毒性が惹起されたのに対して，齧歯類ではENT1がミトコンドリア繋留シグナルをもっておらず，ミトコンドリアへFIAUを輸送するトランスポーターがないために毒性がみられなかったと考えることができる．これは，毒性の種差に明確にトランスポーターの局在の種差が関与した極めてユニークな例であると考えられる．

III. 腎臓に発現するトランスポーターと薬物の副作用発現との関わり

1. 薬物により誘起される腎毒性への取り込みトランスポーター OAT1, OAT3の関与

セファロリジンは，セファロスポリン系抗生物質の中でも第一世代に属し，急性腎不全の副作用を引き起こす薬物として知られている．Takedaらは，セファロリジンがOAT1の基質となることを示した[31]．さらに，OAT1発現細胞において対照細胞と比較して，より低濃度の薬物で細胞死が観察されることが明らかとなった．また，OAT1発現細胞でセファロリジンにより誘起される細胞死は，OAT1の阻害薬となるプロベネシドと共存させることで有意に抑制がみられ，同時に，セファロリジンの腎毒性メカニズムの一端を担うと考えられている過酸化脂質の生成量もプロベネシドとの共存で有意に低下することが示された[31]．これらのことから，OAT1によるセファロリジンの腎臓への集積が腎毒性を増強する一因となることが示唆されている．なお，OAT1, OAT3はこれまでの検討から，種々の尿毒症物質など毒性物質と相互作用することが知られている．さらにOAT類は血液脳関門や血液脳脊髄液関門にも発現していることから，尿毒症物質の血中濃度レベルの上昇やプロベネシドなどのOAT類の阻害剤となる薬物によりOATの機能が阻害され，神経伝達物質の代謝物の排泄阻害が起こる可能性が示されており，尿毒症性脳症の原因の1つになりうることが示唆されている[32]．

他にも，NSAIDsとメトトレキサート（MTX）の併用投与により，MTXの血漿中濃度が上昇し，重篤な副作用を引き起こすことが知られている．Nozakiらは，ヒト腎スライスやin vitro実験や発現系を用いた解析の結果，サリチル酸，インドメタシン，フェニルブタゾンなどは，臨床での適用濃度を考慮すると，OAT3を介したMTXの腎取り込み阻害で説明できることを示す一方，ジクロフェナクのグルクロン酸抱合体は腎臓におけるMRP2を阻害しうることを示しており，取り込みや排泄トランスポーターの阻害により相互作用の一部が説明できることを示した[33]．OAT類については，OATP1B1のように明確な内因性物質の阻害によるフェノタイプへの影響は観察されていないが，Oat1, Oat3ノックアウトマウスにおいては，内因性物質の血漿中・尿中濃度に大きな変動が現れる事例も多くみられている[34)35]．さらに，Oat3ノックアウトマウスにおいては，血圧が有意に低いことも示唆されており[35]，今後，OAT類の機能変動により何らかのフェノタイプに変化がみられる可能性が考えられる．

2. 核酸アナログ アデホビルの毒性発現へのOAT1, MRP4の関与

抗ウイルス薬アデホビルの用量制限毒性は腎毒性であることが知られている．一方で，アデホビルは主に腎臓から未変化体として排泄されることから，腎取り込み・排泄にトランスポーターの関与が想定されてきた．過去に，腎取り込みトランスポーターであるOAT1によりアデホビルが輸送され，OAT1発現細胞では，対照細胞の138倍蓄積されること，さらに濃度依存的な細胞増殖抑制の感受性が著しく亢進することが報告されている[36]．一方，アデホビルの腎細胞より尿側への排出に関与するトランスポーターは不明であったが，in vitro実験において，ヒトTリンパ球様細胞であるCEM細胞のうち，アデホビルに対して殺細胞活性で250倍の感受性の低下がみられる耐性細胞CEM-r1について詳細な検討を行ったところ，この細胞株においてMRP4が高発現していることが示され，MRP4がアデホビルを基質として細胞からの排出に関与している可能性が示唆された[37]．また，MRP4発現HEK293細胞においてもアデホビルに対する耐性が上昇することが示されて

いる[38]。そこでImaokaらは、Mrp4ノックアウトマウスを用いた検討を行ったところ、Mrp4ノックアウトマウスでは、アデホビルの腎クリアランスの低下・腎臓内濃度の上昇がみられたことから、アデホビルはOAT1により腎臓に取り込まれた後、少なくとも一部はMRP4により尿中へ排泄されることが示された[39]。その後、Mrp4ノックアウトマウスと対照マウスにアデホビルを多量に投与して生存率を比較したところ、Mrp4ノックアウトマウスのほうが感受性が高いことが示され、さらに組織染色像の解析により、骨髄、脾臓、胸腺、消化管において明確な毒性所見が観察されるとともに、アデホビルの脳内濃度の有意な上昇がみられた[40]。この実験で、血漿中濃度はMrp4ノックアウトマウスと対照マウスでほとんど差がみられていないことから、Mrp4が全身のあらゆる臓器への移行を制限する重要なトランスポーターとしても機能していることが示唆された。

3. アンジオテンシンⅡ受容体拮抗薬（ARB）に誘起される高尿酸・低尿酸血症への尿酸トランスポーターの関与

一連のARBの副作用の中に尿酸値の変動が挙げられるが、興味深いことに同種同効薬であるにもかかわらず、カンデサルタンやバルサルタンは血清中の尿酸値を上昇させる一方、ロサルタンやプラトサルタンは尿酸値を減少させる副作用が発現する。尿酸の腎臓における輸送（分泌・再吸収）は、取り込み・排泄ともにトランスポーターの関与が示されていることから、これらARBがトランスポーターに異なる影響を与えていることが示唆される。その原因として、尿酸の再吸収に関与するURAT1の輸送をロサルタンやプラトサルタンが強力に阻害することから、血清尿酸値の減少につながったと考える一方、カンデサルタンやバルサルタン、オルメサルタンはOAT3を特に強力に阻害することから、尿酸の分泌が抑制され、血清尿酸値の上昇が起こったという仮説が提唱されている[41)42)]。一方で、ロサルタンやプラトサルタンについてもOAT3に対する阻害定数はかなり低い値を示しており、尿酸の分泌抑制も起こっている可能性が考えられる[41)42)]。臨床における血漿中タンパク非結合型濃度との対応で考えると、阻害定数が大きいという見方もできるが、今後、分泌と再吸収の阻害や促進効果のバランスから尿酸値の変動を定量的に説明できるかについて更なる検討が期待される。

4. 白金製剤により誘起される腎毒性とOCT2、MATE1の阻害特性との関連

白金製剤であるシスプラチンは、臨床において重篤な腎毒性を引き起こすことが知られているが、一方で、同種薬であるカルボプラチン、オキサリプラチン、ネダプラチンはいずれも腎毒性を起こす頻度が低いことが知られていたが、その理由はこれまで明らかにされてこなかった。そこで、Yokooらは、ラット in vivo 実験により腎臓へのこれら4種の薬物の集積性を比較したところ、投与量依存的にシスプラチンがこれらの中で最も腎臓に集積することが示された[43]。一方、これらの腎臓における輸送に関与するトランスポーターの候補として、取り込みに関与するOCT2、排泄に関与するMATE1について各薬物の輸送特性を検討した。その結果、カルボプラチンとネダプラチンはOCT2、MATE1両方の基質にはならないことが示された。また、オキサリプラチンはOCT2とMATE1両方の良好な基質になることが示されたが、シスプラチンはOCT2の基質にはなるがMATE1の基質にはならない。このことから、前者2つの化合物は腎への取り込み効率が悪く、オキサリプラチンは腎取り込みされた後にMATE1によって効率よく尿排泄されることにより腎への蓄積が起こらない。一方、シスプラチンは効率よく取り込まれるが排泄経路をもたないことから腎臓への蓄積が起こると推察される[43]。この例は、臨床における腎毒性が取り込み・排泄両トランスポーターそれぞれの基質認識性によって決定されていることを示した数少ない例であり、同種同効薬であってもトランスポーターによる基質認識性の差による体内動態の違いがあることを示唆する事象であるといえる。

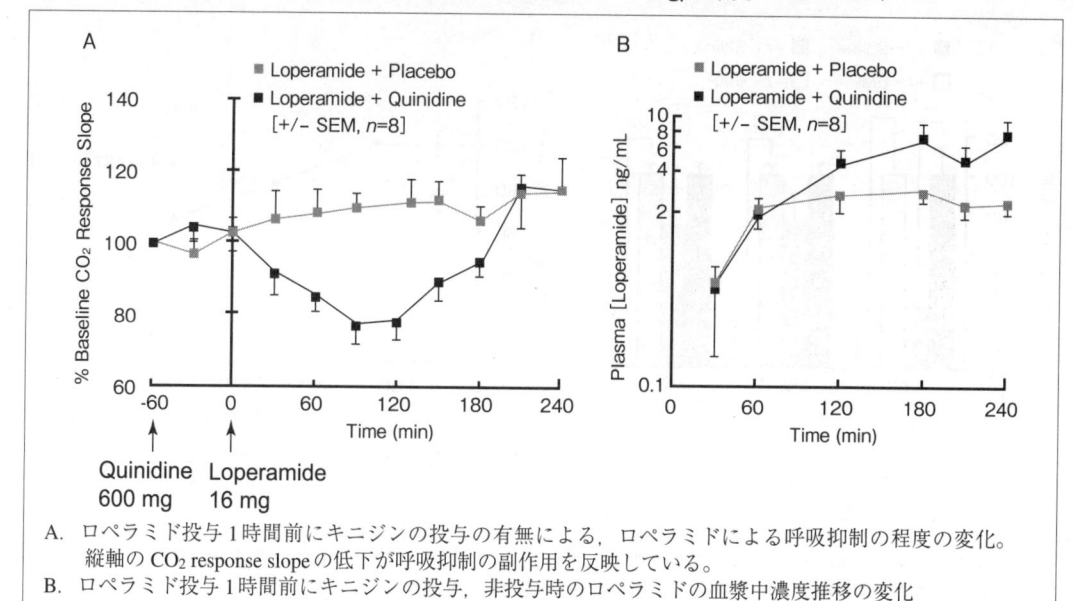

図❸ キニジン併用時のロペラミドの中枢での副作用発現における P-gp の関与（文献 46 より）

A. ロペラミド投与1時間前にキニジンの投与の有無による，ロペラミドによる呼吸抑制の程度の変化。縦軸の CO_2 response slope の低下が呼吸抑制の副作用を反映している。
B. ロペラミド投与1時間前にキニジンの投与，非投与時のロペラミドの血漿中濃度推移の変化

IV. 血液脳関門に発現する P-glycoprotein (P-gp; MDR1) と薬物の中枢毒性との関わり

　血液脳関門には，容易に異物が脳内にアクセスできないように種々の排出トランスポーターによる能動的な汲み出しが行われている。その代表格が MDR1 である。当初，Mdr1a ノックアウトマウスに駆虫薬イベルメクチンを投与すると，野生型マウスとの比較で，LD50値で約100倍程度感受性が亢進する現象がみられており，死因から中枢毒性が示唆された。また，イベルメクチンの体内分布を調べると，血漿中濃度の2～3倍程度の上昇に対して，脳内濃度は数十倍にまで上昇がみられたことから，Mdr1aによる脳内からの汲み出し機能の欠損によりイベルメクチンが脳内に取り込まれ，中枢毒性が誘発されたものと考えられる[44]。その後，Mdr1a ノックアウトマウスを用いて多くの薬物で，血中・脳内濃度の比較が行われてきたが，多くの事例において，野生型マウスと比較して血中濃度にあまり大きな差異はみられないものの，脳内濃度では時に数十倍程度の濃度差がみられており，Mdr1aが多くの薬物の脳移行性を制御する重要な分子であることがわかる[45]。MDR1の機能は，遺伝子多型や薬物間相互作用により変動することが知られており，特別な場合においてのみ薬物の中枢毒性が引き起こされる可能性が考えられる。ヒトにおける事例としては，ロペラミドとキニジンの薬物間相互作用試験が行われている（図❸）[46]。ロペラミドは，末梢（腸管）のオピオイド作動薬であり，下痢の治療に用いられている。通常はMDR1の良好な基質であり，脳内への移行性は著しく制限されているため，中枢においては薬効を示さない。しかし，MDR1の強力な阻害薬であるキニジンとの併用投与を行うと，ロペラミド由来の中枢でのオピオイドの作用である呼吸抑制の副作用が観察される[46]。これは，キニジンにより血液脳関門の MDR1 の機能が抑制されることで，本来脳内に移行しないロペラミドが脳内に移行したことに由来すると考えられる。ロペラミドの血漿中濃度が上昇するよりも早く副作用が発現しており，さらに血漿中濃度の変化と副作用の変化は同時ではなく，血中濃度の変化は遅れて起こっていることがわかる。したがって，ヒトにおける MDR1 機能変化に由来する中枢毒性を考える場合の注意点として，前述のように脳内濃度の

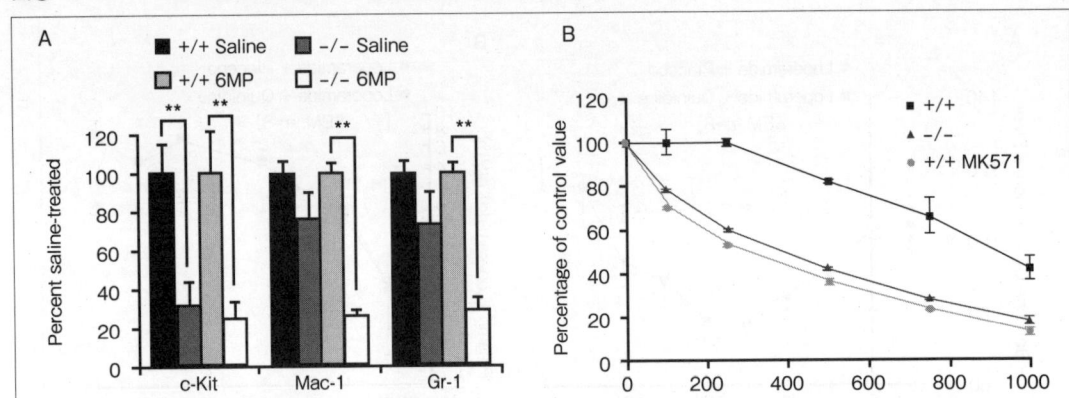

図❹ 6-MPによる血液毒性を決定づけるMRP4の役割（文献47より）

A. 6-MPをMrp4ノックアウトマウス(-/-)ならびに野生型マウス(+/+)に100 mg/kgで6日間連続投与した後の骨髄中の血球前駆細胞（c-Kit），単球-マクロファージ前駆細胞（Mac-1），および顆粒球前駆細胞（Gr-1）の数を生食投与群（対照群）を100％として表示した。
B. Mrp4ノックアウトマウス(-/-)ならびに野生型マウス(+/+)由来の骨髄から単離された血球細胞を用いてコロニー形成能に対する6-MMPrの濃度依存性を観察した。同時に，野生型マウス由来の骨髄細胞を用いて，MRP阻害薬であるMK571共存下でのコロニー形成能（+/+ MK571）も観察した。

変化は，多くの場合，全身循環血中の濃度変化には反映されず，ヒトにおいて脳内濃度をモニターすることは容易ではないために予見が困難であることが挙げられ，現時点ではin vitro実験やin vivoノックアウトマウスを用いた検討による予測結果を元に考える必要があると思われる。

V. 血球系細胞に発現する排出トランスポーターと抗癌剤の好中球減少との関わり

多くの抗癌剤の重篤な副作用として骨髄抑制に由来する好中球減少がみられ，用量規定毒性となっているケースも多い。一方，血球においても様々なトランスポーターが発現しており，異物の排出に寄与していることが推察されてきた。最近，6-メルカプトプリン（6-MP）の血液毒性に，血球系細胞に発現するMRP4が関係することを示唆する報告がなされた[47]。6-MPをMrp4ノックアウトマウスに投与すると，生存率が野生型マウスと比較して悪く，単球-マクロファージ前駆細胞や顆粒球前駆細胞の著しい減少が観察され（図❹A），6-MPの活性体である6-TGN（6-thioguanine nucleotide）の骨髄への蓄積が著しくみられた。したがって，MRP4が血球系細胞への6-MPの蓄積を制限する役割をもつことが示唆された。さらにin vitro実験において，Mrp4ノックアウトマウスと野生型マウスのそれぞれから単離した骨髄細胞を用いてコロニー形成能に与える6-MPの影響を観察したところ，Mrp4ノックアウトマウス由来の骨髄細胞のほうがより低濃度の6-MPやそのメチル化された代謝物（6-MMPr：6-methylmercaptopurine riboside）によりコロニー形成能の低下が観察され，さらにMRPの阻害薬であるMK571を野生型マウスのmediumに添加したところ，Mrp4ノックアウトマウス由来の骨髄細胞での実験と同様，6-MMPrに対する感受性が上昇した（図❹B）。このことから，血球系細胞に発現するMRP4が6-MPに誘起される血液毒性を決定づけることが明らかとなった[47]。

一方，ドセタキセルの好中球減少の副作用発現とOATP1B3，MRP2のSNPsが相関することが理研のバイオバンクに登録されているヒトゲノムサンプルと臨床情報から明らかにされた[48]。OATP1B3は，肝取り込みトランスポーターであり，ドセタキセルを基質とすることもすでに示されていることから，変異によりOATP1B3の輸送

機能が低下し，その結果，血中でのドセタキセルの曝露が上昇し，血液毒性が増強したと想定される。一方で，ドセタキセルは肝臓に取り込まれた後にCYP3A4により代謝され，未変化体で胆汁排泄はほとんどされないことが示されており，MRP2の機能低下がドセタキセルの胆汁排泄を低下させたとしても薬物動態に大きな影響はみられないと考えられ，むしろ血球系細胞に発現するMRP2の機能低下により，細胞内のドセタキセルの蓄積が起こり，毒性が増強したという仮説が考えられ，現在検討を進めている。

おわりに

以上，本稿においては，トランスポーターによる基質の輸送が，薬物の毒性発現に何らかの形で関与が疑われる事例を紹介した。特に，副作用の標的組織への局所の薬物の集積が毒性を決定する場合，ヒトにおいては血中濃度しかサンプリングできないため，薬物の血中濃度に変化が現れないケースでは，予測不可能な副作用が起こることが想定される。これまでは，薬物のクリアランス臓器である肝臓・腎臓におけるトランスポーターの役割がクローズアップされてきたが，毒性を考えるうえでは，副作用の標的細胞への薬物のミクロな集積性を決めるトランスポーター・代謝酵素の研究がさらに充実する必要があると考えられる。また，本稿で紹介したミトコンドリア毒性のように細胞内小器官選択的に集積することで毒性を発揮する薬物も考えられることから，よりミクロな部位への薬物の集積を制御する因子の解析が今後期待される。実際に，市販の医薬品により誘起される臓器毒性は，多くの場合，極めて頻度が低い。したがって，開発段階における限られた臨床試験の中では顕在化してこないことも多く，毒性の予測は非常に困難を極めている。毒性発現の頻度の低さを説明づける仮説としては，極めて頻度の低い単一分子の機能変化に由来するものである可能性のほかに，比較的頻度の高い各分子の変異が，複数の分子についてたまたま重なったときに起こる可能性も考えられる。例えば，ホモの遺伝子変異の頻度が5％の遺伝子が4種類あった場合，すべてが変異型の遺伝子をもつ確率はわずか1/160,000となる。したがって，比較的頻度の高い遺伝子多型であっても，重篤な毒性と直接関係しないとは容易に結論づけられないことがわかる。薬物の毒性発現標的における曝露を決定するトランスポーターの役割は一定の割合であることが想定され，その機能変動に関する情報（遺伝子多型・薬物間相互作用）も含めて情報を広範に収集しておくことが，将来，医薬品の毒性発現のメカニズムを考えるうえで重要であると考えられる。また現在では，PETやSPECTといったヒトにおける薬物の臓器分布を非侵襲的にかつリアルタイムに追跡可能なシステムも利用可能であることから，これまでにヒトで見ることができなかった副作用臓器への集積なども観察することが可能となっており，創薬へのイメージング技術の活用により，薬物の分布に由来する副作用研究の加速化が期待される。

参考文献

1) Kitamura S, et al : Naunyn Schmiedebergs Arch Pharmacol 377, 617-628, 2008.
2) Giacomini KM, Sugiyama Y : Goodman & Gilman's The Pharmacological Basis of Therapeutics 11th ed, 41-70, McGraw-Hill, 2005.
3) Wang DS, et al : J Pharmacol Exp Ther 302, 510-515, 2002.
4) Wang DS, et al : Mol Pharmacol 63, 844-848, 2003.
5) Shu Y, et al : J Clin Invest 117, 1422-1431, 2007.
6) Shu Y, et al : Clin Pharmacol Ther 83, 273-280, 2008.
7) Funk C, et al : Mol Pharmacol 59, 627-635, 2001.
8) Funk C, et al : Toxicology 167, 83-98, 2001.
9) Fattinger K, et al : Clin Pharmacol Ther 69, 223-231, 2001.
10) Kostrubsky VE, et al : Toxicol Sci 76, 220-228, 2003.
11) McRae MP, et al : J Pharmacol Exp Ther 318, 1068-1075, 2006.
12) Mita S, et al : Am J Physiol Gastrointest Liver Physiol 290, G550-556, 2006.
13) Mita S, et al : Drug Metab Dispos 34, 1575-1581, 2006.
14) Elferink RO, Groen AK : Biochim Biophys Acta 1586, 129-145, 2002.
15) Zhang W, et al : Clin Exp Pharmacol Physiol 34, 1240-1244, 2007.

16) Ieiri I, et al : Hepatol Res 30, 91-95, 2004.
17) Campbell SD, et al : Chem Biol Interact 150, 179-187, 2004.
18) Link E, et al : N Engl J Med 359, 789-799, 2008.
19) Noe J, et al : Drug Metab Dispos 35, 1308-1314, 2007.
20) Chu XY, et al : J Pharmacol Exp Ther 281, 304-314, 1997.
21) Chu XY, et al : Cancer Res 57, 1934-1938, 1997.
22) Chu XY, et al : J Pharmacol Exp Ther 288, 735-741, 1999.
23) Horikawa M, et al : Drug Metab Pharmacokinet 17, 23-33, 2002.
24) Horikawa M, et al : Pharm Res 19, 1345-1353, 2002.
25) Nozawa T, et al : Drug Metab Dispos 33, 434-439, 2005.
26) Han JY, et al : Lung Cancer 59, 69-75, 2008.
27) Choi JH, et al : Pharmacogenet Genomics 17, 403-415, 2007.
28) Daly AK, et al : Gastroenterology 132, 272-281, 2007.
29) Lai Y, et al : J Biol Chem 279, 4490-4497, 2004.
30) Lee EW, et al : J Biol Chem 281, 16700-16706, 2006.
31) Takeda M, et al : Kidney Int 56, 2128-2136, 1999.
32) Sweet DH : Toxicol Appl Pharmacol 204, 198-215, 2005.
33) Nozaki Y, et al : J Pharmacol Exp Ther 322, 1162-1170, 2007.
34) Eraly SA, et al : J Biol Chem 281, 5072-5083, 2006.
35) Vallon V, et al : J Am Soc Nephrol 19, 1732-1740, 2008.
36) Ho ES, et al : J Am Soc Nephrol 11, 383-393, 2000.
37) Schuetz JD, et al : Nat Med 5, 1048-1051, 1999.
38) Reid G, et al : Mol Pharmacol 63, 1094-1103, 2003.
39) Imaoka T, et al : Mol Pharmacol 71, 619-627, 2007.
40) Belinsky MG, et al : Cancer Res 67, 262-268, 2007.
41) Iwanaga T, et al : J Pharmacol Exp Ther 320, 211-217, 2007.
42) Sato M, et al : Pharm Res 25, 639-646, 2008.
43) Yokoo S, et al : Biochem Pharmacol 74, 477-487, 2007.
44) Schinkel AH, et al : Cell 77, 491-502, 1994.
45) Mizuno N, et al : Pharmacol Rev 55, 425-461, 2003.
46) Sadeque AJ, et al : Clin Pharmacol Ther 68, 231-237, 2000.
47) Krishnamurthy P, et al : Cancer Res 68, 4983-4989, 2008.
48) Kiyotani K, et al : Cancer Sci 99, 967-972, 2008.

前田和哉
2001年　東京大学大学院薬学系研究科修士課程修了　同博士課程進学
2002年　同寄附講座教員
2003年　同助手
2007年　同助教（呼称変更）

特にヒト肝臓に発現するトランスポーターの寄与率の解析法の検討、薬物間相互作用や遺伝子多型による臨床薬物動態の変動について、*in vitro* 実験からヒト臨床試験までを定量的につなぐ研究に従事している。薬学部の研究者にしかできないような視点からの研究を提案する基本姿勢を忘れない研究者をめざすべく奮闘中。

第4章 動態における薬物トランスポーターの役割

7. 製薬企業における研究
1) 医薬品開発過程におけるトランスポーター研究

水野尚美・丹羽卓朗

薬物トランスポーターは生体内の様々な臓器に発現し，薬物の体内動態を決める重要なファクターの1つである。そのため多くの製薬企業において，動態特性の至適化をめざして，医薬品開発の探索段階からトランスポーターの in vitro スクリーニングが導入されてきている。また前臨床や臨床段階においては，トランスポーターを介した薬物間相互作用の検討や，開発化合物の組織移行・吸収・排泄メカニズムの検討が行われている。本稿では，医薬品開発におけるわれわれのトランスポーターの評価例を紹介する。

はじめに

1990年代初期には，臨床段階で開発が中止になった原因は，不適切な薬物動態によるケースが約4割を占めていた。そのため，現在では探索段階から，薬理活性だけでなく動態特性の良好な候補化合物の選択が行われている。薬物動態は，吸収・分布・代謝・排泄という4つのファクターにより決定されるが，製薬企業ではこれらのファクターについて in vitro で個別にスクリーニングが行われている。吸収性の評価として Caco-2 細胞や人工膜を用いた膜透過性試験や溶解度試験，代謝の評価として肝ミクロソーム/CYP 発現系を用いた代謝安定性/酵素阻害/分子種推定試験が実施されている。薬物トランスポーターは生体内の様々な組織に発現し，薬物の吸収性や組織移行性（分布），排泄過程に重要な役割を果たしている。薬物トランスポーターの分子同定，機能解析は代謝酵素より遅れて研究が進展したものの，最近ではツールの整備が進み，多くの製薬企業でトランスポーターのスクリーニングが導入されてきている。探索段階からトランスポーターの評価を行うことにより，良好な組織移行性や適切な排泄特性を示す候補化合物を選択することが可能になると期待される。また，トランスポーターの薬物間相互作用の臨床事例や遺伝子多型による動態変動の臨床事例も蓄積されてきている。そのため，前臨床～臨床段階において開発化合物がトランスポーターの基質や阻害剤になるかを定量的に評価することは，適正使用のために重要である。このような医薬品開発過程において考えうるトランスポーター評価の例を図❶に示した。

I. 探索段階でのトランスポーターの評価

1. P-糖タンパク質（P-gp）
（1）P-gpと中枢移行性

薬物トランスポーターは様々な組織に発現し，薬物動態に重要な役割を果たしている。これまでに数十種類以上の薬物トランスポーターが明らかになっているが，なかでも P-糖タンパク質（P-gp）

---

key words

トランスポーター，医薬品開発，薬物動態，スクリーニング，P-糖タンパク質
消化管吸収，中枢移行，有機アニオントランスポーター，薬物間相互作用，遺伝子多型

図❶ 医薬品開発過程におけるトランスポーター評価の例

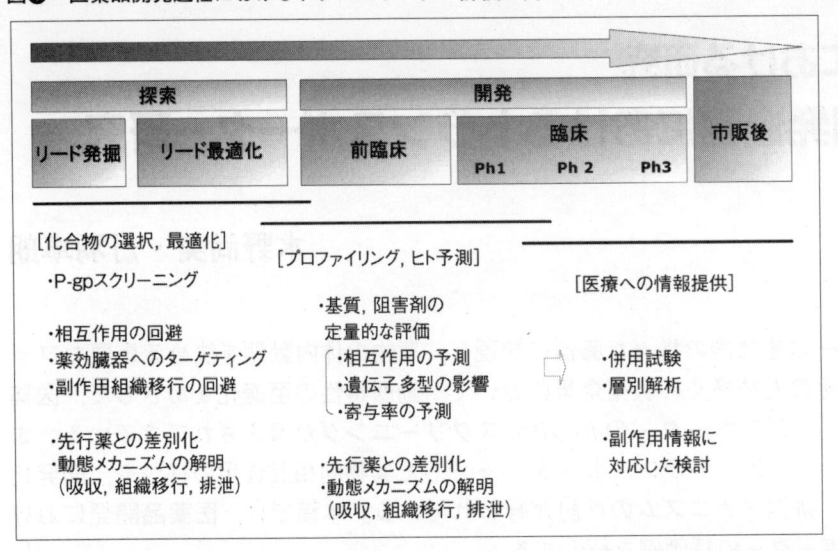

探索：リード発掘、リード最適化
開発：前臨床、臨床（Ph1, Ph2, Ph3）、市販後

[化合物の選択，最適化]
・P-gpスクリーニング
・相互作用の回避
・薬効臓器へのターゲティング
・副作用組織移行の回避
・先行薬との差別化
・動態メカニズムの解明
（吸収，組織移行，排泄）

[プロファイリング，ヒト予測]
・基質，阻害剤の定量的な評価
・相互作用の予測
・遺伝子多型の影響
・寄与率の予測
・先行薬との差別化
・動態メカニズムの解明
（吸収，組織移行，排泄）

[医療への情報提供]
・併用試験
・層別解析
・副作用情報に対応した検討

は，血液脳関門，小腸，腎臓，肝臓，胎盤など全身に広く発現している点と，基質認識性が非常に幅広く，臨床上重要な多くの薬物を輸送する点から，医薬品開発においても最も重要な薬物トランスポーターの1つである．P-gpは細胞内から細胞外へ薬物を輸送することにより，生体内から薬物を排除する方向に働く排泄トランスポーターである．特に，血液脳関門では脳への異物の進入を制限するバリアの役割を果たしており，P-gp基質になる場合は，脳毛細血管内皮細胞に発現するP-gpにより血液中へ汲み出されるため，中枢移行性が著しく低下する．例えば，P-gpを欠損したノックアウトマウス（mdr1ノックアウトマウス）においては，数倍〜数十倍もP-gp基質の中枢移行性が上昇する[1]．さらにヒトにおいても，P-gp阻害活性を有するシクロスポリンの併用により，[^{11}C]ベラパミルの脳移行性が88％上昇することがpositron emission tomography（PET）を用いた試験にて報告されている[2]．また，市販の中枢薬48化合物と非中枢薬45化合物について，P-gpの基質認識性を調べた報告では，中枢薬のP-gp基質の割合は非中枢薬の約1/3であった（図❷A）[3]．これは，市販中枢薬の場合，in vivoで中枢での薬効を示す化合物が選択されているので，結果的にP-gpの基質でないものが多いと推測される．このことからも，中枢薬の場合はP-gp基質にならないほうが望ましいと考えられる．そのためわれわれは，特に中枢薬については，

図❷ P-gp基質の割合

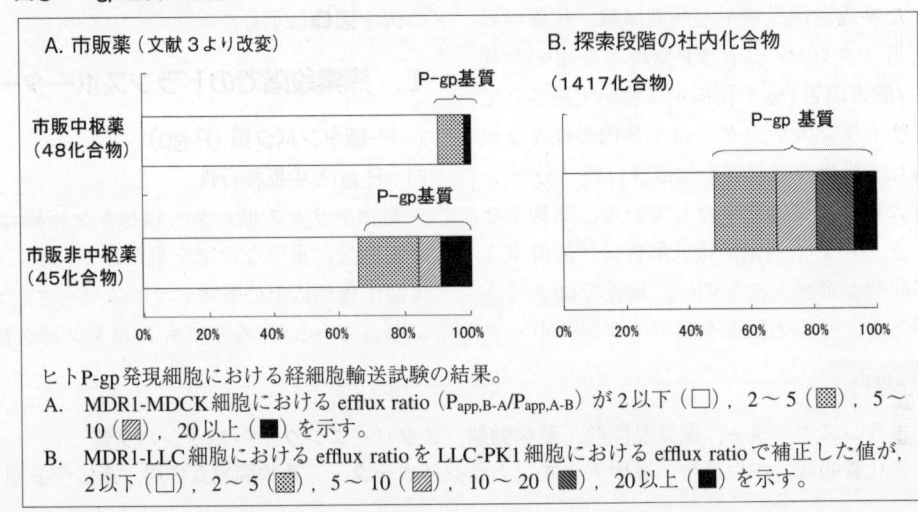

A. 市販薬（文献3より改変）
市販中枢薬（48化合物）
市販非中枢薬（45化合物）

B. 探索段階の社内化合物
（1417化合物）

ヒトP-gp発現細胞における経細胞輸送試験の結果．
A. MDR1-MDCK細胞におけるefflux ratio（$P_{app,B-A}/P_{app,A-B}$）が2以下（□），2〜5（▨），5〜10（▧），20以上（■）を示す．
B. MDR1-LLC細胞におけるefflux ratioをLLC-PK1細胞におけるefflux ratioで補正した値が，2以下（□），2〜5（▨），5〜10（▧），10〜20（▨），20以上（■）を示す．

1) 医薬品開発過程におけるトランスポーター研究

図❸ P-gp発現細胞における経細胞輸送試験

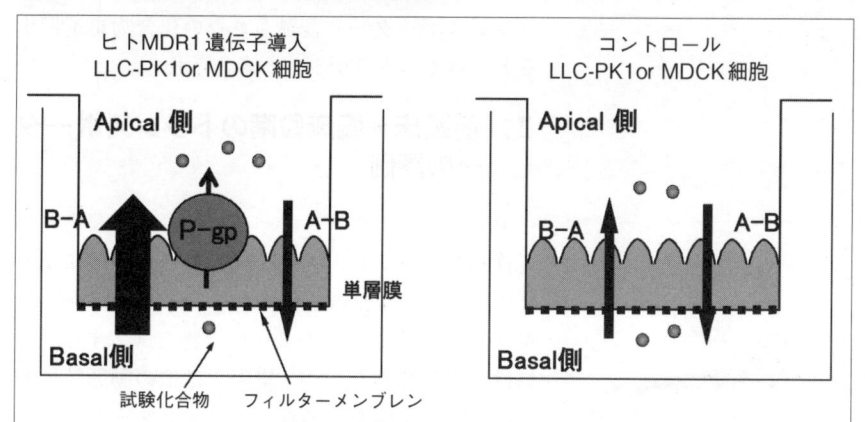

ヒトP-gpを発現させた極性細胞（LLC-PK1やMDCKなど）をフィルター上に培養し単層膜を形成させると、P-gpはapical側膜に局在するため、試験化合物のbasal→apicalの輸送（$P_{app,B-A}$）と逆方向の輸送（$P_{app,A-B}$）との比（efflux ratio=$P_{app,B-A}/P_{app,A-B}$）で、P-gpの輸送活性が評価できる。典型的P-gp基質は、P-gp発現細胞では高いefflux ratioを示すが、コントロール細胞ではefflux ratioはほぼ1になる。

薬効を確保できる候補化合物を探索するため、探索段階からP-gpスクリーニングを行い、P-gpに輸送されにくい化合物を選択するようにしている。

(2) P-gpの基質認識性の評価法

化合物がP-gpの基質となっているかを調べるには、ヒトP-gpを発現させた極性細胞（LLC-PK1やMDCKなど）[4)5)]における経細胞輸送試験（双方向輸送試験）が一般的に使われている（図❸）。basal側からapical側への輸送（$P_{app,B-A}$）と逆方向の輸送（$P_{app,A-B}$）との比（efflux ratio = $P_{app,B-A}$ / $P_{app,A-B}$）を算出することにより、P-gpの輸送活性が評価できる。この系で測定した輸送活性が、mdr1ノックアウトマウスでの in vivo 中枢移行性におけるP-gpの寄与と相関することから、中枢移行性を予測する良いツールとなりうると考えられる[6)-8)]。この系で社内の探索化合物について評価を行ったところ、中枢薬にかぎらず様々な創薬プロジェクト（すなわち様々な構造の化合物）でP-gp基質が検出され、評価した化合物の約半数がP-gp基質であった（図❷B）。このように、多くの化合物がP-gp基質となることから、P-gp基質を避けるためには、ある程度網羅的にスクリーニングを実施する必要があると思われる。

2. 排出トランスポーターと消化管吸収性

消化管には、異物の進入を防ぐ生体防御機構として、P-gp、BCRP、MRP2といった排出トランスポーターが発現している。化合物がこれらの基質になると、消化管管腔へ排出（efflux）されることにより、吸収性が低下する場合がある。例えば、mdr1ノックアウトマウスでは、パクリタキセルやタクロリムスのバイオアベイラビリティが約3倍上昇することが報告されている[9)10)]。また、Bcrpノックアウトマウスでは、スルファサラジンのバイオアベイラビリティが約9倍も上昇することが報告されており[11)]、これらトランスポーターの消化管吸収への関与が示唆される。一方で、キニジン、デキサメタゾン、グレパフロキサシンはP-gp基質にもかかわらず、ヒトで70％以上の吸収性を示す。これは受動拡散性が十分に良好であれば、トランスポーターによりeffluxされたとしても受動拡散による膜透過がeffluxを上回るために、良好な吸収性を示すことが可能性の1つとして考えられる。しかしながら、受動拡散性の悪い化合物の場合は、トランスポーターによるeffluxの影響を受けやすいので注意が必要である。われわれは、探索化合物で吸収性に問題がある場合、Caco-2細胞やP-gp発現細胞を用いてメカニズムを検討している。Caco-2細胞は、膜透過性スクリーニングに広く用いられているが、ヒト消化管に存在する種々トランスポーターを発現しているため、吸収メカニズムの検討にも利用されている。図❹は、社内の探索化合物のCaco-2細胞の方向性試験の結果を、荻原らの方法[12)]に従い示したものである。ヒトで吸収率が

図❹ 探索段階の社内化合物のCaco-2細胞における方向性

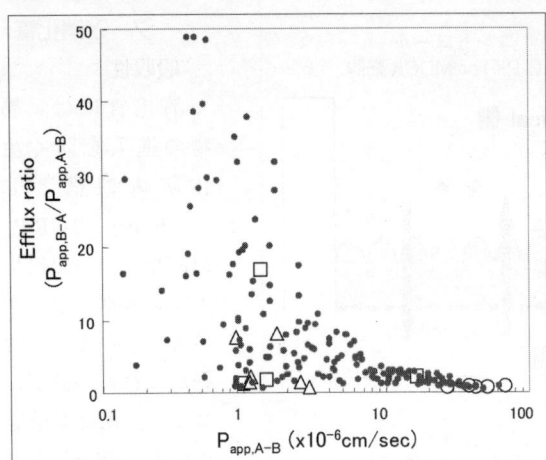

探索段階の社内化合物177化合物（●）およびヒト吸収率が50％以下の市販薬（△），50〜90％の市販薬（□），90％以上の市販薬（○）のCaco-2細胞における双方向輸送試験の結果。

90％以上の市販薬は，いずれもefflux ratioが低く，かつ吸収方向の膜透過性（$P_{app,A-B}$）が高い。一方，探索化合物の場合は市販薬に比べefflux ratioが高く，吸収方向の膜透過性（$P_{app,A-B}$）が低い化合物が多い。これらの化合物は良好な吸収性を示すと考えにくく，実際，in vivoで顕著な吸収の非線形性や非常に低い吸収性を示す化合物は，Caco-2細胞で非常に大きなefflux ratioを示すことが多い。

3. その他のトランスポーター

P-gp以外のトランスポーターの場合は，臓器発現や基質の化合構造がある程度限定されていることが多いため，網羅的なスクリーニングというよりも，体内動態のメカニズム解明や先行薬との差別化などの必要性に応じてケースバイケースで対応することが現実的であろう。トランスポーターにより特定の臓器に蓄積されることが薬効や毒性に関わるケース，内因性物質の輸送を阻害することにより毒性が生じるケースなど様々な事例が報告されている。一例を挙げると，セファロリジンやアデフォビルは，近位尿細管上皮細胞の側底膜に発現するOAT1により腎臓に濃縮的に取り込まれることが，その腎毒性に関与していると推定されている[13)14)]。例えば，先行薬が腎側底膜のトランスポーターを介して濃縮的に腎臓に取り込まれることにより腎障害を生じる場合には，これらのトランスポーターに認識されない化合物を選択するといったストラテジーが考えられる。

II．前臨床〜臨床段階のトランスポーターの評価

最近では，トランスポーターを介した薬物間相互作用や，トランスポーターの遺伝子多型による体内動態変動が報告されてきている。探索段階で，例えばP-gp基質にならない化合物を選択する場合には問題にならないが，実際には他の動態特性や有効性・安全性などの様々なファクターを総合的に判断し，前臨床および臨床試験にあげる候補化合物を選択するため，P-gp基質を選択せざるをえない場合もある。また，動態特性の至適化のために，積極的に，あるトランスポーターに輸送される化合物を選択する場合にも，そのトランスポーターを介した相互作用や遺伝子多型を考慮する必要がある。そのような場合，候補化合物がトランスポーターの基質や阻害剤になるかを，より詳細に定量的に評価することが重要になってくる。以下に，臨床的に明らかになっている事例を紹介する。

1. P-gpを介した薬物間相互作用

トランスポーターの薬物間相互作用は，やはりP-gpに関する臨床報告が多い（**表❶**）[15)-28)]。ロペラミドをキニジンと併用すると，ロペラミド由来の中枢での呼吸抑制の副作用が観察されたが，これはキニジンが脳毛細血管内皮細胞のP-gpを阻害することにより，ロペラミドが脳内に移行したためと推定されている[28)]。また，エリスロマイシンの併用によりタリノロールのAUCが34％上昇する[15)]。このときタリノロールの腎クリアランスは変化していないことから，消化管のP-gpの阻害によりタリノロールの吸収性が上昇したと考えられている。経口投与された薬物は，一部が消化管で吸収された後，消化管壁や肝臓で代謝を免れた薬物が循環血中に到達する。そのため消化管管腔内濃度は血漿中濃度に比べ高く，他の組織に比べ消化管のP-gpを介した薬物間相互作用のほうが起こりやすいと推測される。

2006年にFDAが出した薬物間相互作用に関す

表❶ トランスポーターを介した臨床での薬物間相互作用の代表例

過程	トランスポーター	相互作用薬	影響	Ref
吸収	P-gp	エリスロマイシン	タリノロールの AUC34％上昇	15
		イトラコナゾール	セリプロロールの AUC80％上昇	16
		キニジン	ジゴキシンの BA15％上昇	17
	OATP1A2	グレープフルーツジュース	フェキソフェナジンの AUC1/2 に低下	18
肝取り込み	OATP1B1	シクロスポリン	プラバスタチン，セリバスタチン，ピタバスタチンの AUC4〜8倍上昇	19
		ゲムフィブロジル	プラバスタチンの AUC2倍上昇	19
		リファンピシン	アトロバスタチンの AUC6.8倍上昇	20
胆汁排泄	P-gp	ベラパミル，キニジン	ジゴキシンの胆汁排泄 CL40％低下	21,22
腎排泄	OAT1/3	プロベネシド	セファロ系抗生物質，シドフォビルの腎 CL低下	23,24
		NSAIDs	メトトレキサートの腎 CL低下	25
	P-gp	キニジン，イトラコナゾール	ジゴキシンの腎 CL20〜29％低下	26,27
脳移行	P-gp	キニジン	ロペラミドの中枢副作用が発現	28

るドラフトガイダンス[29] では，P-gp を介した薬物間相互作用の可能性を検討する評価について記載がされている。開発化合物が P-gp 基質かを検討するための in vitro 評価法として，P-gp 発現細胞や Caco-2 細胞を用いた双方向輸送試験が推奨されている。一方，開発化合物が P-gp を阻害するか検討するための in vitro 評価法として，同様の実験系にて，ジゴキシンなどのプローブ基質の輸送に対する影響を検討することが推奨されている。開発化合物が P-gp 基質もしくは強力な阻害活性を有すると判定された場合には，ジゴキシンなどのプローブ基質や P-gp 阻害薬との併用臨床試験が望ましいとされており，各製薬企業においても，P-gp を介した薬物間相互作用を念頭に置いた臨床試験が実施されてきている[30,31]。

2. OATP1B1 を介した薬物間相互作用

肝臓の血管側膜に発現する有機アニオントランスポーター OATP1B1 を介した薬物間相互作用の報告も多い（表❶）[15)-28)]。OATP1B1 は，HMG-CoA 還元酵素阻害薬，アンジオテンシンⅡ受容体拮抗薬，アンジオテンシン変換酵素阻害薬など臨床上重要な医薬品の肝臓への取り込みに関与している。この肝取り込み過程で生じる相互作用の例として，強い OATP1B1 阻害活性を有するシクロスポリンの併用により，セリバスタチンやプラバスタチン，ピタバスタチンの AUC が 4〜8 倍上昇することが報告されている[19)]。そのため，OATP1B1 基質であるスタチン系高脂血症薬や高血圧治療薬との併用が想定される医薬品を開発する場合は，OATP1B1 阻害活性の検討を行い，推定臨床濃度と OATP1B1 阻害定数との比較を行うことが望ましいと考えられる。その際，OATP1B1 は基質依存的な阻害のケースが報告されているので注意が必要である。OATP1B1 発現系において，ゲムフィブロジルは，プラバスタチンやフルバスタチン，シンバスタチンの取り込みを阻害するものの，in vitro 実験のプローブ基質として用いられることが多いエストロン3硫酸の取り込みは阻害しなかった[32)]。これは基質結合部位が複数存在するためと推定されているが，このような場合，複数の基質を用いたり，臨床で併用する薬剤を基質として用いることが望ましいと考えられる。

3. トランスポーターの遺伝子多型

動態変動との関連の報告が多いのは，MDR1 や OATP1B1，BCRP の遺伝子多型である（表❷）[33)-46)]。その他に最近，糖尿病治療薬メトホルミンの薬効発現と OCT1 の遺伝子多型の関連性が報告された[45)]。メトホルミンは，薬効組織である肝臓に有機カチオントランスポーター OCT1 を介して取り込まれるため，Oct1 ノックアウトマウスではメトホルミンのグルコース低下作用が認められなくなる。in vitro で OCT1 活性が低下する多型を有する被験者では，wild type の被験者に比べメトホルミンによるグルコース低下作用が有意に弱く，OCT1 の多型を有する人はメトホルミンが効きづらいことが示唆された。

表❷ トランスポーターの遺伝子多型の代表例

トランスポーター （変異の箇所）	過程	多型による薬物動態変動	Ref
MDR1 (C3435T)	吸収	ジゴキシン，シクロスポリン，タクロリムス，フェキソフェナジン，ネルフィナビルなどの血中濃度（報告者により結果が異なる）	33
	脳移行	ベラパミルの脳移行性変化なし	34
OATP1B1 (T521C)	肝取り込み	プラバスタチン，ロスバスタチン，ピタバスタチン，アトロバスタチン，レパグリニド，ナテグリニドの血中濃度上昇	35-40
BCRP (C421A)	吸収	スルファサラジン，ロスバスタチン，トポテカンの血中濃度上昇	41-44
OCT1	肝取り込み	メトホルミンの薬効低下	45
OCTN1 (C1672T)	腎排泄	ギャバペンチンの腎分泌CL低下	46

このように，トランスポーターの薬物間相互作用や遺伝子多型による体内動態変動や薬効・副作用との関連についての検討が精力的に行われ，情報が蓄積されてきている。そのため，開発化合物の化学構造によりトランスポーターの基質であることが疑われる場合や，トランスポーター基質との併用が想定される場合には，開発化合物がトランスポーター基質や阻害剤になるかを調べておくことが副作用回避のために重要と考えられる。

おわりに

トランスポーターの in vitro 実験を行うためのツールは，近年，目覚しく整備が進んでいる。トランスポーター遺伝子導入細胞やオーサイト，トランスポーター発現ベシクル，さらに極性細胞に取り込み側と排泄側のトランスポーターの両方を発現させた共遺伝子発現系[47]が利用可能になってきている。またトランスポーターに関するデータベースTP-searchも公開されている。このようなツールを用いて，誰でも気軽にトランスポーターに関する情報を入手し，実験を行える環境が整ってきた。そのため，候補化合物が個別のトランスポーターの基質や阻害剤になるかをスクリーニングしたり，臨床で相互作用が認められた場合に定性的に原因を推定することは，in vitro の実験で比較的容易に行えるようになった。今後は，各トランスポーターが個体レベルでの動態にどの程度寄与するかを推定し，相互作用や遺伝子多型によるヒトの動態変動を定量的に予測することが重要になってくる。

本稿では個々のトランスポーターの事例について述べてきたが，実際の組織では1つの薬物の輸送に複数のトランスポーターが関与しているケースがよくみられる。基質認識性がオーバーラップする複数のトランスポーターが同じ細胞膜上に発現しているため，各々のトランスポーターの輸送活性を評価し，全体の輸送に対する各トランスポーターの寄与を見積もる必要がある。肝臓や腎臓の血管側膜における取り込み過程や胆管側膜における排泄過程については，選択的基質や選択的阻害剤を用いた寄与率の推定法が確立されてきている[48)49)]，腎刷子縁膜における排泄過程や脳移行性，吸収性の寄与率の評価は今後の課題と思われる。また，化合物が血液側から胆汁/尿中に排泄される場合，細胞の血管側膜と胆管側膜/腎刷子縁膜に発現するトランスポーターが方向性をもって化合物を輸送している。そのため，血液側から細胞内への取り込み過程と，細胞内から胆汁/尿中への排泄過程の両方を考慮し，in vitro から in vivo を予測する必要がある。

相互作用や遺伝子多型によりトランスポーター機能（輸送活性）に変化が生じた場合，取り込み側や消化管のトランスポーターの機能変化は血中濃度に影響することが多く，臨床での影響を把握しやすいが，脳や排泄側のトランスポーターの場合，その機能変化が血中濃度に影響せず，組織中濃度のみ変動させることがある。先に示したキニジン併用によるロペラミドの中枢副作用の発現のケースにおいても，キニジン併用の有無で血中濃度にはほとんど差がみられないため，血中濃度から副作用がモニターできない。このような場合，ヒトで非侵襲的にリガンドの組織中濃度を測定できるPETが有効なツールになると期待されている。また，各トランスポーターに選択的なPETプ

ローブを用いて，ヒト*in vivo*で素過程のパラメータを実測することにより，*in vitro*からの予測の検証と精度の向上が可能になると思われる。

この他，病態時のトランスポーターの発現や機能変動に関する知見はまだ少ないが，患者の動態予測や病態モデル動物での動態の理解・考察に重要である。また，実験動物における毒性試験や薬理試験の結果をヒトに外挿するうえで，トランスポーターの種差に関する情報も医薬品開発上重要であり，今後これらの知見の蓄積が望まれる。

このように課題は残されているものの，日々発展していく技術や情報をうまく利用することにより，効率よい医薬品開発，および医薬品適正使用のための医療現場への適切な情報の提供に貢献できればと願っている。

参考文献

1) Mizuno N, Niwa T, et al : Pharmacol Rev 55, 425-461, 2003.
2) Sasongko L, Link JM, et al : Clin Pharmacol Ther 77, 503-514, 2005.
3) Mahar Doan KM, Humphreys JE, et al : J Pharmacol Exp Ther 303, 1029-1037, 2002.
4) Tanigawara Y, Okamura N, et al : J Pharmacol Exp Ther 263, 840-845, 1992.
5) Ueda K, Okamura N, et al : J Biol Chem 267, 24248-24252, 1992.
6) Adachi Y, Suzuki H, et al : Pharm Res 18, 1660-1668, 2001.
7) Yamazaki M, Neway WE, et al : J Pharmacol Exp Ther 296, 723-725, 2001.
8) Feng B, Mills JB, et al : Drug Metab Dispos 36, 268-275, 2008.
9) Sparreboom A, van Asperen J, et al : Proc Natl Acad Sci USA 94, 2031-2035, 1997.
10) Yokogawa K, Takahashi M, et al : Pharm Res 16, 1213-1218, 1999.
11) Zaher H, Khan AA, et al : Mol Pharm 3, 55-61, 2006.
12) 荻原琢男，奥平典子 : Drug Delivery System 21, 142-152, 2006.
13) Takeda M, Tojo A, et al : Kidney Int 56, 2128-2136, 1999.
14) Ho ES, Lin DC, et al : J Am Soc Nephrol 11, 383-393, 2000.
15) Schwarz UI, Gramatte T, et al : Int J Clin Pharmacol Ther 38, 161-167, 2000.
16) Lilja JJ, Backman JT, et al : Clin Pharmacol Ther 73, 192-198, 2003.
17) Pedersen KE, Christiansen BD, et al : Eur J Clin Pharmacol 24, 41-47, 1983.
18) Bailey DG, Dresser GK, et al : Clin Pharmacol Ther 81, 495-502, 2007.
19) Shitara Y, Sugiyama Y : Pharmacol Ther 112, 71-105, 2006.
20) Lau YY, Huang Y, et al : Clin Pharmacol Ther 81, 194-204, 2007.
21) Angelin B, Arvidsson A, et al : Eur J Clin Invest 17, 262-265, 1987.
22) Hedman A, Angelin B, et al : Clin Pharmacol Ther 49, 256-262, 1991.
23) Roberts DH, Kendall MJ, et al : Br J Clin Pharmacol 11, 561-564, 1981.
24) Cundy KC : Clin Pharmacokinet 36, 127-143, 1999.
25) Kremer JM, Hamilton RA : J Rheumatol 22, 2072-2077, 1995.
26) Jalava KM, Partanen J, et al : Ther Drug Monit 19, 609-613, 1997.
27) Hedman A, Angelin B, et al : Clin Pharmacol Ther 47, 20-26, 1990.
28) Sadeque AJM, Wandel C, et al : Clin Pharmacol Ther 68, 231-237, 2000.
29) Huang SM, Strong JM, et al : J Clin Phamacol 48, 662-670, 2008.
30) Krishna R, Bergman A, et al : J Clin Pharmacol 47, 165-174, 2007.
31) Miller JL, Migoya E, et al : Clin Pharmacol Ther 79, 24, 2006.
32) Noe J, Portmann R, et al : Drug Metab Dispos 35, 1308-1314, 2007.
33) 前田和哉 : 遺伝子医学 MOOK 7 号, 275-286, メディカルドゥ, 2007.
34) Takano A, Kusuhara H, et al : J Nucl Med 47, 1427-1433, 2006.
35) Choi JH, Lee MG, et al : Clin Pharmacol Ther 83, 251-257, 2008.
36) Zhang W, He YJ, et al : Br J Clin Pharmacol 62, 567-572, 2006.
37) Niemi M, Backman JT, et al : Clin Pharmacol Ther 77, 468-478, 2005.
38) Nishizato Y, Ieiri I, et al : Clin Pharmacol Ther 73, 554-565, 2003.
39) Ieiri I, Suwannakul S, et al : Clin Pharmacol Ther 82, 541-547, 2007.
40) Pasanen MK, Fredrikson H, et al : Clin Pharmacol Ther 82, 726-733, 2007.
41) Zhang W, Yu BN, et al : Clin Chim Acta 373, 99-103, 2006.
42) Urquhart BL, Ware JA, et al : Pharmacogenet Genomics 18, 439-448, 2008.
43) Yamazaki Y, Ieiri I, et al : Clin Pharmacol Ther 84, 95-103, 2008.
44) Sparreboom A, Loos WJ, et al : Cancer Biol Ther 4, 650-658, 2007.
45) Shu Y, Sheardown SA, et al : J Clin Invest 117, 1422-1431, 2007.
46) Urban TJ, Brown C, et al : Clin Pharmacol Ther 83, 416-421, 2008.
47) Sasaki M, Suzuki H, et al : Mol Pharmacol 66, 450-459,

48) 楠原洋之:遺伝子医学 MOOK 7 号, 149-154, メディカルドゥ, 2007.

49) 前田和哉:遺伝子医学 MOOK 7 号, 123-134, メディカルドゥ, 2007.

参考ホームページ

- FDA の薬物間相互作用に関するドラフトガイダンス
  http://www.fda.gov/cder/guidance/6695dft.pdf
- トランスポーターに関するデータベース TP-search
  http://www/TP-Search.jp/

水野尚美
1994 年　東京大学薬学部卒業
1996 年　同大学院薬学系研究科修士課程修了
　　　　三菱化学株式会社（現 田辺三菱製薬）入社
2008 年　薬学博士

第4章 動態における薬物トランスポーターの役割

7. 製薬企業における研究
2) 第一三共におけるトランスポーター評価

杉山　大介

　近年のトランスポーター研究の発展に伴い，製薬企業での新薬候補化合物の開発においても，代謝酵素であるCYPと同様に，トランスポーターは一定の評価が必要な対象となってきている。弊社においても，「トランスポーターを介した薬物間相互作用の予測，対抗品との差異化」の基本方針の下，新薬候補化合物によるDDI（薬物間相互作用）リスクを考慮し，新薬候補化合物の開発ステージおよびトランスポーターの種類別に試験項目を分類し，評価している。本稿では，弊社でのトランスポーターに対する取り組みを紹介する。

はじめに

　私が研究を始めた十数年前，クローニング済みの遺伝子は *MDR1*（multidrug resistance 1），P-glycoprotein（*P-gp*）など数える程度であった。種々 in vivo および in vitro 実験の結果から，薬物や内因性物質を細胞内外に輸送するタンパク質の存在は示唆されていたものの，実際にどの程度の数のトランスポーターが存在しているかは全く解明されていなかった。しかし，この十数年間で世界のトランスポーター研究は著しい発展を遂げ，数多くの薬物トランスポーターの同定および機能解析が行われることにより，トランスポーターが様々な薬物の体内動態の決定因子として機能していることが明らかとなった。弊社の場合も，プラバスタチン，テモカプリラート，オルメサルタン，抗生物質などの市販薬や開発化合物の体内動態における種々トランスポーターの関与を解明してきた[1)-4)]。ただし，これらは新薬開発に必要不可欠な評価として実施したものではなく，研究として実施したものがほとんどであり，得られた結果は他社化合物との差異化目的などに使用される程度であった。しかし，近年のトランスポーター研究の発展に伴い，最近ではFDAからトランスポーター評価に対する論文やドラフトガイダンスが発表され[5)6)]，国内の医薬品医療機器総合機構からも新薬候補化合物のトランスポーターに対する評価を要求されるようになってきた。よって現在では，CYPなどの薬物代謝酵素遺伝子と同様に，トランスポーターは新薬候補化合物の開発において一定の評価が必要な対象として製薬企業が取り組んでいる課題である。本稿では，弊社でのトランスポーターに対する取り組みを紹介する。

I. 第一三共におけるトランスポーター評価に対する基本方針

　弊社におけるトランスポーター評価に対する基本方針は「トランスポーターを介した薬物間相互作用の予測，対抗品との差異化」である。
　表❶に2006年にFDAから発表されたドラフト

---

key words

トランスポーター，FDA，医薬品医療機器総合機構，ドラフトガイダンス，DDI（薬物間相互作用），輸送試験，阻害試験，K_m値，K_i値，シミュレーション，DDS

表❶ 薬物トランスポーター評価に対するFDAの方針（文献5より）

対象トランスポーター：P-gpのみ
　他のトランスポーターに比べて，知識，技術が豊富
　in vitro発現系，臨床で使用可能な典型的基質，阻害剤が既知

P-gp評価のための実験法：経細胞輸送実験（MDR1発現細胞，Caco-2細胞は問わず）を推奨
　ATPase assay，uptake/efflux assayはスクリーニングレベル

実験に使用するべき典型的基質，阻害剤，およびその評価法を提案
　基質となる判断基準：net flux ratio（basal to apical/apical to basal）＞2
　阻害剤となる判断基準：K_i or IC_{50} ＜ 10μM，or comparable to other potent inhibitors

誘導試験：必要性は認識
　ただし，適当な評価法がないことも認識

他のトランスポーターについて
　評価法，典型的基質，阻害剤などが確立されておらず，現状すべての化合物を評価する必要なし
　ただし，シクロスポリンAやβラクタム系抗生物質，塩基アナログなどと併用する場合は評価すべき

ガイダンスおよびその基となった論文をまとめた。現状でのFDAの方針は，P-gpを評価すべきトランスポーターとし，他のトランスポーター〔OATPs（organic anion transporting polypeptides），OATs（organic anion transporters），OCTs（organic cation transporters），MRPs（multidrug resistance-associated protein），BCRP（breast cancer resistance protein）など〕については化合物ごとにケースバイケースで対応している。しかし，弊社の場合，プラバスタチン，テモカプリラート，オルメサルタン，レボフロキサシンなど種々トランスポーターの基質となり，またこれらの薬物との併用が予想される新薬候補化合物が多い。よって弊社では，新薬候補化合物によるDDI（薬物間相互作用）リスクを考慮し，新薬候補化合物の開発ステージおよびトランスポーターの種類別に試験項目を分類し，評価している。

①新薬候補化合物のスクリーニング段階：P-gpに対する評価
②新薬候補化合物がある程度絞られた段階：原則として，新薬候補化合物がDDIの加害者になる場合のリスク評価を目的に阻害試験を実施（第二のシクロスポリン，プロベネシドを出さない）。ただしケースバイケースで詳細な輸送試験を実施
③新薬候補化合物が1つに絞られた段階：新薬候補化合物の体内動態の特徴づけを主目的に基質試験を実施。また被害者・加害者としてのDDIリスク評価を実施し，臨床DDI試験の根拠としている

以下に各段階での実施項目，実施条件などを記した。なお，試験に使用するトランスポーター発現細胞，発現ベシクルなどは，市販品，ライセンス品，CROへの外注などで対応している。

1. スクリーニング段階でのP-gp評価

欧米のメガファーマとは異なり[7)-10)]，ATPase assayなどは実施しておらず，P-gp発現細胞やCaco-2細胞を用いた輸送試験および阻害試験を実施している。

2. 新薬候補化合物がある程度（数個〜数10個）絞られた段階

(1) 原則実施の試験

・代表となる母核でのP-gpに対する評価：阻害試験および輸送試験
・併用予定薬の体内動態がトランスポーターに強く依存する場合〔例：新薬候補化合物がスタチン類（主にOATPsの基質），サルタン類（主にOATPsの基質），メトホルミン（OCTsの基質）などとの併用予定である場合〕：阻害試験

(2) ケースバイケースで実施の試験

・類似薬で副作用などの問題が明らかとなっている場合〔例：グリタゾン系化合物のbile salt export pump（BSEP）への阻害の有無など[11)]〕：

図❶　クリアランス理論（簡略化のため肝代謝型薬物に限定）

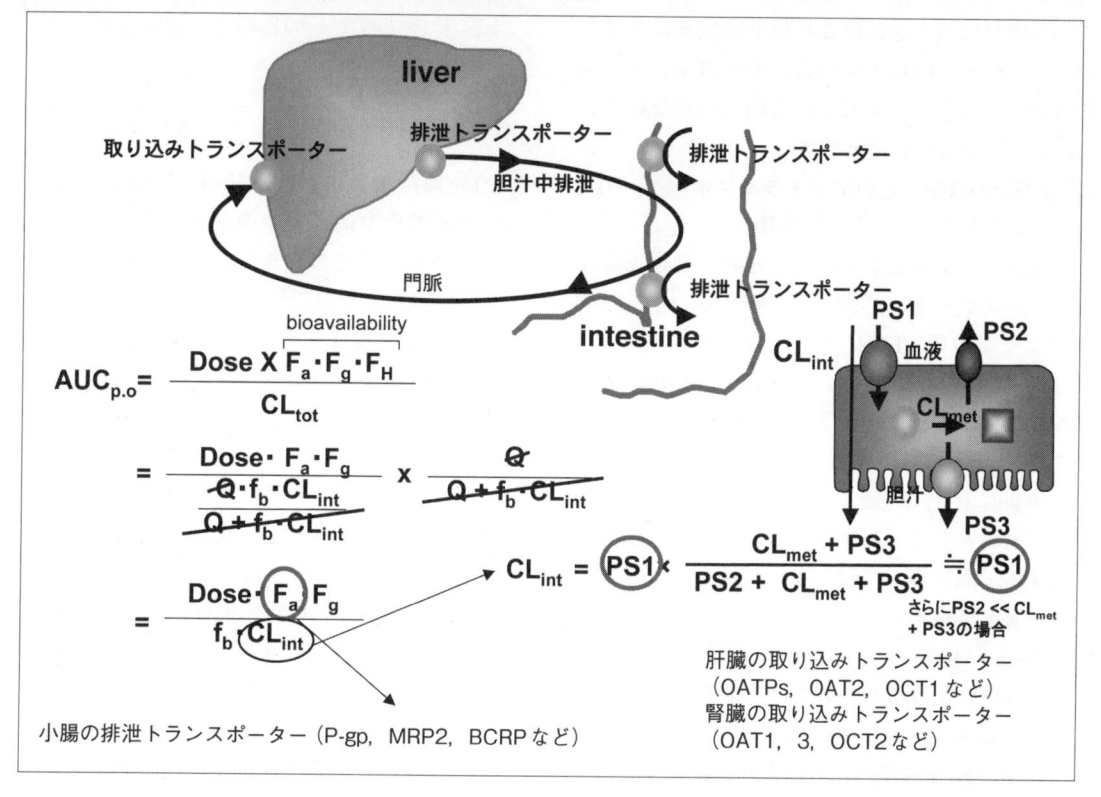

$$AUC_{p.o} = \frac{Dose \times F_a \cdot F_g \cdot F_H}{CL_{tot}}$$

$$= \frac{Dose \cdot F_a \cdot F_g}{\frac{Q \cdot f_b \cdot CL_{int}}{Q + f_b \cdot CL_{int}}} \times \frac{Q}{Q + f_b \cdot CL_{int}}$$

$$= \frac{Dose \cdot F_a \cdot F_g}{f_b \cdot CL_{int}}$$

$$CL_{int} = PS1 \times \frac{CL_{met} + PS3}{PS2 + CL_{met} + PS3} \cong PS1$$

さらにPS2 << CL_{met} + PS3の場合

小腸の排泄トランスポーター（P-gp, MRP2, BCRPなど）

肝臓の取り込みトランスポーター
（OATPs, OAT2, OCT1など）
腎臓の取り込みトランスポーター
（OAT1, 3, OCT2など）

阻害試験
- in vivo 試験の結果からトランスポーターの寄与が示唆される場合〔例：特定の臓器（主に肝・腎）への化合物の蓄積，未変化体での尿中排泄や胆汁排泄，腎臓での分泌の関与，腎クリアランスの種差などの結果が動物でのin vivo 試験から得られている場合〕：阻害試験および輸送試験
- 抗癌剤のP-gp, MRPs, BCRPに対する評価：阻害試験および輸送試験

阻害試験： この段階での目的は，単純に阻害するか否かを明らかにすることであるため，各トランスポーターに対する典型的基質（標識体や蛍光基質）に対する新薬候補化合物の阻害能を10, 100, 1000 μMや1, 10, 100 μMなど3点の濃度で評価する。最高濃度の設定は，FDAの考え方として，false negativeな予測を避けるための安全域をとり，非結合型濃度ではなくtotal濃度で阻害能を評価する傾向にあるため，濃度設定はtotalでの最高血中濃度（肝臓のトランスポーターの場合は門脈中のtotalの最高血中濃度）を考慮し設定する。

輸送試験： 基本的にはLC-MS/MSで測定するが，³Hもしくは¹⁴Cによる標識体が存在する場合は標識体で検討する。

3. 新薬候補化合物が1つに絞られた段階，もしくは新薬候補化合物自身の標識体を有する段階

代謝酵素であるCYPの場合と同様に，新薬候補化合物が種々トランスポーターの基質および阻害剤となるか否かを検討し，基質になる場合はその寄与率の算出および臨床での遺伝子多型の影響の予測，阻害剤となる場合は臨床でのDDIの予測など，より詳細な解析を実施する。また対抗品との差異化目的での検討も実施する。

(1) 上記2の段階において，トランスポーター評価を実施済みの化合物

上記2の段階における試験結果から，トランスポーターの基質，阻害剤となることが示されている場合はK_m値，K_i値を算出する。この場合，取得済みの結果を基に7点程度（例えば，1, 3, 10, 30, 100, 300, 1000 μM）の濃度で検討する。また，併用予定薬の標識体を有している場合，典型的基質だけでなく，標識された併用予定薬を用いた阻害試験も実施する。一方，上記2の段階における

結果から，基質，阻害剤とならないことが示されている場合は基本的にはこれ以上の試験は実施しない。しかし，FDAからの要求や類似薬との差異化目的などにより，基質，阻害剤にならないという結果が必要な場合は実施する。

(2) 上記2の段階において，トランスポーターの評価を実施していない化合物

現時点では併用薬が不明な化合物，動物実験からトランスポーターの関与が示唆されなかった化合物などが対象。FDAの方針に基づき，*P-gp*に対しては必ず評価する。他のトランスポーターについては，図❶で示すように，OATPs，OATs，OCTsを優先して評価する。

1) *P-gp*に対する評価

予試験として，阻害試験および輸送試験を実施する。阻害剤，基質となった場合はより詳細な検討を実施する。

2) *P-gp*以外のトランスポーターに対する評価

① *OATPs，OATs，OCTs*：予試験として，阻害試験のみを実施する。阻害剤となった場合，K_i値算出のためのより詳細な検討および輸送試験を実施する。

② ①以外のトランスポーター（肝臓の胆管側，腎臓の尿細管側に発現するトランスポーター，および薬効・安全性の観点から検討されるべきトランスポーターなど）：申請までの情報収集目的や臨床試験結果に基づき，実施の可否を判断する。

なお，臨床試験の結果，トランスポーターの関与が示唆された場合は，①，②の両者とも輸送試験を実施する。

(3) 臨床でのトランスポーターを介したDDI予測

上記(1)，(2)での阻害試験により，被験物質のトランスポーターに対するK_i値を算出後，臨床でのDDIを予測する。

1) 吸収過程でのP-gpに対する予測

得られた見かけのK_i値と臨床での投与量からP-gpの阻害リスクを予測し，臨床での相互作用試験の実施を判断する。

2) 肝臓，腎臓への取り込み過程に対する予測

ヒト臨床での血中濃度および以下の式から，トランスポーターを介した薬物間相互作用のヒト臨床でのAUCへの影響を評価する[12]。

$$\frac{AUC（阻害剤存在下）}{AUC（阻害剤非存在下）}=1+\frac{I}{K_i(\mu M)} \quad （式1）$$

Iを臨床用量における肝臓や腎臓入り口近傍での非結合型最高血中濃度とすることにより，AUCへの影響をおおまかに予測可能である。なお，肝臓の入り口近傍での非結合型最高血中濃度は門脈中濃度を考慮する[13]。もし，この条件下で問題ないのであれば，臨床上問題ないと考えられる。一方，この条件下でAUCに影響することが示された場合は，開発候補化合物ならびに併用薬のヒト動態パラメータを用いたシミュレーションを行い，臨床での相互作用試験の実施の是非を判断する。

3) 肝臓，腎臓からの排出過程に対する予測

血中での非結合型濃度および自身がこれら臓器の取り込みトランスポーターの基質であるか否か，動物試験におけるK_p値などから，肝臓・腎臓内の新薬候補化合物の非結合型濃度を想定し，得られたK_i値とのマージンを判断する。基本的にはfalse negativeな予測を避けるため，まずは最悪の条件（非結合型濃度ではなく，結合型も加味したトータルでの濃度など）を想定し，問題があればより詳細な解析を行う。

(4) 種々トランスポーターの寄与率の算出

上記(1)，(2)での輸送試験により，目的の化合物があるトランスポーターの基質になると示された場合，次に示すべきは，そのトランスポーターの寄与率である。*OATP1B1*は*OATP1B1*15*という輸送機能の低下する遺伝子多型が知られているが[14,15]，*15をホモで有する場合であっても，すべての*OATP1B1*基質で影響が出るわけではない[16]。このような薬物では，肝取り込みにおける*OATP1B1*の寄与率が小さいために，多型の影響がみられなかったものと考えられる。よって，新薬候補化合物を輸送するトランスポーターを同定するだけでなく，膜透過過程全体における種々トランスポーターの寄与率を算出する必要がある。実験方法の詳細については，平野らにより報告さ

れているので、ご参考にしていただきたい[17]。この方法は腎スライスを用いることにより、腎臓での血液中から腎臓上皮細胞内への取り込み過程における種々トランスポーターの寄与率の算出にも応用可能である[18)-20)]。

弊社の場合、ドイツの第一三共ヨーロッパにおいて、ヒト新鮮肝細胞およびヒト腎スライスなどが利用可能であり、代謝試験・誘導試験などとともに、トランスポーター評価の一環として、寄与率の算出、取り込み輸送過程全体への阻害の検討などに利用している。また、動物での肝細胞および腎スライスを用いた *in vitro* 実験、および *in vivo* 実験、さらにヒト新鮮肝細胞およびヒト腎スライスを用いた *in vitro* 実験を組み合わせ、トランスポーターで輸送される化合物のヒト動態予測も実施している。

II. トランスポーターのDDSへの利用

現在開発中のカルバペネム系抗生物質(CS-023)は、10年以上前にウサギの *in vivo* 実験から、腎毒性を回避する目的で選択された化合物である。昨年、われわれはCS-023と先行薬のメロペネムの腎排泄機構の違いを明らかにし、メロペネムのみがOATsの基質となることを示した[4)]。よって、現在なら、トランスポーターのDDS(drug delivery system)への応用として、*in vitro* の実験系を用い、腎臓上皮細胞の血管側膜に発現するトランスポーターに輸送されない化合物をハイスループットに探索することが可能である。カルバペネム系抗生物質の場合、他の類似薬よりも長い半減期をもつCS-023は薬価面・投薬回数の面で非常に有利であり、またメロペネムは臨床試験でのプロベネシドとの相互作用が報告されているが[21)]、CS-023はOATsに輸送されないことから、トランスポーターを介したDDIの懸念がなく、安全面でも優れている。よって、今後このような毒性回避を目的としたDDSや薬効標的臓器への積極的な輸送を目的としたDDSなど、トランスポーターのDDSへの利用が増加すると考えられる。

III. 企業でのトランスポーター研究とは

弊社を含め、現在までに製薬企業で実施されたトランスポーター研究の大半は、P-gpなどのHTS評価系の構築、新薬候補化合物やその対抗品の体内動態、薬効などの裏づけであった。では、トランスポーター評価系が急速に広がる昨今において、企業発のトランスポーター研究とは一体どのような研究であろうか?

・大量のライブラリー化合物とデータマイニング手法によるQSAR(定量的構造活性相関)
・M&S(モデル&シュミレーション)を用いた、トランスポーターおよびCYP発現系からのヒト動態およびDDI予測
・ヒトvivoをミミックした新たな評価系(*in vitro* および動物での *in vivo*)の構築
・大規模臨床試験からの遺伝子多型解析
・DDSへの利用

など、純粋な基礎研究ではなく、企業の強みを生かした創薬に貢献する研究であるべきだろう。現在の創薬手法に何が足らないのか、どのような壁を打ち破れば創薬にブレイクスルーをもたらすのかを常に念頭に置き、業務および研究に臨みたい。

おわりに

私は学生時代からトランスポーター研究に従事し、旧三共に入社後もトランスポーター評価系の構築に明け暮れた。現時点ではある程度満足できるレベルの評価系を構築することができたが、これは、弊社がプラバスタチンやオルメサルタン、トログリタゾンなどを開発した経緯もあり、トランスポーターに対する意識が強かったためと考えられる。2007年のAAPS(American Association of Pharmaceutical Scientists)年会に参加したが、トランスポーター関連の発表は大学からの発表が多く、企業からはP-gp関連(スクリーニング法の開発やBBB透過性の検討など)程度であった。また、欧米のメガファーマと呼ばれる企業であっても、トランスポーターの評価に関しては、P-gp以外はそれほど着目しておらず、化合物ごとにケースバイケースで対応しているとのことであった。同様

に，大学および企業の研究者の中には，ヒト臨床でのトランスポーターの遺伝子多型やトランスポーターを介した薬物間相互作用の影響に懐疑的な方々もいるかもしれない。実際にヒト臨床においてトランスポーターの遺伝子多型やトランスポーターを介した薬物間相互作用がみられたという報告は現状では多くない。ただし，$OATP1B1$の遺伝子多型の論文[14]やセリバスタチンとシクロスポリンの相互作用の論文のように[22]，確実にトランスポーターの影響であると報告した論文が少ないためであり，トランスポーターの影響が示唆される論文は増加している[23][24]。また，探索段階で代謝安定性の高い化合物を選択していくと，必然的に低クリアランスの化合物やトランスポーターにより排泄される化合物が選択され，今後臨床に上がる新薬候補化合物の多くがトランスポーターの影響を受ける可能性がある。よって，今後はより積極的なトランスポーター評価が必要となり，そのための基盤研究やトランスポーターを生かした創薬など，企業においても精力的なトランスポーター研究が必須となるだろう。

参考文献

1) Nakai D, et al : J Pharmacol Exp Ther 297, 861-867, 2001.
2) Ishizuka H, et al : J Pharmacol Exp Ther 290, 1324-1330, 1999.
3) Nakagomi-Hagihara R, et al : Drug Metab Dispos 34, 862-869, 2006.
4) Shibayama T, et al : Drug Metab Pharmacokinet 22, 41-47, 2007.
5) Zhang L, et al : Mol Pharm 3, 62-69, 2006.
6) Guidance for Industry : Drug Interaction Studies – Study Design, Data Analysis, and Implications for Dosing and Labeling. http://www.fda.gov/cder/guidance/index.htm
7) Feng B, et al : Drug Metab Dispos 36, 268-275, 2006.
8) Rautio J, et al : Drug Metab Dispos 34, 786-792, 2006.
9) Polli JW, et al : J Pharmacol Exp Ther 299, 620-628, 2002.
10) Schwab D, et al : J Med Chem 46, 1716-2175, 2003.
11) Funk C, et al : Mol Pharmacol 59, 627-635, 2001.
12) Hirano M, et al : Drug Metab Dispos 34, 1229-1236, 2006.
13) Ito K, et al : Pharmacol Rev 50, 387-412, 1998.
14) Nishizato Y, et al : Clin Pharmacol Ther 73, 554-565, 2003.
15) Iwai M, et al : Pharmacogenetics 14, 749-757, 2004.
16) Niemi M, et al : Clin Pharmacol Ther 80, 356-366, 2006.
17) Hirano M, et al : J Pharmacol Exp Ther 311, 139-146, 2004.
18) Hasegawa M, et al : J Pharmacol Exp Ther 305, 1087-1097, 2003.
19) Deguchi T, et al : Kidney Int 65, 162-174, 2004.
20) Nozaki Y, et al : J Pharmacol Exp Ther 321, 362-369, 2007.
21) Bax RP, et al : J Antimicrob Chemother 24 Suppl A, 311-320, 1989.
22) Shitara Y, et al : J Pharmacol Exp Ther 304, 610-616, 2003.
23) Ding R, et al : Clin Pharmacol Ther 76, 73-84, 2004.
24) Kyrklund C, et al : Clin Pharmacol Ther 73, 538-544, 2003.

参考ホームページ

・薬物トランスポーター評価に対する FDA の方針
  http://www.fda.gov/cder/guidance/index.htm

杉山大介

1998 年	東京大学薬学部卒業
	同大学院薬学系研究科修士課程入学
2000 年	同博士課程進学
2003 年	同博士課程修了
2003 年	三共株式会社入社
2007 年	第一製薬との統合により，第一三共株式会社となる

学生時代のトランスポーター研究を生かし，三共入社後は，社内でのトランスポーター評価のための基盤構築に従事してきた。現在は Global Pharma Innovator を実現すべく，first in class, best in class の薬物開発をめざした新薬候補化合物の探索，開発に携わっている。

第5章

薬効標的としてのトランスポーター

第5章　薬効標的としてのトランスポーター

1．利尿薬の標的としての腎尿細管のナトリウムトランスポーター

松原　光伸

　腎尿細管の管腔側に発現するナトリウム（Na）トランスポーターはNaに加え，溶質，重炭酸，水，他の電解質の再吸収にも必要である。尿細管の3ヵ所でNaトランスポーターの働きによるNa再吸収が亢進し，栄養状態と酸・アルカリバランス（近位尿細管），体液の量（ヘンレループ上行脚），血圧（遠位曲尿細管から皮質集合管），電解質バランス（ヘンレループ上行脚-皮質集合管）の調節に関与する。したがって，浮腫性疾患の治療にはヘンレループ上行脚のNaトランスポーターが最も有効な標的であり，その他のNaトランスポーターを標的とする薬剤は個々のNaトランスポーターの役割に合わせた適応病態を考える必要がある。

はじめに

　利尿薬は薬理効果として尿量を増加させ，臨床ではうっ血性心不全や浮腫など体液の過剰蓄積を軽減させる目的で使用される。古くは無機水銀に始まり，有機水銀，炭酸脱水酵素阻害薬，サイアザイド利尿薬，ループ利尿薬の順に発見・合成され，臨床で用いられてきた[1]。これらの利尿薬はいずれも腎尿細管に作用して尿量を増加させるため，薬理学的には尿細管に作用して尿量を増加させる薬剤をすべて利尿薬として分類することができる。このような薬理学的利尿薬が尿量を増加させる作用機序は大きく2つに分けられる。1つはナトリウムイオン（Na⁺）再吸収を抑制して，それに続く水の再吸収も減らして尿量を増加させるNa利尿であり，もう1つは直接水の再吸収過程に作用して尿量を増加させる水利尿がある。Na利尿作用がある利尿薬は尿細管の管腔側に発現するNaトランスポーターの機能を直接もしくは間接的に抑制する[2]。水利尿を引き起こす利尿薬には古くから存在する浸透圧利尿薬と近年開発された抗利尿ホルモン受容体拮抗薬[3]がある。このように薬理学的利尿薬は多種存在するが，現在臨床の場で浮腫性疾患に第一選択で用いられるのはNa利尿作用がある利尿薬の中でもループ利尿薬に限られ，他の利尿薬は高血圧治療，眼圧亢進の治療，電解質異常の治療など，別の目的で利用されることが多い。

　本稿では，まず腎尿細管におけるNa移動の基本原理，生理的意義，特性を確認し，腎尿細管のNaトランスポーターが果たす役割の全体像を明確にする。次に尿細管の各部での個々のNaトランスポーターの詳細な生理的役割について，遺伝性腎疾患を含む最新の知見とそのトランスポーターに影響する利尿薬の薬効とを合わせて検討する。この考察に基づき，個々のNaトランスポーターを標的とした利尿薬の今後の発展性についても言及する。最後にNaトランスポーターとNa利

> **key words**
> サイアザイド利尿薬，ループ利尿薬，高血圧治療，遺伝性腎疾患，ヘンレループ，尿濃縮，対向流増幅系

1. 利尿薬の標的としての腎尿細管のナトリウムトランスポーター

図❶ 腎尿細管におけるNaの濾過・再吸収

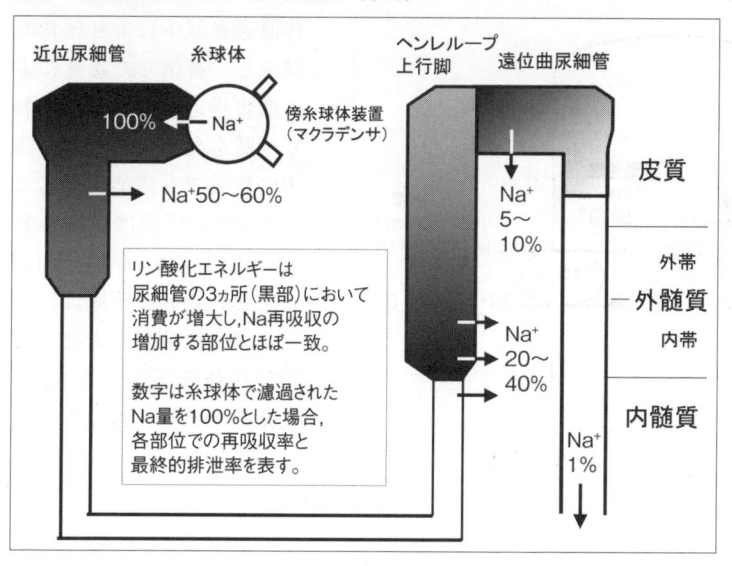

近位尿細管 100%
糸球体 Na⁺
傍糸球体装置（マクラデンサ）
Na⁺ 50〜60%
ヘンレループ上行脚 Na⁺ 5〜10%
遠位曲尿細管
皮質
外帯／外髄質
内帯
Na⁺ 20〜40%
内髄質
Na⁺ 1%

リン酸化エネルギーは尿細管の3ヵ所（黒部）において消費が増大し、Na再吸収の増加する部位とほぼ一致。数字は糸球体で濾過されたNa量を100%とした場合、各部位での再吸収率と最終的排泄率を表す。

図❷ 腎尿細管におけるNaトランスポーターの役割

近位尿細管／糸球体／傍糸球体装置（マクラデンサ）／尿腔／間質
Na⁺／糖／Na⁺／アミノ酸／2Na⁺／HPO_4^{2-}／2Na⁺／SO_4^{2-}／Na⁺
3Na⁺ ATPase 2K⁺
H⁺／HCO_3^-／Cl⁻

ヘンレループ上行脚／遠位曲尿細管
尿腔／間質
Cl⁻ TSC Cl⁻
Na⁺ ENaC Na⁺ 3Na⁺ ATPase 2K⁺
K⁺

尿腔／間質
K⁺ K⁺
Na⁺ NKCC2 Na⁺ 3Na⁺ ATPase 2K⁺
2Cl⁻ Cl⁻

度と同等であるため大量のNaも濾過される（NaCl量で約1500g/日）。しかし，濾過後Naと水は99％以上尿細管で再吸収される（図❶）。このような濾過・再吸収機能は一見たいへん無駄にも思われるが，体内の代謝活動で生じる変性タンパク（毒素）を排泄するにはたいへん効率的であり，肝臓の酵素反応と並ぶ生体の重要な解毒作用でもある。この効率的な腎の解毒作用では必要悪として大量の水，電解質，溶質類を濾過させる結果になるため，尿細管による調節的再吸収が必要となる。この再吸収に尿細管管腔側に発現するNaトランスポーターが関与し，多くの溶質類はNaとの共輸送体で再吸収され，水は電気的に中性のためNa再吸収に伴う浸透圧勾配により受動的に再吸収される（図❷）。さらに，電解質の多くもNaとの共輸送体により直接再吸収されるか，やはりNaトランスポーターが関与して生じる尿細管内外の電位差により再吸収される。したがって，Naトランスポーターは単に濾過されたNa自体の回収にとどまらず，他の濾過された溶質・水・電解質の回収にも必要となる。

2. 尿細管細胞におけるNa輸送機序と利尿

腎尿細管では尿腔に面した管腔側に多彩なNaトランスポーターやNaチャネルを発現するが，共通した原理で経細胞的Na再吸収が行われる。図❸のごとく間質に面した基底膜側にNaポンプが発現しリン酸化のエネルギーを消費して濃度勾

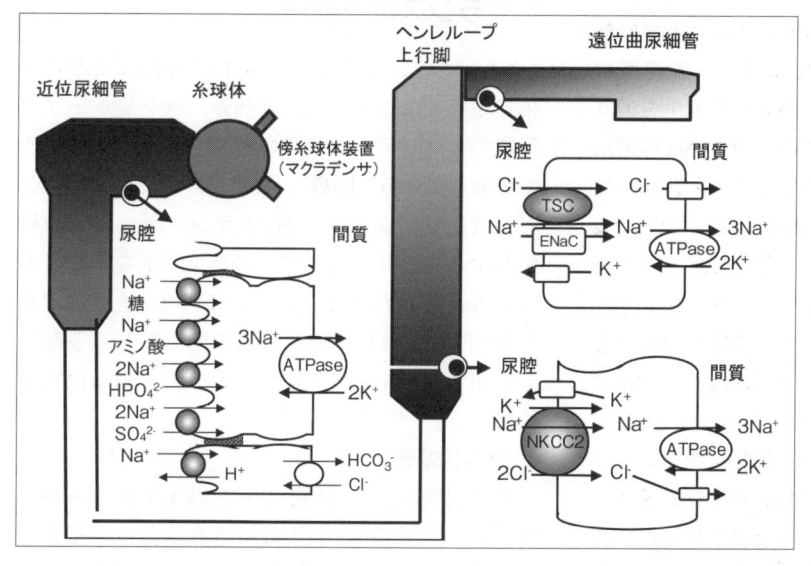

尿の理解を深める目的で水利尿について簡単に触れる。

I. 腎尿細管におけるNa移動とNaトランスポーターの全体像

1. Na再吸収の目的とNaトランスポーターの役割

ヒト成人において腎臓の糸球体濾過は約100 mL/分であり，1日で約150Lと大量の原尿が糸球体濾過により生じる。原尿のNa濃度は血漿Na濃

図❸　腎尿細管細胞におけるNa輸送機序

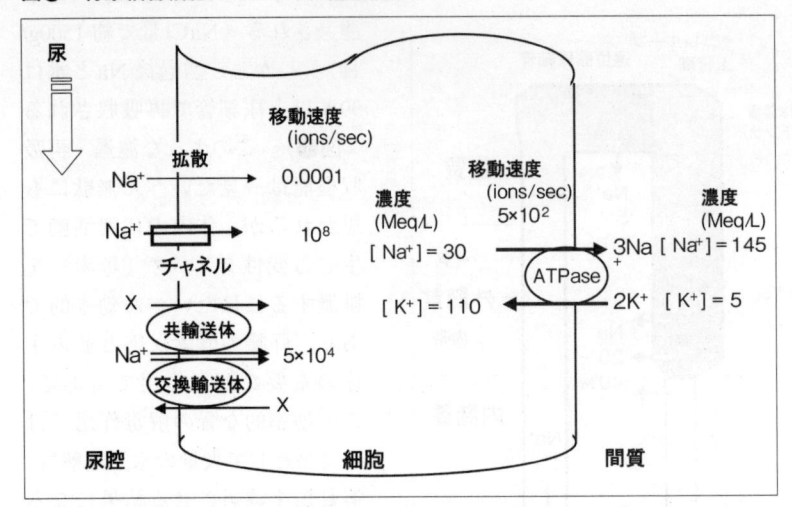

高度な腎機能低下時，糸球体濾過量減少により尿量が減少し，蓄積した毒素による血管透過性の異常も加わり浮腫も発症するため，臨床の現場でも機能低下によるNa利尿状態は認識されないことが多い。しかし，利尿薬の効能を正確に評価して適切に使用するにはこの腎機能低下によるNa利尿状態の有無・程度を計算に入れる必要がある。

配に逆らってNaを細胞内から間質へと移動させる。この働きにより細胞内のNa濃度は低く保たれ，尿細管管腔内と細胞内の間にNaの濃度勾配が形成される。この濃度勾配に従い，管腔側のNaトランスポーターもしくはNaチャネルを通りNaが細胞内へと移動する。この一連のNa移動によりNaは再吸収される。例外的にヘンレループ上行脚細部では管腔内のNa濃度が高いため，Naが細胞間からも再吸収される（ただし，この管腔内のNa濃度上昇も後述のごとく，ヘンレループ上行脚太部においてエネルギーを消費した経細胞的Na再吸収に起因する）が，尿細管全体でNaは常に尿細管管腔から間質への一方向性に移動する。この一方向性はNa輸送の重要な特徴の1つであり，同じ一価のイオンであるカリウムイオンは尿細管のほとんどの部位で再吸収されるが，遠位尿細管の一部（皮質集合管）で調整的に尿細管細胞から尿細管管腔へ排泄される。したがって，腎尿細管では機能的なNa排泄は存在せず，尿へのNa排泄増加は再吸収の抑制・低下によってのみ生じる。さらにNa再吸収は常にリン酸化のエネルギーを消費する高度な細胞機能に支えられているため，軽度の腎病変でも障害されやすい。そのため，何らかの原因で腎臓が障害され，その影響が尿細管に及ぶ場合，Na再吸収能は最も早期から障害され，様々な程度のNa利尿が生じる。

II．尿細管各部でのNa再吸収とNaトランスポーター

Na再吸収に必要なエネルギー消費は尿細管全体で均等ではなく，近位尿細管，ヘンレループ上行脚，マクラデンサ直後の遠位曲尿細管の3ヵ所で突出している（図❶）。この3ヵ所では図❷のごとく管腔側に発現するNaトランスポーターの種類が全く異なり，それぞれの部位で異なった目的があることがわかる。以下にこの3ヵ所それぞれのNa再吸収の具体的な目的を明確にし，各部位で作用するNaトランスポーターの詳細な役割を検討する。

1. 近位尿細管

糸球体濾過後，最初に多くのエネルギーが消費され，大量のNaが再吸収される近位尿細管では図❷のごとく，糖などの溶質類を共輸送するNa共輸送体と水素イオン（H^+）とNaを交換するNa-H交換輸送体が発現する。近位尿細管管腔側にはタンパク分解酵素も発現し，濾過された変性タンパクも分解され，アミノ酸としてNaと共同輸送される。この溶質の再吸収は生体の栄養維持に必要であり，臨床において糸球体濾過機能を十分残しつつ近位尿細管を中心に尿細管機能が強く障害された場合（例えば薬剤性腎症），栄養不良を合併する[4]。さらにNa-H交換輸送体は図❹の

図❹ 近位尿細管における重炭酸再吸収

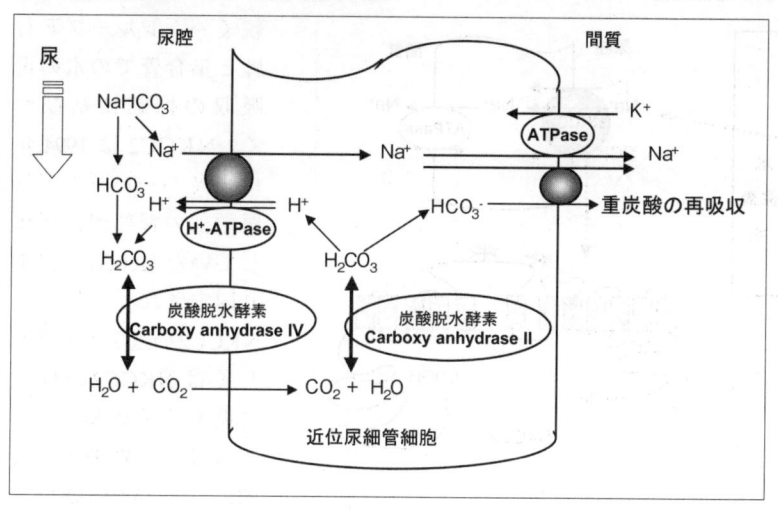

ごとく細胞内外で炭酸脱水酵素と連携し，糸球体濾過された重炭酸を再吸収する。水はNaの再吸収に伴い同じ比率で受動的に再吸収され，管腔内のNa濃度は近位尿細管を通してほぼ一定に保たれる。

近位尿細管に作用する利尿薬には炭酸脱水酵素の作用を抑制して，Na-Hの交換機能を阻害するアセタゾラミドなどの炭酸脱水酵素阻害薬がある。炭酸脱水酵素阻害薬は有機水銀に続く古い利尿薬であり，心不全などの治療に用いられた時期もある[1]。しかし，Na-H交換輸送体によるNaの再吸収量は尿細管全体での再吸収量の数％未満であり，近位尿細管に続くヘンレループ-遠位尿細管による補正作用も生じるため，尿量増加作用は弱く，作用時間も短い。また，炭酸脱水酵素は尿細管にかぎらず全身的に存在するため，炭酸脱水酵素阻害薬は眼圧が亢進する緑内障の治療に用いられている。現在，近位尿細管のNaトランスポーターに作用し，利尿薬として使用されている薬剤は炭酸脱水酵素阻害薬以外にはない。近位尿細管ではNaトランスポーターの種類は多いが，個々の種類のトランスポーターのNa再吸収量は少なく，また栄養状態や酸・アルカリバランスへの影響を考慮すると，この部位でのNaトランスポーターは利尿薬としての標的に適さないと考えられる。実際，糖，アミノ酸，リン酸を輸送するNaトランスポーターの機能が低下する遺伝性疾患では結石形成，腎の石灰化，腎機能低下など様々な重篤な合併症が認められることが多い[5]。しかし将来，標的をNa（利尿）ではなく共輸送される溶質にする機能抑制剤が開発され，特殊な病態に応用される可能性は否定できない。

2. ヘンレループ上行脚
(1) Na再吸収と尿濃縮

近位尿細管に続くヘンレループでは下行脚において，いったんエネルギー消費が低下し，Na移動も極度に減少して，水のみが浸透圧勾配に従って再吸収される。しかし，ループが反転して上行脚になると今度はNa移動が亢進する。ただし，エネルギー消費は上行脚の太部から増大する（図❶）。このようなNaと水の再吸収の乖離，エネルギー消費とNa再吸収の部分的乖離はともにループ構造に基づいた尿濃縮機構を支える変化でもある[6][7]。図❺に尿濃縮に結びつく一連のNa-水再吸収の増幅過程を示した。

①最初にヘンレループ上行脚太部から腎髄質の間質にNaClが供給され浸透圧が上がる（エネルギーを消費したNa再吸収）。

②この浸透圧勾配に従い，ヘンレループ下行脚と集合管から水の再吸収が始まる。

③次に集合管では水の移動により管内の尿素の濃度が上がり，尿素トランスポーターの助けもかり，尿素も腎髄質に移動してNaCl同様に浸透圧形成に加わる。

④そこで，この尿素による浸透圧に反応して二段階目の水の再吸収がヘンレループ下行脚と集合管で生じる。

⑤この間，ヘンレループ下行脚では尿細管細胞および細胞間の構造上の特性からNaClの透過性が著しく制限されているため，管腔内のNaCl濃度が上昇する。しかし，ループ反転後

図❺ 尿濃縮に結びつく Na-水再吸収の増幅過程

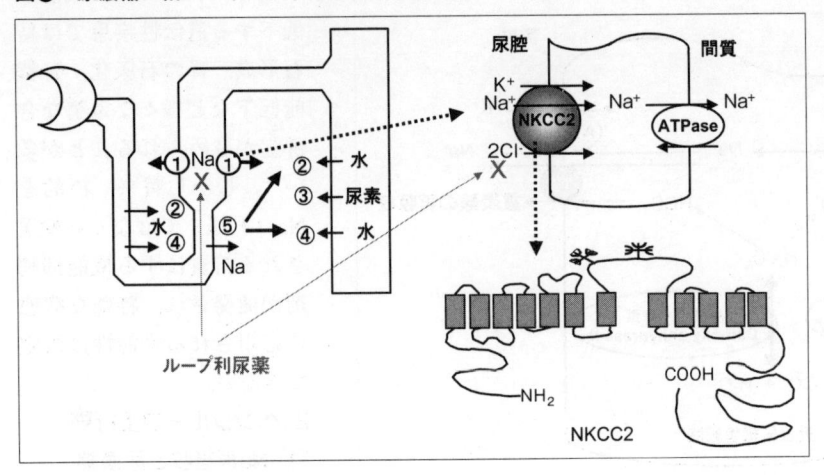

はNaClの透過性が急に高くなるため，太部に至るまでの細部ではエネルギーを消費せずにNaClが間質へ移動し（上記のNa移動部位と高エネルギー消費部位のずれ），②〜④の過程を再度引き起こしつつ，増幅の循環を繰り返し，髄質の浸透圧勾配が維持される。

この一連の過程で再吸収されるNa量は全体再吸収量の20〜40％と量が多いうえ，変化域も大きく，体液量の維持を目的としたNa移動とそれに続く水の再吸収が調整的に行われることもわかる。この高度にNaと水の連結した再吸収機序は生理学的には対向流増幅系（counter current multiplier）とも呼ばれるが，一連の過程がヘンレループ上行脚太部のNa再吸収に始まるため，この部分のNa移動を抑制するループ利尿薬は効率よくNa再吸収を抑制して利尿に結びつくことになる（図❺）。

(2) ループ利尿薬と上行脚太部のNaトランスポーター（NKCC2）

ブメタニドやフロセミドなど現在使用されているループ利尿薬は上行脚太部において管腔側でNaの通路になるNa-K-2Cl共輸送体（Na-K-Cl cotransporter 2：NKCC2もしくはbumetanide sensitive cotransporter 1：BSC1）の特にCl輸送を阻害してNa輸送を抑制する（図❺）。この機能により，上記のごとく対向流増幅系の最初のNa移動が阻害され，効率的にヘンレループ上行脚太部のNa再吸収とそれに続くヘンレループ下行脚と集合管での水の再吸収の抑制に結びつく。NKCC2は1994年に当時ハーバード大学医学部の腎部門に所属していたHebertらにより同定され[8]，その後，NKCC2の遺伝子異常もしくはNKCC2の機能に関わる他の膜タンパクの遺伝子異常が先天的にループ利尿状態（多尿と尿濃縮障害，電解質異常）を呈するバーター症候群の原因であることも判明した（図❻）[9]。このことは直接的なNKCC2の機能抑制剤のみでなく，NKCC2の機能に影響する膜タンパク類に作用する薬剤もループ利尿薬になりうる可能性を示唆している。

NKCC2の同定により，病態モデル動物を用いてNKCC2の生理機能を詳細に検討する研究も行われた。NKCC2は抗利尿ホルモンに反応して発現を増加させる以外に，体液量の変化のみにも反応して発現量を変化させ，体液量維持を目的とした尿濃縮を支えることが判明した[2)10]。この発現変化はヘンレループ上行脚太部でも特に外髄質内帯を通過する部分（図❶のごとくエネルギー消費が特に高い部分）で強く，髄質の浸透圧勾配形成にとって効率のよいNa再吸収に結びつくことも報告された[11]。さらに，浮腫性疾患のモデルとして心不全モデルラットと肝硬変モデルラットにおいてNKCC2の過剰発現も認められ，ループ利尿薬がこれら浮腫性疾患に有効となりえる実験的根拠も示された[11)-13]。しかし，NKCC2の発現増加の機序については浮腫性疾患モデルにおけるNKCC2の過剰発現に限らず，抗利尿ホルモンに対する反応性においても不明な点が多く残されている。今後，詳細な発現調節機序が検討されることにより，過剰な利尿や電解質への影響のため長期使用が困難とされるループ利尿薬の弱点を補う

図❻ バーター症候群の原因

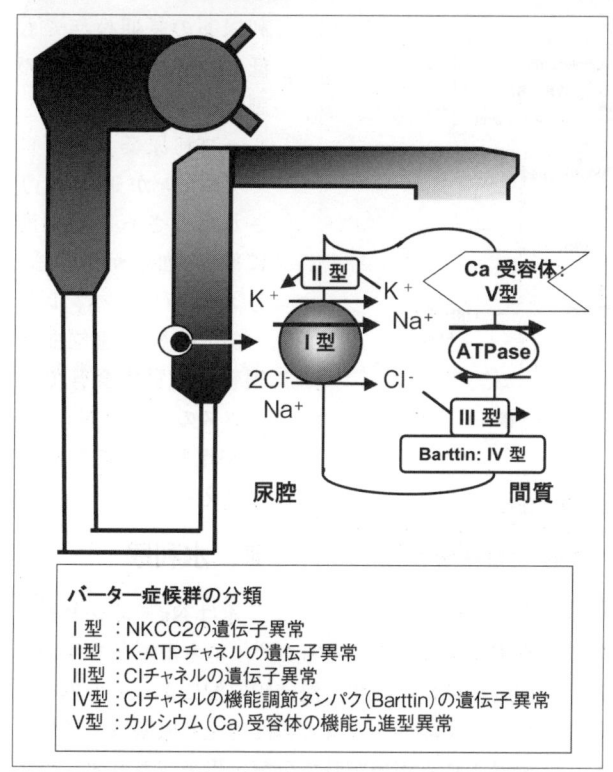

バーター症候群の分類
Ⅰ型：NKCC2の遺伝子異常
Ⅱ型：K-ATPチャネルの遺伝子異常
Ⅲ型：Clチャネルの遺伝子異常
Ⅳ型：Clチャネルの機能調節タンパク(Barttin)の遺伝子異常
Ⅴ型：カルシウム(Ca)受容体の機能亢進型異常

利尿薬の開発に結びつく可能性がある。

3. 遠位曲尿細管から皮質集合管

(1) NaトランスポーターとNa利尿作用

ヘンレループに続く遠位曲尿細管から皮質集合管は3つ目の高エネルギー消費・Na再吸収部位となる。ヘンレループ上行脚太部では強力にNaが再吸収され、急速に管腔内のNa濃度が低下し、遠位曲尿細管に移行する頃にはNa濃度が糸球体濾過直後の約1/3まで低下しうる。したがって、この部位では管腔内と細胞内のNa濃度差が小さくなり、Na輸送を制限する。さらに、この遠位曲尿細管から皮質集合管は浸透圧勾配のない皮質内に位置するためNa再吸収に伴う水の再吸収は特に増幅されない。これらの生理的条件から、この部位で作用するNa利尿は利尿効果が弱いことがわかる。また、ヘンレループ上行脚太部ではNa再吸収量は体液の状態に応じて調整的に行われるため変化域が大きく、結果、この部位にオーバーフローされるNa濃度・量の変動が大きくな

る。この点は近位尿細管からヘンレループへのNa・水のオーバーフローが濾過量との関係においてあまり変化しないことと大きく異なっている。

このように、遠位曲尿細管から皮質集合管のNa再吸収の生理的条件は複雑であるが、遠位曲尿細管でNaを輸送するNa-Cl共輸送体(thiazide sensitive cotransporter：TSC)とそれに続いて発現する吸収型の上皮性Naチャネル(epithelial natorium channel：ENaC)(図❷)はNKCC2に先駆けて同定された[14)15)]。さらに、TSCの機能を抑制する利尿薬(サイアザイド利尿薬)も歴史的にループ利尿薬より古く[1)]、一時期、浮腫性疾患の治療に使用された。現在、浮腫性疾患の急性期に第一選択薬として使用されることはないが、慢性的な浮腫性疾患において長期間ループ利尿薬が投与された状態では、Naがヘンレループ上行脚から遠位曲尿細管へとオーバーフローされ、遠位曲尿細管での管腔内のNa濃度が高くなり、Na再吸収が亢進するため、追加投与のサイアザイド利尿薬が有効な利尿薬として作用することもある。また、ENaCが多く発現する皮質集合管ではカリウムイオン(K^+)の排泄に結びつくKチャネルが管腔側に発現し、Naの再吸収は同じ一価のKの尿排泄に結びつく。したがって、ENaCの機能抑制剤(アミロライド)、ENaCの発現抑制剤(スピロノラクトン)はNaの再吸収を抑制することによりKの排泄を減らす。そこで、ループ利尿薬がNa-Kの共輸送を抑制してKの排泄を促す作用と拮抗するため、特にスピロノラクトンはループ利尿薬の欠点を補いつつ、利尿を補強する目的で臨床上よく利用される。

(2) Naトランスポーター機能抑制による降圧作用と電解質への影響

TSCとENaCをターゲットとしたNa利尿薬は現在も特殊な状況において利尿薬として使用されるが、それ以上に有効な降圧薬として現在も汎用されている。近年、遺伝性疾患(幼少時までに発症する高血圧症を主症状とする遺伝性疾患)の原

図❼ 遠位曲尿細管の Na 移動と遺伝性高血圧症

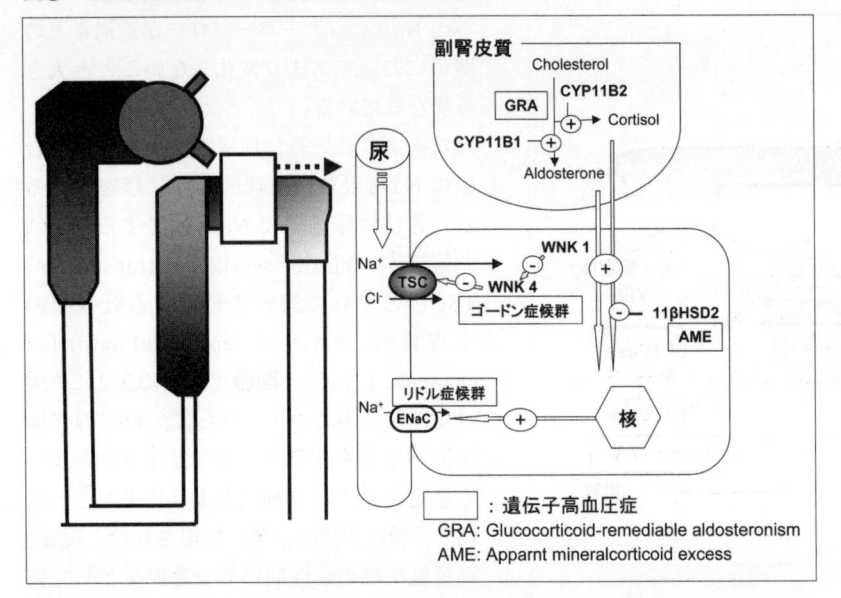

因遺伝子が同定され[16]，図❼のごとく，すべての種類の先天性高血圧症が病態として遠位曲尿細管における過剰な Na 再吸収に直接もしくは間接的（アルドステロン作用）に関連していることも判明した[16]。特に，リドル症候群は ENaC の遺伝子異常で ENaC による Na 再吸収が増加しており[17]，ゴードン症候群では細胞内酵素の遺伝子異常により TSC による Na 再吸収が増加すると考えられている[18]。これらの臨床的事実は遠位曲尿細管から皮質集合管の Na 再吸収が血圧調節に深く関連していることを示している。しかし上記のごとく，この部位での生理的条件が複雑であることもあり，この部位での Na 移動がどのような機序で全身的な血圧調整に影響を与えるのかは不明である。血圧に強く影響するレニン分泌部位（マクラデンサ）や糸球体の輸入細動脈が尿細管のこの部位の近傍に存在することから，レニン分泌や輸入細動脈の圧調節と尿細管のこの部位での Na 移動とが機能的に関連することが予想され，今後の研究が期待されている。また，この部位での利尿作用は電解質にも大きな影響がある。TSC の機能低下型の遺伝子異常（ギッテルマン症候群）では主症状として低 K 血症が認められ[5]，サイアザイド系利尿薬投与時も，しばしば低 K 血症の副作用

が認められる。ループ利尿薬の長期投与でも低 K 血症と低 Na 血症の副作用が認められるが，ループ利尿薬にスピロノラクトンが追加投与されるとさらに高頻度に低 Na 血症が生じる。したがって，ヘンレループ上行脚と遠位曲尿細管・皮質集合管でバランスのとれた Na 再吸収が電解質調節に必要と考えられる。

Ⅲ．水利尿

水は Na イオンと異なり電気的に中性であるため，エネルギーを用いた能動移動に適さず，浸透圧勾配によってのみ移動する。マニトールなどの浸透圧利尿薬は糸球体で濾過されるが尿細管で分解・再吸収されず，管腔内の浸透圧を保持するため，尿細管全体で水の再吸収を抑制し，水利尿に結びつく。しかし，相対的に水が過剰に排泄されるため，過度に体外からの水の供給が抑制されると高 Na 血症を生じる危険がある。また，浸透圧利尿薬は血中でも浸透圧物質をして作用するため，細胞外液の浸透圧を上げ，細胞から細胞外への水の移動を促す。この状態で体外から水が必要以上に供給されると細胞内からの水の供給と合わせて低 Na 血症も生じうる。したがって，この薬剤の投与時には電解質管理のため適度な水供給が必要であり，このため利尿効果は軽減される。現在，浮腫性疾患の治療で使用されることはほとんどない。

腎尿細管のイオントランスポーターが1990年代に次々と同定されたが，同時期に集合管に限局して発現する腎特異的な水チャネル（aquaporin2：AQP2）も同定され[19]，抗利尿ホルモン依存性に集合管で行われる調整的水再吸収機序の詳細が判明した（図❽）。また，同時期に抗利尿ホルモン受容体拮抗薬も開発され[3]，この受容体拮抗

図❽ 集合管における調整的水再吸収機序

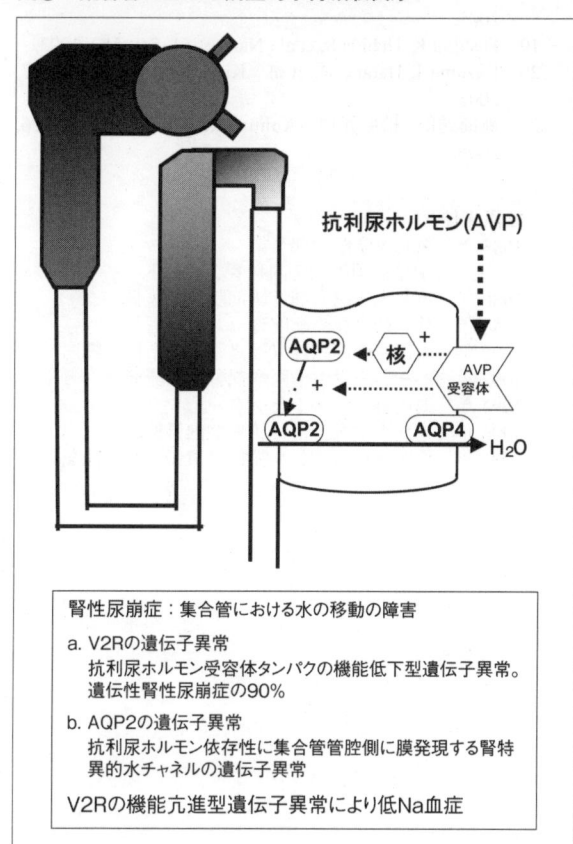

腎性尿崩症：集合管における水の移動の障害
a. V2Rの遺伝子異常
　抗利尿ホルモン受容体タンパクの機能低下型遺伝子異常。遺伝性腎性尿崩症の90％
b. AQP2の遺伝子異常
　抗利尿ホルモン依存性に集合管管腔側に膜発現する腎特異的水チャネルの遺伝子異常
V2Rの機能亢進型遺伝子異常により低Na血症

薬は動物実験において抗利尿ホルモン反応性のNKCC2発現も抑制することが認められた[20]。したがって，論理的には体液量調節に直結するNa利尿と水利尿を合わせもつ理想的な利尿薬とも考えられるが，動物実験では同時にこの受容体拮抗薬の治療安全域が狭いこと，長期投与では効果が減弱することも判明した[20,21]。現在，臨床において抗利尿ホルモン分泌過剰（ADH不適切分泌症候群：SIADH）でこの受容体拮抗薬の使用が検討されているが，ループ利尿薬のように浮腫性疾患に広く利用されるようになるかどうかは現時点では不明である。

おわりに

腎尿細管のNaトランスポーターはNaのみならず溶質，重炭酸，水，他の電解質など糸球体濾過後再吸収を必要とする物質の再吸収にも必要となる。部位別に発現するNaトランスポーターの種類を整理し，トランスポーターの役割と利尿薬の臨床効果を総合的に検討すると腎尿細管Naトランスポーターによる生体システムへの影響も明確になる。近位尿細管でのNa再吸収は栄養状態と酸・アルカリバランスに，ヘンレループ上行脚のNa再吸収は体液の量的調節に，遠位曲尿細管から皮質集合管のNa再吸収は血圧調節に大きな影響がある。さらにヘンレループから皮質集合管にかけてのNa再吸収のバランスは体液の質的調節（電解質調節）に影響する。このようなNaトランスポーターの生体システムへの影響を理解して再度個々のトランスポーターの機能と特性を見直すことは，より有効で安全な利尿薬の開発のみではなく，浮腫性疾患以外の様々な病態にも有効な薬剤開発に結びつくと考えられる。

参考文献

1) 折田義正：日腎会誌 38, 1-7, 1996.
2) Matsubara M : Yakugaku Zasshi 124, 301-309, 2004.
3) Yamamura Y, Ogawa H, et al : Br J Pharmacol 105, 787-791, 1992.
4) Kazama I, Matsubara M, et al : Clin Exp Nephrol 8, 283-287, 2004.
5) 松原光伸：看護のための最新医学講座　第6巻 腎疾患と高血圧第2版，69-85, 2007.
6) Jamison RL, Maffly RH : N Engl J Med 295, 1059-1067, 1976.
7) Molony DA, Reeves WB, et al : Kidney Int 36, 418-426, 1989.
8) Gamba G, Miyanoshita A, et al : J Biol Chem 269, 17713-17722, 1994.
9) Hebert SC : Curr Opin Nephrol Hypertens 12, 527-532, 2003.
10) Michimata M, Mizukami K, et al : Kidney Int 64, 933-938, 2003.
11) Marumo R, Kaizuma S, et al : Kidney Int 54, 877-888, 1998.
12) Nogae S, Michimata M, et al : Kidney Int 57, 2055-2063, 2000.
13) Jonassen TEN, Brond L, et al : Am J Physiol 284, F555-F563, 2003.

14) 松原光伸：腎と透析 61, 813-818, 2006.
15) Gamba G, Saltzberg SN, et al : Proc Natl Acad Sci USA 90, 2749-2753, 1993.
16) Canessa CM, Horisberger J-D, et al : Nature 361, 467-470, 1993.
17) Shimkets RA, Warnock DG, et al : Cell 79, 407-414, 1994.

18) Yang CL, Zhu X, et al : J Clin Invest 115, 1379-1387, 2005.
19) Fushimi K, Uchida S, et al : Nature 361, 549-552, 1993.
20) Kazama I, Hatano R, et al : Kidney Int 67, 1855-1867, 2005.
21) 風間逸郎, 松原光伸：Annual Review 腎臓, 221-226, 2006.

参考図書

* 標準生理学 第5版，本郷利憲，廣田 力，医学書院，2000.
* 看護のための最新医学講座 第2版第6巻：腎疾患と高血圧，佐々木 成，中山書店，2007.

松原光伸

1983年	東北大学医学部卒業
	聖路加国際病院内科レジデント
1986年	東北大学医学部付属病院内科医員
1988年	仙台社会保険病院腎センター医長
1990年	太田西の内病院（福島県郡山市）腎臓内科
1992年	ハーバード大学医学部腎部門研究員
1994年	同内科インストラクター
1996年	東北大学医学部付属病院内科助教
2002年	同医学系研究科准教授（遺伝子医療開発分野）

第5章　薬効標的としてのトランスポーター

2．尿酸トランスポーターと血清尿酸値異常

安西　尚彦

　ヒトでは，プリン代謝の最終産物である尿酸は抗酸化能をもつことから，最近，酸化ストレスに対する保護的役割が注目されている。しかし以前より，高尿酸血症は痛風や心血管疾患の発症と関連することが知られている。腎臓の尿酸輸送機構は，血清尿酸値を決める1つの重要な因子であるが，その分子機序はいまだに完全になされたとは言えない。2002年，われわれのグループによる腎臓特異的尿酸トランスポーター URAT1の分子同定が契機となり，その後の腎臓の尿酸輸送に関与する個々の分子の情報の蓄積につながった。本稿では，それらの最近の知見を中心に紹介する。

はじめに

　尿酸（uric acid）は分子量168，pK_a値5.75の難溶性物質で，体内では有機酸として存在し，主に腎臓より排泄される。ヒトおよび霊長類（チンパンジー，ゴリラ，オランウータン，テナガザルなど）では，肝臓の尿酸酸化酵素（ウリカーゼ）を変異により欠失しているため，尿酸はプリン体の最終代謝産物となる。これら霊長類の腎臓は同時に尿酸再吸収機構を備えており，他の哺乳類に比し血中尿酸値は高値を示す。このため，ヒトでは腎臓における尿酸の排泄低下により高尿酸血症をきたすと，痛風や尿路結石症などを容易に発症する。一方，腎性低尿酸血症は腎臓における尿酸排泄亢進が成因であると考えられる。これら2つの疾患の尿酸排泄異常の原因に，腎臓における尿酸トランスポーターが深く関与することが予測されていたが，その分子実体はこれまで明らかではなかった。

　腎尿酸輸送機構の生理学的研究はこれまで様々な動物種を用いて行われていたが，その輸送形式の複雑性（二方向性，不均一性，種差など）より共通の尿酸輸送機構の想定が困難であった。2002年，Enomotoらが同定した腎臓特異的尿酸トランスポーター URAT1[1]は尿酸値を変動させる薬物の作用点であり，また特発性腎性低尿酸血症の原因となる。この分子同定が契機となり，その後，新しい尿酸輸送関連分子（OATv1, MRP4, SMCTsなど）および関連タンパク質（ウロモデュリン，PDZK1）の同定がなされ，腎臓の尿酸輸送に関与する分子情報の蓄積につながっている[2]。

　本稿では腎の尿酸輸送に関し，腎臓特異的尿酸トランスポーター URAT1など最近の知見を中心に概説する。

I．腎臓の尿酸輸送関連分子

1．有機酸トランスポーター OATs

　尿酸は有機酸であり，生理的条件下ではH^+が解離し，血中では尿酸塩として存在している。このことから，尿酸は有機酸/薬物トランスポーターにより輸送されるのではないかと考えられてきた。腎臓における有機酸および薬物の排泄は，尿

---

key words

尿酸，有機酸，乳酸，トランスポーター，高尿酸血症，遺伝性腎性低尿酸血症，ベンズブロマロン，ピラジナミド，サリチル酸

細管に発現する多選択性の有機酸トランスポーター（organic anion transporter：OAT）によって行われる[3]。1997年，われわれのグループがラット腎臓から同定した最初の有機酸トランスポーターOAT1を皮切りに，腎臓には4つのヒト有機酸トランスポーターアイソフォーム（OAT1～4）が存在することをこれまでに明らかにしている[3]。これらは，それぞれ近位ないし遠位尿細管の基底側膜あるいは管腔側膜に発現し，内因性および外因性（薬物など）の有機酸の輸送を担う。

(1) OAT1

ヒト腎臓では近位尿細管基底側膜に存在し，パラアミノ馬尿酸（PAH）などの有機酸とジカルボン酸の交換輸送を行うOAT1の尿酸輸送は，Ichidaらによりその安定発現細胞を用いて解析されている[4]。ヒトOAT1による尿酸輸送のミカエリス定数Kmは943 μMであった。OAT1は輸送駆動力に細胞内ジカルボン酸を利用していることを考えると，OAT1は尿酸分泌経路における基底側膜での尿酸取り込み口となることが考えられる。

(2) OAT2

最近われわれはブタおよびマウスのOAT2が尿酸を輸送することを確認し，これらの種において肝臓および腎臓における尿酸輸送の新しい経路であることが示唆された（Bahn，安西ら，未発表）。さらにヒトのOAT2も尿酸を輸送することがアフリカツメガエル卵母細胞を用いた実験系により確認された（佐藤ら，投稿準備中）。ヒト腎臓ではOAT2は尿細管基底側膜に存在し，OAT2の駆動力はOAT1/OAT3とは異なることが報告されており，OAT2が管腔側より吸収された尿酸の血管側への排出経路となる可能性がある。

(3) OAT3

ヒト腎臓では近位尿細管基底側膜に存在し，ステロイド硫酸抱合体などの有機酸とジカルボン酸の交換輸送を行うOAT3の尿酸輸送は，OAT1と同様に木村らによりその安定発現細胞を用いて解析されている[5]。ヒトOAT3による尿酸輸送のKmは2.9 mMであった。OAT3もOAT1同様に尿酸分泌経路における基底側膜での尿酸取り込み口となることが考えられる。

(4) OAT4

腎臓では管腔側に存在するOAT4は，すでに木村らにより尿酸を輸送することは知られていた[6]。最近，Hagosらは，OAT4はOH⁻イオンの交換により尿酸の取り込みを行うことを報告した。同時に細胞内に前投与した利尿薬のヒドロクロロチアジドが，OAT4による細胞外からの尿酸の取り込みを亢進させることから，ヒドロクロロチアジドによる高尿酸血症の原因の1つとしてOAT4の関与を示唆している[7]。またSatoらは，OAT4による尿酸輸送はアンジオテンシンⅡ受容体阻害薬（ARB）による抑制を受けることを示し，これがARBによる高尿酸血症の一因となる可能性を示唆している[8]。OAT4の腎尿酸輸送における関与について，今後の解明が待たれる。

(5) OAT10

Bahnらは腎臓に強い発現を認める基質未同定のオーファントランスポーター hORCTL3（human organic cation transporter like 3：SLC22A13）をアフリカツメガエル卵母細胞発現系で解析し，ニコチン酸，PAH，そして尿酸の輸送を確認した[9]。RI標識ニコチン酸に対する非標識尿酸の抑制はIC$_{50}$が759 μMであることから，OAT10は低親和性尿酸トランスポーターであると報告している。彼らはOAT10が特にシクロスポリンA誘導性高尿酸血症の責任分子である可能性を示唆している。

2. 腎特異的尿酸トランスポーター URAT1

(1) URAT1の尿酸輸送特性

SLC22A12遺伝子によりコードされるトランスポーター（urate transporter 1：URAT1）はOATファミリーに属する12回膜貫通型の分子で，腎臓近位尿細管管腔側膜に発現する。アフリカツメガエル卵母細胞発現系を用いた実験により，URAT1は時間依存性の尿酸取り込み増加を示し，そのKmは約370 μMであった[1]。URAT1は血中尿酸値を変動させる様々な薬物（プロベネシド，ベンズブロマロン，スルフィンピラゾン，サリチル酸）と相互作用をすることから，これらの薬物は尿細管管腔側からURAT1による尿酸再吸収を抑制することで尿酸排泄を促進している可能性が推

測された。さらにSLC22A12遺伝子変異により遺伝性腎性低尿酸血症をきたすが，同患者においてはベンズブロマロン試験による尿酸排泄増加作用が認められないことから[10]，ベンズブロマロンはURAT1による尿酸輸送阻害により尿酸排泄を促進することがin vivoにおいて示された。

乳酸，ニコチン酸，ピラジナミドの代謝産物であるピラジンカルボン酸（PZA）などのモノカルボン酸の前負荷により尿酸の取り込み促進が認められること，さらにニコチン酸を卵母細胞に注入後，外液中に尿酸を入れたところ，ニコチン酸のeffluxが促進されたことから，URAT1はこれらの有機酸と尿酸の交換によって行われる尿酸/アニオン交換輸送体であると認められた。SLC22A12遺伝子変異をもつ遺伝性腎性低尿酸血症患者においては，ピラジナミド試験による尿酸排泄低下作用がin vivoにおいて認められないことから[10]，ピラジナミドによる尿酸排泄抑制作用はURAT1による尿酸再吸収の促進により，腎尿細管での尿酸分泌の抑制によるものではない可能性が示された。

(2) URAT1と薬物輸送

Imaokaらは，マウスのUrat1（RST1）がパラアミノ馬尿酸PAHやベンジルペニシリンなどの薬物やカビ毒のオクラトキシンAを輸送することを報告している[11]。Iwanagaらは，ヒトURAT1を発現させた卵母細胞にて，尿酸産生抑制薬アロプリノールの代謝物オキシプリノールが輸送され（Km: 800 μM），ベンズブロマロンにより抑制されることを報告している[12]。URAT1の尿酸輸送は，解熱鎮痛薬として最もよく処方されるサリチル酸（1 mM）により抑制されることを先に述べたが，最近サリチル酸がURAT1により輸送されることを見出した（安西ら，投稿中）。サリチル酸は腎臓尿酸輸送に対する「paradoxical effects」をもつことが知られている。すなわち低濃度（5〜10 mg/dL）において，尿細管での尿酸排泄を抑制し，高濃度（15 mg/dL以上）では尿細管での尿酸再吸収を抑制する。サリチル酸はURAT1の輸送基質となることで，このparadoxical effectsを示すことが推測され，サリチル酸以外にも古くから知られている尿酸をめぐる現象の分子的理解に貢献するものと期待される。

(3) URAT1の発現調節

LiらはOK細胞を用いたプロモーター解析を行い，ヒトSLC22A12遺伝子では転写開始点上流253 bpがその活性を示すために最低限必要な配列であることを示した[13]。ヒト，ラット，マウスの上流配列のアラインメントを調べたところ，AP-1，GATA，HNF1，CREPBなどの転写因子の結合部位があることが示されている。興味深いことに，これまでにHNF1α KOマウスではFanconi症候群をきたし，低尿酸血症を生じることが報告されているが，最近Kikuchiらは，HNF1αとHNF1βがURAT1遺伝子のプロモーター活性を調節することを示した[14]。同時にマウスUrat1のプロモーター領域は肝臓および腎髄質ではメチル化を受けているのに対し，腎皮質ではメチル化の程度が低いことを見出し，URAT1遺伝子の組織特異的発現はHNF1α/HNF1βヘテロダイマーの転写活性化とDNAメチル化の抑制による制御を受けている可能性を示唆している。

3. 電位依存性有機アニオントランスポーターNPT1

2003年に尿酸排泄優位な哺乳類であるブタ腎臓より，われわれが同定した腎尿細管管腔側膜で電位依存性に有機アニオンの排泄を行うトランスポーター OATv1は，尿酸を輸送基質の1つとする[15]。OATv1は先に述べた小胞における実験で見出されたvoltage-sensitive pathwayと考えられる。ヒトで相同性が最も高いのはSLC17ファミリーに属するsodium-dependent phosphate transporter type 1（NPT1）である。最近われわれはヒトNPT1がOATv1と類似の電位依存性有機酸輸送特性をもつことを見出している（Jutabhaら，未発表）。

4. ABCトランスポーターMRP4

MRP4は腎臓の近位尿細管管腔側膜に存在し，ATP依存性の尿酸排出（Km: 1.5 mM）を行うことが最近報告されている[16]。先述のSatoらは，OAT4と同様にMRP4による尿酸輸送はARBの1つのロサルタンによる抑制を受けることを示し，これがロサルタンによる高尿酸血症の一因となる

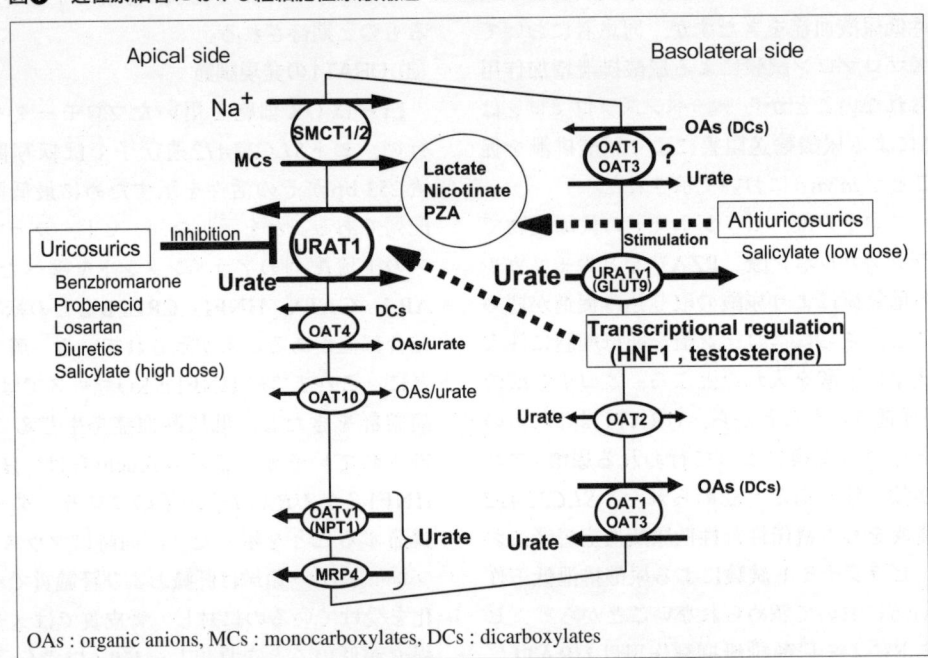

図❶ 近位尿細管における経細胞性尿酸輸送（文献2より改変）

OAs : organic anions, MCs : monocarboxylates, DCs : dicarboxylates

5. Na⁺依存性モノカルボン酸 トランスポーター SMCT1/2

前項で述べたように，URAT1の尿酸輸送は乳酸，ニコチン酸などの内因性物質や，ピラジナミドの代謝産物であるPZAなどの有機アニオンとの交換により行われるとされる。腎尿細管管腔側膜にはNa⁺依存性にこれらのモノカルボン酸の取り込みを行うトランスポーターがあることが機能的に示唆されていたが，2004年Ganapathyらのグループにより，それが $SLC5A8$ と呼ばれる大腸癌においてメチル化により不活化を受ける癌抑制遺伝子の1つであるタンパク質であることが明らかになった[17]。この $SLC5A8$ 遺伝子産物がNa⁺依存性モノカルボン酸トランスポーターSMCT1である。SMCT1とURAT1をアフリカツメガエル卵母細胞に遺伝子共導入によりPZAおよびニコチン酸の尿酸輸送活性増強効果が報告されている（Zandi-Nejadら，未発表）。このことはSMCT1もURAT1同様に高尿酸血症治療薬の新規ターゲットとなる可能性が示唆される。

6. 電位依存性尿酸トランスポーター URATv1 (SLC2A9/GLUT9)

2007年，Liらはサルディニアの遺伝的に孤立した住民集団に対するゲノムワイドスキャンから，血清尿酸値と相関を示す遺伝子として，グルコーストランスポーターファミリーのGLUT9を同定した[18]。同様の報告が2008年に他の2施設から続けてなされ[19)20)]，特にVitartらは当初フルクトーストランスポーターとして報告されていたGLUT9（$SLC2A9$）が，尿酸を輸送することを報告した[20]。同年，著者らはSLC2A9が電位依存性に尿酸を輸送すること，さらにURATに遺伝子変異のない腎性低尿酸血症患者中にP412RというSLC2A9の遺伝子変異を見出した[21]。ヒト腎臓ではSLC2A9は尿細管細胞の基底側膜に発現が認められることから[22]，われわれはSLC2A9が同部位において尿酸の血管側への排出に関与するトランスポーター URATv1であることを示唆した[21]。

図❶に，これまでに明らかになった腎尿細管の尿酸輸送分子を示す。

図❷ 腎近位尿細管の尿酸トランスポートソーム（文献24 より）

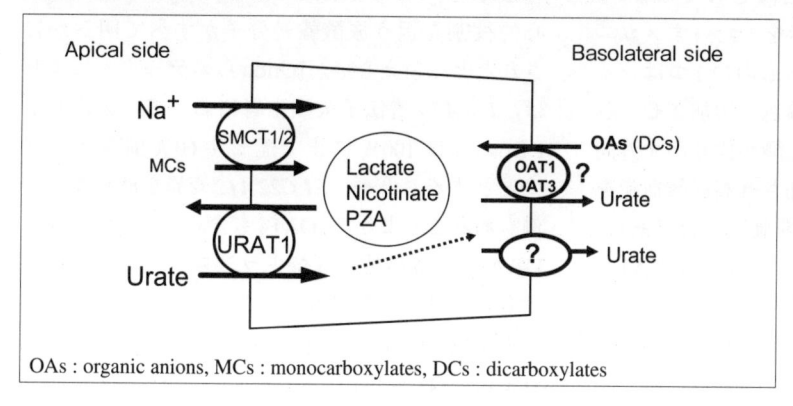

OAs : organic anions, MCs : monocarboxylates, DCs : dicarboxylates

II. 尿酸輸送分子複合体（尿酸トランスポートソーム）

　Ichidaらの解析により家族性腎性低尿酸血症患者より見出されたURAT1遺伝子のC末端に5塩基の挿入が起こる変異[10]をもつURAT1変異体の尿酸輸送活性は低下が認められたことが契機となり，URAT1の細胞内部分であるC末端に注目したところ，同部位にはPDZモチーフと称されるタンパク質間相互作用に特異的なアミノ酸配列が存在していた。そこで同部位には何らかのタンパク質が結合し，それとのタンパク質間相互作用によりURAT1の尿酸輸送機能が何らかの調節を受けている可能性が考えられた。そこでわれわれは，URAT1 C末端をベイト（おとり）としてヒト腎臓cDNAライブラリーを対象にした酵母ツーハイブリッド法を行った。その結果，尿酸トランスポーター URAT1とPDZドメインタンパク質[用解1]のPDZK1が結合することを発見した[23]。

　腎臓では近位尿細管管腔側に限局して発現するPDZK1は，他にもいくつかのトランスポーターと結合することから，膜輸送タンパク質は細胞内情報伝達系などの機能制御分子群との関係を保ちながら機能を発揮する際に，PDZタンパク質などの細胞内支持タンパクにより束ねられて「膜輸送分子複合体（トランスポートソーム）」を構成し，生体膜物質輸送の機能単位となる可能性に着目した。

　そこで，これまでに腎近位尿細管管腔側膜における尿酸輸送分子複合体（尿酸トランスポートソーム）というモデルをわれわれは提唱している。これは同部位の尿酸輸送をURAT1単独の点から検討するだけではなく，先述のPDZK1を介したタンパク質間相互作用によりURAT1とそれ以外の分子により構成された機能単位が腎尿細管の尿酸輸送というマクロの生理現象を担うというアイデアである。すでに，われわれはNa$^+$依存性モノカルボン酸トランスポーター SMCT1およびSMCT2（以下SMCTsと略）がPDZK1と結合することを酵母ツーハイブリッド法にて確認しており（安西ら，未発表），SMCTsとの間では乳酸などの交換基質の供給に伴う尿酸輸送促進効果が「尿酸トランスポートソーム」の生理的役割ではないかと考えている（図❷）[24]。特にSMCTsを含む尿酸輸送分子複合体が，従来から指摘されてきた細胞外液量変動による血中尿酸値変化を説明するNa$^+$依存性尿酸輸送機構の解明につながることが期待される。

III. メタボリック症候群に伴う高尿酸血症

　メタボリック症候群は，内臓脂肪症候群とも呼ばれる複合生活習慣病で，遺伝的素因に過食や運動不足などの生活習慣の変化が栄養の過剰状態を引き起こし，耐糖能異常，高血圧，高脂血症，肥満などの動脈硬化危険因子が重なり合って，心血管障害を引き起こす病態である。これらの危険因子集積の背景には内臓脂肪の蓄積を根幹とするインスリン抵抗性の増大や高インスリン血症の存在が指摘されている[25,26]。このように現在強い関心がもたれているメタボリック症候群では，高尿酸血症の合併が高頻度に認められている。しかし，これまでのところ疫学的検討の域を出ず，インスリン抵抗性を中心としたメタボリック症候群と高尿酸血症の関係の基礎的な検討は，Johnsonらによるフルクトース食ラットにおける血中尿酸値増

加の報告[27]以外には，ほとんどなされていない。インスリン抵抗性が高尿酸血症をもたらすメカニズムとして現在考慮されているものの1つは，インスリンが腎尿細管でのNa$^+$輸送を増加させ，さらにそこで取り込みの増えた乳酸が作り出す外向きの駆動力が尿酸再吸収を増加させ高尿酸血症をきたす原因となるという尿酸排泄低下説である。まさにこの「Na$^+$尿酸共輸送」こそ，URAT1, SMCTs，そしてPDZK1より構成される「尿酸トランスポートソーム」であることが推測される。

おわりに

2002年の尿酸トランスポーターの分子同定を契機とし，腎臓近位尿細管の尿酸輸送機構の解明が徐々に進み，「尿酸トランスポートソーム」という概念の提唱に至った。

しかし，この尿酸トランスポートソームの中心的役割を担う尿酸輸送分子がすべて明らかにされたとは言えない。Ichidaらのデータ[10]によれば，URAT1遺伝子欠損患者において，必ずしもFE$_{URATE}$は100％にまで達せず60％前後の排泄にとどまることや，SLC22A12変異を認めない症例もあることより，（OAT4も含めて）管腔側膜にURAT1以外の他の尿酸トランスポーターが存在する可能性も示唆される。さらに，尿酸再吸収時の血管側への出口についてもいまだ十分に解明されてはいない。

このように現時点で可能なユニットとして捉えながらも，新規高尿酸血症治療薬創製に向けて更なる未知の分子の解明および既存分子の機能解析を今後も続けていく必要があるものと考えられる。

用語解説

1. **PDZドメインタンパク質**：PDZドメインは，PSD（postsynaptic density）の主要なタンパク質であるPSD-95，ショウジョウバエの腫瘍抑制因子Dlg-A，上皮細胞間結合の密着帯に局在するタンパク質ZO-1に共通して認められる約80～90のアミノ酸からなる繰り返し配列で，これら3つの分子の頭文字をとって命名された。PDZドメインは細菌から哺乳類にまで広く保存されているドメインで，現在では100種類を超えるPDZドメインを含むタンパク質（以下，PDZタンパク質）の存在が推測されている。その多くが複数のPDZドメインを直列に有することから，PDZタンパク質は，当初よりscaffold proteinとしてマルチマー形成などの機能が予測されていたが，その後の研究により膜タンパク質輸送やシグナル伝達の集積など多彩な機能を有していることが明らかとなった。

参考文献

1) Enomoto A, Kimura H, et al : Nature 417, 447-452, 2002.
2) Anzai N, Kanai Y, et al : Curr Opin Rheumatol 19, 151-157, 2007.
3) Anzai N, Kanai Y, et al : J Pharmacol Sci 100, 411-426, 2006.
4) Ichida K, Hosoyamada M, et al : Kidney Int 63, 143-155, 2003.
5) 木村弘章, 市田公美, 他：痛風と核酸代謝 24, 115-121, 2000.
6) 木村弘章, 市田公美, 他：痛風と核酸代謝 25, 113-120, 2001.
7) Hagos Y, Stein D, et al : J Am Soc Nephrol 18, 430-439, 2007.
8) Sato M, Iwanaga T, et al : Pharm Res 25, 639-646, 2008.
9) Bahn A, Hagos Y, et al : J Biol Chem 283, 16332-16341, 2008.
10) Ichida K, Hosoyamada M, et al : J Am Soc Nephrol 15, 164-173, 2004.
11) Imaoka T, Kusuhara H, et al : J Am Soc Nephrol 15, 2012-2022, 2004.
12) Iwanaga T, Kobayashi D, et al : Drug Metab Dispos 33, 1791-1795, 2005.
13) Li T, Walsh JR, et al : Biochim Biophys Acta 1681, 53-58, 2004.
14) Kikuchi R, Kusuhara H, et al : Mol Pharmacol 72, 1619-1625, 2007.
15) Jutabha P, Kanai Y, et al : J Biol Chem 278, 27930-27938, 2003.
16) van Aubel RA, Smeets PH, et al : Am J Physiol Renal Physiol 288, F327-F333, 2005.
17) Gopal E, Fei YJ, et al : J Biol Chem 279, 44522-44532, 2004.
18) Li S, Sanna S, et al : PLoS Genet 3, e194, 2007.
19) Döring A, Gieger C, et al : Nat Genet 40, 430-436, 2008.
20) Vitart V, Rudan I, et al : Nat Genet 40, 437-442, 2008.
21) Anzai N, Ichida K, et al : J Biol Chem 283, 26834-26838, 2008.
22) Augustin R, Carayannopoulos MO, et al : J Biol Chem 279, 16229-16236, 2004.
23) Anzai N, Miyazaki H, et al : J Biol Chem 279, 45942-45950, 2004.
24) Anzai N, Endou H : Expert Opin Drug Discov 2, 1251-1261, 2007.
25) Wyne KL : Curr Atheroscler Rep 7, 381-388, 2005.

26) Leslie BR : Am J Med Sci 330, 264-268, 2005.
27) Nakagawa T, Hu H, et al : Am J Physiol Renal Physiol 290, F625-631, 2006.

参考図書

* Expert Opin Drug Discov 2, Drug discovery for hyperyricemia, Anzai N, Endou H, Informa Healthcare, 2007.
* 最新医学別冊，新しい診断と治療の ABC37　高尿酸血症・痛風，鎌谷直之，最新医学社，2006.
* 腎と透析 64，特集 痛風・高尿酸血症のすべて，細谷龍男，東京医学社，2008.

参考ホームページ

・痛風研究会
http://www.tufu.or.jp/gout/index.html

安西尚彦
1990 年　千葉大学医学部卒業
　　　　　同附属病院第一内科入局
1995 年　北里大学医学部生理学教室助手
1999 年　フランス CNRS 分子細胞薬理学研究所留学
2001 年　杏林大学医学部薬理学教室助手
2006 年　同講師
2008 年　同准教授

第5章 薬効標的としてのトランスポーター

3．セロトニントランスポーターと精神神経疾患

酒井　規雄

　セロトニン神経伝達の終了を担うセロトニントランスポーターは，その分子実体が明らかになる以前から，抗うつ薬や依存薬物の標的であることが知られており，これらの病態に密接に関係するトランスポーターとして研究されてきた。抗うつ薬の作用機序はいまだ解明されていないが，最近の研究からは神経の再生・新生を促すことにより抗うつ作用を発揮するという神経可塑性説が注目されている。さらに，神経伝達物質トランスポーターのバクテリア・ホモログであるロイシントランスポーターの構造と抗うつ薬の結合様式が三次元的に明らかにされ，薬物標的としてのセロトニントランスポーターの研究は新たな段階に入っている。

はじめに

　セロトニントランスポーター（SERT）は神経終末に存在し，シナプス間隙からセロトニンを再取り込みすることにより，セロトニン神経伝達を終了させる役割をもつ膜タンパク質である。セロトニン受容体の多様性とは対照的に，現在のところ中枢においても末梢においても1種類しかその存在が知られておらず，その機能を担う唯一の分子と考えられている[1)2)]。SERTは，その分子の実態が明らかにされる以前より，三環系抗うつ薬やコカイン，アンフェタミンなどの乱用薬物の作用点としてよく知られており，うつ病や薬物依存の形成に関係する分子と考えられてきた[3)-6)]。また，SERTの特異的阻害薬SSRI（selective serotonin reuptake inhibitor）は，抗うつ効果のみならず，パニック障害，強迫神経症，睡眠や摂食障害などの不安障害にも効果を示すことから[7)8)]，これらの不安障害との関連が注目されている。

　ヒトSERT遺伝子には，精神神経疾患や性格と相関があると考えられている遺伝子多型がプロモーター領域に存在する（5-HTT gene-linked polymorphic region : 5-HTTLPR）[9)]。5-HTTLPRは，不安神経質な性格と連関することが報告され[10)]，この報告を皮切りに精神神経疾患のみならず神経系以外の疾患についても相関が検討されている。これらの検討から，5-HTTLPRはストレスを誘因とする気分障害の発生率と相関しており，SERTはストレスに対する脆弱性を決める遺伝子であることが指摘されている[11)]。また最近，自閉症の多発家系においてSERTの翻訳領域の変異が複数見つかっている[12)13)]。このようにSERTは，不安障害，気分障害，ストレス誘発性の様々な精神疾患の病態，さらに自閉症を含む広汎性発達障害に関連する分子としてますます注目されつつある。

　SERTは，Na$^+$，Cl$^-$依存性の神経伝達物質ファミリー（solute carrier family 6 : SLC6）のメンバーであり，膜を12回貫通する構造をもつと推定されている（図❶）。最近，Na$^+$，Cl$^-$依存性神経伝達物質トランスポーターのバクテリア・ホモログであるロイシントランスポーター（LeuT）のX線結晶構造解析がなされ，その三次元構造が明らかに

key words　セロトニントランスポーター，うつ病，広汎性発達障害，自閉症，パニック障害，強迫神経症，薬物依存，抗うつ薬，神経新生

図❶ セロトニントランスポーター（SERT）の構造

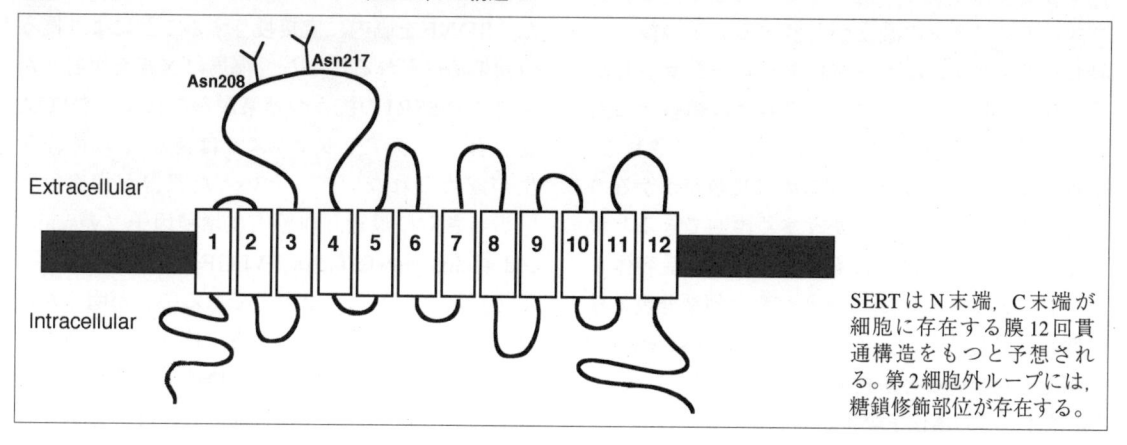

SERTはN末端，C末端が細胞に存在する膜12回貫通構造をもつと予想される。第2細胞外ループには，糖鎖修飾部位が存在する。

なった[14]。この結果が，SERTに関する新たな知見をもたらすものと考えられる（後述）。

I．セロトニントランスポーター標的薬物としての抗うつ薬

1．うつ病と抗うつ薬の作用機序の生物学的基盤

うつ病は，生涯罹患率が10〜20％の高頻度で起こる精神神経疾患であり，自殺の背景疾患としてのうつ病の診断治療の充実は今日的課題であると考えられる。うつ病と抗うつ薬の作用機序に関する生物学的基盤について概説する。

(1) モノアミン仮説と三環系抗うつ薬[15]

1950年代，多幸感を誘発する抗結核薬のイプロニアジドがうつ病の治療に用いられたのがうつ病の薬物治療の端緒となった。後にイプロニアジドはモノアミン（セロトニン，ドーパミン，ノルアドレナリン）を不活性化する酸化酵素モノアミンオキシダーゼ（MAO）の阻害作用を有することがわかった。さらに1950年代後半，三環系抗うつ薬がうつ病治療薬として加わった。三環系抗うつ薬は当初，統合失調症治療薬として開発された経緯があり，後にモノアミンの再取り込み阻害作用があることが明らかになった。さらに，モノアミン再取り込みの実行分子がクローニングされることにより，その標的分子はモノアミントランスポーター〔SERT，ノルエピネフリントランスポーター（NET），ドーパミントランスポーター（DAT）〕であることが証明された。このように，MAO阻害薬はモノアミンの分解を阻害することにより，また三環系抗うつ薬はモノアミンの再取り込みを抑制することにより，シナプスでのモノアミンの濃度を上昇させる効果があることが明らかとなった。また当時，降圧薬として用いられていたレセルピンを長期服用すると神経終末のモノアミンが枯渇し，うつ病が発症することが知られていた。これらのことを総合して，うつ病はモノアミンが欠乏して起こるという仮説，すなわち「モノアミン仮説」が提唱された。

しかし，三環系抗うつ薬，MAO阻害薬ともに，投与後のモノアミンの上昇はすぐ現れるが，治療効果が得られるのに2〜3週間を要することが単純に「うつ＝モノアミン欠乏」という仮説を説明するのに不十分であった。この抗うつ薬の効果発現におけるパラドックスは現在も未解決で，抗うつ薬の薬理作用を考えるうえで非常に重要な課題であり，その後，様々な説が提唱される基盤となっている。

(2) 神経伝達物質受容体亢進（アップレギュレーション）仮説

このパラドックスを説明する仮説として1970年代，神経伝達物質受容体亢進仮説が提唱された。うつ病は，モノアミンの欠乏により，それを相補するためモノアミンの受容体数が上昇（アップレギュレーション）することにより引き起こされていると考える説である。アップレギュレーションすると考えられている受容体として，5HT2受容

体やβ受容体がある。抗うつ薬を投与するとシナプスのモノアミンの濃度が上昇する。その後，上昇したモノアミンはアップレギュレーションした受容体に作用し，その結果，受容体は細胞内に内在化し脱感作（ダウンレギュレーション）される。ダウンレギュレーションするのに日数がかかるので，前述のパラドックスをうまく説明できると考えた。しかし，この説にも反論がある。受容体ダウンレギュレーションも抗うつ薬の効果発現より早期に生じることや，β受容体の阻害薬が抗うつ作用をもたないことが指摘されている。

(3) 抗うつ薬の遺伝子発現誘導説 [16]

1990年代に入ると，受容体以下の情報伝達系に注目が変遷してきた。すなわち，抗うつ薬により上昇したモノアミンが，あるいは抗うつ薬が直接二次メッセンジャーに働き，その情報が転写因子に伝わり何らかの遺伝子発現を誘導するという考えである。抗うつ薬の作用機序との関与が指摘されている転写因子として cAMP response element binding protein（CREB）がよく知られている [17]。また，遺伝子発現の調節を介して，受容体のダウンレギュレーションが起こるとも考えられる。

(4) モノアミン仮説から神経可塑性仮説へ [18] [19]

最近の脳画像解析技術の進歩により，従来，うつ病では神経解剖学的変化は起こらないと考えられてきた定説が覆されつつある。ストレスを受けた際やうつ状態では，視床下部，下垂体，副腎皮質系の機能異常が起こり，高コルチゾール血症が引き起こされる。それらにより，神経細胞死や神経ネットワークの破壊が生じることが指摘されている [20] [21]。事実，再発・再燃を何度も繰り返したうつ病患者では，海馬が萎縮していることが脳MRI画像の研究から明らかになっている [22]。これらのことから，うつ病はストレスに伴う神経傷害が原因であると考えられるようになってきた。

そこで，先ほどの遺伝子発現誘導説において，CREBの下流で発現が誘導される分子として脳由来神経栄養因子（brain-derived neurotrophic factor：BDNF）が注目されている [23]。BDNFは，神経新生に不可欠な神経栄養因子であり，近年，抗うつ薬を慢性投与したラットにおいて海馬における神経新生が促進されることが指摘されている [24]。また，BDNFを脳内に直接投与することにより抗うつ効果が得られること [25]，海馬にX線を照射したマウスやSSRIの抗うつ効果がみられない5HT1A受容体ノックアウトマウスでは海馬での神経新生が認められない [26]，といった報告が相次いでいる。さらに最近，血管内皮増殖因子（vascular endothelial growth factor：VEGF）も抗うつ薬による神経新生に不可欠な因子であることが明らかになった [27]。これらのことから，抗うつ薬はうつ病やストレスに伴う神経傷害を修復して治療効果を現すという説（神経可塑性説）が現在，最も注目されている。

2. 現在臨床的に用いられている抗うつ薬

現在わが国で使用されている抗うつ薬には，三環系抗うつ薬，四環系抗うつ薬，選択的SERT阻害薬（SSRI），セロトニン・ノルエピネフリントランスポーター（NET）阻害薬（serotonin noradrenaline reuptake inhibitor：SNRI），MAO阻害薬がある。

MAO阻害薬を除いて，これらの抗うつ薬はSERT，NETいずれかの阻害作用を示すが，DATの阻害作用は低い [28]。このことから，抗うつ作用の発揮には，モノアミンの中でもセロトニン，ノルアドレナリンが関与していることが示唆される。三環系抗うつ薬は，程度の差は各薬物で異なるが，SERT，NET両者を阻害する。四環系抗うつ薬は，主にNETを阻害する。

三環系抗うつ薬は，モノアミントランスポーター阻害作用以外にα1受容体の拮抗作用，ムスカリン受容体の拮抗作用，H1ヒスタミン受容体拮抗作用を有している。これらは，三環系抗うつ薬投与による副作用の発現に深く関わっている。SSRIは，三環系抗うつ薬の特有の副作用はもたず，過剰投与による危険性もないので，現在主に使用される抗うつ薬はSSRIが三環系抗うつ薬にとって代わっている。SSRIは，セロトニン濃度を上昇させるが，抗うつ効果に関与するセロトニン神経系だけを賦活化することはできない。したがって，望ましくない作用も発揮する。焦燥感，ミオクローヌス，振戦，睡眠障害，吐き気，眠気，性機能

図❷ 抗うつ薬の薬理学的プロフィール

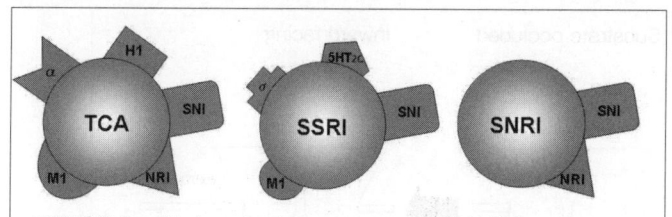

三環系抗うつ薬（TCA）はヒスタミン1受容体拮抗薬，ムスカリン1受容体拮抗薬，α1受容体拮抗薬の活性をもつ。SSRIは，5HT2C受容体作用薬，ムスカリン1受容体拮抗薬，シグマ受容体のリガンドとしての活性も合わせもつ。SNRIは，三環系抗うつ薬がもつヒスタミン1受容体拮抗薬，ムスカリン1受容体拮抗薬，α1受容体拮抗薬の活性を消失している。

障害などが過剰なセロトニンの反応による副作用として起こると考えられている。またSSRIは，選択的にSERTを阻害するだけでなく，5HT2C受容体アゴニスト作用，ムスカリン受容体拮抗作用，シグマ受容体への作用があることが明らかになっている。現在世界で使用されている5種類のSSRI（フルオキセチン，セルトラリン，パロキセチン，フルボキサミン，シタロプラム）の治療薬としてのプロフィールの違いは，これらの受容体に対する作用の違いが要因であると考えられている。

このような薬物療法の進歩にもかかわらず，SSRIの有効率は70％に満たず，新たな抗うつ薬が開発されてきた。わが国では発売されていないが，NET選択的取り込み阻害薬（selective noradrenaline reuptake inhibitor：NRI）であるレボキセチンも三環系抗うつ薬やSSRIに匹敵する抗うつ作用を有することが知られている。また，アドレナリン神経系の賦活によるSSRIにない効果，例えば易疲労感，無気力感，認知機能の改善が期待できる。このような背景から，SERTとNETをともに阻害するSNRIも開発されている。今後は，これらのトランスポーター阻害薬やα2受容体アンタゴニストや5HT2A受容体アンタゴニストなどの他の受容体に対する活性をもつ薬物を組み合わせて，今まで治療効果の乏しかったうつ病患者への新たな治療方法が開発されていくものと考えられる。三環系抗うつ薬，SSRI，SNRIの薬理作用を単純化したものを図❷に示した。

II. SSRIの効果とセロトニントランスポーターの遺伝子多型

ヒトSERT遺伝子のプロモーター領域にGCに富む20～23塩基の繰り返し配列からなる遺伝子多型5-HTTLPRが見出され，この繰り返し配列を14回もつshort type（S型）と16回もつlong type（L型）のアレルが存在し，そのプロモーター活性はL型のほうがS型より約3倍高いことが明らかになった[9]。1996年，Leschらにより，5-HTTLPRは，不安，神経質な性格（anxiety-related traits, neuroticism）と相関することが報告された[10]。これは，SERTが性格の一部を決定する遺伝子であることを示唆しており，大いに注目された。このような背景から，SSRIの反応性と5-HTTLPRとの関連が検討されている。近年，5-HTTLPRとSSRI反応性に関するメタアナリシスが報告され，民族に関係なく，L型アレルを有する群がSSRIによる抗うつ効果が得られやすく，S/S型遺伝子を有する群は寛解しがたいことが示された[29]。

III. 不安障害とSSRI

SSRIは，抗うつ薬としてのみならず，ある種の不安障害の第一選択薬として用いられており，「SSRI＝抗うつ薬」という概念は，過去のものになろうとしている。

1. 強迫性障害とSSRI

強迫性障害（obsessive-compulsive disorder：OCD）は，強迫観念（obsession），強迫行為（compulsion）を特徴とする症候群である。よくみられる強迫観念としては，汚れ，迷信，正確さや対象性を求めることがあり，強迫行動としては，確認，洗浄行為，繰り返し，収集癖などがある。これらにより，通常の社会生活に支障をきたす場合，治療が必要となる。OCDは，欧米の疫学調査では生涯有病率が2.5％で，比較的頻度の高い不安障害である。SSRIが第一選択薬として用いられ，約60％の患者に効果を示す。また，SERTのミスセ

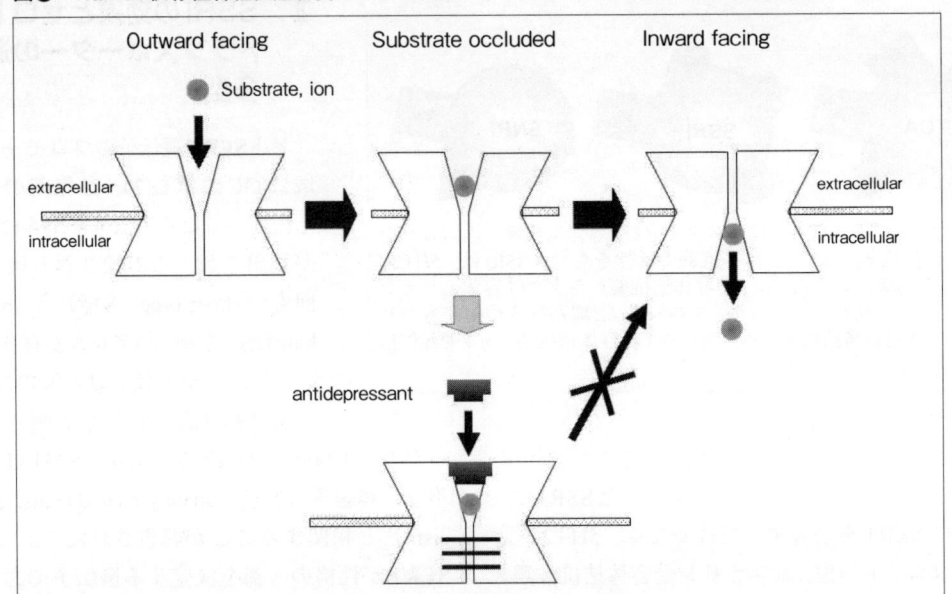

図❸ Na⁺/Cl⁻依存性神経伝達物質における交互アクセスモデルと抗うつ薬の結合様式

トランスポーターは，outward facing, substrate occluded, inward facing の3つの構造形態をもつと考えられる．outward facing の構造形態では，基質やイオンはトランスポーターの外向きに開いたポケットに結合し，トランスポーターの構造を occluded position に変換させる．さらに構造は，inward facing に変化し，基質とイオンが細胞内に流入する．三環系抗うつ薬は，substrate occluded の状態の際に外向きに開いたポケットに結合し，その後の inward facing への構造変化を阻害する．

ンス変異と OCD 症状が相関する家系が報告されている[30]．最近，後シナプスの構成タンパクである Sapap3 のノックアウトマウスが強迫的に毛づくろいを繰り返し，ヒトの OCD と非常によく似た症状を示すことが報告された．このマウスにおいても SSRI が「強迫的毛づくろい」を改善させることが示されており，OCD のモデル動物としての有用性が期待される[31]．

2. パニック障害と SSRI

パニック障害は，動悸，発汗，息苦しさ，胸痛，悪心，めまい感などの症状が予期せず起こりパニック状態になる「パニック発作」を経験した後，再びその発作に襲われるのではないかという「予期不安」にさいなまれて，通常の社会生活に支障をきたす不安障害である．有病率は2％程度と考えられており，これも比較的頻度の高い不安障害である．このパニック障害治療の第一選択薬として SSRI が用いられる．パニック障害はうつ病と合併することも多く，その意味でも SSRI はパニック障害の治療薬として有用である．

Ⅳ．SSRI とセロトニントランスポーターの結合部位

トランスポーターの構造は，古くは Jardetzky が，トランスポーターは膜の中に存在する基質結合部位に対して，膜の異なる側から交互にアクセスできるような構造変化を起こすことが可能な分子であることを提唱しており，これが alternative access model（交互アクセスモデル）である[32]（図❸）．

最近，前述のごとく，哺乳類 Na⁺/Cl⁻依存性神経伝達物質トランスポーターのバクテリア・ホモログであるロイシントランスポーター（LeuT）の構造が X 線結晶構造解析で明らかになった[14]．その構造は，まさに Jardetzky の提唱した交互アクセスモデルをとるものと予想された．さらに，三環系抗うつ薬を結合させた状態の LeuT の X 線結晶構造解析を行うことにより，三環系抗うつ薬（クロミプラミン，デシプラミン）の結合部位が同定さ

れたという報告が2つの異なったグループからなされた[33)34)]。LeuTでは外側に開いた状態の際に基質（ロイシン）とナトリウムイオンが結合し，閉じた状態を経て，内側に開いた状態に変化し基質とナトリウムイオンを細胞内に輸送する。三環系抗うつ薬は，基質とイオンが結合し，閉じた状態になったトランスポーターに結合し，トランスポーターを閉じた状態で固定してしまい，基質・イオンの輸送を阻害することが明らかになった。これらの発見は，SERTの構造解析に基づいた新たなトランスポーター作用薬の開発を予感させるブレイクスルーであると思われる。

おわりに

抗うつ薬の作用機序に基づいたうつ病の病因に関する焦点は，モノアミン仮説から神経傷害説へと大きく転換しようとしている。また，投与後時間を経て治療効果が現れるという抗うつ薬の作用特性のパラドックスは，神経可塑性説により説明できると考えることが主流になりつつある。さらに，哺乳類 Na^+/Cl^- 依存性神経伝達物質トランスポーターのバクテリア・ホモログの構造解析は，新たな抗うつ薬の開発に大きく貢献するものと考えられる。今後も SERT と抗うつ薬に関する研究には目が離せないものと思われる。

参考文献

1) Blakely RD, Berson HE, et al : Nature 354, 66-70, 1991.
2) Hoffman BJ, Mezey E, et al : Science 254, 579-580, 1991.
3) Douglas JG, Munro JF : Pharmacol Ther 18, 351-373, 1982.
4) Rowland NE, Carlton J : Prog Neurobiol 27, 13-62, 1986.
5) Rudnick G, Wall SC : Mol Pharmacol 40, 421-426, 1991.
6) Rudnick G, Wall SC : Mol Pharmacol 43, 271-276, 1993.
7) Den Boer JA, Westenberg HMG : Int Clin Psychopharmacol 3, 59-74, 1988.
8) Den Boer JA, Westenberg HMG : Psychopharmacology 102, 85-94, 1990.
9) Heils A, Teufel A, et al : J Neurochem 66, 2621-2624, 1996.
10) Lesch KP, Bengel D, et al : Science 274, 1527-1531, 1996.
11) Capsi A, Sugden K, et al : Science 301, 386-389, 2003.
12) Sutcliffe JS, Delahanty RJ, et al : Am J Hum Genet 77, 265-279, 2005.
13) Ozaki N, Goldman D, et al : Mol Psychiatry 8, 933-936, 2003.
14) Yamashita A, Singh KS, et al : Nature 437, 215-223, 2007.
15) Murphy DL, Donnelly C, et al : Am J Psychiatry 131, 1389-1391, 1974.
16) Duman RS, Heninger GR, et al : Arch Gen Psychiatry 54, 597-606, 1997.
17) Nibuya M, Nestler EJ, et al : J Neurosci 16, 2365-2372, 1996.
18) D'Sa C, Duman RS : Bipolar Disord 4, 183-194, 2002.
19) Duman RS, Malberg JE, et al : Biol Psychiatry 48, 732-739, 2000.
20) Sapolsky RM : J Neurosci 5, 1228-1232, 1985.
21) Uno H, Tarara R, et al : J Neurosci 9, 1705-1711, 1989.
22) Sheline YI, Wang PW, et al : Proc Natl Acad Sci USA 93, 3908-3913, 1996.
23) Nibuya M, Morinobu S, et al : J Neurosci 15, 7539-7547, 1995.
24) Malberg JE, Eisch AJ, et al : J Neurosci 20, 9104-9110, 2000.
25) Shirayama Y, Chen AC, et al : J Neurosci 22, 3251-3261, 2002.
26) Santarelli L, Saxe M, et al : Science 301, 805-809, 2003.
27) Warner-Schmidt JL, Duman RS : Proc Natl Acad Sci USA 104, 4647-4652, 2008.
28) Dohi T, Kitayama S, et al : Folia Pharmacol Jpn 120, 315-326, 2002.
29) Serretti A, Kato M, et al : Mol Psychiatry 12, 247-257, 2007.
30) Ozaki N, Goldman D, et al : Mol Psychiatry 8, 933-936, 2003.
31) Welch MJ, Lu J, et al : Nature 448, 894-900, 2007.
32) Jardetzky O : Nature 211, 969-970, 1966.
33) Singh SK, Yamashita A, et al : Nature 448, 952-956, 2007.
34) Zhou Z, Zhen J, et al : Science 317, 1390-1393, 2007.

参考図書

＊精神薬理学エッセンシャルズ　神経科学的基礎と応用，仙波純一 訳，メディカルインターナショナル社，2002.

酒井規雄

1986年	神戸大学医学部卒業
	同神経内科研修医
1989年	同大学院医学研究科薬理学教室
1993年	学術振興会特別研究員
1994年	神戸大学バイオシグナル研究センター助手
1999年	同助教授
2002年	広島大学大学院医歯薬学総合研究科神経・精神薬理学教授

第5章 薬効標的としてのトランスポーター

4. グルタミン酸トランスポーターと精神神経疾患

相田知海・田中光一

　グルタミン酸は中枢神経系における主要な興奮性の神経伝達物質であると同時に，グルタミン酸受容体の過剰活性化による神経毒性をもつ。このため細胞外グルタミン酸濃度は，グルタミン酸トランスポーターにより厳密に制御されている。グルタミン酸トランスポーターの機能障害は，緑内障・筋萎縮性側索硬化症などの神経変性疾患，自閉症・統合失調症などの精神疾患の発症に関与することが，モデル動物・ヒト症例において明らかにされつつある。グルタミン酸トランスポーターを活性化する薬剤は，これら精神神経疾患の新たな治療法となりうる。

はじめに

　グルタミン酸は哺乳類の中枢神経系において約8割の神経細胞が用いる主要な興奮性の神経伝達物質であり，記憶・学習など脳の高次機能に重要な役割を果たしている[1]。一方で，過剰な細胞外グルタミン酸はグルタミン酸興奮毒性と呼ばれる神経細胞障害作用により神経細胞死を引き起こすことが知られ，多くの急性・慢性の神経変性疾患に関与している[2]。このためシナプス間隙におけるグルタミン酸濃度は厳密に制御されている必要がある。神経活動に伴いシナプス前終末から放出されたグルタミン酸は，シナプス後細胞のグルタミン酸受容体に結合し，神経伝達の役割を終えた後，アストロサイトおよび神経後細胞の細胞膜に存在するグルタミン酸トランスポーターによって迅速に細胞内へ回収される（図❶A）。これまで哺乳類の中枢神経系において，5種類のグルタミン酸トランスポーターサブタイプEAAT1（GLAST, SLC1A3），EAAT2（GLT1, SLC1A2），EAAT3（EAAC1, SLC1A1），EAAT4（SLC1A6），EAAT5（SLC1A7）がクローニングされている[3]。GLAST, GLT1は主にアストロサイトに，EAAC1とEAAT4は神経細胞に，EAAT5は網膜に発現している（図❶B）[4]。近年，これらのグルタミン酸トランスポーター欠損マウス群を用いた解析により，グルタミン酸トランスポーター各サブタイプの機能的差異が明らかになりつつある[4]。本稿では，これらマウスモデルと最新のゲノム科学の知見を元に，グルタミン酸トランスポーターの精神神経疾患における役割を概説する。

I. グルタミン酸トランスポーター欠損マウスが示す病態

1. GLT1欠損マウス[5]

　GLT1は前脳・海馬で特に強い発現を示しており，これらの部位においてグルタミン酸取り込みの95％を担っている最も重要なグルタミン酸トランスポーターである。脳虚血，脳外傷，肝性脳症，アルツハイマー病，ハンチントン病，筋萎縮性側索硬化症（ALS）では，主にGLT1の機能低下が関与していると考えられている[6]。グルタミン酸トランスポーターは細胞内外のナトリウムとカリウ

---

key words

グルタミン酸トランスポーター，アストロサイト，興奮毒性，欠損マウス，発生，神経変性疾患，自閉症，統合失調症，うつ病，強迫性障害

4. グルタミン酸トランスポーターと精神神経疾患

図❶　シナプスのグルタミン酸動態 (A) とグルタミン酸トランスポーター mRNA の脳内局在 (B)

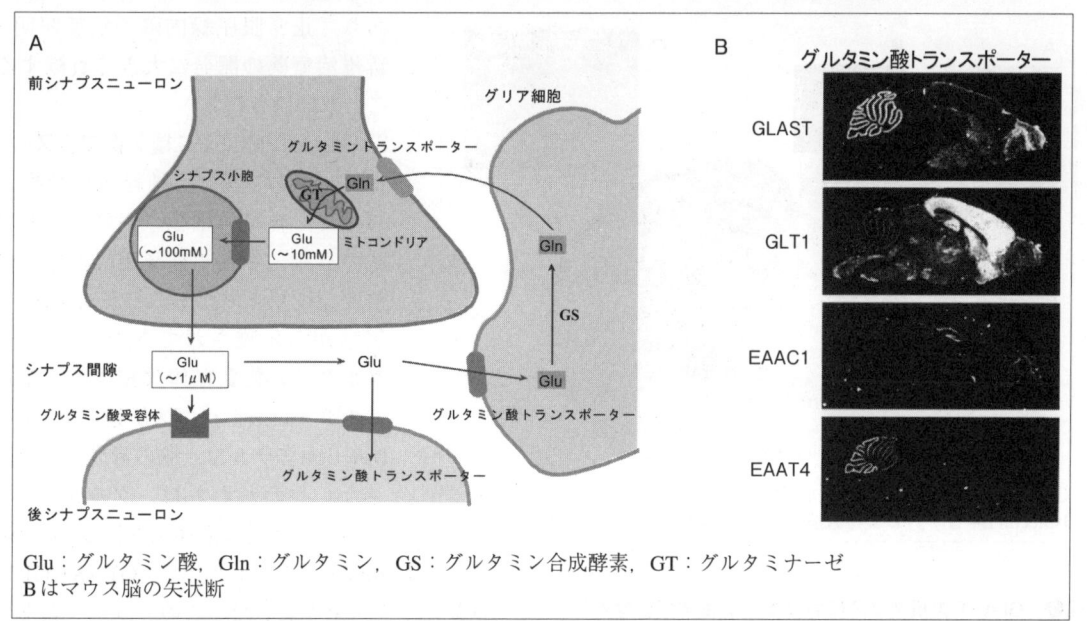

Glu：グルタミン酸，Gln：グルタミン，GS：グルタミン合成酵素，GT：グルタミナーゼ
B はマウス脳の矢状断

ムのイオン勾配を駆動力にして，グルタミン酸を細胞内へ取り込む。脳虚血・脳外傷時には，ATP 枯渇に伴う Na^+/K^+ ポンプの停止により，このイオン勾配が崩壊し，グルタミン酸トランスポーターのグルタミン酸取り込み活性は低下する[7]。さらにイオン勾配の崩壊が進行すると，グルタミン酸トランスポーターは逆作動し，細胞内のグルタミン酸は細胞外へ放出される。家族性 ALS の原因遺伝子である *SOD1* のヒト変異体モデルマウスでは，GLT1 の減少や活性低下が報告されている。Rothstein らは弧発性 ALS 患者にドミナントネガティブの GLT1 スプライスバリアントがあり，運動ニューロンが変性することを報告した[4]。しかし，このスプライスバリアントは正常のヒトにも存在していることが報告され，その意義は不明である[4]。GLT1 欠損マウスは生後 2〜3 週目以降，致死性の癲癇発作により死亡する[5]。明らかな運動麻痺の兆候は観察されない。GLT1 欠損マウスへの虚血負荷実験から，短時間の虚血に対しては GLT1 の取り込み能低下が，長時間の虚血に対しては GLT1 の逆作動によるアストロサイトからのグルタミン酸放出が，細胞外グルタミン酸上昇の原因であることが明らかになった[5)8)]。GLT1 欠損マウスでは，海馬 CA1 の錐体細胞や，大脳皮質第二層神経細胞の減少，グリオーシスが観察され（図❷）[9]，グルタミン酸興奮毒性により神経細胞が障害を受けていることがわかる。

2. GLAST 欠損マウス

GLAST は中枢神経系全般のアストロサイトに発現しており，特に小脳の Bergmann glia に多い。このため GLAST 欠損マウスでは軽度の協調運動障害や，低温誘発性障害による小脳損傷の悪化が認められる[10]。内耳において GLAST は唯一のグルタミン酸トランスポーターである。GLAST 欠損マウスでは，騒音負荷による蝸牛内グルタミン酸濃度上昇が促進され，聴力低下，蝸牛神経終末の障害が悪化する[11]。GLAST は網膜のグリア細胞であるミュラー細胞にも多く発現している。GLAST 欠損マウスは，眼圧は正常であるにもかかわらず，網膜神経節細胞が加齢に伴って変性し，視神経乳頭陥凹，視覚機能異常を示す（図❸）[12]。これらの異常は，ヒトの正常眼圧緑内障において認められる所見と一致する。GLAST 欠損マウスの網膜神経節細胞の変性は，グルタミン酸受容体阻害薬であるメマンチンの投与により抑制された。緑内障はわが国の 40 歳以上の約 5% に発症し，

第5章　薬効標的としてのトランスポーター

図❷ GLT1欠損マウスにおけるグリオーシス（文献9より）

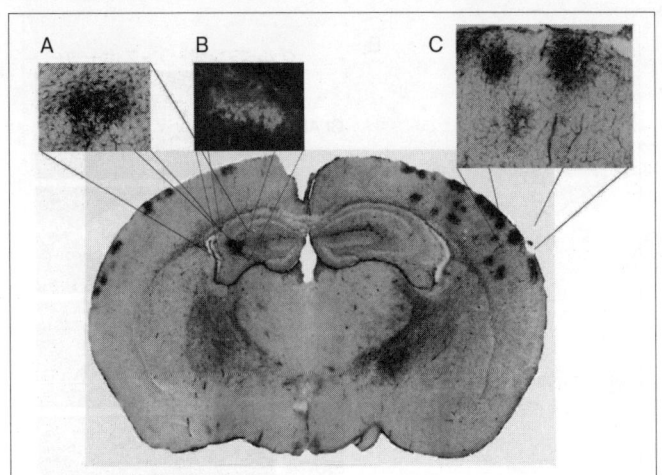

GLT1欠損マウスにおける脳全体（GFAP），海馬［GFAP（A），Isolectin B4（B）］および大脳皮質［GFAP（C）］の染色像

図❸ GLAST欠損マウスにおけるヒト正常眼圧緑内障と同様の異常

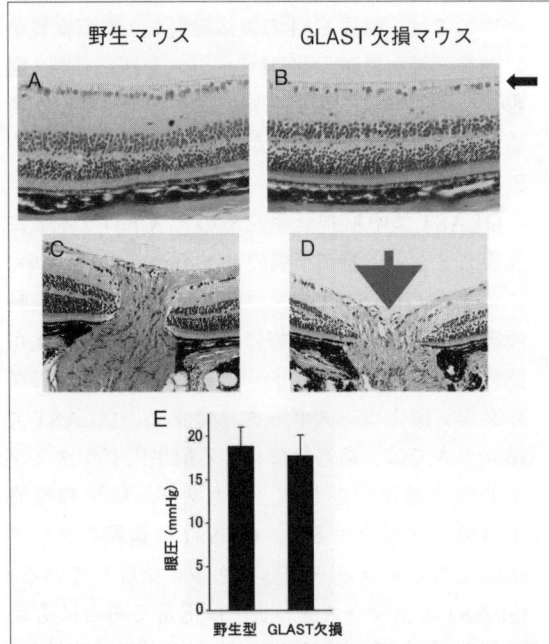

GLAST欠損マウスでは，網膜神経節細胞（黒矢印）が脱落し（A, B），視神経乳頭陥凹の拡大（C, D，赤矢印）がみられるが，眼圧は正常眼圧を示す（E）。
（グラビア頁参照）

失明を伴う重篤な疾患で，うち70％を正常眼圧緑内障が占めている。GLAST欠損マウスは世界で初めての正常眼圧緑内障のモデルであり，正常眼圧緑内障の病態解明・新規治療薬の開発に大きく貢献することが期待される。

3. GLAST/GLT1二重欠損マウス[13]

グルタミン酸は，神経系の発生において，神経幹細胞の増殖，神経細胞の移動・生存，神経突起の伸長に重要な役割を果たすことが *in vitro* の実験から示唆されてきた。しかし，グルタミン酸受容体欠損マウスなどグルタミン酸シナプス伝達の loss-of-function モデルは，脳の形成異常を示さない。われわれは，グルタミン酸受容体が過剰に活性化される gain-of-function モデルとして，GLAST/GLT1二重欠損マウスを作製した。このミュータントマウスは胎齢17日前後に死亡し，脳室拡大，神経幹細胞の分裂異常，神経細胞の移動，大脳皮質層構造の形成異常，大脳皮質と他の脳部位を結合する線維連絡などの異常がみられた。これらの異常は，グルタミン酸受容体のアンタゴニスト（NMDA受容体，AMPA受容体アンタゴニストの組み合わせ）投与により，ある程度抑制された。これより，過剰な細胞外グルタミン酸は，*in vivo* においてもグルタミン酸受容体を過剰に活性化し，神経幹細胞の分裂，神経細胞の移動，神経突起の伸長など，神経系の発生に多大な影響を与えることが明らかになった。したがって，正常な神経発生には，GLASTとGLT1による細胞外グルタミン酸濃度の厳密な制御が必要である。

4. EAAC1欠損マウス

EAAC1は大脳皮質，海馬，網膜神経節細胞などの神経後細胞に発現する神経細胞型のグルタミン酸トランスポーターである。EAAC1はGLASTやGLT1に比べ，シナプス間隙におけるグルタミン酸除去能は低いが，抗酸化分子グルタチオン合成の基質であるシステインを取り込む特性をもつ[3)12)]。EAAC1欠損マウスの網膜では，酸化ストレスが亢進しており，これにより網膜神経節細胞の変性が観察される[12]。青山らは，EAAC1欠損

マウスにおいて，グルタチオン減少，酸化ストレス亢進，加齢に伴う脳委縮，行動異常が観察されることを報告した[14]。これらの報告から，EAAC1は神経細胞を酸化ストレスから防御するうえで重要であると考えられる。

II. グルタミン酸トランスポーターと精神疾患

近年のゲノム科学の急速な進展により，多数の患者からゲノムワイドに原因遺伝子を探索することが可能になった[15]。最新の報告により，様々な精神疾患において，グルタミン酸トランスポーターが直接的に精神疾患の原因となりうる可能性が示唆されつつある。

1. 自閉症

自閉症は，社会性行動の喪失や言語発達の遅延を特徴とする脳高次機能の発達障害である。グルタミン酸神経伝達系の異常は自閉症の重要なリスクであり[16)17]，脳の形成に極めて重要な役割をもつ[13]。自閉症様の行動を示す脆弱X症候群や結節性硬化症の患者ではグルタミン酸神経伝達の異常が報告されている[18)19]。2007年3月，欧米の50の機関からなる自閉症ゲノム計画コンソーシアムは，これまでで最大となる自閉症患者2名以上を含む1181家系を対象としたゲノムワイドな連鎖解析の結果をNature Genetics誌に発表した[20]。この大規模解析により11番染色体の11p12-13が自閉症に関連があることが明らかになった。たいへん興味深いことに，この領域はGLT1の遺伝子座である。同時に感受性遺伝子座として同定された9番染色体の9p24はEAAC1の遺伝子座である。コンソーシアムメンバーであるコロンビア大学のグループによる別の解析結果からは，5番染色体の5p11, 13-14などが自閉症に関連する遺伝子座であることが明らかになっている[20)21]。この領域はGLASTの遺伝子座である。最近，われわれはGLAST（+/-）&GLT1（+/-）マウスが自閉症様の社会行動の異常，脳の形態異常を示すことを発見した。これらの知見を総合すると，グルタミン酸トランスポーターの機能不全による，グルタミン酸神経伝達系の過剰な活性化が自閉症の病態を説明する可能性がある。

2. 統合失調症

統合失調症は，幻覚・妄想などの陽性症状と，無為自閉・感情鈍麻・意欲の減退などの陰性症状を示し，世界中でおよそ100人に1人が発症する精神疾患である。NMDA受容体欠損マウスやNMDA受容体阻害薬を投与された動物が統合失調症様の症状を示すことから，グルタミン酸神経伝達の低下が統合失調症の有力な病態であると考えられている[22]。しかし，最近の臨床試験結果から，グルタミン酸の放出を抑制する代謝型グルタミン酸受容体mGluR2/3のアゴニストが統合失調症の治療薬として有望であることが報告された[23]。この報告は，統合失調症では細胞外グルタミン酸濃度が上昇し，脳全体として興奮性優位となっている可能性を示唆している[22]。さらに，統合失調症患者のゲノムワイドな遺伝子解析から，GLAST遺伝子座に染色体欠失がある症例が報告された[24]。この患者ではGLASTの上流に位置するSKP2（細胞周期関係遺伝子）遺伝子のエクソン3からGLASTのエクソン3までの約500Kbpが欠失し，SKP2とGLASTの融合キメラ遺伝子が発現していた。このキメラ遺伝子はGLASTの膜貫通領域の一部を失っていることから，細胞膜への移行が障害され，細胞のグルタミン酸取り込み活性が障害されていると推定される。GLAST/GLT1二重欠損マウスの脳室拡大などの異常は，統合失調症で観察される脳形成異常と似ている。また，周産期の虚血状態は統合失調症の危険因子であり，虚血状態ではグルタミン酸トランスポーターの機能不全により細胞外グルタミン酸濃度が上昇する。したがって，グルタミン酸トランスポーターの機能不全によるグルタミン酸神経伝達系の過剰な活性化が，統合失調症の発症に関与する可能性がある。

3. うつ病

うつ病は，抑うつ気分と興味・喜びの喪失を特徴とする精神疾患である。近年，うつ病においても，グルタミン酸神経伝達系の異常を示唆する証拠が蓄積し，1つの仮説を形成しつつある[25]。これはNMDA受容体のアンタゴニストがうつ病患

者および動物モデルにおいて抗うつ作用をもつことによる[25]。また，うつ病患者の脳ではGLAST，GLT1が減少している[26]。これらの知見から，グルタミン酸トランスポーターの機能不全によるグルタミン酸神経伝達系の過剰な活性化が，うつ病の発症にも関与している可能性がある。

4. 強迫性障害

強迫性障害は，従来，強迫神経症と呼ばれていた，強迫観念・強迫行為を特徴とする不安障害である。強迫性障害の患者ではグルタミン酸神経伝達系の異常が知られ，mGluR2/3のアンタゴニストは動物モデルで改善作用を示す[27]。複数の連鎖解析結果から，EAAC1の遺伝子座（9p24）が，疾患感受性遺伝子座として同定された[28]。したがって，強迫性障害にもグルタミン酸神経伝達系の異常が関与している可能性がある。

これらの知見からわれわれは，「グルタミン酸トランスポーターの機能異常による脳の興奮性と抑制性のアンバランスは，主要な精神疾患の共通病態である」という作業仮説を立て，研究を進めている。

おわりに

以上のように，グルタミン酸トランスポーターの機能不全は，様々な精神神経疾患の病態に関与することが明らかになりつつある。したがって，グルタミン酸トランスポーターの制御により，これら疾患の新規治療法の開発が可能になる。これまでグルタミン酸神経毒性に対する神経細胞保護薬の開発は，グルタミン酸受容体アンタゴニストを中心に行われてきたが，シナプス伝達遮断による副作用の問題があり，いまだ臨床応用可能な薬剤の開発は成功していない。われわれのグルタミン酸トランスポーター欠損マウスの解析から，グリア型グルタミン酸トランスポーターを欠損させてもシナプス伝達そのものには大きな影響を与えないことがわかっている。したがって，グリア型グルタミン酸トランスポーターの転写や取り込み活性を促進する薬物，グルタミン酸トランスポーターの逆作動を抑制する薬物は，副作用の少ない新しい神経保護薬として有用であると期待される[29]。

参考文献

1) Nakanishi S, et al : Brain Res Brain Res Rev 26, 230-235, 1998.
2) Obrenovitch TP, Urenjak J : Prog Neurobiol 51, 39-87, 1997.
3) Danbolt NC : Prog Neurobiol 65, 1-105, 2001.
4) Tanaka K : Neurosci Res 37, 15-19, 2000.
5) Tanaka K, et al : Science 276, 1699-1702, 1997.
6) Tanaka K : Clinical Neuroscience 25, 902-904, 2007.
7) Nicholls D, Attwell D : Trends Pharmacol Sci 11, 462-468, 1990.
8) Mitani A, Tanaka K : J Neurosci 23, 7176-7182, 2003.
9) Kiryk A, et al : Neurotox Res 13, 19-30, 2008.
10) Watase K, et al : Eur J Neurosci 10, 976-988, 1998.
11) Hakuba N, et al : J Neurosci 20, 8750-8753, 2000.
12) Harada T, et al : J Clin Invest 117, 1763-1770, 2007.
13) Matsugami TR, et al : Proc Natl Acad Sci USA 103, 12161-12166, 2006.
14) Aoyama K, et al : Nat Neurosci 9, 119-126, 2006.
15) Couzin J, Kaiser J : Science 316, 820-822, 2007.
16) Purcell AE, et al : Neurology 57, 1618-1628, 2001.
17) Shinohe A, et al: Prog Neuropsychopharmacol Biol Psychiatry 30, 1472-1477, 2006.
18) Belmonte MK, Bourgeron T : Nat Neurosci 9, 1221-1225, 2006.
19) Tavazoie SF, et al : Nat Neurosci 8, 1727-1734, 2005.
20) The Autism Genome Project Consortium : Nat Genet 39, 319-328, 2007.
21) Abrahams BS, et al : Nat Rev Genet 9, 341-355, 2008
22) Lisman JE, et al : Trends Neurosci 31, 234-242, 2008.
23) Patil ST, et al : Nat Med 13, 1102-1107, 2007.
24) Walsh T, et al : Science 320, 539-543, 2008.
25) Paul IA, Skolnick P : Ann NY Acad Sci 1003, 250-272, 2003.
26) Choudary PV, et al : Proc Natl Acad Sci USA 102, 15653-15658, 2005.
27) Shimazaki T, et al : Eur J Pharmacol 501, 121-125, 2004.
28) Liang KY, et al : Am J Med Genet B Neuropsychiatr Genet PMID: 18286588, 2008.
29) Tanaka K : Trends Mol Med 11, 259-262, 2005.

参考図書

* Annals of the New York Academy of Sciences 1003, Glutamate and disorders of cognition and motivation, Goldman-Rakic PS, Blackwell Synergy, 2003.

参考ホームページ

・Autism Genetic Resource Exchange
　http://www.agre.org

相田知海

2008年　東京医科歯科大学大学院生命情報科学教育部博士課程修了
　　　　同疾患生命科学研究部分子神経科学特任助教

グルタミン酸輸送体によるグルタミン酸代謝制御の全貌解明をめざしている。

第5章　薬効標的としてのトランスポーター

5．アミノ酸トランスポーター：悪性腫瘍の診断と治療の分子標的としての可能性

金井　好克

　腫瘍細胞においては，亢進した細胞内代謝を反映し，アミノ酸トランスポーターの発現が高まっている。多くの必須アミノ酸の取り込みを担当するLAT1とグルタミンを細胞内に維持するASCT2の発現上昇が種々の腫瘍で確認されている。これらは，分子複合体を形成して協調的に機能し，持続的な必須アミノ酸取り込みを可能とするとともに，それぞれ異なった様式でmTORシグナル系を活性化し増殖を制御する。LAT1選択的リガンドである^{18}F-FMTにより，ヒト肺癌において腫瘍特異性の高いPET診断が可能であることが明らかになった。LAT1抑制には抗腫瘍効果があり，選択的高親和性抑制薬が開発され，その臨床応用が期待される。

はじめに

　アミノ酸トランスポーターは，その基質となるアミノ酸分子の多様性を反映して多様な分子群から成り立っている。細胞膜のアミノ酸トランスポーターは，主にSLC1，6，7，16，38，43の各ファミリーに含まれる[1]。

　アミノ酸トランスポーターは，2つの意味において生体にとって重要な役割を果たす[2]。第一は，生体にとっての必須栄養素であるアミノ酸を細胞に供給することであり，タンパク質合成や他の多くの生化学反応の基質となるアミノ酸の取り込みを可能とし，細胞の生存を保障する。第二の役割は，組織の特異機能の一端を担い，正常な組織の機能を実現させていることであり，例えば小腸上皮や腎尿細管上皮においては，管腔側膜と側底膜に異なった性質をもつアミノ酸トランスポーターが配置され，アミノ酸の吸収（上皮輸送）が行われている。神経組織では，一部のアミノ酸トランスポーターは，神経伝達物質のトランスポーターとして，シナプス伝達の終結や，神経細胞を神経伝達物質の過剰作用から防ぐ役割を果たしている。

　遺伝子変異によりアミノ酸トランスポーターの機能異常が生じるとアミノ酸尿症に代表される上皮輸送障害が惹起されるが，これは上記の第二の役割に関わっている。アミノ酸トランスポーターと病態との関わりはこれだけではなく，第一の役割との関係において，アミノ酸トランスポーターが病態形成の促進因子となる場合がある。アミノ酸トランスポーターは，腫瘍細胞の増殖や各種病変の形成過程に重要な役割を果たすことが認識されつつあり，新たな診断・治療の分子標的としての可能性が検討されている[3][4]。

I．悪性腫瘍のアミノ酸トランスポーター

　腫瘍細胞では，その急速な増殖，上昇した細胞内代謝を保障するために糖やアミノ酸の細胞への

---

key words

アミノ酸トランスポーター，悪性腫瘍，分子標的，診断マーカー，PET診断，アミノ酸シグナル，LAT1，ASCT2，mTOR

図❶ LAT1 と 4F2hc より形成されるヘテロ二量体型アミノ酸トランスポーター

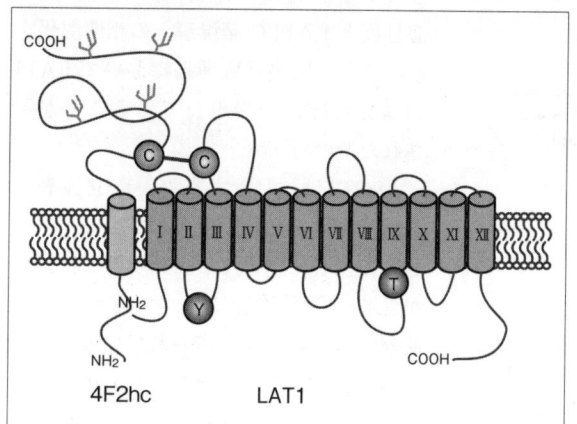

12回膜貫通型の糖付加を受けない LAT1 と 1 回膜貫通型 II 型糖タンパク質 4F2hc が，細胞膜直上のシステイン残基によりジスルフィド結合を介して連結してヘテロ二量体を形成する。LAT1 と 4F2hc のヘテロ二量体は，輸送系 L の機能活性を有する。

取り込みが亢進しているが，これは，その取り込みを担当するトランスポーターの機能活性および発現量の上昇が背景にあるため，そのような腫瘍細胞トランスポーターは悪性腫瘍の診断と治療の分子標的となりうる。

多様性に富むアミノ酸トランスポーターのうち，LAT1（SLC7A5）[5] と LAT3（SLC43A1）[6]（従来の分類の輸送系 L に相当）[用解1]，および ASCT2（SLC1A5）[7]（輸送系 ASC）が，悪性腫瘍において発現亢進することが報告されているが[3]，そのうちでも，複数の必須アミノ酸の取り込みを担い，かつ多くの腫瘍で発現が亢進する LAT1 が，分子標的として特に重要である。LAT1 は，図❶に示すように 1 回膜貫通型補助因子 4F2hc とジスルフィド結合により連結し，ヘテロ二量体として機能する[5]。

II. 腫瘍細胞において協調的に働く LAT1 と ASCT2

LAT1 は，ロイシン，イソロイシン，バリン，フェニルアラニン，チロシン，トリプトファン，メチオニン，ヒスチジンを高親和性に輸送するが，交換輸送体であるため，その輸送には交換基質を必要とする[5]。腫瘍細胞は，グルタミンからの ATP 産生への依存度が高く，比較的高濃度のグルタミンを細胞内に維持しているが，LAT1 は，グルタミンも低親和性ながら輸送することから[8]，細胞内のグルタミンを交換基質として，高親和性基質である細胞外の大型側鎖をもつ中性アミノ酸を上り坂輸送すると考えられる。

腫瘍細胞が細胞内に高濃度のグルタミンを維持するためには，グルタミンの散逸を防ぐため，濃縮性の高いトランスポーターが細胞膜に存在することが必要となる。腫瘍細胞において LAT1 に加えて高発現する ASCT2[3] は，SLC1 ファミリーの Na^+ 依存性トランスポーターであり，グルタミンを含む小型中性アミノ酸を高親和性に輸送するが，この ASCT2 によりグルタミンが腫瘍細胞内に維持されると考えられる（図❷）。

LAT1 を介して細胞に取り込まれたアミノ酸（特にロイシン）は，タンパク質合成の基質になるとともに mTOR（mammalian target of rapamycin）を介して翻訳・転写・細胞成長を制御している。これは，細胞へのアミノ酸供給量とタンパク質合成量を同調させ，細胞代謝が破綻しないよう維持するために重要な機能である。また，ASCT2 により細胞内に維持されたグルタミンは，ATP 産生に使用され，それにより AMPK を抑制し，結果として mTOR を活性化する[3]。

LAT1 と ASCT2 は，以上のように協調的に機能するが，この機能共役は両者がトランスポートソームを形成し，細胞膜上で近接して存在することにより効率化される。現に，免疫沈降により，LAT1 と ASCT2 が共沈降することが示されている[9]。低親和性基質であり，しかも腫瘍細胞内で急速に代謝されるグルタミンを，LAT1 の細胞内基質結合部位局所に高濃度に維持するために，LAT1 と ASCT2 が分子集積し，効率のよい機能共役を実現していると推察される。LAT1 には II 型膜糖タンパク質 4F2hc がジスルフィド結合で連結してヘテロ二量体を形成し[10]，これに ASCT2 のほか，モノカルボン酸トランスポーター MCT1,

図❷ LAT1とASCT2により形成されるトランスポートソーム

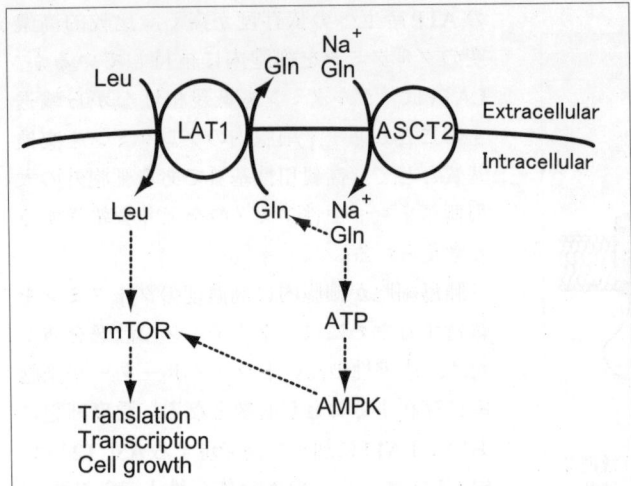

LAT1/4F2hcヘテロ二量体はASCT2と免疫沈降で共沈し，複合体を形成することが示唆される。LAT1は，ロイシンをはじめとする大型の中性アミノ酸をグルタミンとの交換に輸送する。Na^+依存性トランスポーターであるASCT2は，LAT1を駆動するために必要なグルタミンを細胞内に維持する。ロイシンとグルタミンはmTORを介して，それぞれ異なった様式で翻訳・転写・細胞成長を制御する。

MCT1と非共有結合により結合するI型膜糖タンパク質CD147，加えてインテグリンβ-サブユニットが結合する[3)9)11]。Na^+/K^+ ATPaseのα-サブユニットも，これらと共沈降することが示されている[9]。おそらく，これらの分子群が，細胞膜の上に集積し，細胞接着-細胞内シグナル系-輸送-代謝を統合する細胞膜上の分子装置を形成している可能性があり，このトランスポートソームの全体像と機能的意義の解明が待たれる。

Ⅲ. 悪性腫瘍におけるアミノ酸トランスポーターの発現

LAT1は，正常組織における発現は脳，胎盤，骨髄，精巣などに限られ，胎児肝において強発現するが，成体肝においては発現レベルが低く，癌・胎児性抗原であることが発見当初から示唆された[5)8]。LAT1の部分配列は，機能未同定の癌関連配列TA1（tumor-associated gene 1）として，LAT1が見出される以前にすでに報告されていた[12)13]。実際，大腸癌，胃癌，乳癌，膵癌，腎癌，喉頭癌，食道癌，肺癌，脳腫瘍など多くのヒト悪性腫瘍組織で発現が亢進することが明らかになっている。特に，肺癌においては癌の悪性度とLAT1の発現が正の相関関係を示し[14)15]，肺癌と脳腫瘍においてLAT1の高発現群は予後不良であることが示された[15)16]。

ASCT2は，ヒト大腸癌，前立腺癌において発現の亢進が示されている[3)17)18]。さらに両者において，高発現群では予後が悪く，低発現群に比べて有意に生存期間が短いことが報告されている[17)18]。

前述のように，輸送系Lのうち，LAT1以外に，LAT3が特定の腫瘍に発現亢進するとの報告がある[6]。LAT3は，LAT1の機能発現に必須な4F2hcの発現の低いFLC4細胞のロイシン取り込みを担うトランスポーターとして，機能発現クローニングにより見出された[6]。LAT3は，その同定以前に前立腺癌や精巣腫瘍において発現の亢進する機能未同定の部分配列としてすでに報告されていた[6]。ヒト腫瘍細胞株約40種において，LAT3のmRNA発現量を検討したところ，LAT1の発現量の低い一部の細胞株にLAT3の発現が高い傾向が得られている。すなわち，増殖・生存をLAT1ではなくLAT3に依存している腫瘍細胞も存在することが示唆され，癌種あるいは症例によってLAT3を診断・治療の標的として考慮しなければならない可能性がある。

Ⅳ. LAT1の発現を指標とした悪性腫瘍診断

悪性腫瘍に発現亢進するトランスポーターの診断への応用には，生検（バイオプシー）材料や手術標本でトランスポータータンパク質を直接検出する免疫組織化学的手法や，トランスポーターの輸送基質をPET（positron emission tomography）リガンドとして，生体内でトランスポーターの発現を検出しようとする方法が考えられる。前者については，すでに述べたように抗体染色による染色性と悪性度・予後との相関性が実証されており，

5. アミノ酸トランスポーター：悪性腫瘍の診断と治療の分子標的としての可能性

図❸ [^{18}F]FMT-PET による肺癌の描出像（文献 14 より）

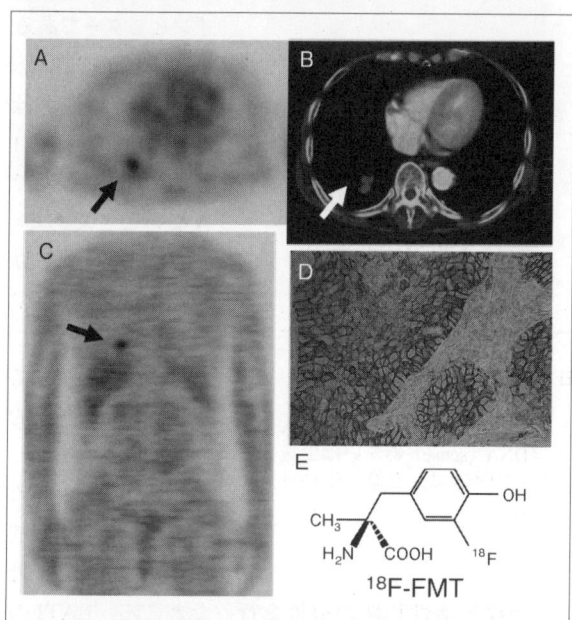

A,C. 74歳男性の右肺の大細胞癌の [^{18}F]FMT-PET 画像
B. 相当する CT スキャン像
D. 手術摘出腫瘍の抗 LAT1 抗体による染色像（DAB 染色）
E. [^{18}F]FMT の化学構造
（群馬大学 解良恭一博士の許可を得て掲載）

その組織診断への実用が今後の検討課題である。後者については，LAT1選択的な基質をPETリガンドとして用いたヒトでの検討が進行している。

LAT1は腫瘍細胞に発現亢進するトランスポーターであるため，生体内でLAT1の発現を画像診断技術により描出できれば，悪性腫瘍診断に有用な情報が得られるはずであり，従来アミノ酸プローブを用いたSPECT診断が試みられていた。さらに最近，α-メチルチロシンを ^{18}F で標識したL-[3-^{18}F]-α-methyltyrosine（^{18}F-FMT）を用いた癌のPET診断が試みられている [14]（図❸）。^{18}F-FMTは肺癌において，従来，癌の画像診断に用いられてきたグルコーストランスポーターリガンド^{18}F-fluorodeoxyglucose（^{18}F-FDG）に比し，優れた特性をもつ [14]。^{18}F-FDGは，しばしば肺癌との鑑別が問題となる良性病変のサルコイドーシスにも肺癌と同様に集積するのに対し，^{18}F-FMTはサルコイドーシスには集積せず，癌にのみ集積する。^{18}F-FMTを用いれば癌を良性病変と区別して特異

的に診断することが可能となる [19]。また，^{18}F-FDGは脳への集積が極めて高いため，脳のバックグランド値が高くなり，脳腫瘍の診断は困難だが，^{18}F-FMTは脳への集積は低く脳腫瘍診断への適用が期待される。

α-メチルチロシンは，LAT1の選択的な基質である [20]。α-メチル化することにより，正常細胞型輸送系LであるLAT2や他のアミノ酸トランスポーターには相互作用しなくなる。すなわち，^{18}F-FMTの集積は，癌細胞へのLAT1を介する取り込みを検出していると考えてよい。摘出腫瘍の免疫組織化学でのLAT1の発現強度と術前の^{18}F-FMTの集積に有意な相関性が示されている。以上のように，FMT-PETは癌組織のLAT1を検出し癌診断に有用であり，今後の実用化が期待される [14]。

V. 悪性腫瘍治療への応用の可能性

以上のように，LAT1は，癌細胞に発現の亢進するアミノ酸トランスポーターであり，FMT-PETや特異抗体を用いてその発現を検出でき，癌の診断マーカーとしての有用性が確立しつつある。しかも，LAT1は多くの必須アミノ酸の細胞への供給を担当し，同時に前述のように細胞増殖を制御するアミノ酸シグナル経路のmTORの上流に位置することから，LAT1が腫瘍細胞増殖に必須であること，すなわちLAT1の抑制により腫瘍細胞増殖が抑制できることを実証できれば，LAT1を標的とした癌治療の可能性が開けてくる。LAT1は診断マーカーとしても有用であることから，LAT1を分子標的とした癌治療が開発されることにより，LAT1を高発現する症例に対してそれを適用することで，より有効な臨床効果を期待できることとなる。

LAT1の抑制により，細胞増殖が抑制されることは，腫瘍細胞株を用いた *in vitro* の検討でまず確認された。古典的輸送系Lインヒビターである BCH（2-aminobicyclo-(2,2,1)-heptane-2-carboxylic acid）は，濃度依存的に腫瘍細胞増殖を抑制する。LAT1のアンチセンスオリゴDNAを用いても同様な結果が得られ，S化したLAT1のアンチセン

図❹ LAT1アンチセンスオリゴDNAによる腹水癌マウスの延命効果

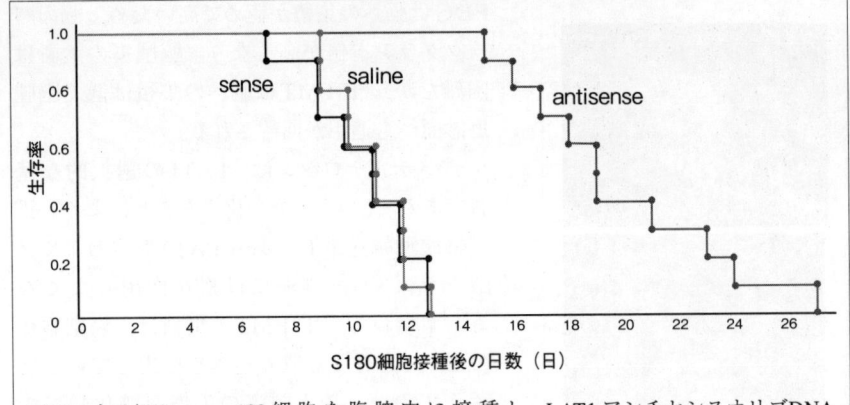

ICRマウスにSarcoma180細胞を腹腔内に接種し，LAT1アンチセンスオリゴDNA（antisense）を腹腔内に連日注入し，対照としてセンスオリゴDNA（sense）あるいは生食（saline）を注入した場合と比較した。LAT1アンチセンスオリゴDNAは，有意に生存日数を延長した。

既存の輸送系LインヒビターであるBCHの問題点は，BCHは親和性が低く，さらにLAT1とLAT2を区別できないことである。また，輸送系L以外にも輸送系B^0や$B^{0,+}$にも作用することが最近わかってきた。LAT1選択的な高親和性インヒビターの創製をめざして，LAT1抑制作用のある化合物の構造活性相関の解析を行ったところ，LAT1の基質結合部位に受け入れられるためにはα-アミノ基とα-カルボキシル基が必要であること，さらに側鎖の疎水性が重要であることが明らかになった[20]。LAT1は，広い基質選択性を示すが，これはLAT1がアミノ酸の側鎖の認識を疎水性相互作用に頼っているためである[2]。疎水性側鎖として様々なものが可能であることから，多様な抑制薬デザインが可能である。また，LAT1とLAT2は基質結合部位の形状が異なると考えられ，LAT1選択的なインヒビターの創製も可能である。

スオリゴDNAを含む培地中で培養することにより，細胞増殖が抑制された。in vivoにおいても，ICRマウスへのSarcoma180細胞接種による腹水癌モデルでも，BCHやLAT1アンチセンスオリゴDNAによる有意な延命効果が得られた（図❹）。さらに，ヒト膀胱癌T24細胞をヌードマウスに接種して形成させた皮下腫瘤にBCHを連続注入し，腫瘍増大の抑制効果を確認した。LAT1アンチセンスオリゴDNAを腫瘍内注入した際にも，同様な腫瘍増大抑制効果が得られた。また，ラット脳腫瘍由来細胞株C6グリオーマ細胞を脳内に接種したラットにおけるin vivoでの検討において，浸透圧ミニポンプを用いてBCHを腫瘍接種部に持続注入することにより，腫瘍の増大を抑制し，ラットの生存を有意に延長できることが示されている[16]。

LAT1が，腫瘍細胞型の輸送系Lトランスポーターであるのに対し，一般の正常組織にはLAT1の発現は低く，LAT2や他のSLC7ファミリーのトランスポーターが4F2hcとヘテロ二量体を形成している[10]。前述のように，正常組織でもLAT1は限られた組織に存在するが，そこでは一般にLAT2も共に発現している。したがって，LAT1選択的な抑制法は，正常細胞に対する障害性の少ない，腫瘍細胞選択的な効果を期待できる。

このLAT1の基質認識機序に基づき化合物デザインを行い，LAT1を高発現するヒト膀胱癌由来T24細胞のアミノ酸輸送阻害活性を指標にスクリーニングした。T24細胞は，Na^+非存在下でのロイシンの取り込みがほぼ完全にLAT1を介することが示された細胞である[21]。スクリーニングの結果，LAT1への親和性がBCHに比し約1000倍高い（$IC_{50}=0.1～0.3\mu M$）2種の新規化合物KYT0193およびKYT0206を得た。KYT0193は，LAT1およびLAT2に同程度の親和性を示したが，KYT0206はLAT1選択的に作用する化合物であった。

T24細胞の増殖に対する作用を検討したところ，両者ともにアミノ酸取り込み阻害活性に相応した濃度依存的な増殖抑制効果を示した。溶解性

の問題のため in vivo での検討は KYT0193 のみに限られたが，ヌードマウスに形成させた T24 細胞皮下腫瘍に KYT0193 を腫瘍内注入したところ，腫瘍増大の抑制が観察された．さらに，マウス Sarcoma 180 細胞腹水癌モデルにおいて KYT0193 を腹腔内投与したところ，KYT0193 投与群は溶媒投与群に比し，有意に生存日数が延長することが示され，新規化合物の抗腫瘍効果が確認された．

おわりに

筆者らは，1996年にASCT2をクローニングして以来[7]，アミノ酸トランスポーターを標的とした癌の診断・治療の可能性を探ってきた．当時，ASCT2 はいくつかの腫瘍細胞株に高発現することに気づいていたが，正常組織での発現も高かったため，より癌に選択性が高く，しかも多くの必須アミノ酸の供給を担うトランスポーターを求めた．1998年に LAT1 を C6 グリオーマ細胞から機能発現クローニング法により同定し[5]，それがその要請を満たすものであることがわかり，それ以来，LAT1 に焦点を絞り，癌の診断・治療への応用の可能性を追求している．当初興味を引かれた ASCT2 も LAT1 とトランスポートソームを形成し，LAT1 を補助しながら，腫瘍細胞の増殖維持に重要な役割を果たすことが明らかになってきた．

LAT1 が腫瘍細胞型トランスポーターであり，したがって癌の診断マーカーとなりうることは，LAT1 選択的リガンドである α-メチルアミノ酸を用いた PET により肺癌が描出され，しかも FDG が集積する良性病変には集積がみられないことにより[14]，最終的に実証されたと考えている．LAT1 を標的とした癌治療に関しては，腫瘍細胞増殖における LAT1 の役割についての生物学的研究とともに，LAT1 を標的とした低分子抑制薬やモノクローナル抗体の開発が待たれる．LAT1 の発現は，浸潤転移し活性の高まった腫瘍細胞にさらに高発現する傾向があり，LAT1 を分子標的とした治療は外科手術を相補するものとなるのではと期待される．また最近，mTOR の抑制は既存の抗癌薬の効果を相乗的に増強することが報告された[22]．mTOR の抑制には特異性をもたせることが難しいが，その上流の LAT1 の抑制により腫瘍細胞の mTOR を抑制し，腫瘍細胞特異的な抗癌薬の効果増強を実現することも可能かもしれない．

謝辞

本稿で紹介したアミノ酸トランスポーターを標的とした癌の診断・治療の研究は，遠藤仁教授（現杏林大学名誉教授，ジェイファーマ株式会社代表取締役）との共同研究で行ったものである．

用語解説

1. **アミノ酸輸送系**：アミノ酸トランスポーターは，分子クローニング以前は，輸送基質に基づいた分類がなされ，輸送系（輸送システム）としてアルファベットを用いて命名がなされた．輸送系 L は，ロイシンをはじめとする大型中性アミノ酸を輸送する Na^+ 非依存性輸送機構であり，輸送系 ASC は，アラニン，セリン，システイン，スレオニンを中心とする小型中性アミノ酸を輸送する Na^+ 依存性輸送機構である．

参考文献

1) Hediger MA, Romero MF, et al : Pflugers Arch 447, 465-468, 2004.
2) Kanai Y, Endou H : Curr Drug Metab 2, 339-354, 2001.
3) Fuchs BC, Bode BP : Semin Cancer Biol 15, 254-266, 2005.
4) Takabe W, Kanai Y, et al : Arterioscler Thromb Vasc Biol 24, 1640-1645, 2004.
5) Kanai Y, Segawa H, et al : J Biol Chem 273, 23629-23632, 1998.
6) Babu E, Kanai Y, et al : J Biol Chem 278, 43838-43845, 2003.
7) Utsunomiya-Tate N, Endou H, et al : J Biol Chem 271, 14883-14890, 1996.
8) Yanagida O, Kanai Y, et al : Biochim Biophys Acta 1514, 291-302, 2001.
9) Xu D, Hemler ME : Mol Cell Proteomics 4, 1061-1071, 2005.
10) Verrey F, Closs EI, et al : Pflugers Arch 447, 532-542, 2004.
11) Fenczik CA, Sethi T, et al : Nature 390, 81-85, 1997.
12) Sang J, Lim YP, et al : Cancer Res 55, 1152-1159, 1995.
13) Wolf DA, Wang S, et al : Cancer Res 56, 5012-5022, 1996.
14) Kaira K, Oriuchi N, et al : Clin Cancer Res 13, 6369-6378, 2007.
15) Kaira K, Oriuchi N, et al : Br J Cancer 98, 742-748, 2008.

16) Nawashiro H, Otani N, et al : Int J Cancer 119, 484-492, 2006.
17) Witte D, Ali N, et al : Anticancer Res 22, 2555-2557, 2002.
18) Li R, Younes M, et al : Anticancer Res 23, 3413-3418, 2003.
19) Kaira K, Oriuchi N, et al : Chest 131, 1019-1027, 2007.
20) Uchino H, Kanai Y, et al Mol Pharmacol 61, 729-737, 2002.
21) Kim DK, Kanai Y, et al : Biochim Biophys Acta 1565, 112-121, 2002.
22) Wendel HG, De Stanchina E, et al : Nature 428, 332-337, 2004.

金井好克
1984年　群馬大学医学部卒業
1988年　東京大学大学院医学系研究科修了（生理学）
　　　　医学博士
　　　　東京大学医学部医学科衛生学助手
1991年　米国ハーバード大学博士研究員
1993年　杏林大学医学部薬理学講師
1996年　同助教授
2001年　同研究教授
2004年　同教授
2007年　大阪大学大学院医学系研究科生体システム薬理学教授

第5章 薬効標的としてのトランスポーター

6. 糖

浅野知一郎

　糖のトランスポーターは，拡散性移動を担うGLUTと，Naイオンとの共役輸送を担うSGLTの2タイプに大別される。GLUTのアイソフォームの1つであるGLUT4は非刺激時には細胞内の小胞に位置し，インスリンや筋肉の収縮に応じて細胞膜上に移動する。すなわち，筋肉や脂肪細胞のグルコース取り込み量を決定することで生体における糖代謝に重要な役割を果たしている。2型糖尿病の病態であるインスリン抵抗性状態では，GLUT4の細胞膜上への移動の障害が認められる。本稿では，GLUT，特にGLUT4に焦点をあて，細胞内移動のメカニズムと糖尿病状態における変化について解説する。

はじめに

　グルコースは，細胞にとって最も普遍的なエネルギー源として使われる。しかし，水溶性であるグルコースは脂質で構成される細胞膜を自由に通過できない。そこで特別な通路が存在し，グルコーストランスポーターと名付けられている。グルコーストランスポーターはGLUT（facilitative glucose transporter）とSGLT（sodium glucose co-transporter）に大別される。前者は濃度拡散性の輸送形式を呈し，細菌から哺乳類にいたるまで構造が保存されているのに対し，後者は哺乳類の腸管や腎尿細管においてエネルギー依存的にグルコースをNa^+と共役的に輸送する役割を果たしている（図❶）。GLUTには10種類以上のアイソフォームが存在するが，これらにはフルクトースの輸送に関与するものが含まれており，グルコースの輸送に限ると6種類ほどである（表❶）。一方，SGLTには3種類のアイソフォームが報告されているが，いずれもGLUTとの構造上の類似性は認められない。

　GLUT1はヒト赤血球膜に存在するタンパクのほぼ1％を占めることから，GLUT1が最初に精製され，構造が決定された。GLUT1はほとんどすべての組織に存在するが，癌や胎児組織のように増殖が盛んな臓器で高い発現が認められる。このアイソフォームはグルコースに対する親和性が低いため，周囲のグルコース濃度が低い環境にお

図❶　2タイプのグルコーストランスポーターの構造

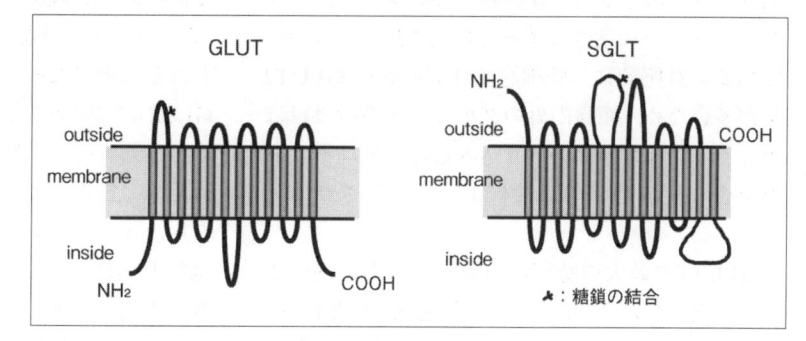

★：糖鎖の結合

---

key words

グルコース，糖代謝，糖尿病，インスリン抵抗性，GLUT，GLUT4，PI 3-キナーゼ，Akt

表❶ GLUTのアイソフォームと臓器分布および機能の違い

	特　性	臓器分布
GLUT1	グルコースに対する親和性が高い（Km 1～5 mM）	赤血球，脳，癌組織に多量 ほとんどの細胞に少量，存在
GLUT2	グルコースに対する親和性が低いが，最大輸送能は高い（Km 20～40 mM）	肝臓，膵β細胞，腎臓，小腸
GLUT3	グルコースに対する親和性が高い（Km 1～5 mM）	脳，腎臓，肝臓，小腸，脂肪
GLUT4	Km 2～10 mM，インスリンなどの刺激によって細胞内プールから細胞膜上へ移動し，グルコースを取り込む	骨格筋，心筋，脂肪細胞
GLUT5	フルクトースを輸送する	小腸，精子
GLUT6	グルコースを輸送する	白血球，脳
GLUT7	肝のミクロソーム内に糖輸送（フルクトースも輸送）を行う（細胞膜には存在しない）	肝臓
GLUT8	インスリン刺激によって細胞内プールから細胞膜上へ移動する	精巣に多量，脂肪，筋肉にも少量
GLUT9	フルクトースを輸送する	肝臓，腎臓
GLUT10	グルコースに対する親和性が高い（Km 1～5 mM）	心筋，肺，脳，肝臓，骨格筋，膵臓
GLUT11	フルクトースを輸送する	心筋，骨格筋
GLUT12		肝臓，膵臓

いて，グルコースを効率よく取り込むことに貢献すると考えられる．GLUT2は肝臓や膵β細胞に特異的に存在し，グルコースに対し低親和性（高Km）だが，最大輸送能は高い（高Vmax）特徴を有している．高血糖状態では，膵β細胞のGLUT2の発現が顕著に減少するので（肝臓では減少しない），高グルコースによるインスリン分泌障害に関与している可能性が推測される．GLUT3は広い臓器分布を示すが，脳神経細胞での発現が高く，GLUT1と同様，高親和性のタイプである．

GLUT4は，古くより糖尿病との関わりについて精力的に研究されてきたアイソフォームである．これは，筋肉や脂肪細胞では，グルコースの取り込みの律速が細胞膜におけるグルコーストランスポーターの活性によって規定されているからである．対照的に，肝細胞では細胞膜のGLUT2量が多いため，細胞内外のグルコース濃度はほぼ等しく，グルコースの取り込み量はグルコキナーゼを含む代謝酵素の活性によって規定されている．

GLUT4の最大の特徴は，通常時は細胞内の小胞に位置しており，インスリンや運動（筋肉収縮）刺激によって速やかに細胞内の小胞から細胞膜上に移動することである．この機構は，インスリンや運動による血糖の降下に大きな役割を果たしている．糖尿病の状態では，筋肉や脂肪細胞におけるインスリン抵抗性の糖取り込みが低下するが，これはGLUT4が細胞内から細胞膜上へ移動しにくくなることが原因である．したがって，インスリンや運動刺激がGLUT4を細胞膜へ移動させる機構，GLUT4の発現調節などの解明は，糖尿病の成因を研究するうえで重要である．もし，この分子機構をターゲットとする薬剤が開発されれば，新規の糖尿病治療薬として有効であると期待されている．

I．インスリンによる筋肉・脂肪への糖取り込み作用

2型の糖尿病患者では，肥満や高脂肪の食事，加齢，ストレスなどの日常的な要因によってインスリンの効きが悪い「インスリン抵抗性」といわれる状態になっている．これは，筋肉におけるGLUT4の細胞膜上への移動がインスリン刺激によって効率的に引き起こされない現象である．その結果，筋肉での血糖降下作用が十分に発揮されない．インスリンがどのようにしてGLUT4を細胞膜上へ移動させているかについては，いまだ未解明の部分が多く残されているが，現在明らかになっている部分を紹介する．

1．通常時のGLUT4の細胞内分布

GLUT4は脂肪細胞や筋肉に特異的に発現し，細胞内の小胞にソーティングされる．その他の細

胞（CHO細胞など）に遺伝子導入を行った場合にも，細胞内に貯留した状態になるが，これらの細胞ではインスリンなどの刺激でもほとんど細胞膜への移動は認められない．したがって，GLUT4自体のみならず，GLUT4を含み細胞膜へ移動する小胞も脂肪細胞や筋肉に特異的と考えられている．GLUT4含有小胞は，筋肉ではt-tubuleの周辺に，脂肪細胞では細胞質に散在しているが，これにはIRAP（insulin-responsive aminopeptidase）[1]やVAMP2（vesicle-associated membrane protein）が含まれている．また近年，RabGAPの1つであるAS160（Akt-substrate of 160 kDa or TBC1D4）[2]がIRAPとの結合を介してGLUT4含有小胞と共局在していることが明らかになった．

2. インスリンによるGLUT4の細胞膜上への移動

インスリンが細胞膜上に存在する受容体に結合すると，受容体のチロシンキナーゼは活性化される．活性化されたインスリン受容体のチロシンキナーゼはIRS-1/2（insulin receptor subtrate-1/2）内の複数のチロシンをリン酸化する．それぞれのリン酸化チロシンを含むモチーフには，PI 3-キナーゼ，Grb2，SHPTP2などのSH2ドメインを有するタンパクが結合する．これらのSH2タンパクのdominant negative変異体やconstitutively active変異体を発現させる検討によってGLUT4の細胞膜上への移動には，PI 3-キナーゼの活性化が不可欠であることが証明された[3]．実際，PI 3-キナーゼの阻害薬（LY294002やwortammin）はインスリンによるGLUT4の細胞膜上への移動をほぼ完全に阻害する．しかし，PI 3-キナーゼを活性化させるインスリン以外の成長因子（例えば，PDGFやEGF）は，インスリンと同程度にPI 3-キナーゼを活性化させても，GLUT4をほとんど移動させない．これは，PDGFの場合はPI 3-キナーゼの活性化が，すなわち細胞膜近辺のみで引き起こされるのに対し，インスリンの場合はPI 3-キナーゼの結合したIRS-1が細胞内へ輸送されるという細胞内局在の違いによるものと理解されている．PI 3-キナーゼの下流には複数のセリン・スレオニンキナーゼが存在するが，Aktが重要な役割を果たしている．例えば，Aktと最も相同性の高いキナーゼであるSGKはいずれもPI 3-キナーゼの下流に位置するが，それぞれのconstitutively active変異体を発現させた場合，AktのみがGLUT4の細胞膜上への移動を誘導する[4]．

さらに，前述したAS160には，Aktによってインスリン依存性にリン酸化される部位が4ヵ所存在する．これらを変異させたAS160を発現させるとインスリンによるGLUT4の細胞膜上への移動が抑制される．これらの結果から，AS160は非刺激状態ではRabをGDP-boundの不活性化状態におき，GLUT4含有小胞の細胞膜への移動を抑制している．一方，インスリン刺激によってAktからAS160がリン酸化を受けると，Rabが活性化されると考えられている．GLUT4含有小胞には，Rab2，8，10，14が存在し，AS160はRab 2A，8A，10，14に対してGAP活性を有することが示されている[5]．これらのRabの中で最も注目されているのはRab10である．これは酵母においてエクソサイトーシスに関与が証明されているSec4pのホモログであり，哺乳類ではGLUT4含有小胞を細胞膜へ移動させる機能に相当していることは興味深い．

GLUT4含有小胞と細胞膜との融合段階にはSNAREの構成タンパクが関与している．これには，GLUT4含有小胞側に存在するVAMP2が細胞膜側のt-SNAREsであるSNAPやSyntaxin 4と結合することで誘導される．この融合段階を補助する因子としてMunc 18[6]とSynipが存在する[7]．

II. 運動による筋肉への糖取り込み作用

糖代謝の調節にインスリンシグナルとともに重要であるのが，エネルギー感知系のシグナルである．これは，細胞内のエネルギー状態，すなわちATP量を認識するシグナル伝達であり，すべての細胞に存在し，ATP枯渇から細胞を生存させるために役立っている．筋肉において，GLUT4の細胞膜上への移動は，インスリンのほか，運動（筋肉収縮）によって誘導される．これが糖尿病患者の治療において運動が推奨される理由の1つであるが，これはPI 3-キナーゼの阻害薬では抑制できないことから，インスリンによる機序とは独立す

図❷　GLUT4を細胞膜へ移動させるシグナル伝達

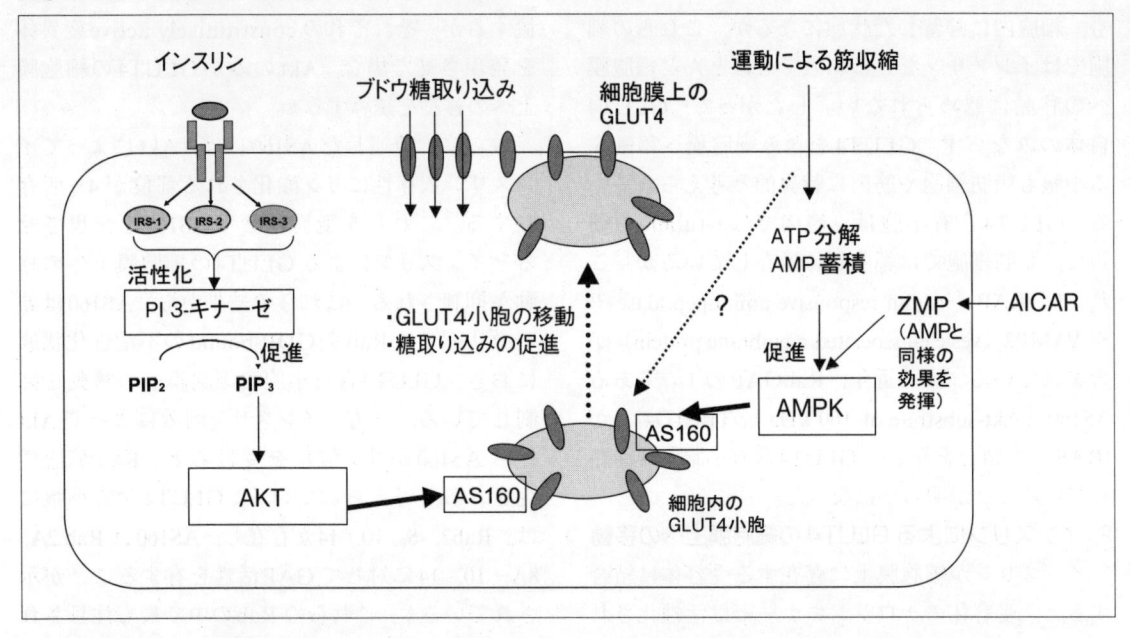

るものと考えられてきた。

　数年前に，その機序にAMPK（AMP-activated proteinキナーゼ）の活性化が関与することが明らかとなった[8]。AMPKは，α・β・γのサブユニットからなる三量体タンパクである。AMPKが活性化される機構を図❷にまとめたが，筋肉の収縮によりATPが消費されると，AMPが産生される。AMPKはこのAMPとの結合によって（またはAMP/ATP比によって）構造変化が生じ，上流のキナーゼであるLKB1によってスレオニン残基がリン酸化される[9]。LKB1は遺伝子の不活性型変異によって，遺伝性の腸管ポリポーシスの原因となることが報告されている（図❸）。

　すなわちAMPKの活性化は，細胞内AMP量とLKB1のキナーゼ活性の両方によって調節されていると考えられる。LKB1は，MO25やSTRADなどのタンパクと複合体を形成し，核から細胞質に移動することで活性化されるが，その活性制御についてはいまだ不明の部分が多く残されている。AMPKは下流の複数のタンパクをリン酸化するが，具体的には細胞周期の停止，タンパク合成の抑制，脂肪酸の分解，オートファジーの誘導，GLUT1の発現増加，VEGFの発現増加など多くの細胞現象を導くが，これらはいずれもエネルギー枯渇に対応する点で合目的な反応である。

　筋肉収縮の場合も同様であるが，AMPKのdominant negative変異体を過剰発現させることで，筋肉収縮によるGLUT4の細胞膜上への移動は，ほぼ半分に抑制される。一方，AMPのアナログであるAICARを添加し，AMPK活性化を誘導し，GLUT4の細胞膜上への移動を生じさせた場合は，AMPKのdominant negative変異体でほぼ完全に抑制される。したがって，筋収縮によるGLUT4の細胞膜への移動にはAMPKが関与していることは間違いないが，Aktの活性化やCaイオンを介するシグナルも多少は関与しているようである。AMPKも，前述したAS160をリン酸化することが報告されている。すなわちAS160は，インスリン刺激からはAktによって，筋収縮刺激からはAMPKによってリン酸化されることで，それ以降のシグナルを共通に誘導しGLUT4を移動させると考えられる（図❷）。

図❸　AMPKの構造と機能

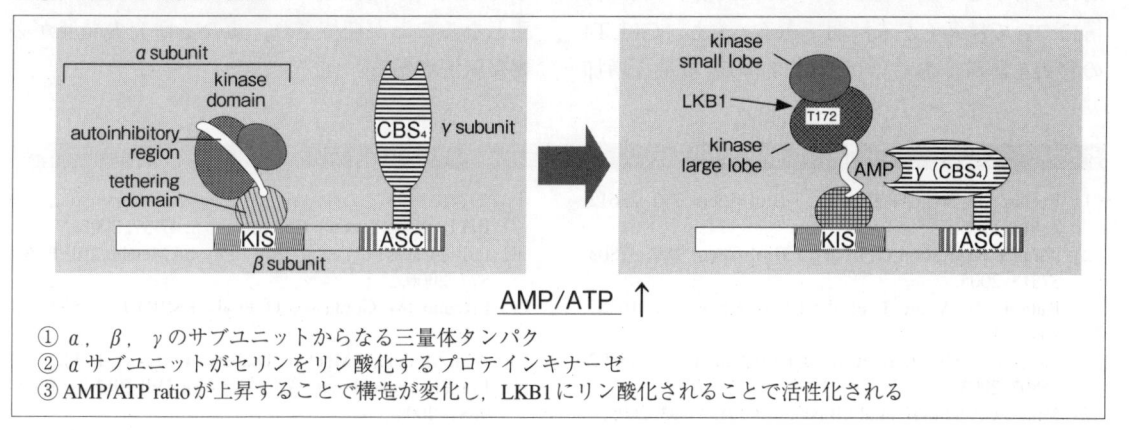

① α，β，γのサブユニットからなる三量体タンパク
② αサブユニットがセリンをリン酸化するプロテインキナーゼ
③ AMP/ATP ratioが上昇することで構造が変化し，LKB1にリン酸化されることで活性化される

Ⅲ．インスリン抵抗性状態における GLUT4の異常

　インスリン抵抗性は，遺伝的要因と後天的な要因によって引き起こされる。インスリン受容体異常症は明白な遺伝的要因であるが，ほとんどは未解明である。一方，後天的な要因は，肥満や高脂肪の食事，加齢，ストレス，ステロイド投与など種々の要素が含まれる。原因が異なる以上，GLUT4の細胞膜への移動が障害されるステップも当然，異なっていると考えられる。まず，レプチン異常の肥満動物では，インスリンによるGLUT4の移動は顕著に低下しているが，筋肉収縮による移動は保たれている。すなわち，この動物ではインスリンシグナルに特異的な障害が推測されるが，実際インスリンによるPI 3-キナーゼの活性化が低下している[10]。これは，脂肪細胞からのTNF-αや遊離脂肪酸の分泌が亢進し，筋肉や脂肪細胞のJNK，IKKなどのセリンキナーゼを活性させることで，IRS-1のセリンリン酸化をもたらし，その結果，インスリン受容体によるIRS-1のチロシンリン酸化が抑制されるからである[11]。さらに，過剰栄養によって活性化されたmTOR/S6キナーゼもIRS-1をセリンリン酸化することが報告されている。一方，この肥満動物では，AMPKが関与している筋肉収縮によるGLUT4の移動は正常に保たれる。
　一方，興味深いことは，高脂肪食やデキサメタゾン投与によるインスリン抵抗性では，インスリンと筋肉収縮によるGLUT4の移動はどちらも低下する。したがって，インスリンシグナルの障害のみでは説明できず，GLUT4含有小胞の構成タンパクや細胞骨格との結合などの段階で何らかの異常が生じていると推測される。
　インスリン抵抗性の治療として運動が推奨されるのは，GLUT4に関しては2つの機構からである。1つは前述したように，GLUT4はインスリンのシグナルと独立して，筋肉収縮によって細胞膜上へ移動し，血糖の降下を導くからである。これは運動療法の急性効果とされるが，もう1つは運動を定期的に繰り返すことでGLUT4タンパク量が増加する機序であり，慢性効果とされる。この効果はAICARの注入を繰り返すことでも誘導される。したがって，運動の慢性効果にもAMPKの活性化が関与しているようである。2型糖尿病の患者では，筋肉におけるGLUT4量は減少していないが（脂肪細胞のGLUT4は減少している），これを増加させることで，同じ程度にGLUT4含有小胞が細胞膜に移動しても，より高い血糖降下作用が期待できるという訳である。

おわりに

　糖代謝の調節はインスリンとエネルギー感知系のシグナルによってコントロールされている。両者によるGLUT4の細胞膜への移動の機序も少しずつ解明が進んでいるが，いまだGLUT4を特異

的に含有する小胞の性状や，その細胞内の制御機構については多くが未解明である．もし，GLUT4の移動を誘導，あるいはGLUT4の発現量を増加させる薬剤が開発されれば，画期的な糖尿病治療薬となることが期待され，更なる研究の発展が必要な状況である．

参考文献

1) Keeller SR, Scott HM, et al : J Biol Chem 270, 23612-23618, 1995.
2) Larance M, Ramm G, et al : J Biol Chem 280, 37803-37813, 2005.
3) Katagiri H, Asano T, et al : J Biol Chem 271, 16987-16990, 1996.
4) Sakoda H, Gotoh Y, et al : J Biol Chem 278, 25802-25807, 2003.
5) Miinea CP, Sano H, et al : Biochem J 391, 87-93, 2005.
6) Tamori Y, Kawanishi M, et al : J Biol Chem 273, 19740-19746, 1998.
7) Bai L, Wang Y, et al : Cell Metabo 5, 47-57, 2005.
8) Fujii N, Jessen N, et al : Am J Physiol Metabo 291, E867-877, 2006.
9) Lizcano JM, Goransson O, et al : EMBO J 23, 833-843, 2004.
10) Anai M, Funaki M, et al : Diabetes 47, 13-23, 1998.
11) Liu YF, Herschkovitz A, et al : Mol Cell Biol 24, 9668-9681, 2004.

浅野知一郎
1983年　東京大学医学部卒業
1985年　同医学部附属病院
1993年　Joslin Diabetes Center 留学（～1994年）
1995年　東京大学医学部附属病院助手
2004年　同医学部生化学・細胞生物学講座代謝生理化学分野助教授
2006年　広島大学大学院探索医科学講座医化学教室教授

研究領域は，代謝調節機構およびメタボリック症候群の分子機序の解明である．そのテーマの中で，グルコーストランスポーターについても精力的に研究を進めている．

第5章　薬効標的としてのトランスポーター

7. NPC1L1・ABCG5/ABCG8による コレステロール輸送と創薬

高田龍平・鈴木洋史

　高コレステロール血症治療薬エゼチミブの発見，シトステロール血症の原因遺伝子の解析を契機に研究が進められ，コレステロールの消化管からの吸収，胆汁中への排出に関与するトランスポーターが同定された．本稿では Niemann-Pick C1-like 1（NPC1L1）と ATP-binding cassette G5（ABCG5）/ABCG8に焦点をあて，現在までに得られている輸送特性や発現・機能制御に関する知見と創薬標的としての可能性について述べる．

はじめに

　近年の研究から，消化管における食餌中コレステロールの吸収，肝細胞毛細胆管膜を介したコレステロールの胆汁中への分泌において，トランスポーターが関与することが明らかとなった（図❶）．本稿においては，コレステロールの細胞内取り込みに関与する Niemann-Pick C1-like 1（NPC1L1），細胞外へのコレステロール排出を担う ATP-binding cassette G5（ABCG5）/ABCG8に関する最新の知見を，創薬標的としての観点を交えて紹介する．

I. NPC1L1

1. エゼチミブとNPC1L1

　エゼチミブ（図❷A）は，消化管からのコレステロール吸収阻害作用をもち，世界90ヵ国以上で使用されている高コレステロール血症治療薬である．薬理標的分子は長らく不明であったが，ノックアウトマウスを用いた in vivo 実験やエゼチミブとの結合実験などの結果から，現在ではNPC1L1を介したコレステロール吸収の阻害が薬効メカニズムであると考えられている[1)-3)]．NPC1L1と既知の solute ligand carrier（SLC）トランスポーター・ABCトランスポーターとの類似性は低く，分子内に sterol sensing domain と呼ばれるコレステロール

図❶　NPC1L1とABCG5/ABCG8

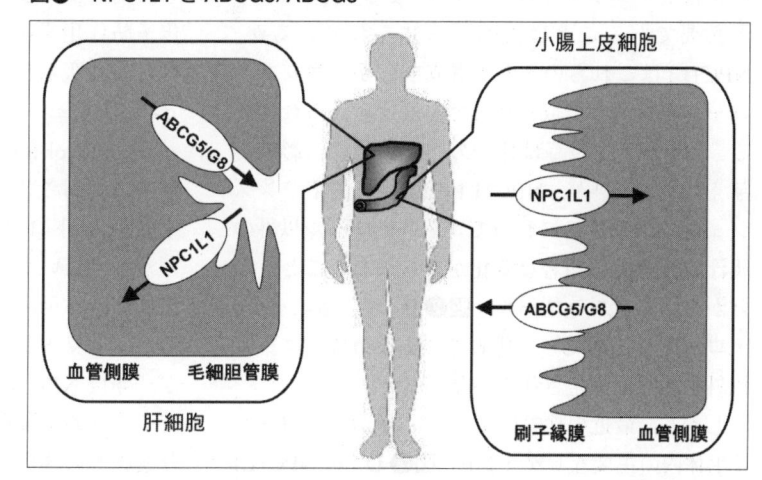

key words
　脂質，コレステロール，消化管吸収，胆汁排出，NPC1L1，エゼチミブ，ABCG5/ABCG8

図❷ NPC1L1 阻害薬・基質の構造式

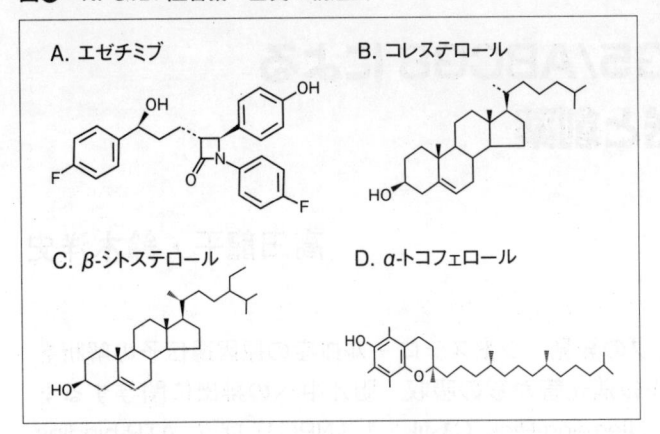

A. エゼチミブ
B. コレステロール
C. β-シトステロール
D. α-トコフェロール

の恒常性維持に働くタンパク質に共通した配列をもつことが特徴である。NPC1L1の発現分布には種差があり，マウスやラットにおいては主に小腸上皮細胞刷子縁膜における発現・機能が知られている一方，ヒトでは消化管に加え肝細胞毛細胆管膜上にも発現している[1)4)5)]。ヒトNPC1L1を肝臓に発現するトランスジェニックマウスの胆汁中コレステロール濃度が激減していたことから，ヒトにおいてNPC1L1は胆汁から肝細胞へのコレステロール再吸収にも働いていると考えられている[5)]。

2. NPC1L1による脂溶性物質輸送

消化管における脂溶性物質の吸収には胆汁酸・リン脂質・コレステロールからなる胆汁ミセルが必要であることは古くから知られているが，NPC1L1はこれらのミセル構成成分からコレステロールを選別して取り込んでいると考えられている。エゼチミブ投与は体内の胆汁酸動態に影響を与えないこと[6)7)]，NPC1L1の肝特異的トランスジェニックマウスにおいてコレステロール以外の胆汁成分濃度に顕著な変化がみられないこと[5)]などから，コレステロール（図❷B）や，β-シトステロール（図❷C）に代表される植物ステロール以外の基質は想定されていなかった。

しかし，最近の検討により，α-トコフェロール（生体内の主要なビタミンE，図❷D）がNPC1L1により輸送されることが見出された[8)]。NPC1L1発現Caco-2細胞を用いた輸送実験，ラットを用いたin vivo消化管吸収実験の結果は，α-トコフェ

ロールがNPC1L1の良好な基質であり，その小腸からの吸収がエゼチミブにより有意に阻害されることを示すものであった。この結果は，NPC1L1が従来考えられていたようなステロール選択的トランスポーターではないことを意味している。

2008年に発表されたエゼチミブの薬理効果に関する臨床研究（Ezetimibe and Simvastatin in Hypercholesterolemia Enhances Atherosclerosis Regression trial：ENHANCE試験）の結果は，シンバスタチン/エゼチミブ併用はシンバスタチン単独投与と比べてLDLコレステロール・中性脂肪・C反応性タンパク質の有意な低下をもたらすものの，頸動脈アテロームの退縮作用には差がないというものであった[9)]。試験デザインに関するいくつかの問題点も指摘されており，現在進行中の他の大規模臨床試験と合わせて解釈を進める必要があるが，LDLコレステロールに関するいわゆる「Lower is better」の常識を覆すデータであり，議論を呼んでいる。アテローム改善作用がみられなかった理由として，スタチン系薬物の有するLDLコレステロール低下以外の薬理作用（プレイオトロピック効果）が再認識される一方で，エゼチミブ・NPC1L1の未解明の効果・機能も候補の1つとして挙げられている[10)11)]。動脈硬化予防作用をもつと考えられているα-トコフェロールの吸収阻害効果も1つの説明にはなるが，α-トコフェロールの体内動態は肝臓に存在するα-tocopherol transfer protein（α-TTP）などにより厳密に制御されており，エゼチミブ長期投与時にも血中α-トコフェロール濃度は若干の低下傾向しか示さないため，その可能性は低い[12)]。エゼチミブは副作用・薬物間相互作用が少なく，欠点がほとんど見当たらない薬であると捉えられていたが，今後NPC1L1の他の生理基質・生理機能やエゼチミブの薬理作用・副作用が明らかにされ，より選択性の高いコレステロール吸収阻害薬が開発できれば，魅力的な脂質異常症治療薬となるかもしれない。また，構造上の類似性の低いステロール類・α-トコフェロール・エゼチミブがNPC1L1

基質・阻害薬となることは興味深く，NPC1L1による基質認識・輸送・阻害の機構解明が期待されている。

3. NPC1L1の発現調節機構

NPC1L1の直接的な輸送阻害のみならず，発現量や細胞内局在の変化による間接的な機能低下もコレステロール値の低下をもたらすと考えられることから，NPC1L1の発現制御機構についても積極的に研究が進められている。

転写調節に関しては，sterol responsive element binding protein-2（SREBP-2）/ hepatocyte nuclear factor 4α（HNF4α）による正の制御が示されているが[13)14)]，発現抑制因子に関しては未解明の点が多い。peroxisome proliferator-activated receptorα（PPARα）[15)]・PPARδ[16)]・liver X receptors（LXRs）[17)]・retinoid X receptors（RXRs）[18)]の各アゴニストや胆汁酸[19)]によるmRNA量の低下が示されているものの，種差を示唆する報告もあり，解釈には注意が必要である。

最近，培養細胞系を用いた検討により，脂肪酸結合タンパクであるintestinal-fatty acid binding protein（I-FABP/FABP2）の高発現がNPC1L1タンパク量の大幅な減少をもたらすことが報告された[20)]。脂肪酸の消化管吸収に働くCD36のノックアウトマウスで小腸のNPC1L1タンパク量が上昇していることも見出されており[21)]，コレステロールエステル形成に必要な脂肪酸による制御という観点からも興味深い。

また，NPC1L1はコレステロール不足時に細胞内小胞から細胞膜上へ移行する，コレステロール応答性の細胞内局在変化を示すことが知られている[22)]。最近になり，ラット肝癌由来のMcArdle-RH7777細胞でみられるこの挙動は可逆的であり，NPC1L1タンパク質が細胞外に加えられたコレステロールとともにクラスリン依存的エンドサイトーシスを受け，この内在化を阻害することがエゼチミブの吸収阻害機構であることを示唆する報告がなされた[23)24)]。しかしながら，これらの検討においては生理的基質である植物ステロールの輸送が観察されないこと，レセプター介在性エンドサイトーシスでは胆汁からのコレステロール選別輸送が説明できないことなどの問題点があり，in vivoや消化管由来のCaco-2細胞を用いた実験[8)25)]で見出される胆汁ミセルからの吸収とは異なるプロセスを見ている可能性が疑われる。一方で，高コレステロール血症の原因遺伝子の1つとして知られ，LDL受容体の内在化制御因子であるアダプタータンパク質（autosomal recessive hypercholesterolemia：ARH）[26)27)]に相当するNPC1L1選択的結合因子の存在を示唆する発見であり，今後の展開が期待される。

II．ABCG5/ABCG8

1. ABCG5/ABCG8と遺伝性疾患

血中の植物ステロール濃度が高値を示す遺伝性疾患であるシトステロール血症の原因遺伝子として，2000年に ABCG5/ABCG8 が同定された（図❸A）[28)29)]。分子内に1つずつATP binding cassetteをもつABCG5/ABCG8は，ヘテロダイマーとして細胞膜上に発現し，コレステロールや植物ステロールの胆汁中・消化管間腔への分泌を担っている。ABCG5/ABCG8の機能欠損により引き起こされるシトステロール血症の病態としては，ステロール類の蓄積による黄色腫・早発性冠動脈疾患の他に，副腎への植物ステロール蓄積によるステロイドホルモン産生・コレステロール恒常性の異常[30)]や血小板形成異常[31)]などが報告されている。一方，一部の遺伝的多型がABCG5/ABCG8の機能亢進をもたらし，胆石発症リスクの上昇につながる可能性も示唆されている[32)33)]。

2. 創薬標的としてのABCG5/ABCG8

ABCG5/ABCG8はNPC1L1とは逆方向の輸送を担うため，その発現・機能強化が治療戦略となる可能性が考えられ，種々の検討がなされている。

ゲノム上において，ABCG5 と ABCG8 は同じ染色体上の近接した位置（2q21）に存在し，共通した5'上流域を介した転写調節を受けていることが知られている（図❸B）[28)]。高コレステロール食やLXRアゴニスト処理によりABCG5/ABCG8の発現が亢進し，LXRα/βのダブルノックアウトマウスではこの効果が消失することから[34)]，ステロール過剰時の合理的な転写誘導はLXRα/βを

図❸ ABCG5/ABCG8 の予測トポロジーとゲノム構造（文献 28, 35, 36 より）

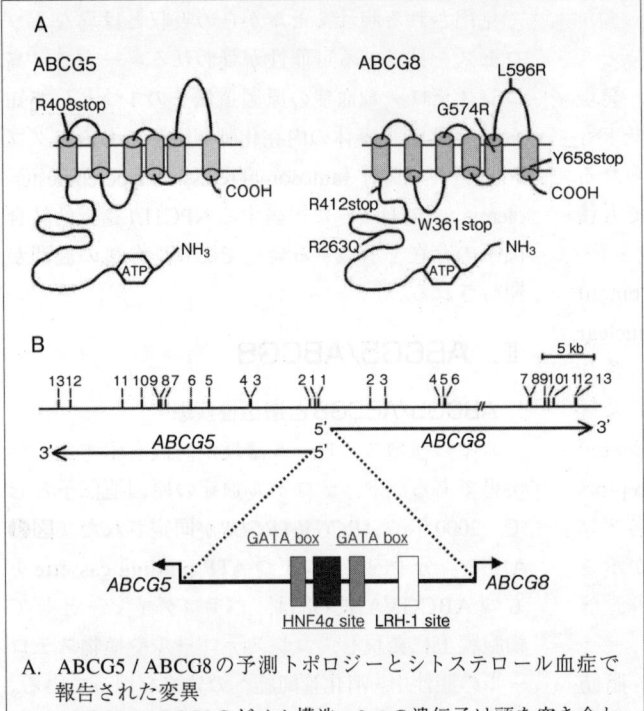

A. ABCG5 / ABCG8 の予測トポロジーとシトステロール血症で報告された変異
B. ABCG5 / ABCG8 のゲノム構造。2つの遺伝子は頭を突き合わせた形でゲノム上に隣接しており，両遺伝子間の374bpの配列は発現調節に重要である。ABCG5 / ABCG8 遺伝子はそれぞれ13のエクソンをもち，イントロンと合わせ約28kbpの領域を占める。

図❹ ABCG5/ABCG8 誘導剤の構造式

A. YT-32
B. ジオスゲニン

介したものであると考えられている。しかし，誘導の分子機序はいまだ不明であり，上流域を介した直接的な制御が報告されている liver receptor homologue-1（LRH-1）[35]，HNF4α や GATA4/GATA6 [36] を介した間接的な発現調節である可能性もある。

肝臓における LXRα の活性化は，標的遺伝子である SREBP-1c の発現誘導による脂肪酸合成系の亢進をもたらし，血中・肝臓中の中性脂肪を上昇させてしまう。末梢で主に働く LXRβ の選択的アゴニストを用いることができれば，脂肪酸合成に影響を与えず ABCA1 による HDL 形成や ABCG5/ABCG8 によるコレステロール排出の促進が期待できるため，薬効標的として注目されている。一方，Kaneko らによるアプローチは，LXR のサブタイプではなく化合物の動態特性を利用した戦略として興味深い[37]。植物ステロールと類似した構造をもつ YT-32（図❹A）は LXRα/β アゴニスト活性をもつが，経口投与した場合には，小腸に発現する標的分子は活性化するものの，肝臓の遺伝子発現には影響を与えない。これは，YT-32 が ABCG5/ABCG8 基質となり消化管間腔に排出されやすく，循環血・肝臓に移行しにくいからであると考えられている。

ABCG5/ABCG8 の転写後調節に関しては，分子シャペロンであるカルレティキュリンが小胞体における ABCG5/ABCG8 のフォールディングを助け，細胞膜上での発現量を上昇させる働きがあることが報告されている[38]。抗肥満ホルモンのレプチンによる ABCG5/ABCG8 タンパク質安定化[39] に関与している可能性もあり，肥満と高脂血症の関連性からも重要な研究課題である。

山芋などの植物に含まれ，ステロイド骨格をもつ化合物であるジオスゲニン（図❹B）は，種々のホルモン様作用に加え，コレステロール低下作用を有することが知られていた。この作用はジオスゲニンによる強いコレステロール胆汁排出促進効果を介したものであると考えられており，ABCG5/ABCG8 の存在がこの促進効果に必須であることがノックアウトマウスを用いた検討により示された[40)41]。想定される分子機序は報告により異なり，いまだ不明の点が多いものの，ジオスゲニンによる ABCG5/ABCG8 発現量の上昇[42]，

pregnane X receptor（PXR）アゴニスト作用を介したコレステロール合成系の変動[41]などが考えられている一方で，ABCG5/ABCG8輸送の直接的/間接的な促進作用である可能性も残されている。ジオスゲニンやその類縁分子は新たなコレステロール低下薬創製のヒントになるかもしれない。

おわりに

細胞膜の構成成分であるため能動的な輸送ではないと考えられていたコレステロールの吸収・排出は，種々のトランスポーターによって担われており，複雑な発現・機能調節を介した厳密な制御を受けていることがわかってきた。今後，いまだ多くの謎の残る制御機構について明らかにしていくことが，脂質恒常性維持の理解を深めるとともに，より適切な薬物の開発につながるものと期待している。

参考文献

1) Altmann SW, Davis HR Jr, et al : Science 303, 1201-1204, 2004.
2) Garcia-Calvo M, Lisnock J, et al : Proc Natl Acad Sci USA 102, 8132-8137, 2005.
3) Hawes BE, O'Neill KA, et al : Mol Pharmacol 71, 19-29, 2007.
4) Davies JP, Scott C, et al : J Biol Chem 280, 12710-12720, 2005.
5) Temel RE, Tang W, et al : J Clin Invest 117, 1968-1978, 2007.
6) van Heek M, Farley C, et al : Br J Pharmacol 134, 409-417, 2001.
7) Repa JJ, Dietschy JM, et al : J Lipid Res 43, 1864-1874, 2002.
8) Narushima K, Takada T, et al : Mol Pharmacol 74, 42-49, 2008.
9) Kastelein JJ, Akdim F, et al : N Engl J Med 358, 1431-1443, 2008.
10) Brown BG, Taylor AJ : N Engl J Med 358, 1504-1507, 2008.
11) Smith D : Mt Sinai J Med 75, 143-147, 2008.
12) Knopp RH, Gitter H, et al : Eur Heart J 24, 729-741, 2003.
13) Alrefai WA, Annaba F, et al : Am J Physiol Gastrointest Liver Physiol 292, 369-376, 2007.
14) Iwayanagi Y, Takada T, et al : Pharm Res 25, 1134-1141, 2008.
15) Valasek MA, Clarke SL, et al : J Lipid Res 48, 2725-2735, 2007.
16) van der Veen JN, Kruit JK, et al : J Lipid Res 46, 526-534, 2005.
17) Duval C, Touche V, et al : Biochem Biophys Res Commun 340, 1259-1263, 2006.
18) Lalloyer F, Fievet C, et al : Arterioscler Thromb Vasc Biol 26, 2731-2737, 2006.
19) Ratliff EP, Gutierrez A, et al : J Lipid Res 47, 1513-1520, 2006.
20) Montoudis A, Seidman E, et al : J Lipid Res 49, 961-972, 2008.
21) Nassir F, Wilson B, et al : J Biol Chem 282, 19493-19501, 2007.
22) Yu L, Bharadwaj S, et al : J Biol Chem 281, 6616-6624, 2006.
23) Ge L, Wang J, et al : Cell Metab 7, 508-519, 2008.
24) Petersen NH, Faegeman NJ, et al : J Lipid Res 49, 2023-2037, 2008.
25) Yamanashi Y, Takada T, et al : J Pharmacol Exp Ther 320, 559-564, 2007.
26) Garcia CK, Wilund K, et al : Science 292, 1394-1398, 2001.
27) Garuti R, Jones C, et al : J Biol Chem 280, 40996-41004, 2005.
28) Berge KE, Tian H, et al : Science 290, 1771-1775, 2000.
29) Lee MH, Lu K, et al : Nat Genet 27, 79-83, 2001.
30) Yang C, Yu L, et al : J Clin Invest 114, 813-822, 2004.
31) Kruit JK, Drayer AL, et al : J Biol Chem 283, 6281-6287, 2008.
32) Buch S, Schafmayer C, et al : Nat Genet 39, 995-999, 2007.
33) Grunhage F, Acalovschi M, et al : Hepatology 46, 793-801, 2007.
34) Repa JJ, Berge KE, et al : J Biol Chem 277, 18793-18800, 2002.
35) Freeman LA, Kennedy A, et al : J Lipid Res 45, 1197-1206, 2004.
36) Sumi K, Tanaka T, et al : Mol Cell Biol 27, 4248-4260, 2007.
37) Kaneko E, Matsuda M, et al : J Biol Chem 278, 36091-36098, 2003.
38) Okiyoneda T, Kono T, et al : Biochem Biophys Res Commun 347, 67-75, 2006.
39) Sabeva NS, Rouse EJ, et al : J Biol Chem 282, 22397-22405, 2007.
40) Kosters A, Frijters RJ, et al : Hepatology 41, 141-150, 2005.
41) Yu L, Gupta S, et al : J Biol Chem 280, 8742-8747, 2005.
42) Kamisako T, Ogawa H : Hepatol Res 26, 348-352, 2003.

第5章 薬効標的としてのトランスポーター

参考図書

* 膜 33(3)，消化管コレステロールトランスポーター NPC1L1 と高脂血症治療薬，高田龍平，鈴木洋史，日本膜学会，2008.
* 最新医学 62(11)，ABC タンパク質による胆汁脂質分泌と遺伝性疾患，高田龍平，鈴木洋史，最新医学社，2007.
* 生化学 76(6)，トランスポーターによる胆汁脂質輸送，高田龍平，鈴木洋史，日本生化学会，2004.

高田龍平

1999年	東京大学薬学部卒業
2001年	東京大学大学院薬学系研究科修士課程修了
2004年	同博士後期課程修了 東京大学医学部附属病院薬剤部助手
2007年	同助教

第5章 薬効標的としてのトランスポーター

8. 胆汁酸トランスポーターの異常による肝内胆汁うっ滞

林　久允・杉山雄一

肝細胞毛細胆管側膜に局在するトランスポーターであるbile salt export pump（BSEP）は，胆汁中への胆汁酸輸送能を担っている。肝細胞から胆汁中への胆汁酸排泄は，胆汁流形成の主要な駆動力であるため，BSEPの機能不全は肝細胞内での胆汁酸の蓄積を招き，最終的には肝内胆汁うっ滞として顕在化する。本稿では，胆汁酸トランスポーターの実体としてBSEPが同定されるまでの過程について述べた後，BSEPと肝内胆汁うっ滞との関連について概説し，最後に肝内胆汁うっ滞の薬物療法の可能性について考察する。

はじめに

胆汁の主要な構成成分である胆汁酸は，生体内において肝細胞でコレステロールの代謝物として生成され，胆汁中へと排泄される。その後，消化管での再吸収を受け，門脈血を介して再び肝細胞内へと取り込まれる（図❶）。この一連の過程を腸肝循環というが，胆汁酸はその多くがタウリン抱合，グリシン抱合を受け，水溶性化合物として存在し，受動拡散では細胞膜を透過できないため，腸肝循環における肝細胞，腸管上皮細胞での取り込み過程，排泄過程ではいずれも膜タンパク質であるトランスポーターを介した輸送が必要になる[1)2)]。近年，肝細胞の取り込みトランスポーターとしてNa+-dependent taurocholate transporting polypeptide（Ntcp）[3)]，腸管上皮細胞での取り込みトランスポーターとしてapical Na+-dependent bile acid transporter（Asbt）[4)]，また肝細胞の排泄トランスポーターとしてbile salt export pump（BSEP）[5)]，腸管上皮細胞の排泄トランスポーターとしてorganic solute transporter（OST）-α, -β [6)-8)]がクローニングされ，胆汁酸の腸肝循環に関与す

図❶　胆汁酸の腸肝循環に関わるトランスポーター群

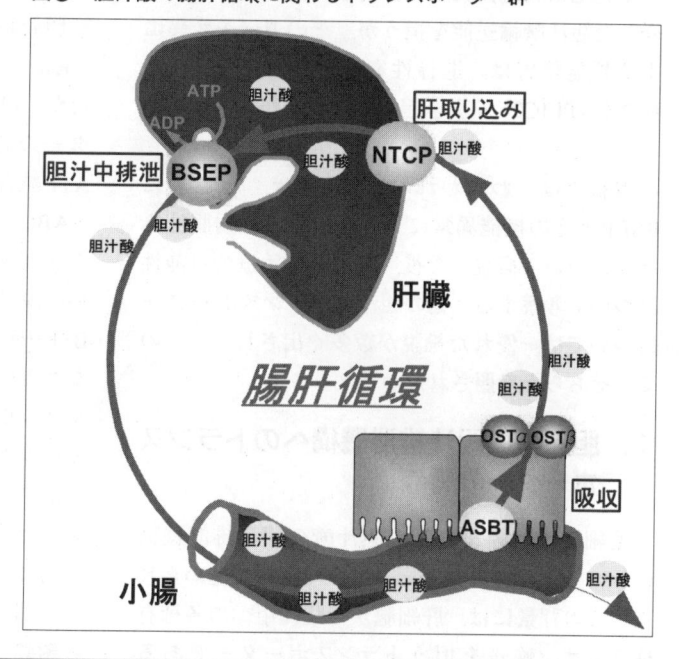

key words

胆汁酸，肝内胆汁うっ滞，トランスポーター，腸肝循環，bile salt export pump（BSEP），
進行性家族性肝内胆汁うっ滞症2型，4-phenylbutyrate（4PBA）

第5章 薬効標的としてのトランスポーター

図❷ BSEP タンパクの構造とヨーロッパの PFIC2 患者で高頻度でみられる変異部位

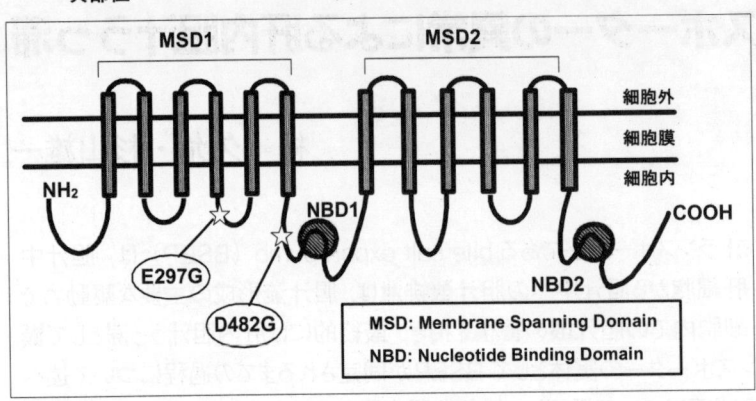

MSD: Membrane Spanning Domain
NBD: Nucleotide Binding Domain

E297G
D482G

るトランスポーターの実体が明らかにされてきた。胆汁酸は腸肝循環を行うことにより，胆汁流の形成，肝細胞におけるコレステロール代謝，消化管における脂溶性ビタミン（A, D, K），コレステロールの吸収促進など，種々の極めて重要な生理的役割を担っているため，その破綻は先天性・二次性を問わず病態を惹起する。前述の BSEP は肝細胞毛細胆管側膜上に発現し，毛細胆管側膜を介した胆汁酸輸送能を担うが，その遺伝子変異による機能障害は，進行性家族性肝内胆汁うっ滞症2型（PFIC2）を引き起こすことが報告されている[9]。

本稿では，われわれの知見を交え，はじめにBSEP とその機能異常により発症する肝内胆汁うっ滞について概説した後，その薬物治療の可能性について考察する。他の胆汁酸トランスポーターについては，優れた総説が数多く出されているので，そちらを参照されたい[1,2,10]。

I. 胆汁酸の胆汁排泄機構へのトランスポーターの関与

毛細胆管側膜を介した胆汁酸の胆汁排泄機構については，まず in vivo レベルで解析が進められた。この背景には，肝細胞から胆汁中への各種有機アニオン輸送を担うトランスポーターである multiidrug resistance associated protein 2（Mrp2）を遺伝的に欠損した SD ラット由来の EHBR および，Wister ラット由来の TR⁻ や Groningen Yellow（GY）

ラットが発見されたことが大きく貢献している。硫酸抱合胆汁酸，グルクロン酸抱合胆汁酸を静注した際，その胆汁排泄は正常ラットに比べ，GY ラット，EHBR において顕著に低下していることから，これらの胆汁酸が Mrp2 により胆汁排泄を受けていることが示唆された[11,12]。一方，生体内における胆汁酸組成の大部分を占めるタウロコール酸，グリココール酸の胆汁排泄は Mrp2 欠損ラットにおいて正常ラットと比べ，ほとんど差がみられないことから，これら胆汁酸に関しては Mrp2 と異なるトランスポーターが胆汁排泄に関与していることが示唆された[12]。

ラット肝より調製した canalicular membrane vesicles（CMV，毛細胆管側膜小胞）へのタウロコール酸の取り込み実験より，タウロコール酸の毛細胆管側膜を介した輸送は，ATP 依存的な輸送（$K_m = 2.1～26 \mu M$）であることが示唆されていたが，1998年に Gerloff らによりそのトランスポーターの実体として BSEP が同定された[5]。BSEPは ATP 結合ドメインを2つもつ ATP binding cassette（ABC）トランスポーターに属するトランスポーターであり，1321個のアミノ酸から構成され，12個の膜貫通セグメントをもつ（図❷）。Gerloff らは，BSEP が肝細胞の毛細胆管膜またはその直下のベシクルに局在していること，さらにバキュロウイルスを用いて Bsep を強制発現させた Sf9 細胞から膜ベシクルを調製し，タウロコール酸の取り込み実験を行った結果，コントロール Sf9 細胞から調製した膜ベシクルとの比較から，BSEP が ATP 依存的にタウロコール酸を輸送する機能を有することを明らかとした[5]。また，Bsep 発現 Sf9 細胞から調製した膜ベシクルによるタウロコール酸の初期取り込み速度の K_m 値は $5.3 \mu M$ と高い親和性を示し，CMV によるタウロコール酸の輸送と類似した特性（$K_m = 2.1 \mu M$）を示したことから，

Bsepが毛細胆管側膜を介した胆汁酸輸送を担うトランスポーターであることが示唆された。さらに、次項で詳細に述べるように、ヒトBSEPをコードする遺伝子がPFIC2の原因遺伝子であり、本疾患患者では胆汁中への胆汁酸排泄が顕著に低下していることも、Bsep/BSEPが胆汁中への胆汁酸排泄を担う主要なトランスポーターであることを強く支持している[9]。

Ⅱ．BSEPと肝内胆汁うっ滞

進行性家族性肝内胆汁うっ滞（progressive familial intrahepatic cholestasis：PFIC）は、乳児期に発症し、高度の慢性肝内胆汁うっ滞が持続するために胆汁性肝硬変に進行し、20代までに肝移植を必要とする予後不良な遺伝子疾患である。原因遺伝子の違いから、PFICは1～3型までの3つのサブタイプに分類されており、BSEPはPFIC2の原因遺伝子として1998年にStrautnieksらにより同定された〔PFIC1ではFIC1（familial intrahepatic cholestasis 1）[13]、PFIC3ではMDR3（multidrug resistance 3）が原因遺伝子である[14]）[9]。PFIC2患者の胆汁酸代謝の特徴としては、胆汁中の胆汁酸濃度の極端な低下が挙げられる。Jansenらの報告によるとBSEPポジティブのPFIC患者では胆汁中の胆汁酸濃度は18.1 mmol/Lであるのに対し、PFIC2患者ではわずか0.2 mmol/Lであり、ほとんど胆汁中への胆汁酸分泌が観察されない[15]。この結果は、BSEPが肝細胞の毛細胆管側膜を介した胆汁酸輸送をつかさどるトランスポーターであることを強く支持している。

PFIC2患者におけるBSEP遺伝子の変異は現在までに多数同定されているが、ヨーロッパのPFIC2患者においては特に、297番目のグルタミン酸がグリシンに変わる変異（E297G）、482番目のアスパラギン酸がグリシンに変わる変異（D482G）の頻度が高く、60％の患者がいずれかの変異をもつことが報告されている[16]（図❷）。これらの患者では、免疫組織染色より毛細胆管側膜におけるBSEP発現量が低下していることも示されている。

BSEPは先天性の肝内胆汁うっ滞のみならず、実験動物を用いた解析から、薬物誘導性などの後天的な肝内胆汁うっ滞との関連も示唆されている[1]。トログリタゾン、グリベンクラミド、シクロスポリンAといった胆汁うっ滞を惹起することが報告されている薬物は、ラットCMVを用いた解析より、BSEPを介した胆汁酸輸送を阻害することにより、肝内胆汁うっ滞を惹起する可能性が報告されている[17)18]。

Ⅲ．PFIC2の発症メカニズム

前項に記載したように、PFIC2の原因遺伝子がBSEPであることは、1997年Strautnieksらにより明らかとされたが、BSEPの遺伝子変異により、BSEPの機能不全が引き起こされるメカニズムが不明であったため、原因遺伝子の同定後もPFIC2には確固たる治療法が存在せず、現在もウルソデオキシコール酸による対症療法や生体肝移植などの外科的療法以外に治療法は存在しない。筆者らは、PFIC2の内科的療法の可能性を探るため、まずヨーロッパのPFIC2患者において最も頻度の高いE297G、D482Gの2つのヒトBSEP変異体発現細胞を構築することで病態発症機構の解析を行った[19]。

定量的PCR法、ウエスタンブロット法を用いて、mRNA、タンパク質レベルでの発現量を比較したところ、両変異はmRNA発現量には影響を与えなかったが、BSEPのタンパク質発現量を顕著に低下させることが明らかとなった。また、免疫染色法の結果、野生型は細胞膜上に局在するのに対し、両変異体は細胞内に蓄積しており、小胞体マーカーであるカルネキシンと共局在した。さらに、プロテアソーム阻害剤であるMG132処理により、両変異体の発現量は増加したことから、両変異をもつPFIC2患者では、BSEPが小胞体の品質管理機構により不良タンパク質として認識され、プロテアソームによる分解を受けるために、細胞膜上におけるBSEP発現量が減少している可能性が示唆された（図❸）。一方、両変異体BSEPを発現させた細胞から細胞膜ベシクルを調製し、両変異のBSEPの基質輸送能に対する影響を検討した結果、両変異はBSEPの胆汁酸輸送能自体には影響を及

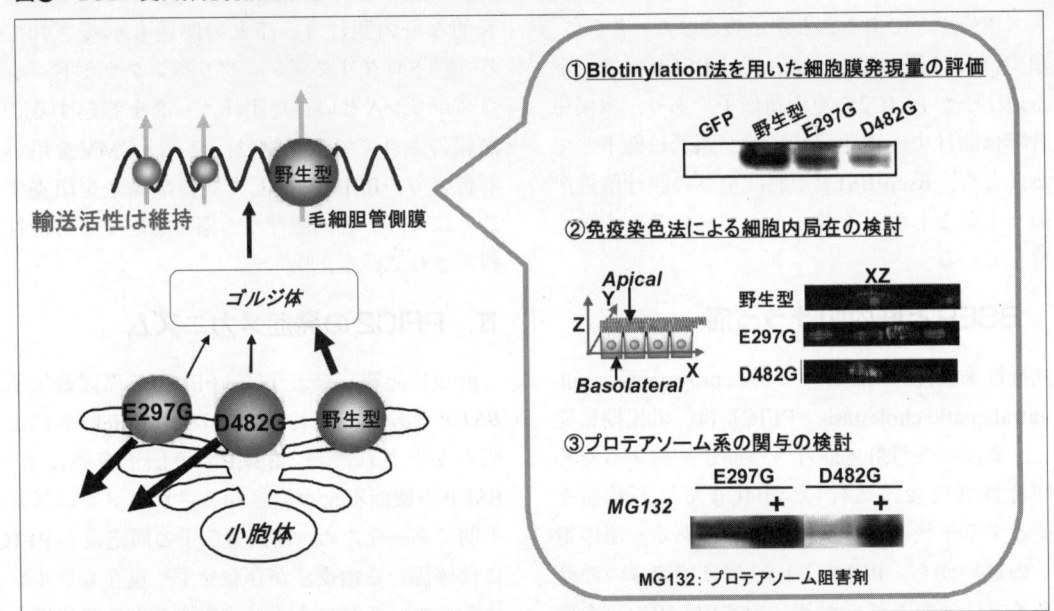

図❸ BSEP変異体発現細胞を用いたPFIC2発症機構の解析

①Biotinylation法を用いた細胞膜発現量の評価
②免疫染色法による細胞内局在の検討
③プロテアソーム系の関与の検討
MG132：プロテアソーム阻害剤

ぼさないことが明らかとなった。

E297G，D482G変異をもつPFIC2患者の肝サンプルを用いた免疫組織染色法では，毛細胆管側膜上におけるBSEP発現量が顕著に低下しており[16]，われわれのin vitro解析結果と良好な相関が認められている。したがって，今後個々のPFIC2患者の病態発症機構を予測するうえで，筆者らの実験系は非常に有用なツールとなることが期待される。

Ⅳ．PFIC2の内科的療法の開発に向けて

前述のように，PFIC2はウルソデオキシコール酸による対症療法以外に内科的療法が存在しないのが現状であり，唯一の根治的治療法は生体肝移植などの外科的療法となる。生体肝移植は生着するかどうかが確実ではなくリスクが高いこと，高額な手術費がかかること，さらに免疫抑制剤を一生服用し続けなくてはならないことなどから，患者に多大な負担を強いる治療法である。また現状では，肝移植の需要に対して施術例数が追いついていない。これらの問題点を解決するために内科的療法の確立が期待されている。

筆者らは，in vitro実験系の結果より，E297G，D482G変異をもつPFIC2患者では，BSEPの胆汁酸輸送能は正常に保持されているが，毛細胆管側膜上のBSEP発現量が減少するためにBSEPの機能不全が引き起こされ，肝内胆汁うっ滞が惹起されていることを示唆する結果を得たことから，BSEPの細胞膜発現量を増加させることが可能になれば，PFIC2患者の大部分を占めるE297G，D482G保有患者の内科的療法の開発につながると考えた。臨床への適応を考慮し，低毒性化合物，あるいは他疾患の治療薬としてすでに認可されている薬物の中から，BSEPの細胞膜発現量を増加させる作用をもつ化合物を探索したところ，欧米において尿素サイクル異常症の治療薬として用いられている4-phenylbutyrate（4PBA）には，BSEPの細胞膜発現量を増加させ，BSEPによる細胞膜を介した胆汁酸輸送を促進する作用があることを見出した[20]。4PBAは，BSEPと同じABCトランスポーターに属するクロライドチャネルであるcystic fibrosis transmembrane conductance regulator（CFTR）の変異体の発現量を増加させる作用が報告されていたことから[21]，BSEP変異体の発現量を増加させる候補化合物として選択したのだが，興味深いことに野生型のBSEP発現量も増加させた。そこで，4PBAを5〜15日間連続投与したSD

図❹　肝内胆汁うっ滞，4PBA投与時におけるBSEP発現量および胆汁流量の変化

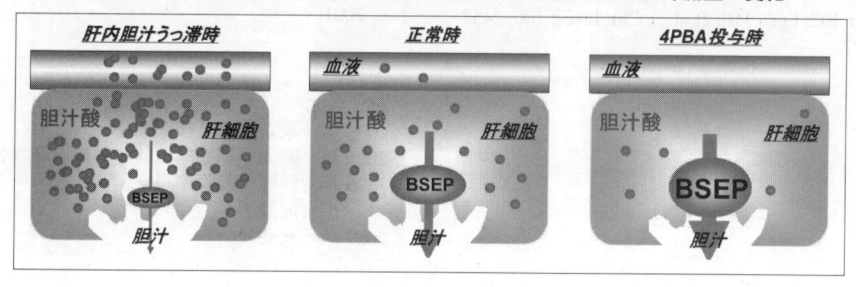

ラットに，放射標識タウロコール酸をインフュージョンし，定常状態における肝内濃度で規定した胆汁排泄クリアランス，すなわちBSEPの胆汁酸輸送機能が反映されるパラメータである毛細胆管側膜を介した胆汁酸輸送を算出した結果，約3倍の増加が観察された．さらに，肝臓からCMVを調製し，BSEP発現量を検討したところ4PBA投与群で約3倍の増加がみられたことから，4PBAは少なくとも実験動物レベルにおいては，*in vivo*においてもBSEPの細胞膜発現量を増加させ，毛細胆管側膜を介した胆汁酸輸送を促進する作用を有していることが示唆された[20]（図❹）．

先天性のPFIC2以外にも敗血症性などの肝内胆汁うっ滞時においては，BSEPの毛細胆管側膜での発現量の低下が肝障害を悪化させていることが示唆されている[22]．今後，BSEPの毛細胆管側膜での発現量低下が報告されている疾患に対する4PBAの臨床試験を実施し，本化合物の肝内胆汁うっ滞に対する有効性について検証を進める予定である．

おわりに

以上，筆者らの最近の知見を交え，BSEPと肝内胆汁うっ滞の概論について述べた．筆者らが肝内胆汁うっ滞改善薬の候補化合物として同定した4PBAは，実験動物を用いた解析結果から，薬効発現には臨床投与量の範囲内ではあるものの比較的高い投与量が必要となることが推測される．したがって今後は，4PBAに比して高活性の化合物を探索すること，あるいはマイクロアレイ，プロテオミクスといった網羅的解析法を用い4PBAの標的分子を同定することが，より優れた肝内胆汁うっ滞改善薬を開発するうえで重要な研究課題になると考えられ，検討を進めている．

参考文献

1) Kullak-Ublick GA, Stieger B, et al : Gastroenterology 126, 322-342, 2004.
2) Trauner M, Boyer JL : Physiol Rev 83, 633-671, 2003.
3) Hagenbuch B, Stieger B, et al : Proc Natl Acad Sci USA 88, 10629-10633, 1991
4) Wong MH, Oelkers P, et al : J Biol Chem 269, 1340-1347, 1994.
5) Gerloff T, Stieger B, et al : J Biol Chem 273, 10046-10050, 1998
6) Wang W, Seward DJ, et al : Proc Natl Acad Sci USA 98, 9431-9436, 2001.
7) Dawson PA, Hubbert M, et al : J Biol Chem 280, 6960-6968, 2005.
8) Rao A, Haywood J, et al : Proc Natl Acad Sci USA 105, 3891-3896, 2008.
9) Strautnieks SS, Bull LN, et al : Nat Genet 20, 233-238, 1998.
10) Alrefai WA, Gill RK : Pharm Res 24, 1803-1823, 2007.
11) Takikawa H, Sano N, et al : Hepatology 14, 352-360, 1991.
12) Kuipers F, Enserink M, et al : J Clin Invest 81, 1593-1599, 1988.
13) Bull LN, van Eijk MJ, et al : Nat Genet 18, 219-224, 1998.
14) de Vree JM, Jacquemin E, et al : Proc Natl Acad Sci USA 95, 282-287, 1998.
15) Jansen PL, Strautnieks SS, et al : Gastroenterology 117, 1370-1379, 1999.
16) Strautnieks SS, Byrne J A, et al : Gastroenterology 134, 1203-1214, 2008.
17) Stieger B, Fattinger K, et al : Gastroenterology 118, 422-430, 2000.
18) Funk C, Pantze M, et al : Toxicology 167, 83-98, 2001
19) Hayashi H, Takada T, et al : Hepatology 41, 916-924, 2005.
20) Hayashi H, Sugiyama Y : Hepatology 45, 1506-1516, 2007.

2007.
21) Rubenstein RC, Egan ME, et al : J Clin Invest 100, 2457-2465, 1997.
22) Zollner G, Fickert P, et al : Hepatology 33, 633-646, 2001.

林　久允
2003 年　東京大学薬学部卒業
2005 年　同大学院薬学系研究科修士課程修了
2006 年　同博士課程中退
　　　　　同助手
2007 年　同助教

第5章 薬効標的としてのトランスポーター

9. リントランスポーターと疾患

宮本賢一・瀬川博子・伊藤美紀子・辰巳佐和子・竹谷　豊

腎近位尿細管における無機リン酸（リン）再吸収機構は，血中リン濃度調節において最も重要である。近位尿細管に局在するⅡ型 NaPi 輸送担体（NaPi-Ⅱa および NaPi-Ⅱc）はその中心的な役割を担っている。NaPi-Ⅱa は，副甲状腺ホルモン（PTH）により調節される。これには，NHERF-1 のリン酸化が関与している。また，NaPi-Ⅱc の遺伝子異常が，高カルシウム尿症を伴う低リン血症性くる病を引き起こすことが明らかにされた。

はじめに

無機リン（以下リン）はエネルギー代謝・細胞膜・骨の構成成分など生体機能維持に必須のイオンである。体内リンの恒常性は厳密に調節されている。なかでも腎は生体内リン恒常性の維持に極めて重要であり，近位尿細管における type Ⅱ Na/Pi 輸送体（NaPi-Ⅱa および NaPi-Ⅱc）によるリン再吸収の調節が大きな役割を果たしている。食事性のリン，副甲状腺ホルモン，活性型ビタミンDに加え，近年新しいリン調節因子として FGF23 が登場した。さらに，これまで原因遺伝子が不明であった遺伝性低リン血症性くる病[用解1]（HHRH）の原因遺伝子として type Ⅱc Na/Pi 遺伝子異常が報告された。本稿では，NaPi-Ⅱa および NaPi-Ⅱc Na/Pi の調節機能を HHRH の発症機構について概説する。

Ⅰ. 生体内リン代謝調節機構

血中リン濃度は，腸管からの吸収，骨からの放出，腎臓からの排泄と再吸収により制御されている。その調節には，食事性リン，副甲状腺ホルモン（parathyroid hormone：PTH），活性型ビタミンD，fibroblast growth factor 23（FGF23）などが知られている[1)-4)]。リン代謝に関与する臓器のうち，生体内リン恒常性を維持するうえで最も重要なのは腎臓である。また，調節因子の中でも副甲状腺ホルモンおよび食事性リンは最も重要である。腸管からのリン摂取量の低下は腎臓でのリン再吸収を促進させ，リン摂取量の増加は腎臓でのリン再吸収を抑制する[1)2)]。表❶に腎近位尿細管においてリン輸送を担っているナトリウム依存性リン酸トランスポーターの性質および発現調節に関与する因子を示す[5)-11)]。

Ⅱ. Ⅱ型ナトリウム依存性リン酸トランスポーター（SLC34）

ナトリウム依存性リン輸送体はⅠ型からⅢ型に分類されている[2)12)]。このうち，血中リン濃度調節に大きく関わると考えられている分子は solute carrier（SLC）34 に分類されているⅡ型ナトリウム依存性リン酸輸送体である（表❶）。SLC34 はさらに3つに（NaPi-Ⅱa/SLC34a1，NaPi-Ⅱb/SLC34a2 および tNaPi-Ⅱc/SLC34a3）に分類される。

NaPi-Ⅱa および NaPi-Ⅱc は腎近位尿細管管腔側

key words

近位尿細管，副甲状腺ホルモン，活性型ビタミンD，ナトリウム依存性リン輸送体，solute carrier（SLC）34，ナトリウム，PDZ ドメイン，血中カルシウム値，高カルシウム尿症を伴う低リン血症性くる病

表❶ Ⅱ型ナトリウム依存性リン酸トランスポーター（SLC34）

	Npt 2a/Type Ⅱa	Npt 2b/Type Ⅱb	Npt 2c/Type Ⅱc
SCL: solute carrier	SLC34a1	SLC34a2	SLC34a3
Gene locus	Human (5) Rat (17) Mouse (13)	Human (4) Rat (14) Mouse (5)	Human (9) Rat (3) Mouse (2)
Amino acid residues	～640	～690	～601
TM	8	8	8
Function (*Xenopus* oocytes)	Na^+-dependent Pi transport (electrogenic)	Na^+-dependent Pi transport (electrogenic)	Na^+-dependent Pi transport (neutral)
Predominant Substrates	Pi	Pi	Pi
Km (Pi)	0.1～0.2mM	0.05mM	0.1～0.2mM
Km (Na^+)	50～70mM	33mM	50mM
Na^+/Pi coupling	3	3	2
pH dependent	pH5.5＜pH7.5	pH5.5＞pH7.5	pH5.5＜pH7.5
Tissue distribution	Kidney	Intestine, Lung	Kidney
Major regulator	PTH, Dietary Pi, 1,25 $(OH)_2D_3$, FGF23	Dietary Pi, 1,25 $(OH)_2D_3$, Estrogen	PTH, Dietary Pi, FGF23

Npt：Na^+-dependent phosphate transporter

に局在し，リン再吸収を担っている[2)10)12)13)]。種により異なるが，NaPi-ⅡbNa/Piは腸管，肺や乳腺などに高い発現がみられている[14)15)]。長期的に血中リン濃度を低下させた際，腎尿細管におけるNaPi-ⅡaおよびNaPi-Ⅱc発現を調べると，有意に発現が上昇する[2)10)12)13)]。NaPi-ⅡaおよびNaPi-Ⅱcのアミノ酸配列は非常に相同性が高く，ともにリンに対して高親和性のナトリウム依存性リン酸輸送体である[10)13)]。また，前述したように食事に含まれるリン，PTHおよびFGF23などによる調節を受ける[9)10)13)16)17)]。両者の輸送特性を比較すると，NaPi-Ⅱaはリンとナトリウムを1：3で輸送し起電性の輸送を示すのに対し，NaPi-Ⅱcはリンとナトリウムを1：2で輸送することから電気的に中性の輸送を示す[2)13)]。また，NaPi-ⅡaがPTHや食事に含まれるリンに対し分単位の素早い時間で応答し，その発現量を変化させるのに対し，NaPi-Ⅱcは時間単位の調節を受ける[2)7)16)]。

以上より，両輸送体の役割を推定すると，NaPi-Ⅱaは正常時におけるリンの恒常性において重要な役割を果たし，NaPi-Ⅱcは生体内でのリンの枯渇時や成長期に重要な役割を果たしていると推定される[10)13)]。さらに，NaPi-Ⅱaは様々なPDZタンパク質と細胞内で結合し，PTHレセプターからの調節を受けている[18)19)]（図❶）。特に，近位尿細管細胞におけるPTHの作用は，刷子縁膜上に局在するPTH受容体1型（PTH-R1）に結合後，PKCを介してNHERF-1の1番目のPDZドメイン（77番目のセリン）をリン酸化することで，NaPi-ⅡaとNHERF-1の結合を解離させNaPi-Ⅱaのエンドサイトーシスを促進すると想定されている[19)]。

Ⅲ．高カルシウム尿症を伴う低リン血症性くる病とNaPi-Ⅱc

NaPi-ⅡaやNaPi-Ⅱcが腎臓におけるリン再吸収の中心的な分子と考えられるが，リン再吸収異常を呈する多くの遺伝性疾患では必ずしもこれらの遺伝子異常が原因ではない。表❷にリン代謝異常症を呈する疾患をまとめた。最近まで高カルシウム尿症を伴う低リン血症性くる病（OMIM#241530, hypophosphatemic rickets with hypercalciuria, hereditary：HHRH）の責任遺伝子は明らかにされていなかった[2)20)21)]。

先天性低リン血症性くる病のうち，最も頻度の高いX染色体連鎖性ビタミンD抵抗性低リン血症性くる病（OMIM#307800, hypophosphatemic vitamin D-resistant rickets：XLH），また常染色体優性低リン血症性くる病（#193100, hypophosphatemic rickets, autosomal dominant：ADHR）については責任遺伝子は同定されている[3)22)]。XLHの遺伝子は*PHEX*（phosphate-regulating endopeptidase gene），ADHRは*FGF23*であることが明らかにさ

図❶ PTH による NaPi-IIa のエンドサイトーシス機構

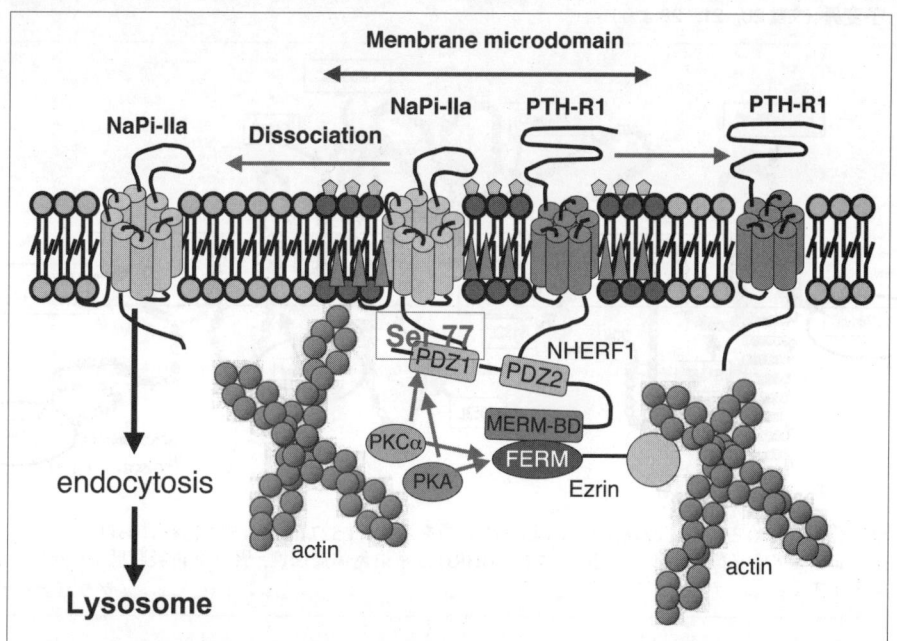

PTH は PTH 受容体（1型）と腎近位尿細管細胞刷子縁膜において結合し，PKC（PKA）を介して NaPi-Ⅱa の内在化を促進する．NaPi-Ⅱa に結合するタンパク質には，C 末端に NHERF1，NHERF2，PDZK1 および PDZK2 がある．
PTH-R：PTH receptor, PDZ: PDZ domains, MERM：merlin-ezrin-radixin-moesin family, MERM-BD：MERM-binding domain, PKA：protein kinase A, PKC：protein kinase C, FERM：a 4.1, ezrin, radixin, moesin, NHERF1/2：regulatory factor of the Na/H-exchanger1/2

（グラビア頁参照）

表❷ リン代謝異常症の疾患

	X-linked hypophosphatemic rickets	Autosomal dominant hypophosphatemic rickets	Hypophosphatemic osteomalacia	Familial tumoral calcinosis	Hereditary hypophosphatemic rickets with hypercalciuria
Abbreviation	(XLH)	(ADHR)	(OHO)	(FTC)	(HHRH)
Candidate gene	Phosphate regulating gene with homologies to endopeptidases on the X chromosome (*PHEX*)	Fibroblast growth factor 23 (*FGF23*)		Polypeptide GalNAc-transferase T3 (*GLANT3*) /Fibroblast growth factor 23 (*FGF23*)	*SLC34A3* (type Ⅱc Na/Pi transporter)
serum Pi	low	low	low	high	low
serum Ca	normal	normal	normal	normal	normal/high
1,25(OH)$_2$D$_3$	normal	normal/low	normal/low	normal/high	normal/high
PTH	normal	normal	normal	normal	low
FGF23	high	high	high	high (degradation products)	low/normal undetectable (intact)

図❷ 高カルシウム尿症を伴う低リン血症性くる病（HHRH）患者に認められる *Napi-Ⅱc/SLC34a3* 遺伝子変異（文献20, 21, 28より）

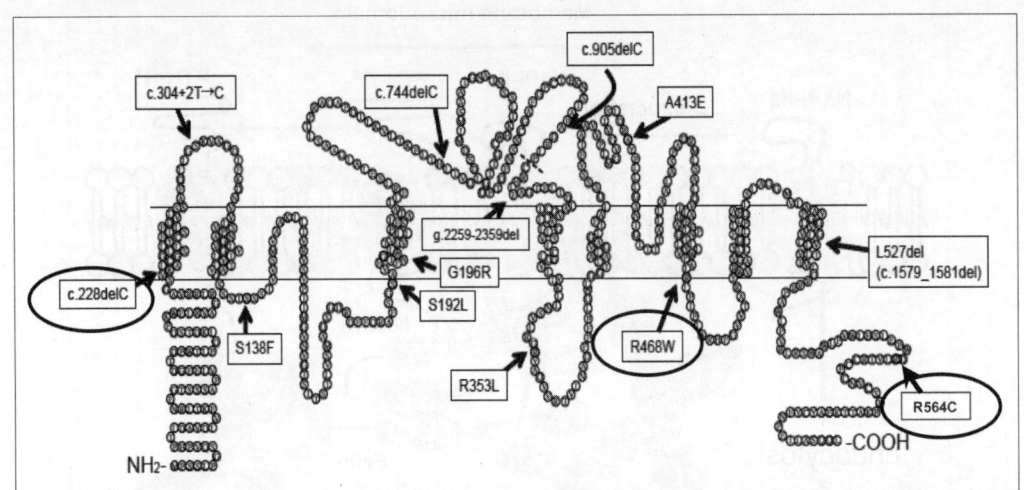

変異は広範囲に認められる。c278delCは1塩基の欠損を示す。L527 delは1579-1581における3塩基（ctc）の欠損により1アミノ酸（Leu）の欠損を示す。HHRHは常染色体遺伝性、腎リン再吸収低下、低リン血症、くる病を呈する。
（グラビア頁参照）

れた[2]。PHEXとFGF23との関係については現在も明らかではないが，両疾患でともにFGF23の血中の値が高く，腎におけるNaPi-ⅡaおよびNaPi-Ⅱcの発現抑制により低リン血症を呈することが報告されている[9)17)23]。

Tiederらによると，ベドウィン種族のHHRH患者における血中カルシウム値は正常/高値であるが，腸管カルシウムおよびリン吸収能の増加，血中活性型ビタミンD値の上昇，血中副甲状腺ホルモン（PTH）の減少，リン再吸収率（Tmp/GFR）における減少がみられる[24]。Tmp/GFRの減少を除いて，長期のリン投与により病態が改善することから，腎におけるリン再吸収能の低下が本疾患の発症の引き金と考えられている。以上の理由から，腎におけるリン輸送体の異常がHHRHの原因と推定されていた。その後，NaPi-Ⅱaノックアウト（KO）マウスが作製された[25]。Npt2a-KOマウスは高カルシウム尿症，高ビタミンD血症および低リン血症を示すことより，HHRHのモデルと考えられた[25]。しかし，HHRH患者において，ヒトNaPi-Ⅱa遺伝子上に変異は認められなかった[26)27]。また，Npt2a-KOマウスは成長遅延がみられるものの，くる病様骨所見は認められなかっ

た[25]。一方で，Npt2a-KOマウスではNaPi-Ⅱcの発現が有意に増加していた[23]。HypマウスはXLHのモデルマウスとして知られており，NaPi-ⅡaおよびNaPi-Ⅱcの発現が著しく減少している[23]。これらのことから，Hypマウスでみられるくる病様骨症状の発症には，腎におけるtype NaPi-Ⅱaの低下に加えて，NaPi-Ⅱcの抑制が必要と考えられた。最近，その責任遺伝子が*NaPi-Ⅱc*であることが2つのグループにより報告された[20)21]。HHRH患者の解析より，*NaPi-Ⅱc*遺伝子のコンパウンドヘテロ変異またはホモ変異が認められている（図❷）[20)21)28]。現在，これらの遺伝子異常がどのようにしてHHRHを発症させるかに関して研究が行われている。

おわりに

リンはカルシウムと同様に骨の主成分であるほか，多くの生理機能を担う重要な栄養素である。リンの生体内での調節機構について，いまだ明らかにされていないことが多い。新規リン代謝調節因子であるFGF23のリン利尿作用および活性型ビタミンDによるリン調節機構においても，その詳細なメカニズムが解かれようとしている。また

長い間，その責任遺伝子が不明であった HHRH の原因遺伝子が解明された．今後，分子レベルでの HHRH 発症メカニズムの解明が待たれる．リンは生体機能維持に必須のイオンであるが，慢性腎不全・透析患者においては高リン血症をもたらし異所性石灰化の原因となる因子である．リン代謝調節機構の解明は，慢性腎不全やそれに伴う二次性副甲状腺機能亢進症の治療に新しい知見をもたらすものと考えられる．

用語解説

1. **くる病**：くる病と骨軟化症は，骨の石灰化不全という同一病態を示す．くる病は小児から成長期に発症し，骨軟化症は成長後に発症する．くる病/骨軟化症においては，骨基質は正常に形成されるが，石灰化障害により骨塩の沈着しない類骨が増加し，骨障害がみられる．

参考文献

1) Tenenhouse HS : Annu Rev Nutr 25, 197-214, 2005.
2) Miyamoto K, Ito M, et al : Am J Nephrol Review 27, 503-515, 2007.
3) White KE, Larsson TM, et al : Endocr Rev 27, 221-241, 2006.
4) Quarles LD : Am J Physiol Endocrinol Metab 285, E1-E9, 2003.
5) Takahashi F, Morita K, et al : Biochem J 333, 175-181, 1998.
6) Taketani Y, Segawa H, et al : J Biol Chem 273, 14575-14581, 1998.
7) Katai K, Segawa H, et al : J Biochem (Tokyo) 121, 50-55, 1997.
8) Katai K, Miyamoto K, et al : Biochem J 343 Pt 3, 705-712, 1999.
9) Segawa H, Kawakami E, et al : Pflugers Arch 446, 585-592, 2003.
10) Ohkido I, Segawa H, et al : Pflugers Arch 446, 106-115, 2003.
11) Kido S, Miyamoto K, et al : J Biol Chem 274, 28256-28263, 1999.
12) Murer H, Forster I, et al : Pflugers Arch 447, 763-767, 2004.
13) Segawa H, Kaneko I, et al : J Biol Chem 277, 19665-19672, 2002.
14) Hashimoto M, Wang DY, et al : Am J Pathol 157, 21-27, 2000.
15) Xu H, Bai L, et al : Genomics 62, 281-284, 1999.
16) Segawa H, Yamanaka S, et al : Am J Physiol Renal Physiol 288, F587-F596, 2005.
17) Inoue Y, Segawa H, et al : Biochem J 390, 325-331, 2005.
18) Nashiki K, Taketani Y, et al : Kidney Int 68, 1137-1147, 2005.
19) Hernando N, Wagner C, et al : J Clin Invest 117, 3179-3182, 2007.
20) Bergwitz C, Roslin NM, et al : Am J Hum Genet 78, 179-192, 2006.
21) Lorenz-Depiereux B, Benet-Pages A, et al : Am J Hum Genet 78, 193-201, 2006.
22) Yu X, White KE : Cytokine Growth Factor Rev 16, 221-232, 2005.
23) Tenenhouse HS, Martel J, et al : Am J Physiol Renal Physiol 285, F1271-F1278, 2003.
24) Tieder M, Samuel R, et al : Nephron 39, 194-200, 1985.
25) Beck L, Karaplis AC, et al : Proc Natl Acad Sci USA 95, 5372-5377, 1998.
26) van den Heuvel L, Op de Koul K, et al : Nephrol Dial Transplant 16, 48-51, 2001.
27) Jones A, Tzenova J, et al : J Am Soc Nephrol 12, 507-514, 2001.
28) Yamamoto Y, Michigami T, et al : J Bone Miner Metab 25, 407-413, 2007.

宮本賢一

1979 年	徳島大学医学部栄養学科卒業（管理栄養士）
1984 年	同医学部病態栄養学講座助手
1989 年	米国シカゴ大学生命科学研究所分子生物学部門
1992 年	徳島大学大学院医学部担当講師（併任）
1994 年	同医学部病態栄養学講座助教授
1999 年	同医学部栄養化学講座教授
2004 年	同大学院ヘルスバイオサイエンス研究部分子栄養学分野教授

研究テーマ：ミネラル（特にリン）の代謝調節異常と腎臓および骨疾患

第5章 薬効標的としてのトランスポーター

10. Na⁺/Ca²⁺交換体を分子標的とした新規 Ca²⁺ 調節薬の開発

岩本隆宏・喜多紗斗美・伊豫田拓也

Na⁺/Ca²⁺ 交換体は，細胞膜を介して 3 個の Na⁺ と 1 個の Ca²⁺ を交換輸送するトランスポーターである。この輸送体は，心筋，血管平滑筋，神経，腎尿細管などに多く発現し，様々な細胞内 Ca²⁺ シグナルの制御に関わっている。近年，特異的な Na⁺/Ca²⁺ 交換体阻害薬（NCX 阻害薬）が開発され，また輸送体遺伝子改変マウスを用いた研究が進み，Na⁺/Ca²⁺ 交換体が種々臓器の虚血再灌流障害，心不全，食塩感受性高血圧などの発症に関与することが明らかになってきた。本稿では，Na⁺/Ca²⁺ 交換体の病態機序に関する最近の知見を紹介するとともに，この輸送体を分子標的とした創薬（新規 Ca²⁺ 調節薬）の可能性について概説する。

はじめに

筋収縮，神経伝達，ホルモン分泌など様々な生体機能は，Ca²⁺ を透過・輸送する Ca²⁺ チャネルや Ca²⁺ トランスポーターの機能連関から形成される細胞内 Ca²⁺ シグナルにより制御されている。心筋細胞および血管平滑筋細胞の Ca²⁺ シグナルは収縮タンパク質に供給する Ca²⁺ 量および伝達速度を規定することから，Ca²⁺ シグナルが異常になると筋収縮機能が破綻し，心不全や高血圧などの心血管病に陥ることになる。これまで L 型 Ca²⁺ チャネルと心血管病の関係については，Ca²⁺ 拮抗薬の開発を契機として基礎から臨床まで幅広い研究がなされてきた。一方，Ca²⁺ トランスポーター，特に Na⁺/Ca²⁺ 交換体と心血管病の関係については研究があまり進んでいなかったが，近年，特異的な Na⁺/Ca²⁺ 交換体阻害薬（NCX 阻害薬）が開発され，また輸送体遺伝子改変マウスを用いた研究が進展し，Na⁺/Ca²⁺ 交換体が種々臓器の虚血再灌流障害[用解1]，心不全，食塩感受性高血圧[用解2]などの発症に深く関わることが明らかになってきた。

本稿では，Na⁺/Ca²⁺ 交換体の構造・機能および病態機序について，筆者らの最近の研究を含めて創薬ターゲットの観点から概説し，さらに今後の展望について紹介したい。

I. Na⁺/Ca²⁺ 交換体の構造と機能

Na⁺/Ca²⁺ 交換体は，3 個の Na⁺ と 1 個の Ca²⁺ を交換輸送するイオントランスポーターである（図❶）。通常，この輸送体は，細胞膜を介する Na⁺ の濃度勾配に従って Ca²⁺ を細胞外へ排出する役割を担っている（Ca²⁺ 流出モード）。しかし，細胞内に Na⁺ が蓄積する特殊な状況下では，この輸送体を介する Ca²⁺ 流入が引き起こされる（Ca²⁺ 流入モード）。哺乳動物には，NCX1〜NCX3 までの 3 種の NCX 遺伝子が存在する[1,2]。NCX1 は心臓，血管，脳，腎臓をはじめとする種々臓器に普遍的に発現し，NCX2 と NCX3 は主に脳，骨格筋に発現して

---

key words

Na⁺/Ca²⁺ 交換体，NCX 阻害薬，KB-R7943，SEA0400，SN-6，YM-244769，虚血再灌流障害，心不全，食塩感受性高血圧

図❶ Na$^+$/Ca^{2+}交換体のイオン輸送サイクルおよびNCX阻害薬の作用機序
（文献2より改変）

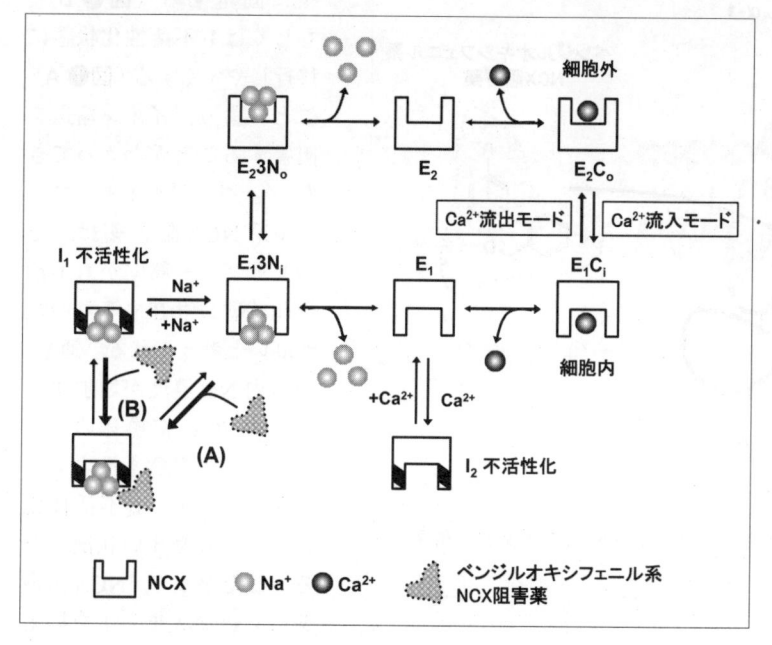

心臓において，NCX1は横行小管膜（T管膜）に局在し，アンキリンBを介してNa$^+$, K$^+$-ATPaseおよびIP$_3$受容体と機能共役系を構成し[3]，「筋小胞体Ca^{2+}含量の制御システム」として寄与している。一方，T管膜の異なるマイクロドメインにはジャンクトフィリン（JP-2）を介してL型Ca^{2+}チャネルとリアノジン受容体の機能共役系が形成され[4]，「筋小胞体Ca^{2+}遊離の制御システム」として機能している。興味深いことに，これら共役系を構築するアンキリンBおよびJP-2の機能欠損は不整脈や心不全を誘導することが報告されている[3,4]。血管においても，NCX1はNa$^+$, K$^+$-ATPaseと機能共役系を構成し，血管トーヌスの制御に重要な役割を果たしている（後述）。また，腎臓において，NCX1は主に遠位尿細管の基底側細胞膜に発現し，能動的なCa^{2+}再吸収に関与すると考えられている[5]。

NCX1は970個のアミノ酸からなる分子量約120kDaの糖タンパク質である。NCX1は膜トポロジー解析から9回膜貫通型構造であると考えられている[6]。NCX1分子内（α-1, α-2領域）には相対向する膜ループが存在し，イオン輸送通路（ポア）を構成すると推定されている（図❷）[6,7]。中央の大きな細胞内ドメインは，活性制御をつかさどる領域と考えられている。Na$^+$/Ca^{2+}交換体の輸送活性は，細胞内Na$^+$濃度で制御されるI$_1$不活性化機構（Na$^+$依存性不活性化機構）と細胞内Ca^{2+}濃度で制御されるI$_2$不活性化機構により二重に制御されている（図❶）。細胞内ドメインのN末側膜近傍には，塩基性と疎水性のアミノ酸に富む領域（XIP領域：exchange inhibitory peptide）が存在している（図❷）。このXIP領域にはPIP$_2$が結合し，I$_1$不活性化を抑制することによりNCX1を活性型に移行させることが報告されている[8]。また，細胞内ドメインには2つの酸性アミノ酸クラスターからなる高親和性（約0.4 μM）のCa^{2+}結合部位（CBD1, CBD2）が存在する。最近，NCX1の細胞内ドメインの三次元立体構造が明らかにされ，Ca^{2+}依存性の構造変化を介した活性制御機構の分子モデルが提唱されている[9]。

II. ベンジルオキシフェニル系NCX阻害薬の作用特性

Na$^+$/Ca^{2+}交換体は細胞内Ca^{2+}濃度を制御する重要なトランスポーターであることから，新規Ca^{2+}調節薬の創薬標的として注目されている[1,2]。1996年に，ベンジルオキシフェニル系NCX阻害薬のプロトタイプとなるKB-R7943（図❸）が開発された[10]。KB-R7943はNCX1を介するCa^{2+}流入をμMオーダーで阻害する（IC$_{50}$=約5 μM）。次いで，強力かつ特異性の高いNCX阻害薬SEA0400が開発された[11,12]。この阻害効力はKB-R7943の約80倍であり，nMオーダーで作用を発揮する（IC$_{50}$=約60nM）。その後，特性の異なるNCX阻害薬と

図❷ Na$^+$/Ca^{2+}交換体の推定分子モデル(文献7より改変)

図中に示すアミノ酸は，ベンジルオキシフェニル系NCX阻害薬の親和性に大きく影響する変異部位である．

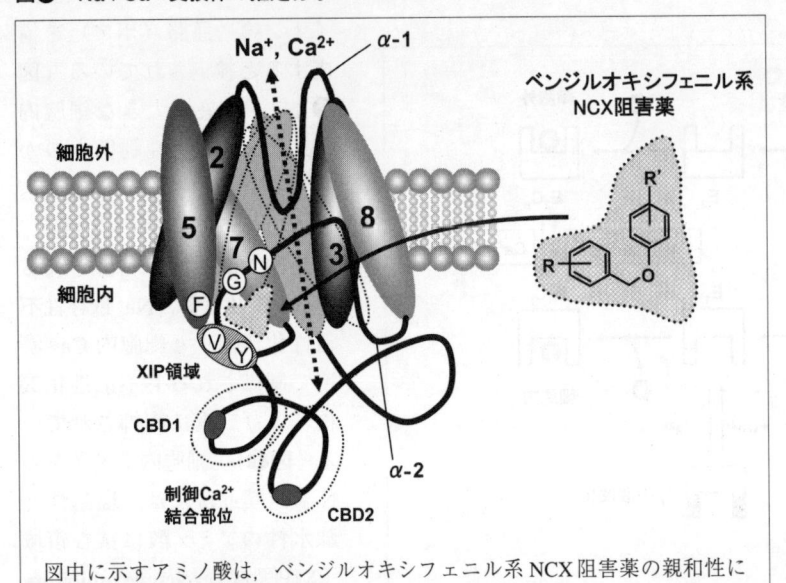

図❸ ベンジルオキシフェニル系NCX阻害薬の化学構造

KB-R7943　SEA0400　SN-6　YM-244769

して，SN-6[7]やYM-244769[13]が報告された．

興味深いことに，これらのNCX阻害薬はいずれもモード選択性を有しており，Na$^+$/Ca^{2+}交換体のCa^{2+}流入モードを特異的に阻害する[1)2)]．また，アイソフォーム選択性も認められ，KB-R7943およびYM-244769はNCX3に，SEA0400およびSN-6はNCX1に選択性が高い．最近，筆者らはNCX阻害薬の親和性に関わるNCX1分子上の重要なアミノ酸(Phe-213, Val-227, Tyr-228, Gly-833, Asn-839)を同定した[1)2)]．図❷に示すように，ベンジルオキシフェニル系NCX阻害薬はイオン輸送通路(ポア領域)をブロックするものと考えられる．

NCX1の変異機能解析から，NCX阻害薬はNa$^+$/Ca^{2+}交換体をI$_1$不活性化状態に固定する(図❶B)，もしくはI$_1$不活性化状態に移行しやすくする(図❶A)ことにより，イオン輸送を阻害することがわかってきた[1)2)]．ベンジルオキシフェニル系NCX阻害薬は，そのレセプター部位がI$_1$不活性化状態に存在する可能性が高いと考えられる．通常，細胞内Na$^+$濃度が増加すると，Na$^+$/Ca^{2+}交換体のCa^{2+}流入モードが働きやすくなるが，この時，I$_1$不活性化状態に陥りやすい状況になる．したがって，NCX阻害薬はCa^{2+}流入モードを抑えやすい特性を示す．つまり，NCX阻害薬は生理的なCa^{2+}汲み出しモードにあまり影響を及ぼさず，Na$^+$蓄積が起こる病態時のCa^{2+}流入モードを選択的に阻害する理想的なプロフィールをもつと考えられる．

Ⅲ．Na$^+$/Ca^{2+}交換体と虚血再灌流障害

臓器が虚血に陥ると嫌気的代謝が亢進し，細胞内にH$^+$が蓄積する．増加したH$^+$はNa$^+$/H$^+$交換体を介して細胞外へ汲み出され，代わりにNa$^+$が細胞内へ流入してくる(図❹)．また，ATPの欠乏によりNa$^+$, K$^+$-ATPase活性が低下し，細胞内のNa$^+$濃度が増加する．次に再灌流が起こると，増加したNa$^+$がNa$^+$/Ca^{2+}交換体により汲み出され，代わりにCa^{2+}が細胞内へ流入し(Ca^{2+}流入モード)，細胞内Ca^{2+}過負荷に陥る．このCa^{2+}過負荷はホスホリパーゼA$_2$などの脂質分解酵素やカルパインなどのCa^{2+}依存性プロテアーゼを活性化し，その結果，細胞膜および細胞骨格が破壊され，細胞障害が引き起こされる．この作業仮説に基づくと，NCX阻害薬は虚血再灌流障害に有効である

図❹ 心筋虚血再灌流障害時のイオン機序

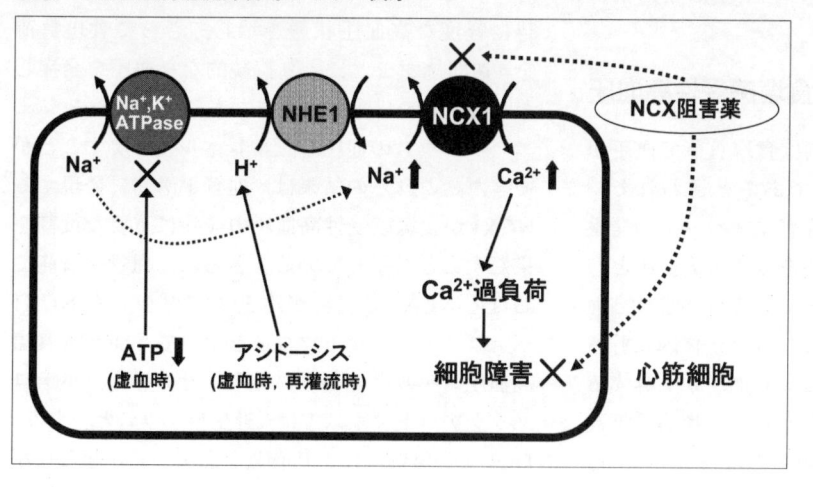

と考えられる。

実際に、NCX阻害薬（KB-R7943およびSEA0400）は、摘出灌流心臓標本の虚血再灌流障害後の心機能低下を有意に改善させることが報告されている[1)2)]。また、NCX阻害薬は単離心筋細胞のCa^{2+}パラドックスや低酸素/再酸素化によるCa^{2+}過負荷および過収縮を阻止すること、さらに急性心筋梗塞モデルの再灌流不整脈（心室細動）に有効であることが報告されている[1)2)]。さらに、NCX1遺伝子改変マウスを用いた研究結果も虚血再灌流障害におけるNa^+/Ca^{2+}交換体の役割を支持している。心筋特異的NCX1トランスジェニックマウスの摘出灌流心臓標本では、野生型マウスの同心臓標本に比べて再灌流障害後の心機能の回復率が悪いことが観察されている[1)2)]。一方、NCX1ヘテロノックアウトマウスの摘出灌流心臓標本では、再灌流障害後の心筋障害が軽度であることが報告されている[14)]。これらの知見は、心臓の虚血再灌流障害時にNa^+/Ca^{2+}交換体を介した細胞障害性Ca^{2+}過負荷が引き起こされることを示唆している。したがって、NCX阻害薬は、Ca^{2+}過負荷を阻止する新規Ca^{2+}調節薬として、再灌流時の心筋壊死、心筋スタニング（一過性の心機能低下）、不整脈などの予防・治療に応用できる可能性が高い。

腎臓の虚血再灌流障害においてもCa^{2+}過負荷の関与が示唆されている。筆者らは、急性腎不全モデルにKB-R7943およびSEA0400を投与したところ、腎障害の発症・進展が抑えられることを観察した[15)16)]。また、NCX1ヘテロノックアウトマウスにおいて、腎虚血再灌流後の腎障害が野生型マウスに比べて軽度であることを見出した[15)]。さらに、腎尿細管レベルの作用機序を調べるため、培養腎上皮細胞LLC-PK$_1$細胞の低酸素/再酸素化障害に対するNCX阻害薬の効果を調べたところ、NCX阻害薬は再酸素化による細胞障害を有意に軽減することが判明した[7)12)]。これらの知見は腎臓の虚血再灌流障害にもNa^+/Ca^{2+}交換体を介するCa^{2+}過負荷が関与することを示唆しており、NCX阻害薬の治療応用の可能性が期待される。

Ⅳ. Na^+/Ca^{2+}交換体と心不全

心不全患者や実験動物の心肥大モデルにおいて、心筋NCX1の発現量および輸送活性が亢進していることが多数報告されている[2)]。しかし、この病態学的意義は明確ではない。最近、筆者らは野生型NCX1の心筋特異的なトランスジェニックマウス（ホモ接合体）が代償性心肥大を誘導することを観察した[17)]。さらに、I_1不活性化機構を変異導入により破壊した活性型NCX1のトランスジェニックマウスを作製すると、拡張型心筋症[用解3]様の心不全に陥ることを見出した。これらの結果は、心筋NCX1の機能亢進および制御異常が心不全の発症要因になりうることを示唆している。これまでに、筋小胞体Ca^{2+}-ATPaseの機能低下およびリアノジン受容体のCa^{2+}漏出異常が心不全を誘導することが報告されている[18)]。現在、筆者らは心筋NCX1の機能亢進が引き起こす心肥大・心筋症の分子機序について解析中であるが、心筋Ca^{2+}シグナルの異常が重要な要因になっているものと考えている。さらに、心筋NCX1の機能抑制は心肥大・心筋症の予防・治療につながる可能性が考

えられるため，NCX阻害薬の心不全治療効果について検討を進めている。

V．Na^+/Ca^{2+}交換体と食塩感受性高血圧

本態性高血圧患者の約4割は食塩負荷で血圧が上昇する食塩感受性高血圧であると言われている。食塩感受性高血圧は心血管系イベントの発生率が高いことから，早期治療を要する高血圧として位置づけられている。一般に，食塩感受性高血圧患者では，高食塩摂取によりNa^+が体内に貯留し，体液量が増加することにより血圧が上昇すると考えられている。しかしながら，食塩感受性高血圧の発症機序は必ずしも明確ではなく，Na^+貯留や体液量の増加がどのように血圧を上昇させるかについては不明な点が多い。そこで，筆者らはNCX阻害薬およびNCX1遺伝子改変マウスを用いて，NCX1と食塩感受性高血圧の関係について検討した。

1. NCX阻害薬の降圧機序

種々実験高血圧モデルにSEA0400を経口投与したところ，正常血圧ラット（WKY），高血圧自然発症ラット（SHR），脳卒中易発症性SHR（SHRSP），Dahl食塩非感受性ラット，2腎1クリップ型腎性高血圧ラットなどの血圧には影響が認められなかったが，DOCA食塩高血圧ラット，Dahl食塩感受性ラット，食塩負荷したSHRなどの食塩感受性高血圧モデルにおいて著明な降圧作用が認められた[19]。また，SEA0400をDOCA食塩高血圧ラットに3週間連続投与すると，収縮期血圧の低下とともに臓器障害（腎機能低下，血管肥厚および心肥大）が有意に軽減した。次に，SEA0400の降圧機序を調べる目的で，DOCA食塩高血圧ラットの大腿動脈内に低濃度のSEA0400を持続注入すると，大腿動脈血流量が増加し，血管抵抗が減少した[19]。このように，SEA0400は食塩感受性高血圧モデルにおいて末梢血管拡張作用を示すと考えられた。

2. NCX1遺伝子改変マウスの血圧反応性

筆者らは食塩感受性高血圧の発症におけるNCX1の役割を解析するため，血管平滑筋特異的なNCX1トランスジェニックマウスを作製した[19]。このトランスジェニックマウスは，安静時に軽度な高血圧状態を示し，さらに食塩負荷を4週間施すことにより持続的な高血圧を発症した。SEA0400は食塩負荷したNCX1トランスジェニックマウスの血圧を正常レベルまで戻すことができた。これらの結果は，血管平滑筋に発現するNCX1が食塩感受性高血圧の発症に重要な役割を果たすことを示している。さらに，血管平滑筋におけるNCX1発現量が約50％に減少したNCX1ヘテロノックアウトマウスを用いて，DOCA食塩高血圧モデルの作製を試みた。その結果，ヘテロノックアウトマウスでは，野生型マウスと異なり，DOCA食塩処置により有意な血圧上昇が起こらないことが判明した[19]。この結果も，食塩感受性高血圧におけるNCX1の重要性を支持している。

3. 食塩負荷から血管トーヌス亢進への分子機序

従来から，動物およびヒトに高食塩摂取を施すと，血液中の内因性Na^+ポンプ抑制因子[用解4]（内因性ウアバイン）が増加することが多数報告されている[1)2)]。最近，Na^+, K^+-ATPase $\alpha 2$サブユニットの強心ステロイド（内因性ウアバイン）結合部位の感受性を低下させた変異体のノックインマウスが作製された。野生型マウスにウアバインを慢性投与すると血圧が上昇するが，このノックインマウスではウアバイン慢性投与による昇圧反応が観察できなかった[20]。これらの知見は，Na^+, K^+-ATPase $\alpha 2$サブユニットの強心ステロイド結合部位が血圧調節に重要な役割を担っていることを示している。

筆者らは，SEA0400が摘出腸間膜動脈のウアバイン収縮（細胞内Ca^{2+}濃度増加）を抑制するとともに，ウアバイン誘発高血圧に対して降圧効果を示すことを観察した[19]。さらに，ウアバイン拮抗薬PST2238もほぼ同様の作用を示すことを確認した（未発表）。これらの事実から，以下のような食塩負荷から血管トーヌス亢進（高血圧）への機序が考えられる（図❺）。高食塩摂取や腎障害により生体内にNa^+蓄積が起こると，Na^+ポンプ抑制因子が分泌される。このNa^+ポンプ抑制因子は，Na^+, K^+-ATPase $\alpha 2$サブユニットの高感受性強心ステロイド結合部位に作用することにより，血管

図❺ 食塩負荷から血管トーヌス亢進へのメカニズム（文献19より改変）

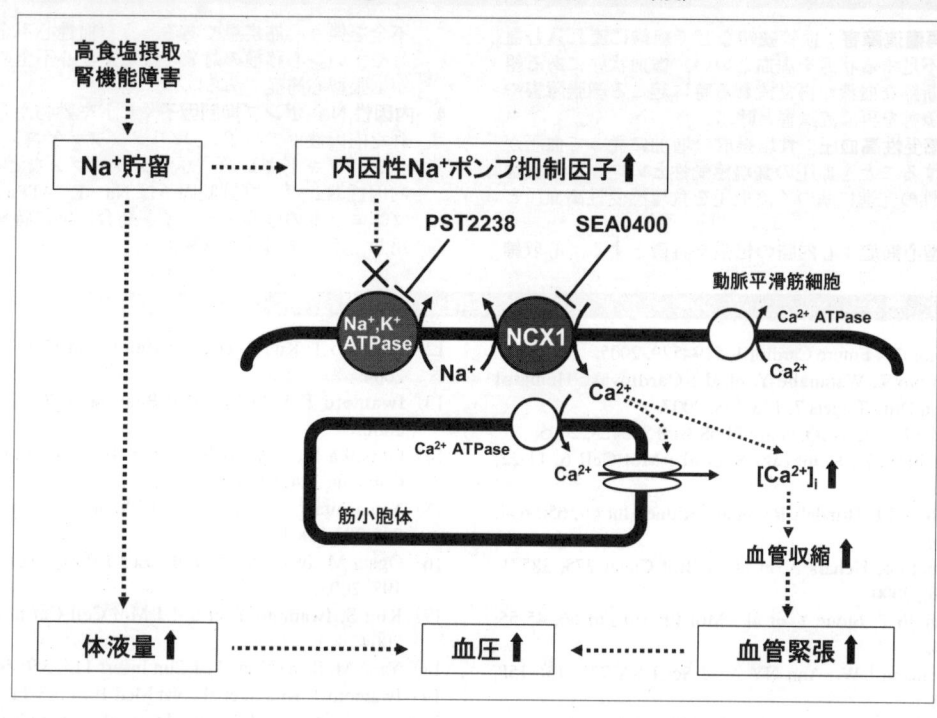

平滑筋細胞内のNa^+濃度を増加させる．これが引き金になり，Na^+/Ca^{2+}交換体を介したCa^{2+}流入が誘導される．その結果，血管平滑筋の細胞内Ca^{2+}濃度が増加し，末梢動脈における血管緊張が高まり，高血圧を発症すると考えられる．NCX阻害薬は，このNCX1を介するCa^{2+}流入を阻害し，食塩感受性高血圧に対して特異的な降圧作用を示すものと思われる．

興味深いことに，Na^+, K^+-ATPase α2サブユニットとNCX1は，血管平滑筋細胞において細胞膜と筋小胞体の隣接部位（plasmerosomesもしくはsuperficial buffer barrier）に局在することが推定されている[21]．そこで，Na^+ポンプ抑制因子が引き起こすNa^+, K^+-ATPaseとNa^+/Ca^{2+}交換体の機能協関は，細胞膜直下の極めて局所的なNa^+濃度変化が誘因となることが推察される．

おわりに

Na^+/Ca^{2+}交換体は，心臓や腎臓の虚血再灌流障害，心不全および食塩感受性高血圧の発症に関わっていると考えられる．従来から，Na^+/Ca^{2+}交換体の生理的役割はCa^{2+}汲み出し機能が注目され，Ca^{2+}シグナルの終結や細胞内Ca^{2+}濃度を低レベルに維持することと想定されてきた．ところが，虚血再灌流障害や食塩感受性高血圧の病態時には，Na^+過剰負荷や内因性Na^+ポンプ抑制因子の分泌増加などによりNa^+/Ca^{2+}交換体のCa^{2+}流入モードが誘導されると考えられた．つまり，Na^+/Ca^{2+}交換体は，細胞内Ca^{2+}濃度の増加やCa^{2+}シグナルの誘導を引き起こし，病態発症機序に積極的に関与すると考えられた．興味深いことに，現在開発されているNCX阻害薬は，このCa^{2+}流入モードを選択的に阻害する．つまり，NCX阻害薬は生理的なCa^{2+}汲み出し機能に影響を与えず，病態時のCa^{2+}流入を阻害する理想的な薬物になる可能性を秘めている．NCX阻害薬は，Ca^{2+}拮抗薬に続く新たなCa^{2+}調節薬として今後の臨床応用が期待される．

用語解説

1. **虚血再灌流障害**：血管狭窄などで組織に流れ込む血液が不足する状態を虚血といい，虚血状態にある組織に新鮮な血液が再び流れる時に起こる細胞障害や機能障害を再灌流障害と呼ぶ。
2. **食塩感受性高血圧**：食塩摂取の増加に従って血圧が上昇することを血圧の食塩感受性といい，この食塩感受性の亢進に基づく高血圧を食塩感受性高血圧と呼ぶ。
3. **拡張型心筋症**：心内腔の拡張を特徴とする，心収縮不全を伴う心筋疾患である。うっ血性心不全をきたしやすい。心移植の対象となる重症心不全の大部分が拡張型心筋症である。
4. **内因性 Na$^+$ ポンプ抑制因子**：ヒトや動物から単離された内因性ウアバイン，マリノブファゲニン，ブファリン，ジギトキシン，プロシラリジンなどの総称。内因性 Na$^+$ ポンプ抑制因子は Na$^+$, K$^+$-ATPase $α$2 サブユニットの強心ステロイド結合部位に特異的に作用し，ポンプ活性を抑制する。

参考文献

1) Iwamoto T : Future Cardiol 1, 519–529, 2005.
2) Iwamoto T, Watanabe Y, et al : Cardiovasc Hematol Disord Drug Targets 7, 188-198, 2007.
3) Mohler PJ, Davis JQ, et al : PLoS Biol 3, e423, 2005.
4) Takeshima H, Komazaki S, et al : Mol Cell 6, 11-22, 2000.
5) Lambers TT, Brindels RJ, et al : Kidney Int 69, 650-654, 2006.
6) Iwamoto T, Uehara A, et al : J Biol Chem 275, 38571-38580, 2000.
7) Iwamoto T, Inoue Y, et al : Mol Pharmacol 66, 45-55, 2004.
8) Hilgemann DW : Ann NY Acad Sci USA 779, 136-158, 1996.
9) Hilge M, Aelen, J, et al : Mol Cell 22, 15-25, 2006.
10) Iwamoto T, Watano T, et al : J Biol Chem 271, 22391-22397, 1996.
11) Matsuda T, Arakawa N, et al : J Pharmacol Exp Ther 298, 249-256, 2001.
12) Iwamoto T, Kita S, et al : J Biol Chem 279, 7544-7553, 2004.
13) Iwamoto T, Kita, S : Mol Pharmacol 70, 2075-2083, 2006.
14) Ohtsuka M, Takano H, et al : Biochem Biophys Res Commun 314, 849-853, 2004.
15) Yamashita J, Kita S, et al : J Pharmacol Exp Ther 304, 284-293, 2003.
16) Ogata M, Iwamoto T, et al : Eur J Pharmacol 478, 187-198, 2003.
17) Kita S, Iwamoto T, et al : J Mol Cell Cardiol 37, 229, 2004.
18) Yano M, Ikeda Y, et al : J Clin Invest 115, 556-564, 2005.
19) Iwamoto T, Kita S, et al : Nat Med 10, 1193-1199, 2004.
20) Dostanic-Larson I, Lorenz JN, et al : Am J Physiol Regul Integr Comp Physiol 290, R524-R528, 2006.
21) Juhaszova M, Blaustein MP : Ann NY Acad Sci USA 834, 524-536, 1997.

参考図書

* Ann NY Acad Sci USA 1099, Sodium-Calcium Exchange and the Plasma Membrane Ca^{2+}-ATPase in Cell Function : Fifth International Conference, Herchuelz A, Blaustein MP, et al ed, 2007.

岩本隆宏

1983 年	大阪薬科大学卒業
1985 年	同大学院薬学研究科修了
	鐘紡株式会社薬品創薬研究所研究員
1995 年	国立循環器病センター研究所研究員
1997 年	同室員
2001 年	同室長
2003 年	福岡大学医学部薬理学講師
2004 年	米国メリーランド州立大学医学部客員准教授（兼任）
2007 年	福岡大学医学部薬理学教授

第5章 薬効標的としてのトランスポーター

11. Na⁺/H⁺交換輸送体：機能調節と薬物標的としての意義

中村(西谷)友重・古林創史・久光　隆・岩田裕子・若林繁夫

Na⁺/H⁺交換輸送体（Na⁺/H⁺ exchanger：NHE, SLC9[用解1]）は，細胞内pH，Na⁺濃度，細胞容積の調節など，イオン環境整備に関わる主要なトランスポーターである。NHEによるイオン輸送は，ストレス時に分泌されるホルモンやメカニカル刺激など様々なシグナルにより活性化されるため，薬物標的として特に重要である。そのため古くからNHE特異的阻害薬が開発され，各種心疾患や癌を含む多くの疾病におけるNHEの関与が報告されてきた。本稿では，特にNHE1の活性化が心肥大・心不全発症に十分な要因になりうるという著者らの最近の知見を中心に述べ，形質膜で起こるトランスポーターの活性変化が遺伝子発現までをも制御し，組織リモデリングを惹起する最初のシグナルになりうることを紹介する。

はじめに

トランスポーターは細胞にとって最初の玄関口であり，種々のイオンや栄養物質を厳密に選別したうえで細胞内に運び入れたり，また有害物質を細胞外に排出するといった重要な役割を果たしている。このトランスポーターがもつ厳格な選択性と細胞膜局在による細胞外からの容易なアクセスは，創薬を考えるうえで大変重要な性質である。Na⁺/H⁺交換輸送体（NHE）は細胞内pH（pH$_i$），Na⁺濃度，細胞容積の調節などのイオン環境整備に関わる主要なトランスポーターである。以前からアミロライド誘導体などNHEの特異的阻害薬が開発され，心疾患を含む様々な病態との関連が研究されてきた。NHEはホルモン・増殖因子・機械的刺激などあらゆる細胞外シグナルによって活性化を受ける。その卓越した制御機構は，病態を生む背景として重要である。また最近，NHEは細胞膜の限局した領域（ラフト）に局在し，細胞外マイクロ環境におけるH⁺制御に重要であるとする状況証拠が出されており，疾患との関連においても新たな潮流になる可能性がある。本稿では，NHEアイソフォーム（NHE1～11）のうち普遍型NHE1に限定して分子と活性制御に関する最近のトピックスを簡単に紹介したのち，NHE1と心疾患との関連について著者らの知見を中心に述べたい。

I. NHE1分子と活性制御

NHE1分子は膜貫通領域を含むN末側の輸送を担うドメインとC末側の制御を担う大きな細胞質ドメインの2つに大きく分けることができる（図❶）[1)2)]。後者にはカルシニューリンB様タンパク質（CHP）[3)]，カルモデュリンなどのタンパ

key words

トランスポーター，Na⁺/H⁺交換輸送体（NHE），Na⁺/Ca²⁺交換輸送体（NCX1），カリポライド，細胞内Ca²⁺過負荷，トランスジェニック，心肥大，心不全，カルシニューリン（CN）/NFAT経路，CaMKⅡ/HDAC経路，Ca²⁺依存性心肥大シグナル

図❶ NHE1分子および相互作用するタンパク質

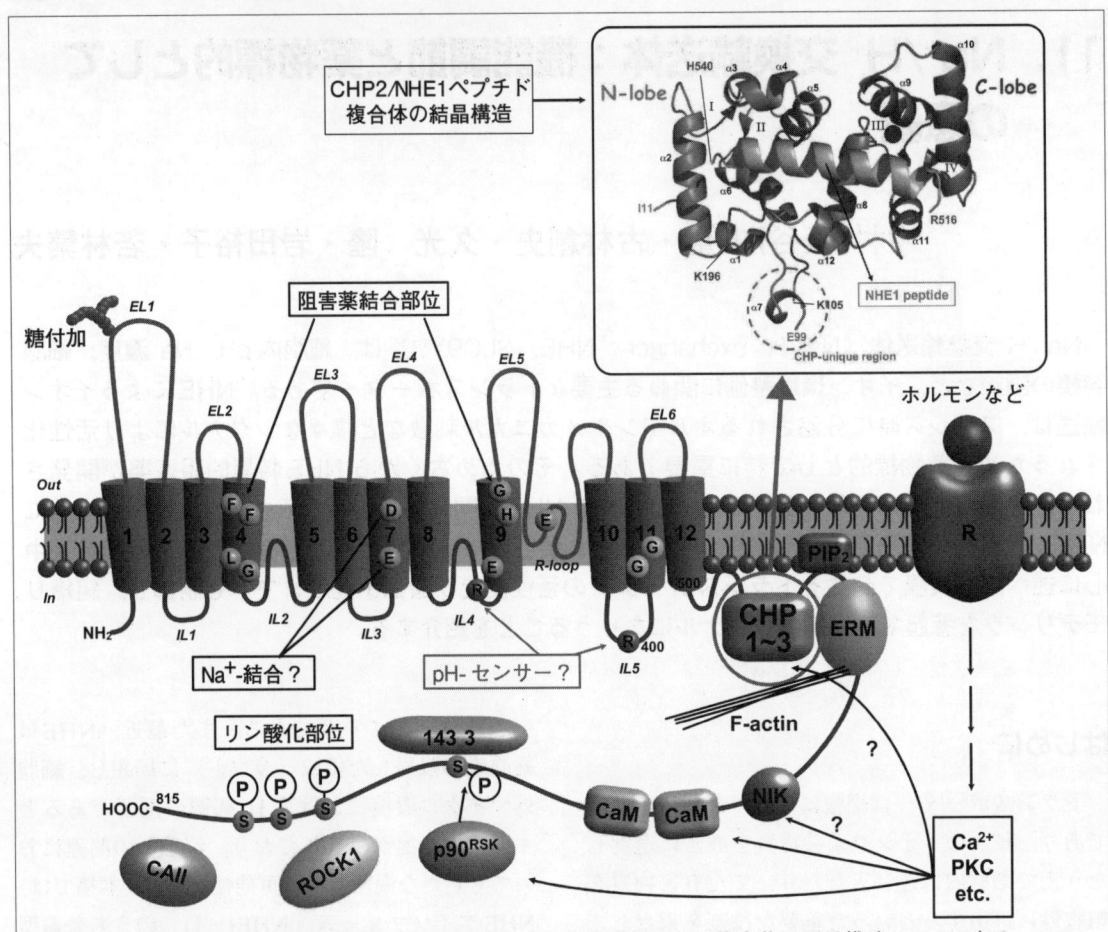

挿入図は，NHEの必須制御因子であるCHP2とNHE1の細胞質領域との複合体の原子構造モデルである。NIK：Nck結合キナーゼ，ROCK1：Rhoキナーゼ1，PIP_2：ホスファチジルイノシトール二リン酸，CAⅡ：カーボニックアンヒドラーゼⅡ，PKC：プロテインキナーゼC，CaM：カルモデュリン，R：受容体，R-loop：再陥入ループ，EL：細胞外ループ，IL：細胞内ループ

（グラビア頁参照）

ク質やイノシトールリン脂質（PIP_2）など様々な制御因子が結合する。CHPはNHE1（NHE 2～5もまた）の構造・機能の維持に必須なCa^{2+}結合モチーフを有するサブユニットタンパク質である。NHE1はダイマーを形成するので[4]，形質膜上ではNHE1/CHPヘテロダイマーがさらに二量体を形成すると考えられる。最近，著者らはCHPとNHE1側の結合ドメインとの複合体の結晶構造を2.7Åの解像度で明らかにし，両者の相互作用の詳細を明らかにした[5]。NHE1は生理的にはNa^+ポンプによって形成されるNa^+濃度勾配に従って1:1ストイキオメトリーでH^+を排出する系であるが，分子の細胞質側には「pHセンサー[用解2]」と呼ばれるH^+制御部位が存在し，ホルモン刺激などに応じてそのH^+感受性が変化する。

NHE1の疾患との関連で重要なことは，NHE1が細胞外液性因子やメカニカルストレスなどあらゆる刺激によって活性化されるという事実である。NHE1が活性化されてまず起こることは，①細胞内アルカリ化，②細胞内Na^+濃度上昇，③細胞外酸性化という3つのイオン変化である（図❷）。細胞内アルカリ化は種々の酵素活性の上昇をもたらし，細胞増殖，分化，遊走，分泌，筋収縮などの細胞機能を亢進する。癌細胞ではNHE1

11. Na⁺/H⁺交換輸送体：機能調節と薬物標的としての意義

図❷ NHE1の活性化に伴うイオン変化と生理機能

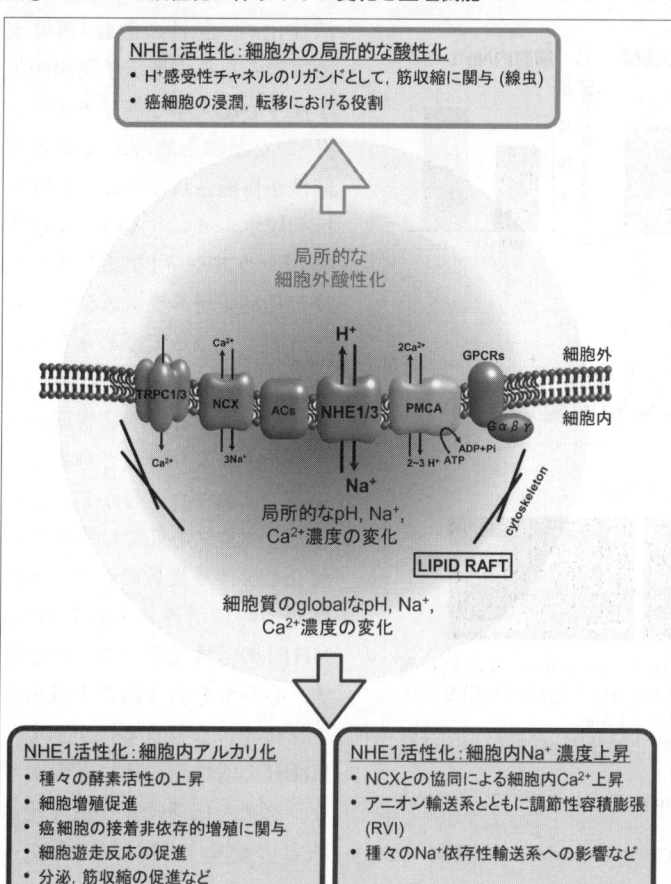

NHE1活性化：細胞外の局所的な酸性化
- H⁺感受性チャネルのリガンドとして，筋収縮に関与（線虫）
- 癌細胞の浸潤，転移における役割

局所的な
細胞外酸性化

局所的なpH, Na⁺,
Ca^{2+}濃度の変化

LIPID RAFT

細胞質のglobalなpH, Na⁺,
Ca^{2+}濃度の変化

NHE1活性化：細胞内アルカリ化
- 種々の酵素活性の上昇
- 細胞増殖促進
- 癌細胞の接着非依存的増殖に関与
- 細胞遊走反応の促進
- 分泌，筋収縮の促進など

NHE1活性化：細胞内Na⁺濃度上昇
- NCXとの協同による細胞内Ca^{2+}上昇
- アニオン輸送系とともに調節性容積膨張（RVI）
- 種々のNa⁺依存性輸送系への影響など

NHE1が活性化されると，①細胞内アルカリ化，②細胞内Na⁺濃度上昇，および③細胞外の局所的な酸性化という3つのイオン変化が起こる。NHE1は脂質ラフトと呼ばれる限定された微小領域に局在し，局所的なイオン濃度変化に寄与する可能性があり，これらのイオン変化は種々の生理機能や疾病に関与する。これまで数多くの膜タンパク質がこのような微小領域に存在することが示唆されており，NHE1との機能連関の可能性がある（図は文献9から改変，ただし図にある膜タンパク質が同じラフトに近接して存在する強い証拠があるわけではないことに注意）。TRPC：transient receptor potential channel canonical type，NCX：Na⁺/Ca^{2+}交換輸送体，AC：cAMP合成酵素，PMCA：plasma membrane Ca^{2+}-ATPase，GPCRs：Gタンパク質結合受容体

（グラビア頁参照）

性にも関わることを報告した[6]。これまでのNHE1に関する研究は細胞内イオン濃度変化にのみ着目していたが，近年NHEによって細胞外に排出されるH⁺が注目されるようになった。最近，線虫の腸管細胞に存在するNHE1（PBO-4）によって微小間隙に排出されたH⁺が筋肉細胞のH⁺感受性チャネル（PBO-5/6）活性化のシグナルとして利用されるという興味深い報告がなされた[7]。また，癌細胞では細胞内外のpH勾配が逆転しており，細胞外間隙の著しい酸性化（pH_i = 6.2〜6.8）によって細胞外マトリクスは消化され，癌細胞の浸潤・転移が促される[8]。

NHE1のこれら生理・病態との関連で注目すべきことは，いくつかの状況証拠からNHE1がラフトと呼ばれる細胞膜の限局した領域に局在する可能性が高いという点である。ラフトは脂質組成が他の形質膜とは異なる限局した領域であり，しばしばカベオリンのような足場タンパク質によって細胞内に陥入する。こうしたマイクロドメインにおけるNHE1の局在は細胞内外の微小領域内のH⁺，Na⁺濃度あるいは二次的にCa^{2+}濃度を大きく変動させ，近傍に存在する種々の酵素や膜タンパク質の機能に影響を与える可能性がある。実際にcAMP合成酵素（AC）はpH感受性であるために，NHE1近傍に存在することによって高い活性を維持できるという[9]。こうした概念はNHE1の生理機能と病態的役割を理解するために重要であるが，確定するためにはまだ多くの説得力のある研究が必要だろう。

が恒常的に活性化されており，正常細胞に比べて静止時のpH_iが7.2〜7.7と異常に高い。他方，細胞内Na⁺濃度上昇は容積調節に関与するほか，心筋などの興奮性細胞ではNa⁺/Ca^{2+}交換輸送体（NCX1）の逆モードを促進し細胞内Ca^{2+}過負荷をもたらす（後述）。最近，著者らはこの機構によるCa^{2+}過負荷がまた筋ジストロフィー[用解3]の筋変

図❸ 活性化型 NHE1 高発現による心筋リモデリングとそのメカニズム

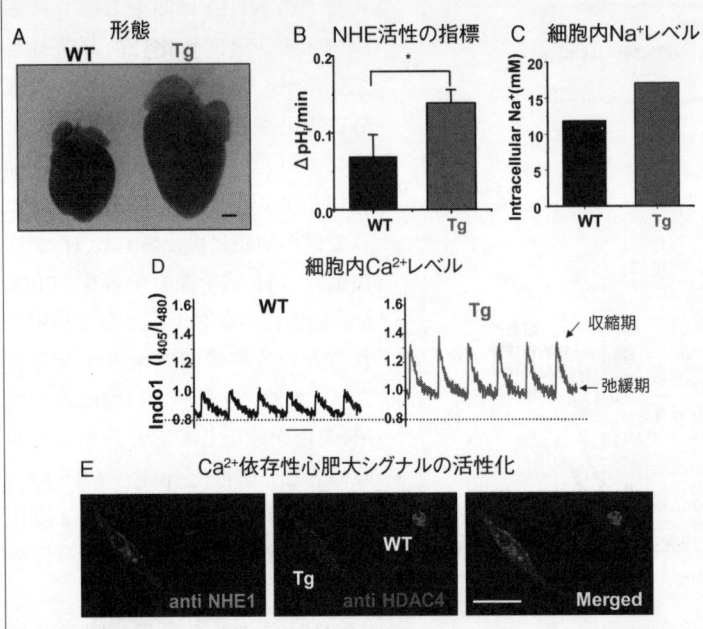

A. 自己阻害ドメインを欠損した活性化型 NHE1（Δ637-656）を心筋特異的に高発現する Tg マウスは心肥大および拡張型心筋症の様相を呈する（いずれも生後 100 日齢）。スケールバー：1 mm。
B. NHE1 活性の 1 つの指標である細胞内酸性化の後の pH_i 回復の速度は Tg 由来の心筋細胞で有意に上昇。
C. 細胞内 Na^+ 濃度は 11.9mM（WT）から 17.1mM（Tg）と 1.5 倍に上昇（Null point 法により測定）。
D. 収縮期，弛緩期の細胞内 Ca^{2+} 濃度および Ca^{2+} トランジェントの振幅は，いずれも Tg 由来の心筋細胞で増加。
E. Tg 心筋における Ca^{2+} 依存性心肥大シグナル CaMKⅡ/HDAC 経路の活性化。WT および Tg 由来の新生児培養マウス心筋細胞の混合培養系において，NHE1 高発現細胞（Tg）では HDAC は核外に，WT では核内に局在していた。スケールバー：20 μm。

（グラビア頁参照）

Ⅱ．NHE1 と心疾患

NHE1 は心筋においても主要な H^+ 排出機構であり，心筋収縮を阻害する細胞内アシドーシスなどの際，速やかに活性化され pH_i を維持したり，そのほか細胞内 Na^+ 濃度や細胞容積の調節などの恒常性維持をつかさどっている。ところが近年，虚血-再灌流障害を受けた心筋において NHE1 の発現や活性の亢進が認められ，さらに NHE1 の特異的阻害薬が障害を軽減することから，NHE1 がこの疾患の重要なメディエータであるとする説が数多くある[10]。実際，NHE1 欠損マウスでは心筋虚血-再灌流障害[用解4]に対し抵抗性があることが報告されている[11]。また NHE1 の活性化が，急性の虚血-再灌流障害のみならず遺伝子発現変化を伴う心肥大や心筋リモデリング[用解5]などにも寄与している可能性が指摘されている。例えば，抗利尿ホルモン（ANP）受容体欠損マウスや β1 アドレナリン受容体高発現トランスジェニック（Tg）マウスで認められる心肥大，心筋線維化および心不全が，NHE1 の特異的阻害薬カリポライドにより軽減されることなどである[12)13)]。しかし，このようなマウス心筋では受容体刺激などを伴う複数のシグナル経路が同時に活性化されており，NHE1 の活性化そのものが心肥大・心不全を引き起こす最初のシグナルになりうるのか，また NHE1 の活性化に伴いどのようなシグナル伝達経路が活性化されるのかなど明らかでなかった。

これらを明らかにするため，著者らは自己阻害ドメインを欠損した活性化型 NHE1（Δ637-656）[14]を心筋特異的に高発現する Tg マウスを作製した[15]。Tg マウス心筋は生後 20～40 日齢で心肥大を呈し（図❸ A），さらに拡張型心筋症の様相を示した。また心エコーによる解析から，Tg 心筋では心機能低下ならびに不整脈が認められ死亡率も顕著に増加していた。このような NHE1 活性化による心筋リモデリングの分子メカニズムを明らかにするため単離心筋細胞を用いて検討を行ったところ，Tg 由来単離心筋細胞では pH_i および Na^+ 濃度の上昇とともに，収縮・弛緩期両方における細胞内 Ca^{2+} 濃度（$[Ca^{2+}]_i$）が顕著に増加していた（図❸ B-D）。弛緩期の $[Ca^{2+}]_i$ 上昇は Na^+/Ca^{2+} 交換系との機能連関を介した Na^+ 依存性 Ca^{2+} 過負荷によるものと考えられる。$[Ca^{2+}]_i$ は主

図❹ NHE1活性化による心筋リモデリングの推定される細胞内シグナリング

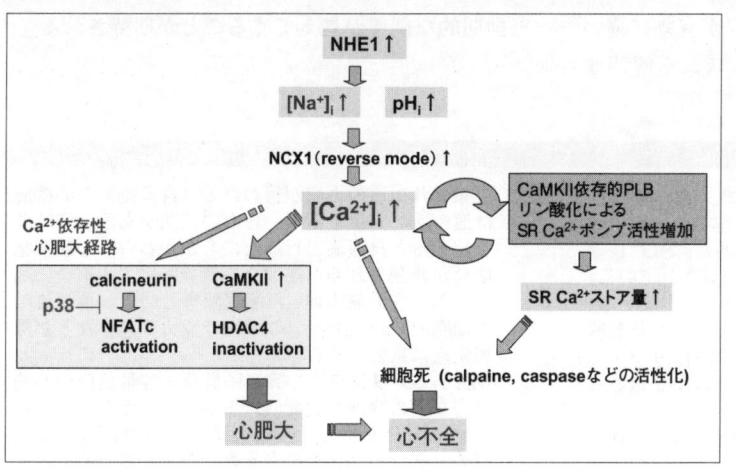

カリポライド依存的なHDACのほぼ完全な核外移行およびNFATの核内移行が認められた。Tgマウス心筋細胞においても同様にHDACの核外移行が観察されたが（図❸ E），一方NFATの活性化は部分的であり，これは心肥大抑制因子p38の活性化によるものと考えられた。これらNHE1高発現によるin vivo, in vitroの変化はカリポライドにより有意に抑制された。

に筋小胞体SRからのCa^{2+}取り込みと流出により制御されていることから関連因子の活性化状態をTgとWTとで比較したところ，Tg心筋では$[Ca^{2+}]_i$の上昇に伴いカルモデュリンキナーゼⅡ（CaMKⅡ）が活性化され，それはSR Ca^{2+}ポンプ（SERCA）の制御因子であるホスホランバン（PLB）のリン酸化およびCa^{2+}遊離チャネルの活性化を促し，結果的にCa^{2+}ポンプ活性上昇によるCa^{2+}ストア量の増大，引き続くSRからのCa^{2+}流出の上昇により収縮期のCa^{2+}が増加することがわかった。Tg心筋におけるこのようなSR Ca^{2+}ハンドリングの変化は，細胞外からの持続的なCa^{2+}流入とともにSRのCa^{2+}過負荷を引き起こし，最終的に細胞死を導くと考えられる。実際にヒトの不全心で認められるのと同様，Tg由来の単離心筋細胞における収縮力は高速刺激時には$[Ca^{2+}]_i$が高いにもかかわらず減少しており，筋原線維のCa^{2+}感受性低下による心機能不全が細胞レベルで生じていることが確認された。

さらにTgマウスでは，Ca^{2+}依存性心肥大シグナル用解6因子CaMKⅡおよびカルシニューリン（CN）の著明な活性化が認められた。これらタンパク質の活性化はそれぞれ下流の転写制御因子HDACおよびNFAT経路の活性化を介して（CN/NFAT経路およびCaMKⅡ/HDAC経路）心肥大遺伝子発現を惹起することが知られている。興味深いことに，ラット培養心筋細胞でNHE1を高発現すると，

以上の結果をまとめると，NHE1活性化により心肥大・心不全が生じることがわかった。そのメカニズムとして，細胞内Na^+濃度，引き続く細胞内Ca^{2+}濃度の増加が生じ，これは，CaMKⅡおよびCNを活性化するが，Tg心筋ではp38が特に活性化されているため，主にCaMKⅡ-HDAC経路を介して心肥大が導かれると考えられる。他方，細胞内Ca^{2+}濃度の増加は，CaMKⅡによるPLBのリン酸化，SERCAの活性化を介してSRのCa^{2+}量を増加させ，このポジティブフィードバックが細胞死を引き起こし，心不全へと導くと考えられる（図❹）。このことはNHE1の活性化が，遺伝子発現を変化させ心肥大・心不全を発症させるCa^{2+}シグナルを惹起するのに十分であるという新しい概念を提示する[15]。

おわりに

上述したように，NHEはその生理機能が広範囲の疾患に関与するため，薬効標的として古くから注目され，およそ20年以上にわたって特異的な阻害薬が改善を重ねて開発されてきた。確かにカリポライドなどのNHE阻害薬は心疾患動物の著明な病態改善をもたらすが，心臓病患者を対象としたヒト臨床評価では必ずしも意図した効果は得られていない。危惧されるのは，NHEを完全に抑制することによってNa^+蓄積を阻害する一方で，酸排出という生理的に重要な機能をも抑制してしまうことになりかねないことである。したが

って，NHEの基本的な機能を堅持しつつも，「必要以上の活性化をブロックする薬」が有効に違いない。NHE活性調節の分子メカニズムを解明することによって，その先には制御機構を標的にした画期的な創薬が見えてくることが期待される。

用語解説

1. **SLC9**：SLCとはsolute carrierの略称で，HUGO (The Human Genome Organization) が策定したトランスポーターを含む遺伝子分類の1つである。SLCには現在46ファミリー，360の遺伝子が登録されている。これらの輸送基質としては，無機イオン，アミノ酸，糖，薬物など様々であり，細胞の膜を隔てた物質輸送を担っている。Na^+/H^+交換輸送体はSLC9ファミリーに属し，現在11のアイソフォームが登録されている。

2. **pHセンサー**：NHE分子自身には，細胞質のpHをモニターする「センサー」とも呼ぶべき部位が内在し，H^+との相互作用の変化によってNHE活性を増減させることによって酸性化からの速やかな回復や閾値以上のアルカリ化をshut-offする重要な役割を担うと考えられている。NHE活性はpHセンサーがプロトン化されると上昇するが，逆に脱プロトン化されると消失すると考えられる。NHEがイオノフォア・モネンシンのような単純なNa^+/H^+交換促進分子ではない卓越したpH制御を行うことができるのは，pHセンサーという巧妙な分子的仕掛けの存在による。

3. **筋ジストロフィー**：骨格筋の変性・壊死を主病変とし，臨床的には進行性の筋力低下をみる遺伝性の疾患。デュシェンヌ型は筋ジストロフィー症患の中で患者数も多く，症状が重く，経過も悪くなる病型。人口10万人あたり3〜5人，出生男児3500人につき1人の発生率。心筋症を伴う場合も多い。現時点で対症療法しかなく根本的治療法はない。

4. **心筋虚血-再灌流障害**：心筋組織の血流が不足し必要とする酸素が欠乏する（虚血）と心臓のポンプ機能は著しく低下する。虚血の期間が比較的短時間で解除され血流の再開が行われる（再灌流）と心機能は速やかに回復するが，虚血の期間がある一定時間を超えると再灌流を行ったにもかかわらず心筋細胞壊死が誘発され非可逆的な心機能障害，心不全に陥る。これを心筋虚血-再灌流障害という。再灌流時の細胞内Ca^{2+}過負荷，フリーラジカル産生などが障害発症に重要である。

5. **心筋リモデリング**：心臓に圧負荷・容量負荷や心筋障害などの物理的負荷（ストレス）がかかると心筋細胞はそれを感知し，増大する壁応力が低下するため，タンパク質合成が亢進し肥大する（心肥大）。この過程にはタンパク質合成の量的変化と形質転換（成人型から胎児型アイソフォーム）が伴う。上記ストレスが過大または長期間の場合，適応は破綻し心臓は拡大し心筋収縮力は低下する（心不全）。心機能障害が進行すると低心拍出量やうっ血という心不全症状が出る。このような心室の形態・容積・機能の変化を心筋リモデリングと呼び，心不全発症，進展の本態であると考えられている。

6. **Ca^{2+}依存性心肥大シグナル**：細胞内Ca^{2+}濃度が上昇すると，Ca^{2+}/カルモデュリン依存性酵素であるカルシニューリンおよびカルモデュリンキナーゼⅡ（CaMKⅡ）が活性化される。カルシニューリンは細胞質内にある転写因子NFATを脱リン酸化して核内に移行させることによりカルシニューリン/NFAT経路を活性化し，一方CaMKⅡは核内に存在する転写制御因子ヒストン脱アセチル化酵素HDACをリン酸化して核外に移行させることによりCaMKⅡ/HDAC経路を活性化し，結果的に心肥大遺伝子発現を促進することが知られている。

参考文献

1) 若林繁夫, 久光 隆, 他：生化学 79, 579-587, 2007.
2) Wakabayashi S, Shigekawa M, et al：J Physiol Rev 77, 51-74, 1997.
3) Pang T, Su X, et al：J Biol Chem 276, 17367-17372, 2001.
4) Hisamitsu T, Ammar YB, et al：Biochemistry 45, 13346-13355, 2006.
5) Ammar YB, Takeda S, et al：EMBO J 25, 2315-2325, 2006.
6) Iwata Y, Katanosaka Y, et al：Am J Pathol 171, 1576-1587, 2007.
7) Beg AA, Ernstrom GG, et al：Cell 132, 149-160, 2008.
8) Cardone RA, Casavola V, et al：Nat Rev Cancer 5, 786-795, 2005.
9) Willoughby D, Cooper DM：Physiol Rev 87, 965-1010, 2007.
10) Karmazyn M, Sawyer M, et al：Curr Drug Targets Cardiovasc Haematol Disord 5, 323-335, 2005.
11) Wang Y, Meyer J W, et al：Circ Res 93, 776-782, 2003.
12) Kilic A, Velic A, et al：Circulation 112, 2307-2317, 2005.
13) Engelhardt S, Hein L, et al：Circ Res 90, 814-819, 2002.
14) Wakabayashi S, Bertrand B, et al：J Biol Chem 269, 13710-13715, 1994.
15) Nakamura TY, Iwata Y, et al：Circ Res 103, 891-899, 2008.

参考図書

* シリーズ・ニューバイオフィジックス II-3, ポンプとトランスポーター, 平田 肇, 茂木立志 編, 共立出版, 2000.
* 生化学 79, 特集：膜輸送ナノマシーンの構造・作動機構と制御, 山口明人, 金沢 浩 企画, 日本生化学会, 2007.

若林繁夫
1978 年　京都大学理学部卒業
　　　　　名古屋大学理学研究科
1982 年　国立循環器病センター研究所病因部，のち
　　　　　循環分子生理部
1989 年　フランス・ニース大学
1991 年　国立循環器病センター研究所循環分子生理部
2003 年　同部長

イオントランスポータの構造・機能および疾病との関係。現在は循環器病にリンクして起こる様々なイオン代謝異常に興味をもって研究を進めている。

索引

キーワード INDEX

●数字
4-phenylbutyrate (4PBA) 240
6-メルカプトプリン (6-MP) ... 172

●A
ABC 61
ABCA1 43
ABCA7 45
ABCG1 45
ABCG5/ABCG8 233
ABCタンパク質 42
ABCトランスポーター 140
AcrB 62
Akt 227
ASCT2 219

●B
BCRP (breast cancer resistance protein)
.... 106, 123, 141, 158
bile salt export pump (BSEP) 237

●C
Ca^{2+}依存性心肥大シグナル 259
CaMK II /HDAC 経路 259
CAR 104
CFTR 85

●D
DDI 184
DDS 187
DNAメチル化 111
double-transfected cultured cell ... 126

●E
ENT1 168
ERM 83
ezrin 84

●F
FDA 183
FIAU 168
FXR 105

●G
GLUT 225
GLUT4 226

●H
hepatocyte nuclear factor 1 (HNF1)
.... 112
HNF-1 α 107

●K
KB-R7943 249

Ki 値 185
Km 値 185

●L
LAT1 .... 142, 219
LST-2 141

●M
MDR1 (multidrug resistance1)
.... 86, 104, 140, 156
MDR1 42
MFS 61
moesin 84
MRMモード 49
MRP2 (multidrug resistance-associated protein2) 85, 105, 123, 159, 167
MRP4 169
mTOR 219

●N
Na^+/Ca^{2+}交換体 248
Na^+/Ca^{2+}交換輸送体 (NCX1) 257
Na^+/H^+交換輸送体 (NHE) 225
NCC 90
NCX阻害薬 249
NHERF 85
NPC1L1 231
Nrf2 105

●O
OAT 169
OATP (organic aniontransporting polypeptide) 122, 151, 166
OATP1B1 124
OCT (organic cation transporter)
.... 156
OSR1/SPAK キナーゼ 92

●P
PDZK1 77
PDZ結合モチーフ 77
PDZタンパク質 76, 85
PDZドメイン 244
PEPT1 122
PET診断 221
PI 3-キナーゼ 227
PXR 104
P-糖タンパク質 43, 123, 175

●R
Rab8 80
radixin 84
RND 61

●S
sandwich-cultured hepatocyte 126
SEA0400 249
serine/threonine キナーゼ 89
SLCO1A2 106
SLCO1B1 107
SLCO1B3 107
SLCO2B1 107
SMR 61
SN-6 250
SNARE複合体 98
solute carrier (SLC) 36
solute carrier (SLC) 34 243

●T
TolC 62

●W
WNKキナーゼ 89

●X
X線結晶構造 61
X線結晶構造解析 55

●Y
YM-244769 250

●あ
悪性腫瘍 218
アクチン線維 84
足場タンパク質 70
アストロサイト 212
アダプター 76
アミノ酸シグナル 221
アミノ酸トランスポーター
.... 142, 218
「アルタネイティングアクセス」
モデル 55
安定同位体標識 50

●い
イオンの濃度勾配 55
遺伝子多型 124, 150, 178
遺伝子発現制御 111
遺伝性腎疾患 190
遺伝性腎性低尿酸血症 201
異物排泄 129
イベルメクチン 171
医薬品医療機器総合機構 183
医薬品開発 175
インスリン抵抗性 226

●う
うつ病 207, 215

キーワード INDEX

●え
エゼチミブ ……………………… 231
エピジェネティクス …………… 111
エリスロマイシン ……………… 145

●か
拡散障壁 …………………………… 97
獲得多剤耐性 …………………… 140
活性型ビタミンD ……………… 243
ガラクトース輸送体 ……………… 55
カリポライド …………………… 258
カルシニューリン（CN）/NFAT経路
　…………………………………… 259
肝臓 ………………………………… 52
肝取り込み ……………………… 147
肝内胆汁うっ滞 ………………… 239

●き
偽性低アルドステロン症Ⅱ型 …… 89
キニジン ………………………… 148
強迫神経症 ……………………… 206
強迫性障害 ……………………… 216
極性細胞 ………………………… 128
虚血再灌流障害 ………………… 250
近位尿細管 ……………………… 243

●く
区画化 ……………………………… 95
グルコース ……………………… 225
グルタミン酸トランスポーター
　…………………………………… 212
グレープフルーツジュース …… 147

●け
血液脳関門 ……………………… 129
血液脳脊髄液関門 ……………… 133
欠損マウス ……………………… 212
血中カルシウム値 ……………… 246
ケトコナゾール ………………… 145
ゲムフィブロジル ……………… 148

●こ
抗うつ薬 ………………………… 207
高カリウム血症 …………………… 89
高カルシウム尿症を伴う
　低リン血症性くる病 ………… 244
高血圧 ……………………………… 89
高血圧治療 ……………………… 190
高密度リポタンパク質（HDL）… 43
構造変化 …………………………… 56
高（低）尿酸血症 ……………… 170
高尿酸血症 ……………………… 200
広汎性発達障害 ………………… 206
興奮毒性 ………………………… 212

コレステロール ………………… 231

●さ
サイアザイド利尿薬 …………… 190
再吸収 …………………………… 148
細胞骨格 …………………………… 71
細胞内 Ca^{2+} 過負荷 ……… 257
細胞内ネットワーク ……………… 81
サキノビル ……………………… 147
刷子縁膜 …………………………… 77
サリチル酸 ……………………… 200
三連四重極 ………………………… 49

●し
シクロスポリン ………………… 145
ジゴキシン ……………………… 146
脂質 ……………………………… 232
シスプラチン …………………… 170
質量分析装置 ……………………… 49
自閉症 ……………………… 206, 215
シミュレーション ……………… 186
種差 ……………………………… 125
樹状突起棘（スパイン）………… 97
消化管吸収 ……………… 145, 177, 232
食塩感受性高血圧 ……………… 252
上皮細胞 ………………………… 128
神経新生 ………………………… 208
神経変性疾患 …………………… 212
進行性家族性肝内胆汁
　うっ滞症2型（PFIC2）……… 238
人種差 …………………………… 152
腎臓 ………………………………… 52
診断マーカー …………………… 221
心肥大 …………………………… 258
心不全 …………………… 251, 258

●す
スキャホールド …………………… 97
スクリーニング ………………… 177
スタチン ………………………… 166

●せ
絶対発現量 ………………………… 50
セリバスタチン ………………… 147
セリプロロール ………………… 147
セロトニントランスポーター …… 206
選別輸送 …………………………… 95

●そ
ソーティング ……………………… 76
阻害試験 ………………………… 184
組織移行 ………………………… 148
組織特異的遺伝子 ……………… 111

●た
対向流増幅系 …………………… 194
代謝性アシドーシス ……………… 89
代謝-輸送共役 …………………… 69
多剤耐性 …………………… 42, 61
多剤排出トランスポーター ……… 61
タリノロール …………………… 145
胆汁うっ滞 ……………………… 165
胆汁酸 ……………………… 165, 238
胆汁排出 ………………………… 234

●ち
中枢移行 ………………………… 175
腸肝循環 ………………………… 237

●て
低密度リポタンパク質 …………… 43

●と
統合失調症 ……………………… 215
糖代謝 …………………………… 227
糖尿病 …………………………… 226
ドーパミン輸送体 ………………… 99
ドセタキセル …………………… 172
ドラフトガイダンス …………… 183
トランスジェニック …………… 258
トランスポーター …… 68, 175, 183
　　　　　　　　　　199, 237, 255
トランスポートソーム ………… 68

●な
内皮細胞 ………………………… 130
ナトリウム ……………………… 244
ナトリウム依存性リン輸送体 … 243

●に
二次性能動輸送体 ………………… 55
乳酸 ……………………………… 201
乳酸アシドーシス ……………… 165
尿細管分泌 ……………… 134, 148
尿酸 ……………………………… 199
尿濃縮 …………………………… 193

●の
能動輸送 ………………………… 136
脳毛細血管 ………………………… 52
ノックインマウス ………………… 92

●は
パクリタキセル ………………… 145
発癌 ……………………………… 111
発生 ……………………………… 214
パニック障害 …………………… 210
ハプロタイプ …………………… 152

▶▶キーワード INDEX

●ひ
ビグアニド ……………………… 165
ヒストン修飾 …………………… 111
ヒダントイン輸送体 ……………… 55
ピラジナミド …………………… 201
ビリルビン ……………………… 165

●ふ
フェキソフェナジン …………… 145
副甲状腺ホルモン ……………… 243
プラットホーム ………………… 71
プラバスタチン ………………… 147
プロテオミクス ………………… 49
プロトン／有機カチオン
  アンチポーター ……………… 40
プロファイル …………………… 52
プロベネシド …………………… 148
分子間共役 ……………………… 69
分子間相互作用 ………………… 70
分子標的 ………………………… 219
分子複合体 ……………………… 70

●へ
ベクトル輸送 …………………… 128

ペプチド ………………………… 49
ペプチドトランスポーター ……… 38
ベラパミル ……………………… 148
ベンズブロマロン ……………… 200
ヘンレループ …………………… 192

●ほ
ボセンタン ……………………… 147

●ま
膜貫通ヘリックス ……………… 56
膜輸送 …………………………… 68
マルチサイト結合 ……………… 65

●み
ミオパシー ……………………… 166
ミトコンドリア ………………… 168

●や
薬物依存 ………………………… 206
薬物間相互作用 …………… 144, 178
薬物動態 ………………………… 175
薬物トランスポーター ………… 41

●ゆ
有機アニオントランスポーター
  …………………… 40, 141, 179
有機カチオントランスポーター ‥39
有機酸 …………………………… 199
輸送試験 ………………………… 184
輸送体 …………………………… 55
輸送分子 ………………………… 69

●り
リトナビル ……………………… 147
リファンピシン ………………… 146

●る
ループ利尿薬 …………………… 190

●ろ
ロイシン輸送体 ………………… 55
ロペラミド ………………… 148, 171

遺伝子医学別冊　**好評発売中**

遺伝子医学の入門書

これだけは知っておきたい遺伝子医学の基礎知識

監修：本庶　佑（京都大学大学院医学研究科教授）
編集：有井滋樹・武田俊一・平井久丸・三木哲郎
定価：3,990 円（本体 3,800 円＋税）送料別、320 頁、B5 判

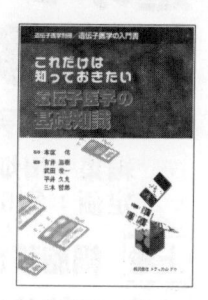

生物医学研究・先進医療のための最先端テクノロジー

ドラッグデリバリーシステム DDS 技術の新たな展開とその活用法

編集：田畑泰彦（京都大学再生医科学研究所教授）
定価：4,200 円（本体 4,200 円＋税）送料別、308 頁、B5 判

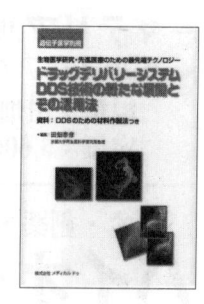

分子生物学シリーズ

図・写真で観る発生・再生実験マニュアル

編集：安田國彦（奈良先端科学技術大学院大学副学長）
定価：3,990 円（本体 3,800 円＋税）送料別、216 頁、A4 変型判

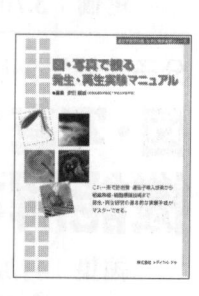

お求めは医学書販売店、大学生協もしくは弊社購読係まで

発行／直接のご注文は
MEDICAL　株式会社 メディカル ドゥ

〒550-0004
大阪市西区靱本町 1-6-6　大阪華東ビル 5F
TEL.06-6441-2231　FAX.06-6441-3227
E-mail　home@medicaldo.co.jp
URL　http://www.medicaldo.co.jp

遺伝子医学MOOK別冊　好評発売中

進みつづける 細胞移植治療の実際（上・下巻）
－再生医療の実現に向けた科学・技術と周辺要素の理解－

編集：田畑泰彦（京都大学再生医科学研究所教授）
定価：各 5,400 円（本体 5,143 円＋税）送料別、B5判

上巻 細胞移植治療に用いる細胞とその周辺科学・技術
下巻 細胞移植治療の現状とその周辺環境

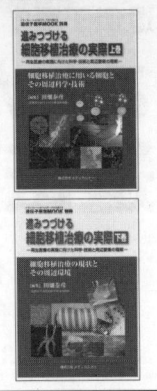

絵で見てわかるナノDDS
－マテリアルから見た治療・診断・予後・予防、
　ヘルスケア技術の最先端－

編集：田畑泰彦（京都大学再生医科学研究所教授）
定価：5,600 円（本体 5,333 円＋税）送料別、252頁、A4変型判

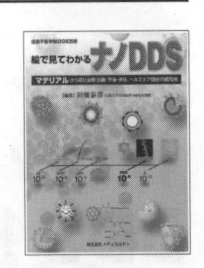

バイオ・創薬・化粧品・食品開発研究をサポートする
バイオ・創薬 アウトソーシング 企業ガイド 2006-07

監修：清水　章（京都大学医学部附属病院探索医療センター教授）
定価：3,700 円（本体 3,524 円＋税）送料別、344頁、A5判

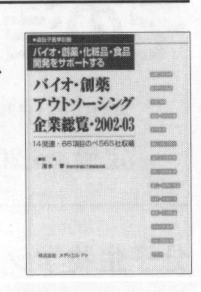

分子生物学シリーズ
図・写真で観る タンパク構造・機能解析実験実践ガイド

編集：月原冨武（大阪大学蛋白質研究所教授）
　　　新延道夫（大阪大学蛋白質研究所助教授）
定価：4,500 円（本体 4,286 円＋税）送料別、224頁、A4変型判

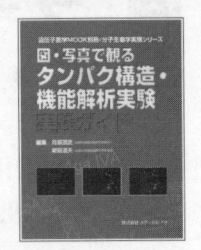

お求めは医学書販売店、大学生協もしくは弊社購読係まで

発行／直接のご注文は
MEDICAL 株式会社メディカル ドゥ

〒550-0004
大阪市西区靱本町 1-6-6　大阪華東ビル 5F
TEL.06-6441-2231　FAX.06-6441-3227
E-mail　home@medicaldo.co.jp
URL　http://www.medicaldo.co.jp

トランスレーショナルリサーチを支援する

好評発売中

遺伝子医学MOOK・1号
再生医療へのブレイクスルー
－その革新技術と今後の方向性－

編集：田畑泰彦（京都大学再生医科学研究所生体材料学分野教授）
定価：5,250円（本体5,000＋税）、送料別、B5判、324頁

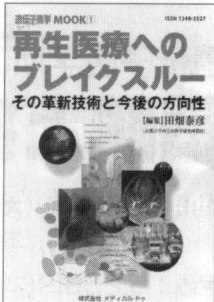

- ●序文：今、再生医療に必要なものと今後の方向について考えてみよう
- ●序論にかえて：再生医療へのブレイクスルー
- ●第1章　生物医学研究
- ●第2章　材料、技術、方法論の研究開発
- ●第3章　細胞、組織、臓器の評価法
- ●第4章　周辺環境制度、規則の整備
- ●第5章　今後の方向性

好評発売中

遺伝子医学MOOK・2号
疾患プロテオミクスの最前線
－プロテオミクスで病気を治せるか－

編集：戸田年総（東京都老人総合研究所プロテオーム共同研究グループ）
　　　荒木令江（熊本大学大学院医学薬学研究部腫瘍医学分野）
定価：6,000円（本体5,714円＋税）、送料別、B5判、404頁

- ●序文
- ●第1章　疾患プロテオミクスの基礎
- ●第2章　臨床プロテオミクス研究を支える基礎技術、最新解析法
- ●第3章　疾患プロテオミクスとバイオインフォマティクス
- ●第4章　最新疾患プロテオミクス研究の現状と展望－先端ラボ報告－
- ●第5章　最新プロテオミクス疾患病態解析
- ●第6章　動物疾患モデル
- ●第7章　疾患プロテオミクス研究と創薬
- ●第8章　疾患プロテオミクス研究の融合と展望

お求めは医学書販売店、大学生協もしくは当社購読係まで

発行・直接のご注文は
株式会社メディカルドゥ

〒550-0004
大阪市西区靭本町1-6-6　大阪華東ビル5F
TEL.06-6441-2231　FAX.06-6441-3227
E-mail　home@medicaldo.co.jp
URL　http://www.medicaldo.co.jp

トランスレーショナルリサーチを支援する

遺伝子医学MOOK・3号
糖鎖と病気

編集：谷口直之（大阪大学大学院医学系研究科
　　　　　　　　生化学・分子生物学講座教授）

定価：5,250円（本体 5,000円＋税）、送料別、
　　　B5判、300頁

好評発売中

- ●第1章　基礎編
  1. 糖鎖と病気の発症
  2. 糖鎖と癌
  3. 糖鎖の細胞生物学
  4. 糖鎖シグナル
  5. 糖鎖と発生
- ●第2章　臨床応用編
  1. 糖鎖と診断
  2. 糖鎖と治療

遺伝子医学MOOK・4号
RNAと創薬

編集：中村義一（東京大学医科学研究所遺伝子動態分野教授）

定価：5,250円（本体 5,000円＋税）、送料別、
　　　B5判、236頁

好評発売中

- ●序文
- ●概論：RNA科学
- ●第1章　創薬ツールとしてのRNA
- ●第2章　創薬ターゲットとしてのRNA
- ●第3章　未知なるRNAと創薬の地平

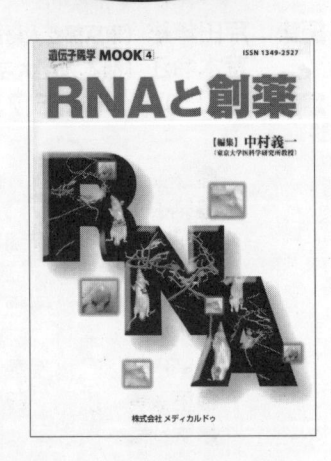

お求めは医学書販売店、大学生協もしくは当社購読係まで

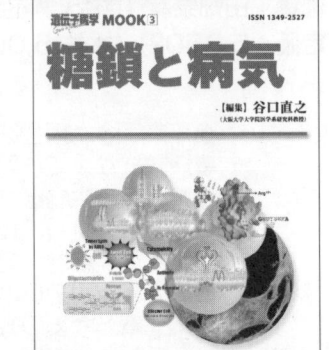

発行・直接のご注文は
株式会社メディカルドゥ

〒550-0004
大阪市西区靱本町1-6-6　大阪華東ビル5F
TEL.06-6441-2231　FAX.06-6441-3227
E-mail　home@medicaldo.co.jp
URL　http://www.medicaldo.co.jp

トランスレーショナルリサーチを支援する

好評発売中

遺伝子医学MOOK・5号
ウイルスを用いない遺伝子導入法の材料、技術、方法論の新たな展開

編集：原島秀吉（北海道大学大学院薬学研究科教授）
　　　田畑泰彦（京都大学再生医科学研究所教授）
定価：5,250円（本体5,000円＋税、送料別）、B5判、268頁

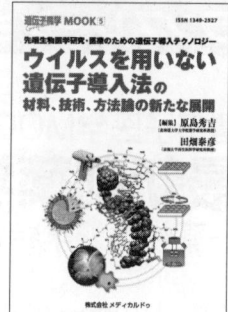

- ●序文：今、ウイルスに頼らない遺伝子導入が熱い
- ●序論にかえて：ウイルスを用いないで遺伝子導入を高める材料、技術、方法論
- ●第1章　遺伝子導入のための材料
- ●第2章　遺伝子導入のためのDDS技術，方法論
- ●第3章　遺伝子導入のための物理刺激
- ●第4章　遺伝子導入のための細胞生物医学とその関連技術

遺伝子医学MOOK・6号
シグナル伝達病を知る
ーその分子機序解明から新たな治療戦略までー

好評発売中

編　　集：菅村和夫（東北大学大学院医学系研究科免疫学分野教授）
　　　　　佐竹正延（東北大学加齢医学研究所免疫遺伝子制御研究分野教授）
編集協力：田中伸幸（宮城県立がんセンター研究所免疫学部部長）
定価：5,250円（本体5,000円＋税）、送料別、B5判、328頁

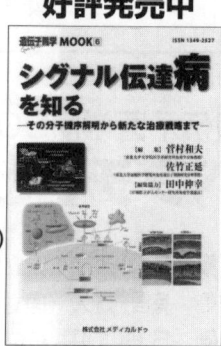

- ●総論：シグナル伝達病とは何か？
- ●第1章　基礎編
  1. 免疫系のシグナル伝達
  2. 細胞増殖・分化・死のシグナル伝達
  3. 細胞骨格・細胞接着分子群
- ●第2章　臨床応用編
  1. 癌とシグナル
  2. 免疫疾患とシグナル
  3. 代謝性疾患とシグナル
  4. 循環器疾患とシグナル

お求めは医学書販売店、大学生協もしくは当社購読係まで

発行・直接のご注文は
株式会社メディカルドゥ

〒550-0004
大阪市西区靱本町1-6-6　大阪華東ビル5F
TEL.06-6441-2231　FAX.06-6441-3227
E-mail　home@medicaldo.co.jp
URL　http://www.medicaldo.co.jp

トランスレーショナルリサーチを支援する

遺伝子医学MOOK・7号
最新創薬学2007
－薬物動態学特性の解析は創薬のキーワード－

好評発売中

編集：杉山雄一（東京大学大学院薬学系研究科分子薬物動態学教室教授）
定価：5,250円（本体5,000円＋税）、送料別、B5判、320頁

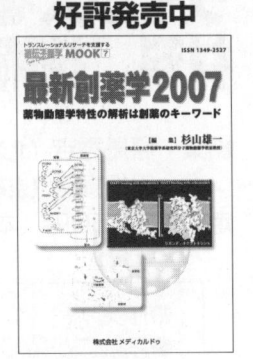

- ●序文：今、新しい創薬パラダイムの中心である薬物動態特性の至適化に注目！
- ●概論：前臨床における薬物動態研究の役割
- ●第1章　薬物吸収の予測
- ●第2章　薬物クリアランス（代謝、取り込み、排泄）および組織移行特性の予測
- ●第3章　薬物動態研究と毒性の評価、予測
- ●第4章　薬物動態・製剤研究者と、医薬品化学研究者のフィードバック
- ●第5章　前臨床から臨床へのトランスレーション

遺伝子医学MOOK・8号
ペプチドと創薬

好評発売中

編集：寒川賢治（国立循環器病センター研究所所長）
　　　南野直人（国立循環器病センター研究所薬理部部長）
定価：5,600円（本体5,333円＋税、送料別）、B5判、268頁

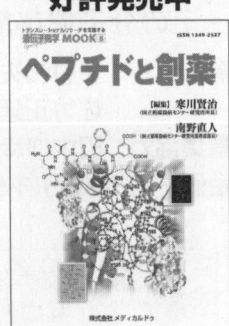

- ●序文：ペプチド研究の新時代
- ●序章：「創薬」：昨日、今日、明日
- ●第1章　創薬候補ペプチドの探索
- ●第2章　ペプチド疾患マーカー探索
- ●第3章　新規機能と創薬ターゲット
- ●第4章　医薬品化の問題点と解決法
- ●第5章　ペプチド医薬の開発実例

お求めは医学書販売店、大学生協もしくは当社購読係まで

発行・直接のご注文は
株式会社メディカルドゥ

〒550-0004
大阪市西区靭本町1-6-6　大阪華東ビル5F
TEL.06-6441-2231　　FAX.06-6441-3227
E-mail　home@medicaldo.co.jp
URL　　http://www.medicaldo.co.jp

トランスレーショナルリサーチを支援する

遺伝子医学MOOK・9号（ムック）
ますます広がる分子イメージング技術

編集：佐治英郎（京都大学大学院薬学研究科教授）
　　　田畑泰彦（京都大学再生医科学研究所教授）
定価：5,600円（本体5,333円＋税）送料別、B5判、328頁

好評発売中

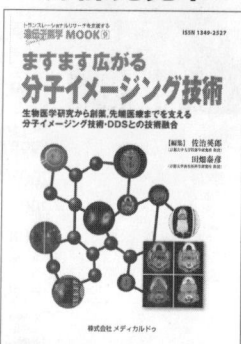

- ●序　文
- ●概　論　分子イメージングの概念と国内外における研究体制
- ●概　論　分子イメージングに必要なドラッグデリバリーシステム（DDS）
- ●第1章　技術編
- ●第2章　生物学的応用編
- ●第3章　新しい分子イメージングの活用

遺伝子医学MOOK・10号（ムック）
DNAチップ/マイクロアレイ臨床応用の実際

基礎，最新技術，臨床・創薬研究応用への実際から今後の展開・問題点まで

編集：油谷浩幸（東京大学先端科学技術研究センター教授）
定価：6,100円（本体5,810円＋税）送料別、B5判、408頁

好評発売中

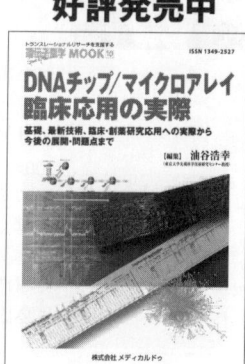

- ●総　論　マイクロアレイ解析（総論）監修にあたって
- ●第1章　DNAチップ/マイクロアレイの基礎
- ●第2章　DNAチップ/マイクロアレイの最新技術
- ●第3章　データ解析法
- ●第4章　DNAチップ/マイクロアレイ臨床応用への実際
- ●第5章　DNAチップ/マイクロアレイ創薬研究応用への実際

お求めは医学書販売店、大学生協もしくは弊社購読係まで

発行／直接のご注文は
株式会社 メディカル ドゥ

〒550-0004
大阪市西区靱本町1-6-6　大阪華東ビル5F
TEL.06-6441-2231　FAX.06-6441-3227
E-mail　home@medicaldo.co.jp
URL　http://www.medicaldo.co.jp

編集者プロフィール

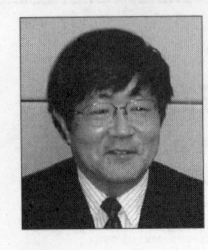

杉山　雄一（すぎやま　ゆういち）
東京大学大学院薬学系研究科分子薬物動態学教室及び
医薬品評価学講座　教授兼任

＜経　歴＞
1973 年　東京大学大学院薬学系研究科修士課程修了
1989 年　同薬学部製剤学助教授
1991 年　同教授
1998 年　同大学院薬学系研究科製剤設計学教授（改組）
2003 年　同分子薬物動態学教授（教室名改名）
2005 年　同医薬品評価科学講座教授（兼任）
2008 年　同研究科長・学部長
＜学会役員＞
米国薬学会フェロー，国際薬物動態学会（ISSX）前会長，日本薬物動態学会前会長，
文部科学省「分子イメージング研究プログラム」プログラムオフィサー，
NEDO 技術開発機構「橋渡し促進技術開発 / マイクロドーズ臨床試験を活用した
革新的創薬技術の開発」プロジェクトリーダー
＜専門分野＞
薬物トランスポーター、薬物動態学、試験管（in vitro）から個体（in vivo）への予測

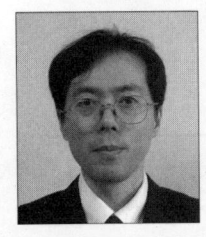

金井　好克（かない　よしかつ）
大阪大学大学院医学系研究科生体システム薬理学　教授

＜経　歴＞
1984 年　群馬大学医学部卒業
1988 年　東京大学大学院医学系研究科修了（生理学）医学博士
　　　　東京大学医学部医学科衛生学助手
1991 年　米国ハーバード大学博士研究員
1993 年　杏林大学医学部薬理学講師
1996 年　同助教授
2001 年　同研究教授
2004 年　同教授
2007 年　大阪大学大学院医学系研究科生体システム薬理学教授
＜学会役員＞
日本薬理学会学術評議員，日本トキシコロジー学会評議員
＜専門分野＞
生体膜輸送の分子生物学，分子薬理学

遺伝子医学 MOOK ⑫
創薬研究者必見！
最新トランスポーター研究
2009

定　価：5,600円（本体 5,333 円＋税）
2009年1月15日　第1版第1刷発行

編　集　杉山雄一・金井好克
発行人　大上　均
発行所　株式会社 メディカル ドゥ
〒550-0004　大阪市西区靭本町 1-6-6 大阪華東ビル
TEL. 06-6441-2231 / FAX. 06-6441-3227
E-mail : home@medicaldo.co.jp
URL : http://www.medicaldo.co.jp
振替口座　00990-2-104175
印　刷　モリモト印刷株式会社
©MEDICAL DO CO., LTD. 2009　Printed in Japan

・本書の複製権・翻訳権・上映権・譲渡権・公衆送信権（送信可能化権を含む）は株式会社メディカルドゥが保有します。
・JCLS　＜（株）日本著作出版権管理システム委託出版物＞
　本書の無断複写は著作権法上での例外を除き禁じられています。複写される場合は，そのつど事前に，（株）日本著作出版
　権管理システム（電話 03-3817-5670，FAX 03-3815-8199）の許諾を得てください。

ISBN978-4-944157-42-6